Mit Skalpell und Stethoskop
im Marcolini Palais

Von Samaritern,
neuen Freiheiten
und Kommerz

Peter Kästner

D1704268

Impressum

Bibliografische Information der Deutschen Nationalbibliothek
Die Deutsche Nationalbibliothek verzeichnet diese Publikation in der
Deutschen Nationalbibliografie; detaillierte bibliografische Daten
sind im Internet über http://dnb.dnb.de abrufbar.

Peter Kästner: Mit Skalpell und Stethoskop im Marcolini Palais

© Druckerei & Verlag Fabian Hille, Dresden 2021

Gesamtherstellung:
Druckerei & Verlag Fabian Hille, Dresden
www.hille1880.de
Printed in Germany

ISBN 978-3-947654-19-2

Mit Skalpell und Stethoskop im Marcolini Palais

Von Samaritern,
neuen Freiheiten
und Kommerz

Peter Kästner

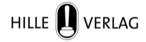

I. Teil

Am Arbeitsplatz

Ein schmuckloser Raum mit einem Fenster, einem breiten, abge-
wetzten, elfenbeinfarbenen Schreibtisch, dahinter ein gepolsterter
Drehstuhl, davor zwei weiße Stühle, die von einer jungen Frau und
einem vielleicht siebenjährigen Jungen besetzt waren sowie eine
hochbeinige, weißbezogene Liege. Ein spartanisch eingerichtetes
Sprechzimmer. Die Ärztin, brünettes kurzes Haar, etwas grobe
Gesichtszüge, kräftige Statur. Sie mochte um die fünfzig sein, studierte aufmerksam das Röntgenbild, das vor ihr am Filmbetrachter
klemmte. Dann drehte sie sich zu der ängstlichen Mutter um, die
mit ihrem Sohn vor dem Schreibtisch saß. Über die zur Nasenspitze
hinab geschobene randlose Halbbrille hinwegblickend sagte sie:
„Es sieht gar nicht so schlimm aus, wie wir erst dachten. Eine
sogenannte Grünholzfraktur. Wir machen jetzt einen Gipsverband
und dann können sie mit dem Jungen wieder nach Hause."
Dabei hatte man den Eindruck, als ob sie ein wenig lächelte.
Vielleicht, weil der Befund nicht beängstigend war, vielleicht auch
über die Mutter, die unentwegt aufgeregt an den Henkeln ihrer
Tasche nestelte. Erleichtert drückte die Frau ihren Jungen an sich,
der dabei den linken Arm etwas abspreizte, um jegliche Berührung des malträtierten Körperteils zu vermeiden. Die Ärztin griff
sich vom Schreibtisch die nächsten Unterlagen, stand auf und rief
etwas ins Nachbarzimmer. Eine ältere, weißhaarige Schwester im
rosa Kleid, der Mutter und Sohn schon beim Eintritt in die Praxis
begegnet waren, schaute durch die Tür. Das rotwangige, freundlich lächelnde Gesicht wie auch die Dienstkleidung stellten zarte
Farbflecke im kalten Neonlicht des nüchternen Behandlungsrau-
mes dar und hatten etwas Tröstliches und Vertrauenerweckendes
für ängstliche Patienten. Sie nahm den Jungen an die Hand. Die
Mutter folgte den beiden durch eine Flucht mehrerer, miteinander verbundener Räume, in denen sich weitere Mitarbeiterinnen
in weißen Kitteln und rosa Kleidern an metallenen Kästen und

Trommeln, in offenstehenden Schränken oder an großen Spülbecken zu schaffen machten.

Jeder schien sich ganz auf seine Tätigkeit zu konzentrieren. Aus
einem hohen Metallschrank drang ein lautes Brummen, es roch
fast wie in einer Backstube, allerdings mit einer fremdartigen
Nuance. Ein Zimmer sah wie ein Trockenraum aus, denn hier waren mehrere Leinen gespannt, an denen eine große Menge Gummihandschuhe nebeneinander hingen. Im letzten Raum, in dem eine
junge Krankenschwester mit weißer Gummischürze am Waschbecken hantierte, vor dem eine ältere Frau mit einem dicken
Unterarmverband saß, blieb die rotwangige Schwester stehen.

„So. Das ist die Schwester Cornelia. Die wird sich jetzt um dich
kümmern und einen schönen, weißen Gipsverband anlegen."

Der Junge schaute unsicher von der Schwester zur Mutter.

„Tut das weh?"

Die Schwester brummte etwas vor sich hin. Die Mutter nickte
dem Jungen aufmunternd zu, als ob sie im Umgang mit Gipsen Bescheid wüsste.

Schwester Cornelia setzte den Jungen auf einen Hocker. Erst
war es kalt, als die Schwester mit der Gummischürze die nassen
weißen Binden anlegte, dann schien es warm zu werden. Ihre Hände strichen und wischten flink am Arm auf und ab, dass es sogar
spritzte. Nebenbei fragte sie den Jungen nach Schule, Freunden
und Lieblingsspielzeug. Die Mutter hatte auf einem Hocker, der in
der Ecke stand, Platz genommen und beobachtete die Prozedur
aus der Ferne. Überrascht hörte sie ihren Sohn von Erlebnissen
aus der Schule berichten, die sie selbst noch gar nicht kannte.
Und auch die ältere Frau mit dem Unterarmverband, die gerade
den Raum verlassen wollte, hielt inne und verfolgte interessiert
den Dialog. Offensichtlich verstand es diese junge Schwester, ihre
Patienten auszufragen. Als der Gipsverband fertig war, tauchte
wieder die ältere Mitarbeiterin mit dem rosigen Gesicht auf und
führte Mutter und Sohn auf den Gang.

„In einer Woche sehen wir uns zur Kontrolle wieder", sagte sie
zu den beiden und verschwand wieder in dem „Gipszimmer". Die

Mutter drückte erleichtert ihren Jungen und bahnte sich den Weg durch das immer noch überfüllte Wartezimmer.

Lange nachdem die zwei die Praxis verlassen hatten, rief die weißhaarige Krankenschwester die letzten Patienten in das Verbandszimmer. Das emsige Abwaschen der Instrumente, das Nachfüllen von diversen Flüssigkeiten, Verbändewickeln, Wunden verkleben, Gipsanlegen und Verabreichen von Spritzen war dem Ein- und Aufräumen, dem Entsorgen von Verbrauchtem, dem Packen der Trommeln und den schriftlichen Nacharbeiten am Schreibtisch gewichen. Die Ärztin saß jetzt wieder an ihrem Schreibtisch und trug noch nachträglich aus dem Gedächtnis Stichworte und Skizzen in die Patientenunterlagen ein. Allmählich nahm der Stapel an Karteitaschen, der vor ihr lag, ab. Einige Karteiblätter legte sie beiseite.

„Adelheid, mir fehlen hier noch einige Angaben. Ich brauche dich. Kannst du mal kommen?"

Die Angesprochene – das war die weißhaarige Schwester mit dem rosigen Gesicht – kam aus einem benachbarten Zimmer, stellte sich neben die Ärztin und ergänzte aus dem Gedächtnis die fehlenden Angaben. Ohne Zögern konnte sie fehlende Vornamen, Diagnosen oder veranlasste Maßnahmen ergänzen.

„Adi, du bist ein unbezahlbarer Schatz", stellte die Ärztin fest und strich ihrer Mitarbeiterin ungeniert mit beiden Händen über die rosigen Wangen.

„Wenn ich dich nicht hätte!" Adelheid ließ gelassen die Streicheleinheiten über sich ergehen.

Adelheid und die Ärztin, ihre Chefin Dr. Brigitte Neumann, arbeiteten seit fast zwanzig Jahren zusammen. Die Ärztin leitete die chirurgische Abteilung der Poliklinik und Adelheid fungierte als ihre Abteilungsschwester. Beide kamen gut miteinander aus, wofür schon allein diese lange gemeinsame Zeit sprach. Trotzdem achtete besonders Adelheid auf Distanz. Die Chefin erlaubte sich ihr gegenüber eine gewisse Vertraulichkeit, sie duzte sie – wie generell alle Schwestern ihrer Abteilung – und nannte sie meist Adi, mitunter auch Heidel und manchmal wurde daraus sogar Adele.

Für Adelheid hingegen war sie immer die Frau Doktor oder die Chefin, deren Anweisung für alle in der Abteilung verbindlich zu sein hatte und nicht erst diskutiert werden musste. Darauf achtete sie. Manche ihrer Kolleginnen fanden das unterwürfig und kritisierten sie deswegen. Solche Kritik überhörte Adelheid. Vielleicht lag das daran, dass Brigitte Neumann außer mit Adelheid kaum mit einer anderen Mitarbeiterin ihrer Abteilung über persönliche Dinge sprach. Es wurde daher schon gemunkelt, dass die Ärztin Mitarbeiterin der Stasi sein könnte. In den Abteilungsbesprechungen zumindest ließ Brigitte Neumann an ihrer Staatsverbundenheit keinen Zweifel, aber Mitglied in der Partei wiederum war sie nicht. Das machte sie verdächtig. Überhaupt umgab Brigitte Neumann eine gewisse Undurchsichtigkeit. Als ledige Mittfünfzigerin hatte sie zwar einen großen Bekanntenkreis, aber alle Vermutungen eines persönlichen Freundes oder gar Lebensgefährten hatten sich bislang immer als haltlose Spekulationen erwiesen, wenngleich die Gerüchte manchmal ins Kraut schossen.

In anderen Abteilungen des Hauses wurde leicht herabwürdigend von einer lesbischen Verbindung gesprochen, aber auch dafür gab es keinerlei Bestätigung. Adelheid beteiligte sich nie an solchen Diskussionen und äußerte sich nur vage zu irgendwelchen Beziehungen ihrer Chefin, sei es aus Unkenntnis, sei es aus Taktgefühl. Die Ärztin, sofern sie überhaupt von solchem Gerede Kenntnis hatte, konnte sich der Loyalität ihrer Abteilungsschwester sicher sein. Obwohl auch Adelheid alleinstehend und unverheiratet war, fanden keine außerdienstlichen Kontakte zwischen den beiden statt, abgesehen von den jährlichen Abteilungsfeiern vor Weihnachten, die meist in irgendeiner Gaststätte stattfanden. Der Begriff Weihnachtsfeier war allerdings nicht zutreffend, handelte es sich doch eher um eine Abteilungsfeier in der Vorweihnachtszeit mit mehr oder weniger unterhaltsamen Gesprächen, gutem Essen und Trinken, manchmal mit einem Geschenk oder einer Geldprämie. Die Finanzierung dieser Feiern mussten die Mitarbeiterinnen selten übernehmen, meist reichte das im Laufe des Jahres in der Abteilungskasse gesammelte Geld, das Patienten aus Dankbarkeit nach einer guten Behandlung oder in Erwartung einer bevorzugten Betreuung spendiert hatten. Bei kleinen Beträgen hieß es „für die Kaffeekasse", bei größeren Beträgen „für das Kollektiv". Verwaltet wurde das Geld von Jolli, die als absolute Vertrauensperson dafür am besten geeignet schien. Die Chefin hatte dies so bestimmt und dagegen hatte sich auch kein Widerspruch erhoben.

Die chirurgische Abteilung befand sich im Erdgeschoss der Poliklinik, einem zweistöckigen historischen Bauwerk, das – vor über zweihundert Jahren als Palais für einen Adligen erbaut – schon über hundert Jahre mit den in einem angeschlossenen Park errichteten Gebäuden für medizinische Zwecke genutzt wurde. Die sowjetische Militärverwaltung hatte hier nach dem Ende des Zweiten Weltkrieges eine von mehreren sogenannten Polikliniken der Stadt etabliert, um die gesundheitliche Betreuung der Bevölkerung im zerstörten Dresden zu gewährleisten. Anfangs nur aus wenigen Praxen bestehend, arbeiteten mittlerweile elf ambulante Fachabteilungen unter dem Dach dieses Hauses. Der Standort in unmittelbarer Nachbarschaft zum Krankenhaus erwies sich dabei als sehr vorteilhaft und war sicher bewusst gewählt. Schwerkranke konnten rasch in die Kliniken weitergeleitet werden, entlassene Patienten fanden in den Poliklinik-Abteilungen entsprechende Nachbetreuungen und auch personelle Engpässe konnten gegenseitig ausgeglichen werden. Eine einheitliche Verwaltung von Krankenhaus und Poliklinik gewährleistete die gemeinsame Nutzung der knappen Medizintechnik sowie die fachliche und personelle Zusammenarbeit. In den sogenannten kleinen Fächern wie Augen- und HNO-Heilkunde arbeiteten die Ärzte meist in Personalunion sowohl im Krankenhaus als auch in der Poliklinik. Die Chirurgie, die von Brigitte Neumann geleitet wurde, zählte zu den großen Abteilungen der Poliklinik und beschäftigte sogar zwei Ärzte.

Heute war es spät geworden. Schon vor einer Stunde war die Sprechstunde beendet worden, aber zahlreiche zeitraubende Nacharbeiten mussten noch erledigt werden. In der Straßenbahn saßen nur noch ein paar einzelne Fahrgäste. Adelheid hatte ungefähr 20 Minuten von der Poliklinik bis nach Hause zu fahren. In diese neuen, roten Straßenbahnen, die aus der Tschechoslowakei stammenden Tatra-Wagen, stieg sie gern. Diese fuhren leiser und schneller als die alten, ratternden, typischen Dresdener Straßenbahnen. Außerdem fanden in diesen Wagen mehr Fahrgäste Platz, wenn auch die Sitze genau so unbequem waren wie in den alten Wagen. Vielleicht war das aber auch bloß Einbildung. Manche behaupteten, diese tschechischen Straßenbahnen würden viel störanfälliger sein als die altbewährten Dresdener Bahnen. Böse Zungen sprachen sogar von Dubčeks letzter Rache. Adelheid fuhr jedenfalls immer schon sehr gern mit der Straßenbahn. Man konnte bequem sitzend vom Fenster aus das Treiben auf den Straßen beobachten. In letzter Zeit kam es ihr allerdings so vor, als ob die Straßenbahnsitze härter geworden wären. Sie rutschte auf ihrem Sitz hin und her, um eine bequemere Position zu finden. Heute gelang ihr dies einfach nicht. In den Beinen kroch ein eigenartiges Schweregefühl nach oben und die Füße schmerzten auf einmal. Zum ersten Mal wurde ihr bewusst, dass sie bald sechzig würde. Dabei wollte sie mit ihrer Kollegin im kommenden Sommer wieder eine Reise ins Riesengebirge unternehmen. Da war Wandern angesagt. Ob das noch zu schaffen sein würde? Während der letzten beiden gemeinsamen Reisen hatte sie alle Unternehmungen gut bewältigt. Sie und ihre Kollegin, Jolantha Hutschenreuter, kamen schon immer gut miteinander aus. Mehrmals hatten sie gemeinsame Urlaubsreisen ins Gebirge unternommen. Jolli, wie sie allgemein in der Abteilung hieß, war eine zurückhaltende, aber verlässliche und anpassungsfähige Kollegin. In der chirurgischen Abteilung war sie in erster Linie für Schreibarbeiten zuständig, half aber häufig auch anderweitig aus. Zu Hause lebte sie allein mit ihrer inzwischen unterstützungsbedürftigen, betagten Mutter. Das bedeutete natürlich mehr Arbeit und Verpflichtungen im häuslichen Bereich. Andererseits hatte es Jolli gut, sie hatte wenigstens ihre Mutter, die sich freute, wenn die Tochter nach Hause kam. Bei ihr zu

Hause war das anders. Wenn sie die Wohnungstür öffnete, schlug ihr eine öde Stille entgegen. Es wartete niemand auf sie. Tag für Tag, Woche um Woche, Jahr für Jahr war das so. Diese Gedanken versuchte Adelheid immer zu unterdrücken, aber sie quälten sie von Zeit zu Zeit. Deshalb ging sie gern auf Arbeit. Ihre Jugendliebe war vor über zwanzig Jahren, nachdem sie sich verlobt hatten und kurz vor der Hochzeit standen, bei einem Autounfall ums Leben gekommen. Damals suchte sie Ausgleich und Trost in ihrer Arbeit. Selbstlos und aufopferungsvoll für das Wohl anderer Menschen. Sie gehörte noch zu der Art Krankenschwestern, deren Arbeit zum Lebensinhalt geworden war. Ein Ende der Dienstzeit gab es für sie nicht, immer stand das Wohl des Patienten im Vordergrund. Ihre fachliche Perfektion und ihre selbstlose Zuwendung für die Kranken war Vorbild für eine ganze Generation von Schwestern- schülerinnen. Frühzeitig ernannte man sie zur Stationsschwester in der chirurgischen Klinik des Krankenhauses. Meist kam sie nur zum Schlafen nach Hause. Zuverlässigkeit, Gewissenhaftigkeit, Einsatzbereitschaft, Fleiß – immer zum Wohle des Patienten – damit konnte sie punkten, das war nach ihren Vorstellungen das Wichtigste am Schwesternberuf. Bald aber kamen auf sie als Stati- onsschwester weitere Aufgaben zu. Neue medizinische Methoden wurden eingeführt, Therapien änderten sich, neue Fertigkeiten wurden gefordert und auch ein politisches Engagement im Sinne der Partei der Arbeiterklasse erwartete man von ihr. Vor allem Konkurrentinnen, die Letzteres zu bieten hatten, sägten an ihrem Stuhl und säten Zweifel an ihrer fachlichen Kompetenz. Adelheids Grenzen schienen erreicht zu sein. Sie sollte eine andere Aufgabe übernehmen. Da kam es ihr ganz gelegen, dass ihre damalige Sta- tionsärztin Dr. Brigitte Neumann sie fragte, ob sie mit ihr die Klinik verlassen würde. Ihr sei die Leitung der chirurgischen Abteilung der Poliklinik angetragen worden, und sie biete ihr dort die Funk- tion der Abteilungsschwester an. Lange zögerte die bedrängte Stationsschwester nicht, wenn auch der ehemalige, alte Klinikchef ihr Weggehen sehr bedauerte und ihr eine andere Aufgabe in der Klinik in Aussicht stellte.

Schnell arbeitete sich Adelheid in ihre neuen Aufgaben ein. Die Arbeitszeit bewegte sich wieder in geregelten Bahnen und die Zusammenarbeit mit Brigitte Neumann und dem neuen Kollektiv war zufriedenstellend. Mit Jolantha Hutschenreuter, der etwas jüngeren Sekretärin aber verband sie bald sogar eine lockere Freundschaft. In letzter Zeit aber ließ die eigene körperliche Leistungsbreite nach, das war nicht mehr zu übersehen. Bald würde sie das Rentenalter erreicht haben. Was dann? Ohne Arbeit, das war gar nicht vorstellbar. Zu Hause wäre sie einsam. Außer den Verwandten ihres verstorbenen Verlobten, die auf dem Lande wohnten und mit denen sie kaum noch Kontakt hatte, gab es – von Jolli abgesehen – keine Freunde oder Bekannten. Jolli, die ja einige Jahre jünger war, würde weiter arbeiten müssen und wenig Zeit für sie haben. Vielleicht sollte sie als Rentnerin dann doch noch ein paar Stunden in die Poliklinik gehen. Die Sorgen um die Zukunft hatten sie so in Beschlag genommen, dass sie fast das Aussteigen verpasst hätte. Mühevoll quälte sie sich von ihrem Sitz, hinkte zur Tür und stieg aus der Straßenbahn. Es waren nur wenige Schritte bis zu ihrer Wohnung. Sie fror ein wenig und war heute richtig froh, als sie das Treppenhaus des Hauses betrat und ihr die von diversen Küchendüften durchmischte, wohlige Wärme entgegenschlug. In dem fünfgeschossigen „Plattenbau" bewohnte sie eine Zweizimmer-Wohnung, Typ WBS 70. Abends ging das Treppensteigen nicht so schnell. Aus der Nachbarwohnung hörte sie laut den Fernseher.

Vom uralten Zwist zwischen Chirurgen und Internisten war in der Poliklinik wenig zu spüren. Im Gegenteil, man arbeitete gern gemeinsam unter einem Dach, die Internisten oben in der zweiten Etage, die Chirurgen unten im Erdgeschoss. Bereitwillig nahmen die Ärzte den jeweils anderen Fachkollegen als Ratgeber in Anspruch und auch die Mitarbeiter der Abteilungen halfen sich gegenseitig, wenn sich Gelegenheit dazu bot. Die Innere Abteilung der Poliklinik funktionierte etwas anders als ihr chirurgisches Pendant. Drei internistischen Sprechstunden, zu denen jeweils ein

Arzt und eine Sprechstundenhilfe gehörten, bildeten die kleinsten Einheiten dieser Abteilung. Auf Grund der begrenzten Räumlichkeiten in der zweiten Etage der Poliklinik saßen die Sprechstundenschwestern mit ihren Ärzten im gleichen Raum. Das war nicht nur in der Inneren Abteilung so üblich, sondern auch bei den drei Ärztinnen der Allgemeinen Abteilung notwendig. Lediglich der Abteilungsleiter der Inneren, Oberarzt Dr. Obermayer, konnte mit seiner Sprechstundenschwester Inge ein zusätzliches Vorzimmer nutzen. Medizinisch-technische Leistungen wie Blutabnahmen, Injektionen, Elektrokardiogramme und auch kleine endoskopische Untersuchungen erfolgten in den beiden Funktionsräumen, die ebenfalls zur Inneren Abteilung gehörte. Neben Oberarzt Obermayer und der jungen Frau Ehrlicher hielt Frau Dr. Ebermann die internistische Sprechstunde ab. Es war ein Glücksfall, dass Frau Dr. Ehrlicher in der Abteilung angefangen hatte. Kurz nach ihrer Facharztprüfung hatte sie ihr drittes Kind entbunden. Eine deshalb gewünschte verkürzte Arbeitszeit war in der Klinik nicht zu realisieren gewesen, da die dienstlichen Obliegenheiten nur mit einem Vollzeit-Job zu bewältigen waren. Einer verkürzten Arbeitszeit wurde seitens der Kaderabteilung auch nur in Ausnahmefällen zugestimmt. Um aber auch weiterhin im Krankenhausverband, in dem auch ihr Mann tätig war, arbeiten zu können, übernahm Frau Ehrlicher die dritte Internistenstelle in der Poliklinik. Das bedeutete im Gegensatz zum Klinikum zumindest regelmäßige Dienstzeiten und nur einen Nachtdienst im Monat, wenngleich nach den damals gängigen Ansichten – ähnlich wie in der Chirurgie – eine ambulante Tätigkeit als weniger attraktiv galt und nicht unbedingt zu den erstrebenswerten Zielen eines frischgebackenen Facharztes gehörte. Die sympathisch wirkende, schlanke Ärztin um die dreißig hatte sich schnell im ambulanten Bereich eingearbeitet und wurde von Mitarbeitern und Patienten akzeptiert und geschätzt. Frau Dr. Ebermann hingegen wirkte schon fast dreißig Jahre in der Poliklinik und gehörte als Vorrentnerin zu den dienstältesten Ärzten der Poliklinik, ja sogar des gesamten Krankenhauses. Sie genoss daher eine gewisse Sonderstellung, die mit ihrer langjährigen Tätigkeit und ihrem Alter begründet wurde. Von großer, kräftiger Statur, mit krausem strohblondem Haar und knallrot geschminkten Lippen unterstrich sie auch äußerlich ihre besondere Stellung im Haus. Grundsätzlich kam sie früh zu spät zum Dienst, verschwand mittags nach Hause und weigerte sich konstant zusätzliche Aufgaben oder Funktionen zu übernehmen. Als einzige Ärztin der Poliklinik führte sie zweimal wöchentlich abends zu Hause eine Privat-Sprechstunde durch. Ein ungewöhnliches Privileg, über das sich alle wunderten. Sie führe diese Sprechstunde schon immer durch, lautete ihre nebulöse Erklärung auf die Frage, wie sie das erreicht habe, zumal in der DDR Privatsprechstunden durch angestellte Ärzte nur den Chefärzten der Kliniken und den Professoren der Universität vorbehalten waren. Niedergelassene Internisten in eigener Praxis gab es zu DDR-Zeiten in der Stadt Dresden schon seit vielen Jahren nicht mehr, nachdem der letzte freipraktizierende Internist gen Westen gezogen war. Ebermanns walkürenhafte, wuchtige Erscheinung und ihre kräftige, verrauchte Stimme wusste sie stets wirkungsvoll zum Einsatz zu bringen. Sie war kein Parteimitglied und trotzdem registrierten Kollegen und Mitarbeiterinnen mit Verwunderung, dass der Chefarzt, als Vertreter der Partei der Arbeiterklasse, trotz Kritik von vielen Seiten nichts gegen diese „Privilegien" unternahm. Selbst Frau Dr. Gärtner, die blasse, ehrenamtliche Parteisekretärin der Poliklinik, ließ die kräftige und selbstbewusste Kollegin gewähren. Die Parteifunktionärin ließ höchstens mal eine spitze Bemerkung über das Verhalten der Internistin fallen. Ansonsten genoss die große Blonde scheinbare Narrenfreiheit, sehr zum Ärger mancher Kollegen, denen derartige Extravaganzen natürlich nicht nachgesehen wurden. Schließlich veranlassten die ständigen kritischen Hinweise einiger Ärzte den Chef, Frau Ebermann eine Zusatzaufgabe, nämlich die Teilnahme an der sogenannten Ärzteberatungskommission der Poliklinik zu übertragen. Da diese immer nach Beendigung der vormittäglichen Sprechstunde während der Mittagszeit stattfand, musste die Ebermann an jenen Tagen auf ihre mittägliche Heimfahrt zum Essen verzichten. Aus ihrem Groll darüber machte sie kein Hehl und behauptete selbstbewusst, sie müsse von allen Ärzten der Poliklinik am meisten arbeiten. Sie sei immer gern auf Arbeit gekommen, aber jetzt würde sie die Tage bis zur Rente zählen, um diesen „Laden" endlich verlassen zu können. Herablassend betonte sie gegenüber ihren Poliklinik-Kollegen immer wieder ihre außergewöhnlichen Erfahrungen, ihr immenses Arbeitspensum und ihre Beliebtheit bei der Creme der Gesellschaft. Der viel jüngere Abteilungsleiter Obermayer hatte es nicht einfach, den Frieden in seinem Bereich zu gewährleisten. Oftmals gab es Reibereien, da Dr. Ebermann egomanisch nicht nur Vorrechte für sich, sondern auch für ihre Patienten in Anspruch nehmen wollte. Diesen gebühre selbstverständlich in jeder Abteilung und bei allen Untersuchungen ein gewisser Vorrang.

Drei weitere Abteilungen – die allgemeine, die dermatologische und die stomatologische Abteilung zählten zu den größeren Abteilungen der Einrichtung. Kinderabteilung, Hals-Nasen-Ohren- und Augen-Abteilung, Urologie, Gynäkologie und Neurologie komplettierten die Poliklinik.

Zweimal im Monat trafen sich morgens alle Ärzte der Poliklinik zur sogenannten „Konferenz". Diese Zusammenkunft leitete der Chefarzt der Poliklinik, vom Fachgebiet ein Internist. Dr. Habicht, seit mehreren Jahren Chefarzt, war von großer, stämmiger Statur und hatte dichtes, kurzes, fast igelmäßig geschnittenes Haar, in dem die ersten grauen Strähnen zu erkennen waren. Er saß in der Konferenz immer an der Stirnseite einer breiten, langen Tafel, die durch Zusammenschieben mehrerer kleiner Tische im Versammlungsraum der Poliklinik gebildet wurde. Im Gegensatz zu den Kliniken, wo die Hierarchie die Sitzordnungen in den Zusammenkünften bestimmte, platzierten sich die Poliklinik-Ärzte mit Ausnahme der Leitung zwanglos an den Längsseiten der zusammen geschobenen Tische. Neben dem Chef an der Stirnseite saß meist seine Sekretärin, eine stets freundlich lächelnde, grauhaarige Mittfünzigerin, deren kirschrote Lippen zumindest für männliche

Gegenüber immer etwas Aufreizendes hatten, was möglicherweise auch beabsichtigt war. Sie protokollierte alle Äußerungen während der Konferenz. Ihr zur Seite war der Platz des Chefarzt-Stellvertreters. Die Stühle rechts vom Poliklinik-Oberhaupt waren meist von Brigitte Neumann und ihren chirurgischen Kollegen belegt, sofern sie nicht zu spät kamen. Das kam meist dann vor, wenn Notfälle in der Chirurgie vorgefahren und erst einmal versorgt werden mussten. Die übrigen Plätze nahmen die anderen Fachkollegen ein, wobei die vier Zahnärzte des Hauses immer an der unteren Stirnseite der großen Tafel saßen, vis a vis der Leitung der Poliklinik. Wenn alle Ärzte zur Konferenz erschienen, was im Übrigen nur selten geschah, reichten die Plätze nicht aus und die Zuspätkommenden mussten sich einen Stuhl aus einem benachbarten Wartebereich holen.

Die Themen der Konferenzen waren immer die gleichen, Bekanntgabe neuester Anordnungen des Kreisarztes und des Ärztlichen Direktors des Krankenhauses, Erörterung und Diskussion von Mängeln im Arbeitsablauf sowie Versorgungsengpässe bei Versorgungsmaterialien und Medikamenten. Zu letzteren wurde meist auch der Apotheker der Poliklinik-Apotheke gehört. Mitunter entwickelten sich daraus turbulente Diskussionen, zum Beispiel, wenn bestimmte Medikamente nicht lieferbar waren und keinerlei Alternativen zur Verfügung standen. Aber letztendlich fand sich jeder mit den Gegebenheiten ab. Immerhin war das ein weites Feld, auf dem Kreativität und Improvisationsvermögen gefragt waren. Und die Findigsten kamen am besten mit den Gegebenheiten zurecht. Manchmal passierte es auch, dass die ehrenamtliche Parteisekretärin der Poliklinik, Dr. Gärtner, eine nicht sonderlich redegewandte Allgemeinpraktikerin, das Wort ergriff und auf aktuelle politische Probleme und deren vorgegebene Interpretation zu sprechen kam. Im Sommer, zu Beginn der Schulferien, verlas der Chef immer Namen von Kindern, deren Eltern in der Poliklinik arbeiteten und die für hervorragende Leistungen von ihren Schulen gemeldet worden waren. Dabei fielen die Reaktionen der Ärzte recht unterschiedlich aus, denn jeder wusste, das in diese Beurteilung vor allem bestimmte gesellschaftliche Aktivitäten einflossen. Während die einen verlegen in die Runde schauten, wenn der Name ihres Kindes genannt wurde, schien es anderen gleichgültig, ihre Sprösslinge als hervorragende Schüler vorgelesen zu hören, wieder andere lächelten den Chef stolz an. Manche waren vielleicht auch enttäuscht, dass ihre Kinder nicht auf der Liste der Ausgezeichneten standen. Das war jedoch nur zu vermuten, denn jene unterschieden sich nicht von den äußerlich Gleichgültigen. Meist nach einer Stunde wurde die Konferenz beendet und alle stürmten mehr oder weniger rasch in ihre Abteilungen.

Es war Februar. Morgens bedeckte Glatteis Straßen und Gehwege. Stürze mit Knochenbrüchen, Distorsionen oder auch Prellungen ereigneten sich an solchen Tagen zu Hauf. In der chirurgischen Praxis drängten sich die Menschen. Manche hängten ihre dicken Mäntel und Kutten an die überlasteten Garderobenständer, manche nahmen nur die Mütze oder den Schal ab. Alle Sitzplätze waren belegt. Vor den Sitzreihen standen einzelne Rollstühle mit gehbehinderten Patienten, vor dem Warteraum reihten sich schon mehrere Tragen aneinander, die vom Krankentransport gebracht worden waren. Manche der Sitzenden stierten stumpfsinnig vor sich hin, andere musterten interessiert oder auch gleichgültig jeden Neuankömmling. Die Luft stand feucht-warm im Raum, verschiedene Gerüche durchzogen den Wartebereich. Das Raunen und Murmeln der Menschen wurde manchmal durch ein unterdrücktes Stöhnen eines Patienten mit Schmerzen oder das Wimmern eines Kindes durchbrochen. Wie an einer Verletzten-Sammelstelle bei einem Massenunfall, dachte Schwester Adelheid. Die im Moment friedlich gedämpfte Stimmung konnte auch umschlagen, das hatte sie schon erlebt, wenn die Wartezeiten zu lang wurden oder aggressive Patienten lautstark die Stimmung aufheizten. Flink nahm sie gemeinsam mit Schwester Anke, ihrer jungen Kollegin, die Daten und Beschwerden von den in Rollstühlen Sitzenden oder auf Tragen Liegenden auf. Während einzelne

Patienten in verschiedene Behandlungszimmer gerufen wurden, bildete sich an der Anmeldung eine Schlange der Gehfähigen. Jolli, die sonst hauptsächlich mit Schreibarbeiten beschäftigt war, hatte heute die Patienten-Aufnahme übernommen, da es bei ihr am schnellsten ging. Wartezimmer und Gang standen schon voller Menschen, Rollstühle und Tragen und es trafen immer noch vereinzelt neue Patienten ein. Den meisten entfuhr ein leichtes Seufzen, wenn sie beim Eintritt die Zahl der bereits anwesenden Menschen erblickten. Glücklicherweise sollte es tagsüber wärmer werden, so dass die Glatteisgefahr schwinden würde und mit weniger neuen Unfall-Patienten zu rechnen war. Obwohl Schwestern, Helferinnen und Ärztinnen sehr konzentriert und rationell arbeiteten, mussten manche Patienten mehrere Stunden warten. Gestürzte oder Ausgerutschte trafen im späten Vormittag nicht mehr ein.

Vor Jolli stand jetzt eine jüngere, etwas korpulente Frau mit einer rosa gestrickten Mütze mit Blende. Wegen Kniebeschwerden wünschte sie unbedingt von dem gleichen Arzt behandelt zu werden, der sie vor zwei Jahren so gut versorgt habe. Dieser sei wieder zurück in die Klinik beordert worden und arbeite nicht mehr hier, entgegnete Jolli. Die Frau empörte sich, dass man jedes Mal in der Poliklinik zu einem anderen Arzt käme. Schließlich konnte Jolli sie überzeugen, heute zu Frau Dr. Rebentisch, der zweiten Ärztin in der Abteilung, zu gehen.

Der nächste Patient, ein älterer Mann, klagte über starke Schmerzen am Gesäß, Genaueres wolle er jetzt hier nicht sagen. Unter keinen Umständen aber möchte er von einer Frau untersucht werden. Man habe zur Zeit keinen Mann, aber Brigitte Neumann sei eine ältere und erfahrene Ärztin, die hier sogar die Chefin sei. Letzteres schien dem Mann vertrauenserweckend, so dass er zustimmte, zu einer Frau zu gehen.

Als zwei alkoholisierte Patienten mit Hämatomen im Gesichtsbereich, die aneinander geraten waren, in der Anmeldung auftauchten, fand Jolli, dass heute kein guter Tag sei. Meist gab es mit solchen Patienten Ärger. Glücklicherweise waren beide recht friedlich, sie hatten ihre Meinungsverschiedenheiten offensichtlich bereits bereinigt.

Trotz alledem – mittags war das Wartezimmer immer noch zur Hälfte belegt.

Aus der Sprechanlage ertönte die leicht verzerrte, kaum verständliche Stimme der Chefin: „Frau Andreas bitte ins Zimmer Drei."

Eine junge schlanke Frau mit traurigem Gesichtsausdruck stand langsam auf. Zögernd ging sie zum benannten Zimmer und öffnete die Tür.

„Kommen sie, Frau Andreas, nehmen sie Platz", rief die Chefin und begrüßte die Eintretende, ohne sich von ihrem Platz hinter dem Schreibtisch zu erheben.

„Was gibt es?"

Die junge blasse Frau öffnete ihre Bluse und wies mit der Hand auf eine derbe, umschriebene Verdickung im unteren Halsbereich, die sie in der letzten Woche rein zufällig beim Waschen entdeckt habe. Fieber oder einen Infekt in den letzten Monaten verneinte sie. Nach Tierkontakt befragt, bestätigte sie, dass ihre beiden Kinder je einen Wellensittich haben. Die Patientin musste den Oberkörper freimachen und die Ärztin untersuchte nicht nur die Verdickung oberhalb des linken Schlüsselbeines, sondern hörte auch mit dem Stethoskop die Lunge ab, tastete Brust und Bauch ab und fühlte nach den Lymphknoten an Hals, Achselhöhle und Leiste. Ängstlich beobachtete die Patientin dabei das Gesicht der Ärztin, das jedoch keinerlei Regung zeigte. Bei der Untersuchung der Brust konnte die Patientin ihre angestauten Sorgen nicht mehr zurückhalten: „Ich habe große Angst, dass es Krebs sein könnte".

Im Moment könne sie dies nicht ausschließen, es müssten noch weitere Untersuchungen veranlasst werden, antwortete die Ärztin. Sie versuchte, die junge Frau zu beruhigen und vereinbarte mit ihr einen Wiedervorstellungstermin. Vielleicht würden dann auch schon die Ergebnisse der Labor- und Röntgenuntersuchungen vorliegen. Dann werde man weitersehen. Außerdem müsse sie auch den Internisten und den HNO-Arzt aufsuchen. Beide seien im

Hause. Sie werde gleich telefonisch die Anmeldung veranlassen. Mit „wir werden die Ursache schon finden" entließ sie Frau Andreas. Für diese war das nur ein schwacher Trost. Aber zumindest hatte sie einen ersten Schritt zur Lösung der Problematik getan. Von den vorgesehenen weiteren Maßnahmen hatte sie vor Aufregung die Hälfte schon wieder vergessen. Bei Jolli in der Anmeldung ließ sie sich noch einmal alles erklären. Diese wies ihr auch den Weg zu den anderen Fachabteilungen.

Inzwischen hatten sich vor der Anmeldung wieder einige Patienten eingefunden. Jolli blickte kurz auf die Uhr und seufzte. Eigentlich war die offizielle Sprechzeit schon vorbei. Manche kommen morgens eben auch nicht aus den Startlöchern, dachte sie, denn die Beschwerden der zuletzt Gekommenen bestanden nicht erst seit heute.

„Der Patient auf Trage Zwei und die beiden jungen Mädchen müssen als nächstes zum Röntgen. Das dauert noch etwas, inzwischen können die beiden Damen, Frau Reinhardt und Frau Löwe, schon in den Gips-Raum. Ein Unterarmgips ist anzulegen."

So klangen die kurzen leisen Kommandos, die Schwester Adelheid vor der Anmeldung, im Wartzimmer und in den Sprechzimmern von sich gab. Dazwischen waren die Stimmen der Ärztinnen durch den Lautsprecher zu hören, wenn sie den nächsten Patienten ins Sprechzimmer riefen.

„Wie sie bei diesem Betrieb bloß den Überblick behalten und die Ruhe bewahren können!", stellte Anke bewundernd fest. Im Gegensatz zu Adelheid war die junge Schwester von kräftiger Statur und wesentlich temperamentvoller. Schnell geriet sie mal mit einem Patienten aneinander. Dann war ihre laute Stimme durch den ganzen Gang zu hören.

„Es gibt auch wieder mal ruhigere Zeiten", tröstete Adelheid.

Nachmittags gegen 15 Uhr saß tatsächlich kein Mensch mehr im Wartezimmer.

„Adi, du musst jetzt aber mal was essen", rief Jolli aus der Anmeldung. Die Schwester nickte und verschwand im Personalraum.

Die anderen hatten schon schnell etwas gegessen, nur Frau Dr. Rebentisch, die seit ungefähr drei Jahren hier arbeitete, saß noch vor einem Pott Kaffee.

„Das war ja heute wieder ein verrückter Tag", sagte sie, als Adelheid eintrat. Diese bestätigte das und setzte sich an den Tisch, der Ärztin gegenüber.

„Solange man noch den Überblick behält und die Patienten friedlich sind, geht es. Allerding machen mir meine Beine sehr zu schaffen, wenn ich den ganzen Tag hin und her laufe. Die Chefin wollte schon lange mal eine Röntgenaufnahme der Hüftgelenke anfertigen lassen. Aber bisher bin ich noch nicht dazugekommen. Ich denke es wird eine beginnende Coxarthrose sein."

Die Ärztin nickte: „Schon möglich."

Die meisten Schwestern absolvierten ihre Mittagspause im Personalraum der Abteilung, obwohl im benachbarten Krankenhaus ein ausreichend großer Speiseraum existierte, in dem auch die Mitarbeiter der Poliklinik ihre Mittagsmahlzeit einnehmen konnten. Aber die Mittagspause in der Abteilung zu verbringen, hatte viele Vorteile: man sparte sich den Gang zum Speisesaal, man konnte ungestört plaudern und man war trotzdem immer einsatzbereit, auch wenn sich das Plaudern manchmal in die Länge zog. Der Nachteil bestand darin, dass die Pause durch Notfälle jederzeit unterbrochen werden konnte. Außerdem musste man natürlich selbst für ein Mittagessen sorgen und etwas Geeignetes mitbringen. Schon aus diesem Grunde gingen die Ärztinnen im Gegensatz zu den Schwestern häufiger in den Speiseraum essen. Ein paar Schritte an der frischen Luft und lockere Gespräche mit anderen Kollegen waren auch nicht zu verachten.

In der Inneren Abteilung herrschte äußerlich ein wesentlich ruhigerer Arbeitsablauf als in der chirurgischen Abteilung, wo schnell Unruhe und Hektik aufkamen, wenn mehrere schwere Unfälle oder Verletzungen gleichzeitig eintrafen und das Wartezimmer schon voll besetzt war. In der Inneren Abteilung gab es ein strenges Bestellsystem, das die Zahl der im Wartzimmer wartenden Patienten nicht zu groß werden ließ. Natürlich kam es auch zu Störungen, wenn ein Notfall gebracht wurde, oder wenn ausfallende Straßenbahnen den Patientenstrom gestoppt hatten und dieser dann in doppelter Stärke eintraf. Auch die sogenannten Akuterkrankungen ließen manchmal die Wartezimmer überquellen, schließlich waren diese Erkrankungen nicht planbar und konnten mitunter viel Zeit benötigen. Aber in den internistischen Praxen überwog die Zahl der chronisch Kranken. Da jeder Patient möglichst immer seinem bisherigen Behandler zugeordnet wurde, entwickelte sich im Laufe der Jahre oft ein recht vertrauensvolles Verhältnis zwischen Patient und behandelndem Arzt. Das stellte einen hausinternen Vorteil dar, den nicht jede Poliklinik aufzuweisen hatte. Das führte auch dazu, dass Dr. Ebermann während ihrer jahrzehntelangen Tätigkeit eine sehr große Zahl solcher Dauerpatienten akquiriert hatte. Sie sträubte sich daher vehement dagegen, neue Patienten aufzunehmen, für die sie dann zukünftig zuständig zu sein hatte. Obermayers betreute Patientenzahl war nicht ganz so groß, aber durch seine Tätigkeit als Abteilungsleiter war auch er in seiner Aufnahmekapazität eingeschränkt. Blieb eigentlich nur die dritte Ärztin, die frischgebackene Internistin Frau Dr. Ehrlicher. Jeder neue Patient stellte daher für die Abteilungsschwester oder deren Vertreterin, die für die Verteilung neuer Patienten verantwortlich waren, ein mitunter schwer lösbares Problem dar. Wenn keine lebensgefährliche Erkrankung zu vermuten war, wurden die Erkrankten manchmal in die Allgemeine Abteilung „weitergeleitet". Das wiederum führte zu Disputen mit den dortigen Kollegen, die nur Patienten aus der Umgebung der Poliklinik, dem sogenannten Einzugsbereich, nehmen wollten. Es galt zwar eine Weisung des Chefs, dass keine Abweisungen wegen Nicht-Zuständigkeit zu erfolgen hatten. Aber die hausinterne Weiterleitung der Kranken in eine andere Abteilung konnte auch als zielführende Maßnahme im Sinne des Patienten verstanden werden, meinten die Internisten. Eine Arbeitsverlagerung auf andere Schultern sei das, interpretierten es die Allgemeinmediziner. Ob ein riesiges oder ein kleines Arbeitspensum zu bewältigen war, spielte ökonomisch keine Rolle. Das Gehalt des Betreffenden wurde dadurch nicht beeinflusst. Die Leistungs-Motivation der Ärztinnen und Ärzte speiste sich im Wesentlichen aus ihrer ethisch-moralischen Überzeugung und der Freude am Beruf.

Ein Eingriff und seine Folgen

Der ganze Winter hatte für reichlich Tätigkeit in der chirurgischen Abteilung gesorgt. Auf Grund der Witterungsbedingungen gab es hauptsächlich Knochenbrüche, Distorsionen und Zerrungen. So wie die Außentemperaturen anstiegen, ging die Zahl der Knochenbrüche zurück. Es gab keine überfüllten Wartezimmer in der Abteilung mehr und die Mitarbeiterinnen hatten auch mal Zeit, über den letzten Fernsehfilm, über ärgerliche Versorgungslücken bei Konsumgütern oder die nächsten Reisepläne zu sprechen. Adelheid und Jolantha Hutschenreuter beabsichtigten, im Sommer diesen Jahres wieder gemeinsam ins Riesengebirge zu fahren, um altbekannte und vertraute Wege zu wandern und die frische Gebirgsluft zu atmen. Die sechs Jahre ältere Adelheid kam mit Jolli gut zurecht. Sie passten altersmäßig zusammen und fühlten sich durch persönliches Leid in der Vergangenheit, das ihr weiteres Leben bestimmt hatte, verbunden. Sie arbeiteten gerne miteinander, trafen sich auch hin und wieder außerhalb des Dienstes und fuhren seit mehreren Jahren gemeinsam in den Urlaub. In letzter Zeit aber schien alles ungewiss, denn Adelheid spürte in den vergangenen Wochen immer wieder starke Schmerzen in der rechten Hüfte.

„Eine progrediente Coxarthrose rechts", hatte nunmehr die Chefin auf Grund des Röntgenbildes und der zunehmenden Schmerzen diagnostiziert.

Adelheid wusste, was das bedeutete. Patienten mit dieser Diagnose kamen öfter mal in die Sprechstunde. Wenn die Schmerzen zunähmen, bliebe nur eine Operation des rechten Hüftgelenkes. Das hieße aber, mindestens ein bis zwei Wochen Krankenhausaufenthalt und anschließend vier Wochen Reha, nicht aber Wanderungen durch das sommerliche, geliebte Riesengebirge. Auch wenn keine Operation durchgeführt würde, die Reisepläne mussten erst einmal auf Eis gelegt werden. Adelheid war recht bedrückt, zumal sie damit auch Jollis Urlaubspläne zerstörte.

Schließlich war es doch so gekommen, wie Adelheid es befürchtet hatte. Sie musste wegen der zunehmenden Hüftbeschwerden zur Operation. Der Intervention Dr. Neumanns beim Chef der Orthopädischen Klinik war es zu verdanken, dass sofort nach den Voruntersuchungen die Hüft-Endoprothesen-Operation rechts durchgeführt werden konnte. Immerhin gehörte Adelheid zum langjährigen Personal des Krankenhauses und der Poliklinik. Die meisten anderen Patienten waren wesentlich schlechter dran und mussten Wartezeiten von über einem Jahr hinnehmen. Nach erfolgreicher Operation ging es zur Rehabilitation nach Bad Neuenberg. Adelheid bezog in dem neugebauten Sanatorium ein hübsches kleines Einzelzimmer mit herrlichem Blick auf den Hausberg. Die Fortbewegung, anfangs noch sehr langsam und unbeholfen mit zwei Unterarmgehstützen, verbesserte sich von Tag zu Tag. Auch die ständigen Schmerzen, die sich besonders bei Belastungen bemerkbar machten, gingen deutlich zurück. Das Übungsprogramm und die verschiedenen physiotherapeutischen Maßnahmen empfand sie als sehr anstrengend. Nach wenigen Tagen schon knüpfte Adelheid Kontakt zu Schwestern und Physiotherapeutinnen des Hauses. Man fühlte sich durch die ähnliche Arbeit verbunden. Zwischen den einzelnen Behandlungen lagen meist längere Pausen, die zum Lesen von Zeitungen und Zeitschriften genutzt werden konnten. Das brachte Adelheid auf andere Gedanken und lenkte von den Beschwerden ab. Zuerst mehr zufällig, später systematisch, löste sie alle Kreuzworträtsel, die sie in den Zeitschriften fand. Die Chefin, die sie in Begleitung von Jolli und Schwester Manuela besuchte, um sich von den Reha-Fortschritten ihrer Abteilungsschwester zu überzeugen, war von dieser neuen Passion überrascht.

„Das hast du doch früher nicht gemacht", stellte sie erstaunt fest.

„Da hatte ich auch keine Zeit dazu. Kürzlich habe ich gelesen, dass Kreuzwort-Rätsel-Lösen den Geist schult!", lautete Adelheids Antwort.

Offensichtlich hatte sie ihre Chefin damit beeindruckt, denn diese schickte ihr nach einigen Tagen einen ganzen Stoß alter und neuer Rätselhefte. Adelheids Ehrgeiz war gefordert. Je mehr sie Rätsel löste, umso leichter fiel ihr die Beantwortung der Fragen. Vermutlich stimmte es, dass immer wieder die gleichen Worte verwendet werden. Oder sollte sich ihre Hirnleistungen schon verbessert haben? Ungeachtet des geistigen Trainings machte die körperliche Rehabilitation erfreuliche Fortschritte, obwohl Adelheid immer noch ihre Gehhilfen benutzen musste. Die üblichen vier Wochen Behandlung wurden auf sechs Wochen verlängert. Schließlich ging auch diese Kur in Bad Neuenberg zu Ende und Adelheid kehrte nach Hause in ihre Wohnung zurück.

Etwas Sorge hatte sie schon, ob sie zu Hause allein alles schaffen würde. Aber sie bekam überraschende Hilfe, mit der sie ursprünglich gar nicht gerechnet hatte. Wöchentlich zweimal besuchte sie nämlich ihre Nichte Lena, um einzukaufen, die Wäsche zu besorgen und in der Wohnung nach dem Rechten zu sehen. Eigentlich war Lena gar nicht ihre Nichte, sondern die ihres verstorbenen Freundes Rudolf, dessen Bruder Lenas Vater war. Bis zum Unfall des Verlobten pflegte Adelheid häufiger Kontakt zu seiner Familie. Später zogen der Schwager und seine Frau ins Osterzgebirge, man sah sich immer seltener. Wohl auf Betreiben der Schwägerin, die eifersüchtig jeden Kontakt ihres Mannes mit Adelheid beobachtete, brach die Verbindung schließlich ab. Während ihrer Kurbehandlung unternahm Adelheid einen erneuten Kontaktversuch und schrieb an Schwager und Schwägerin. Zum einen hatte sie im Sanatorium viel Zeit zum Schreiben, andererseits wollte sie schon lange diese Verbindung wieder aufleben lassen. So war sie angenehm überrascht, als ihr mitfühlend und freundlich geantwortet und sogar Hilfe für die Zeit nach der Rehabilitation angeboten wurde. Damit hatte sie nicht gerechnet.

Adelheid traute ihren Augen nicht, als am Tag der Entlassung besagte Nichte Lena vor der Tür stand. Kaum erkannte sie das hübsche, sympathisch wirkende Mädchen. Sie war jetzt wohl 15 oder 16 Jahre alt. Ihre letzte Begegnung lag mindestens fünf Jahre zurück, als man sich zufällig auf dem Weihnachtsmarkt begegnet war. Damals herrschte grimmige Kälte, so dass Lena mit Mütze, Schal und dicker Kutte eingemummt war. Viel war damals von ihr nicht zu sehen. Voller Freude umarmte sie das Mädchen und zog es in den Korridor. Die ersten Gespräche beschränkten sich auf das Notwendige und Praktische, man war sich doch noch etwas fremd. Adelheid, im Kontakt mit anderen Menschen geübt, wusste die Gespräche zu lenken. Bald erzählte Lena von zu Hause, von den Eltern, die vielmals grüßten, von ihren Freundinnen, von der Schule. Lena war jetzt 15 Jahre alt und ging in die zehnte Klasse. Auch Adelheid berichtete von ihrer Arbeit, von der Operation und ihren derzeitigen körperlichen Einschränkungen. Sie wollte die unerwartete Hilfe nicht überstrapazieren und fand, dass es genüge, wenn Lena wöchentlich ein oder zweimal zu ihr käme, um zu helfen. Natürlich nur, wenn die Eltern damit einverstanden seien. Für Adelheid schien es immer ein besonderer Tag, wenn Lena kam. Dann war Leben in der kleinen Wohnung, wenn das Mädchen bei lauter Radiomusik durch das Zimmer wirbelte und Adelheid das Radio von Zeit zu Zeit etwas leiser drehen musste. Auch Lena kam offensichtlich ganz gerne zu der freundlichen, bislang von den Eltern gemiedenen Nenntante. Es war auch nicht zu übersehen, dass Lena über eine besondere, soziale Ader verfügte. Oder hatte sie vielleicht einen Freund in Dresden, mit dem sie sich vor und nach den Besuchen treffen konnte? Eine eindeutige Antwort konnte Adelheid aus dem Mädchen nicht herauslocken. Was auch die Motive für Lenas Engagement sein mochten, Adelheid war ihr sehr dankbar. Meist drückte sie ihr daher beim Abschied zehn oder zwanzig Mark in die Hand.

Eines Tages erzählte Lena, dass die Eltern zur Zeit lange Diskussionen führten, da sie sich mit dem Gedanken trügen, einen Ausreiseantrag zu stellen.

„Wieso denn das?", fragte Adelheid erstaunt.

„Na ja, so richtig erklären kann ich dir's auch nicht. Papa hat wohl auf Arbeit Probleme. Er wollte gern Abteilungschef werden und nun hat ein Jüngerer, der in der Partei ist, den Posten bekommen.

Und Mama beklagt sich täglich über die schlechte Versorgungslage in unserem Ort. Sie möchte auch gern mal große Reisen erleben, nach Italien oder Spanien fahren, was ja nicht möglich ist. Die Eltern sagen, wenn sie nicht jetzt den Schritt machten, dann seien sie zu alt, um noch einmal von vorne zu beginnen. Und auch sonst so. Mich würde es natürlich auch reizen, wie manche in unserer Schule, die Verwandte im Westen haben, schicke Klamotten zu tragen. Oder mal Westgeld zu haben, um im Intershop einkaufen zu können. Schon wie das dort immer verführerisch duftet. Da gibt es herrliche Seifen oder auch leckere Süßigkeiten, von coolen Jeans ganz zu schweigen. In der Schule hört man ständig das Gerede von den bösen Bonner Kriegstreibern und unserer Partei der Arbeiterklasse, die alles richtig macht! Das kann man manchmal gar nicht mehr hören."

„Andererseits", seufzte Lena, „macht mir das auch Angst. Ich könnte mich nur schwer von meinen Freundinnen, von meinem geliebten, vertrauten Zimmer oder meinen Büchern trennen. Außerdem würde ich dann auch nicht mehr zu dir kommen! Aber bitte nicht den Eltern sagen, dass ich dir davon erzählt habe."

Adelheid, die stets konkrete Festlegungen zu politischen Themen vermieden hatte, wurde das Gespräch unangenehm. Trotzdem meinte sie: „Es ist auch nicht alles Gold, was glänzt. Natürlich werde ich den Eltern nichts von unserem Gespräch erzählen. Ich sehe sie ja leider kaum und ein eigenes Telefon habe ich auch nicht."

Die körperliche Mobilisierung machte weitere Fortschritte, so dass Adelheid schließlich wieder im Dienst auftauchte. Alle waren sehr erfreut, ihre vertraute Adelheid wieder zu sehen. Die regulierende und ausgleichende Art der Abteilungsschwester hatte allen gefehlt. Diese hatte schnell die Abläufe wieder im Griff, aber alles ging noch etwas langsam. Ihre Kolleginnen verhielten sich sehr rücksichtsvoll und nahmen ihr manche körperlich belastende Arbeiten ab. Ihr war das gar nicht so recht, es sollte doch alles so sein wie vor der Operation. Die alten Reisepläne für den letzten Sommer wurden wieder hervorgeholt. Euphorisch erzählte Jolli

allen, dass Adelheid mit ihr im kommenden Sommer die ausgefallene Urlaubsreise ins Riesengebirge nachholen wolle. Und dennoch funktionierte bei Adelheid nicht mehr alles so wie früher.
Was sonst undenkbar gewesen wäre: sie vergaß manchmal einen
Patienten, der dann viel später dran kam, gab unkorrekte Anweisungen oder stritt sogar Versäumnisse ab. Sie war doch nicht
mehr die alte. Offensichtlich war es ihr peinlich, wenn sie bemerkte,
dass sie etwas vergessen hatte. Jolli tröstete ihre Kollegin: „Adi,
mach dir nichts draus, die Jungen vergessen ständig etwas. Du
bist jetzt halt lange raus, du musst dich erst wieder in alles einarbeiten."

Die jüngeren Schwestern, zum Beispiel Cornelia und Sybille,
schienen nicht viel davon zu merken. Der Chefin hingegen entgin-
gen diese Veränderungen nicht. Sie war auch weniger taktvoll als
Jolli und meinte: „Adele, dein phantastisches Gedächtnis ist auch
nicht mehr das, was es früher war."

„Ja, ich merke das selbst. Das muss an der Operation liegen,
vielleicht an der Narkose. Da sollen doch immer ein paar Gehirn-
zellen geschädigt werden", versuchte Adelheid die Lage humorvoll
zu erklären.

Nach einigen Wochen bat Brigitte Neumann nach der Sprechstunde Adelheid zu einem Gespräch. Sie würde ja nun bald 60 und
sei immer noch die beste Kraft, aber so leistungsfähig wie früher
sei sie eben auch nicht mehr. Es kämen ständig neue Aufgaben auf
alle zu und die jüngeren Schwestern wollten auch gerne Verantwortung übernehmen. Vielleicht wäre es das Beste, wenn sie mit
Renteneintritt ihre leitende Funktion abgäbe. Sie wolle doch bestimmt noch nicht ganz aufhören. Sie könne doch ihre Arbeitszeit
reduzieren. Sobald die eigene Person Gesprächsinhalt darstellte,
wurde Adelheid verlegen. Eigentlich hatte sie schon lange mit
diesen Fragen gerechnet, aber sich auch davor gefürchtet. Für sich
selbst hatte sie nämlich noch keine zufriedenstellende Lösung
gefunden.

Wenn sie einerseits an die langen Arbeitstage mit über zwölf
Stunden Dienst dachte, an denen sie erschöpft nach Hause kam,

andererseits sich ihre enge Zweizimmerwohnung mit dem eingeschränkten Blick in den Innenhof des Neubaublocks und ihre
nervende Nachbarin vorstellte, konnte sie sich zu keiner Entscheidung durchringen. Sie erbat sich daher Bedenkzeit, um Vor-
und Nachteile einer Tätigkeit als Rentnerin abzuwägen.

Während in der chirurgischen Abteilung die Arbeit ihren gewohnten Gang zu laufen schien, diskutierten und schimpften die
Mitarbeiterinnen immer wieder über Probleme bei der Versorgung mit Konsumgütern, über den Bürokratismus in den Verwal-
tungen, über die Reisebeschränkungen für DDR-Bürger, unter
denen man seit Jahrzehnten litt, und die Protektion von Partei-
mitgliedern allerorten. Im Gegensatz dazu war in den Zeitungen
immer wieder zu lesen, wie die Werktätigen in den Betrieben ihre
Pläne übererfüllten, wie gut doch eigentlich – von kleinen Problemen abgesehen – die Versorgungslage im Lande sei und wie die
Westdeutschen eine Teuerung nach der anderen auf sich nehmen
mussten. Die Unzufriedenheit bei vielen Menschen wuchs, insbesondere weil mediale Darstellungen und Wirklichkeit immer
mehr auseinanderklafften. Unter Beschäftigten in den Betrieben
und Einrichtungen wurde immer häufiger von den vielen „Antrag-
stellern", das heißt Personen, die einen sogenannten Ausreiseantrag in den Westen gestellt hatten, gesprochen. Auch unter den
Schwestern der chirurgischen Abteilung gab es darüber Diskussionen.

„Ich finde es schon bewundernswert, diesen Mut aufzubringen, einen solchen Schritt zu tun", meinte Cornelia. „Die müssen
doch alle umgehend mit Schikanen rechnen! Sie verlieren oft ihre
Arbeit, müssen auf dem Friedhof arbeiten und werden jahrelang
hingehalten."

„Die sind doch bloß verblendet. Die sehen nur den goldenen
Westen. Wir müssen doch auch mit den Verhältnissen hier klar
kommen. Wenn das alle so machen würden, na, ich weiß nicht."
Ärgerlich sägte Anke die Köpfe von einigen Anästhetikum-Am-
pullen ab. Sie war dabei, das Tablett für eine Inzision vorzubereiten.

„Scheiße", rief sie, als eine Ampullenspitze zerbrach und sie sich dabei in den Finger schnitt.

„Adelheid, was sagst du denn dazu", fragte Cornelia. Adelheid dachte an Lena und deren Eltern. Was sollte sie dazu sagen? Für sie käme ohnehin ein solcher Schritt nie in Frage. Sie zuckte mit den Schultern und verließ ohne etwas zu sagen den Raum.

„Hast du denn gar keine Meinung dazu?", rief ihr Cornelia ärgerlich nach.

Brigitte Neumanns Probleme

Seit mindestens zwei Jahren versuchte Brigitte Neumann, und
sie wurde dazu vom Chefarzt der Poliklinik immer wieder ange-
spornt, ihre Mitarbeiterinnen dafür zu gewinnen, sich am Wettbewerb um den Titel „Kollektiv der sozialistischen Arbeit" zu beteiligen. Dieser Titel für die chirurgische Abteilung eröffnete ihr
möglicherweise die Perspektive, auch als Nicht-Parteimitglied
Chefärztin oder Oberärztin zu werden, vielleicht sogar wieder im
Klinikbereich tätig zu sein. Bislang waren ihre Bemühungen um
ein solches gesellschaftspolitisches Engagement der Abteilung erfolglos gewesen, zumal alle Mitglieder eines solchen „Kollektives
der sozialistischen Arbeit" in der Gesellschaft für Deutsch-Sowjetische Freundschaft (DSF) sein mussten. Außerdem waren
regelmäßig politische Schulungen, sogenannte „Schulen der sozialistischen Arbeit" Pflicht. Im Vorjahr nun war mit Schwester
Elisabeth, einer älteren Krankenschwester, die bereits unter Neumanns Vorgänger tätig war, die hartnäckigste Gegnerin einer solchen Aktion in eine andere Abteilung des Hauses versetzt worden.
Elisabeths Äußerung, sie werde niemals in die Gesellschaft für
Deutsch-Sowjetische Freundschaft eintreten, da würde sie lieber
ihren Beitrag dafür gleich in die Elbe werfen, machte die Runde
im Krankenhaus und war lange Gegenstand von Erörterungen
und Diskussionen unterschiedlicher Partei- und Gewerkschafts-
gremien. Auch nach intensiven Gesprächen mit dem Chefarzt und
Funktionären des Krankenhauses rückte die erfahrene und versierte Krankenschwester, die aus Ostpreußen stammte, von ihrer
Meinung nicht ab. Allerdings offenbarte sie auch nicht die Gründe
ihrer Ablehnung. Schließlich wurde sie aus fadenscheinigen
Gründen in eine andere Abteilung versetzt, da man auf ihre wertvolle fachliche Arbeit nicht verzichten wollte. Mit Hilfe von Frau Dr.
Rebentisch war es dann gelungen, Schwester Cornelia und Jolli,
die letzten, zum Beitritt in die DSF zu bewegen. Die bei Anerken-

nung als „Kollektiv der Sozialistischen Arbeit" am Ende stehende üppige Geldprämie ließ inzwischen die letzten Gegner verstummen. Die Voraussetzungen zum „Titelkampf" waren nun gegeben. Jetzt hing es an der ideologischen Schulung, den sogenannten Schulen der sozialistischen Arbeit. Brigitte Neumann selbst sah sich nicht in der Lage, politökonomische Zusammenhänge im real existierenden Sozialismus ihren Mitarbeitern plausibel zu erläutern. Dazu hatte sie selbst zu viele Zweifel an den bestehenden gesellschaftlichen Verhältnissen, wenngleich sie sich damit arrangiert hatte. Der Chefarzt, den sie für den ideologischen Teil der Schulung gewinnen wollte, lehnte aus Zeitmangel ab. Ein ehemaliger Patient, den sie zufällig bei einer Fortbildungsveranstaltung traf, erklärte sich auf ihr Bitten hin bereit, in der chirurgischen Abteilung die Schulen der sozialistischen Arbeit durchzuführen. Er wolle sich auf diese Weise für ihre wertvolle ärztliche Hilfe revanchieren.

Zur nächsten Besprechung der chirurgischen Abteilung, diesmal im Konferenzzimmer der Poliklinik, stellte die Chefin diesen ehemaligen Patienten ihren Mitarbeitern vor. Herr Dr. Blüher, so hieß er, arbeite in einem Forschungsinstitut der Technischen Universität. Er wolle den Mitarbeitern politökonomische Zusammenhänge des sozialistischen Wirtschaftssystems erklären. Seine Stimme hatte einen angenehmen sonoren Klang, aber seine Worte – nichtssagende Worthülsen, die seine Zuhörer nicht erreichten. Von der proportionalen Entwicklung der Wirtschaft, der führenden Rolle der Partei der Arbeiterklasse, vom Verhältnis der Arbeitsproduktivität zum Lohn, vom wertschöpfenden Bereich der Wirtschaft, vom Neuererwesen und dem sozialistischen Wettbewerb war die Rede. Diese Worte und Floskeln konnte man täglich in der Zeitung lesen, dachte Adelheid. Meist hatte sie solche Artikel übersprungen und gar nicht erst gelesen. Ansonsten konnte sie sich gar nicht an einen ehemaligen Patienten Dr. Blüher erinnern, zumal sie der Meinung war, ihr Alt-Gedächtnis funktioniere noch ganz gut. Die monotone Rede und die regelmäßige Wiederkehr nichtssagender Worte ermüdeten die Zuhörer. Die Aufmerksamkeit ließ sichtlich nach. Die Chefin schaute missbilligend auf Cornelia und Sybille, die über irgendetwas Belustigendes tuschelten. Jolli war eingenickt und auch Adelheid hatte Mühe, ihre Augen aufzuhalten. Ankes Aufmerksamkeit schien mehr von ihren Fingernägeln in Anspruch genommen zu werden, die sie fortgesetzt betrachtete und mit den Fingern bearbeitete. Nur Frau Kühne, eine der beiden Röntgenassistentinnen in der Abteilung, hing wie gebannt am Munde des Referenten und nickte von Zeit zu Zeit verständnisvoll. Schließlich aber endete auch dieses Referat. Die Stimme der Chefin ließ sich vernehmen:

„Wir danken Herrn Dr. Blüher, dass er sich die Zeit genommen hat, uns einige politökonomischen Zusammenhänge der sozialistischen Wirtschaft zu erläutern. Wir haben den Kampf um den Titel Kollektiv der sozialistischen Arbeit aufgenommen. Dazu gehört eben auch die Schule der sozialistischen Arbeit. Herr Dr. Blüher war so freundlich, diese Schulungen bei uns durchzuführen. Mir als Medizinerin fällt es natürlich schwer, diese Zusammenhänge so verständlich darzustellen."

Sie bedankte sich nochmals beim Referenten. Fragen gab es keine. Die Versammlung war zu Ende.

Brigitte Neumann saß im Wohnzimmer an ihrem Schreibtisch und blätterte in einer chirurgischen Fachzeitschrift. Sie nippte an einem Teeglas und verzog den Mund. Bitter! Sie hatte wieder einmal vergessen, den Teebeutel rechtzeitig herauszunehmen. Ein unangenehmes Gefühl von Unzufriedenheit machte sich breit! Sie war ohnehin meist unzufrieden. Das war schon früher so, in der Schulzeit, wenn sie schlechte Noten hatte, oder wenn ihre Freundinnen mit einem Freund ins Kino gingen, während sie allein zu Hause saß, oder während des Studiums, wenn sie in der Prüfung nicht so recht glänzen konnte. Und auch anfangs in der Poliklinik war sie unzufrieden, weil ihr Klinikchef sie nicht in der Klinik behalten hatte, und sie nur „die kleine Chirurgie" betreiben durfte, zumal – so schien es ihr damals – eine erfolgreiche große Operation viel mehr Anerkennung verschaffte und das Selbstwertgefühl erhöhte als die zahlreichen kleinen banalen Eingriffe in der Poliklinik. Adelheid war ihr damals aus der Klinik in die Poliklinik gefolgt, wohl, weil sie mehrere Jahre recht gut zusammengearbeitet hatten. Ein Stückchen „Muttererde" vom ehemaligen Arbeitsfeld! Dadurch hatte sie das Gefühl, dass ihre Arbeit aufgewertet würde, denn immerhin war Adelheid eine sehr geachtete Stationsschwester in der Klinik gewesen. Immer hatte sie angenommen und sie glaubte es auch jetzt noch, dass Adelheid ihr auf Grund der guten Zusammenarbeit aus der Klinik in die Poliklinik gefolgt sei. Ob es wirklich so war, würde sie wohl nie erfahren, denn in persönlichen Dingen war ihre frühere Stationsschwester immer sehr verschlossen. Aber sie war ihr für die Treue und ihre Loyalität, von der sie wusste, dankbar. Allerdings war ihr aufgefallen, dass Adelheids Leistungsbreite nach der Hüftoperation deutlich nachgelassen hatte. Trotzdem war sie immer noch so etwas wie die Seele der Abteilung, von allen geachtet und respektiert. Sie war immer noch eine liebe Mitarbeiterin, der sie wahrscheinlich mehr Aufmerksamkeit schenken musste.

Leider war es nicht nur die Arbeit, die Brigitte Neumann nicht befriedigte. Am Wochenende hatte sie nach vielen Monaten ihren Bruder wieder einmal besucht. Der wohnte am Stadtrand in einem kleinen Haus, war seit zehn Jahren glücklich verheiratet und hatte zwei Mädchen, zehn und sechs Jahre alt. Sie liebte ihre beiden Nichten sehr, obwohl sie sich nicht sehr oft zu einem Besuch aufraffte. Meist kam sie bepackt mit Überraschungen und Geschenken für die ganze Familie. Der Bruder schüttelte immer etwas missbilligend den Kopf über die Geldausgaben seiner Schwester, aber die Kinder freuten sich um so mehr, wenn Tante Brigitte kam. Ihr Bruder und die Schwägerin machten auf sie immer einen ausgeglichenen Eindruck. So manchmal fragte sie sich, ob es in der Familie ihres Bruders überhaupt Konflikte gab? Eigentlich sollte sie das für den jüngeren Bruder freuen, aber da war wieder diese eigene Unzufriedenheit. Auch sie sehnte sich eigentlich nach einer vertraulichen Zweisamkeit und Harmonie. Aber eine eigene Familie schien ihr zu unkalkulierbar, zu unberechenbar und energieaufwendig. Ihre Beziehungen mit Männern gingen meist nach kurzer Zeit in die Brüche. Ob es an den Männern lag oder an ihr selbst, darüber hatte sie sich schon oft den Kopf zerbrochen. Man musste sich entscheiden, Hammer oder Amboss zu sein. Sie konnte einfach nur der Hammer sein. Die gutaussenden und verlässlichen Männer, die für sie in Frage kamen und denen sie sich vielleicht sogar angepasst hätte, waren immer schon vergeben oder begegneten ihr nicht! Eine solch aggressive Frau, die sich ihren Mann mit allen Mitteln erkämpft, war sie eben auch nicht. Letztlich spielte das jetzt keine Rolle mehr. Für die Zukunft hatte sie zwar keine klare Konzeption, aber das andere Geschlecht spielte darin nur eine Nebenrolle. Ihre „Ersatzfamilie" war ihre Abteilung geworden. Sie wollte gute und anerkannte Arbeit leisten, so etwas befriedigte sie. Der geheilte oder zufriedene Patient war für sie ein Erfolgserlebnis. Für Anerkennung, Lob oder gar Bewunderung war sie selbst sehr empfänglich. Ihre Mitarbeiter hatten sich dem anzupassen. Leistungsbereitschaft, fachlich gute Arbeit und Verlässlichkeit hielt sie für anerkennenswert. Darauf hatten sich ihre Mitarbeiterinnen im Laufe der Jahre eingestellt. Ihre alte Leipziger Studienfreundin, die schon längere Zeit in Bamberg wohnte, hatte ihr kürzlich eine Karte aus Bora-Bora geschrieben, von einer Weltreise. Sie musste erst im Welt-Atlas nachschauen, um herauszufinden, wo Bora-Bora lag. Und da ergriff sie wieder diese Unzufriedenheit. Eine Schiffsreise um die Welt, das war schon immer ihr Traum. Realisieren ließ sich dieser allerdings nicht. Selbst wenn die Behörden ihr jemals eine Reise in den Westen genehmigen würden, fehlte ihr dafür das nötige Geld. Vermutlich würde sie ohnehin keine Reisegenehmigung bekommen, obwohl sie sich immer als DDR-Bürgerin, die sich mit den Verhältnissen arrangiert hatte, betrachtete. Leider aber gab es da einen dunklen Fleck in ihrer Vergangenheit, die verweigerte Kooperation mit bestimmten Dienststellen, die ihr vermutlich immer zur Last gelegt werden würde. Ihr ehemaliger Klinikchef hatte ihr zumindest zu verstehen gegeben, dass die freiwerdende Oberarztstelle für sie wahrscheinlich nicht infrage käme. Vergeblich habe er sich für sie eingesetzt, die Partei sei aber dagegen. Immerhin könne er ihr die Abteilungsleiter-Stelle in der chirurgischen Poliklinik verschaffen, wenn sie interessiert sei. Natürlich könne sie sich auch in einem anderen Krankenhaus bewerben, was er aber sehr bedauern würde. Die Oberarzt-Stelle hatte dann ein fachlich durchschnittlicher, jedoch emsiger Parteigenosse bekommen. Die Partei der Arbeiterklasse hatte halt den Führungsanspruch. Das lernte man schon in den Grundlagen des Marxismus-Leninismus im zweiten Studienjahr. Natürlich konnte es auch daran gelegen haben, dass der Chef keine Frau als Oberärztin haben wollte. Möglich wäre das schon gewesen. Als Abteilungsleiterin in der Poliklinik hatte sie mit Fünfzig eigentlich den Endpunkt ihrer beruflichen Entwicklung im Hause erreicht. Der administrative Posten des Chefarztes oder Oberarztes der Poliklinik wäre allenfalls noch eine Option. Als Leiterin eines „Kollektives der sozialistischen Arbeit" stiegen die Chancen dafür. Dabei hatte sie die gleichen Wurzeln und viel bessere Fähigkeiten als ihre Freundin in Bamberg gehabt, mit der sie gemeinsam das Abi bestanden hatte. Im Studium war diese nicht besser gewesen als sie und die Facharztprüfung hatte sie sogar erst im zweiten Anlauf geschafft. Eigentlich war das ungerecht. Aber die Unzufriedenheit darüber half ihr nicht weiter. Sie musste realistisch bleiben. Letztendlich machte ihr auch die kleine Chirurgie Freude. Mit ihren Patienten kam sie im Allgemeinen gut zurecht. Brigitte Neumann legte die Zeitschrift beiseite und holte eine angerissene Flasche Rotwein aus dem Schrank. Schon nach dem ersten Glas legte sich die Unzufriedenheit. Allerdings förderte der Rotwein bei ihr den Appetit. Es ärgerte sie schon ein wenig, als sie wieder vor dem Kühlschrank stand und nach ein paar Appetitshäppchen suchte. Im Moment sah das zwar niemand, dennoch stieg ihr Gewicht, zwar langsam, aber stetig. Und das sah dann letztendlich jeder.

Lena kam jetzt nicht mehr regelmäßig jede Woche zu Adelheid, um ihr zu helfen. Dies war nicht mehr nötig, denn die Tante konnte schon wieder alle Hausarbeiten allein bewältigen. Aber beiden waren diese Besuche lieb geworden. Sie unterhielten sich über die Schule, über die Freunde, über Musik und Kochen. Adelheid gefiel Lenas lockere Art, von den Dingen zu berichten, und Lena hörte gern von der vielseitigen Arbeit in der Chirurgie und den unterschiedlichen Patienten. Vom erwähnten Ausreiseantrag wurde nicht mehr gesprochen. Dafür war Urlaub in letzter Zeit ein häufiges Gesprächsthema. Adelheid traute sich schon wieder zu, ins Riesengebirge zu fahren. Sie schwärmte von Spindlermühle und dem Kammweg zwischen Polen und der Tschechoslowakei. Lena zog es mehr ans Wasser. Sie wollte gern mit mehreren Freundinnen an die Ostsee zum Zelten fahren. Aber die Mutter sei dagegen. So würde sie wohl zu Hause bleiben oder eben doch mit den Eltern für zwei Wochen ins Vogtland zu einer Tante fahren. Mit ihren beiden fast gleichaltrigen Cousinen könne sie auch dort viel unternehmen. Es täte ihr leid, dass sie während der großen Ferien daher nur zweimal vorbeikommen könne. Obwohl Adelheid versicherte, dass sei doch nicht so schlimm, war sie doch traurig darüber.

Der Sommer neigte sich seinem Ende zu. Braun gebrannt kamen Adelheid und Jolli aus dem Urlaub im Riesengebirge zurück. Jeder wollte wissen, wie es war.

„Ich hatte zu tun, um Adele beim Wandern zu folgen", erzählte Jolli beim Mittagessen." Sie ist gelaufen, als ob sie nie etwas mit der Hüfte gehabt hätte."

Dr. Rebentisch lächelte: „Sie sind ein hervorragendes Beispiel dafür, wie eine rechtzeitig durchgeführte Operation die Lebensqualität verbessern kann. Ein Vorbild für andere Patienten, die sich ewig nicht zu einer Operation entschließen können."

„Na ja, der schnelle Entschluss zur Operation ist die eine Seite. Die Schwierigkeiten, einen zeitnahen Operationstermin zu bekommen, die andere Seite", entgegnete Adelheid. „Die Chefin hat sich bei mir mächtig ins Zeug geworfen und sich um einen zeitnahen Termin bemüht!"

„Da haben sie natürlich recht."

„Adelheid ist schlank geblieben, während Jolli bei den Tschechen ganz schön zugenommen hat", ließ sich Cornelia vernehmen. „Die böhmischen Knödel und das tägliche Bier! Da nützt selbst die längste Wanderung nichts, um das wieder abzuarbeiten! Im Gegenteil, man bekommt erst so richtig Appetit!"

Familie Rebentisch hatte mit dem Reisebüro eine Reise nach Sotschi ans Schwarze Meer gebucht.

„Ich war erstaunt, dass sich noch so viele russische Brocken in meinem Gedächtnis befanden. Offensichtlich war unser Schul-Russisch doch nicht so schlecht, wie ich immer dachte!"

Russische Verhältnisse – da gäbe es viel Interessantes zu erzählen. Frau Rebentisch erklärte sich bereit, gelegentlich einen kleinen Vortrag über die Reise zu halten. Bei den anderen gab es nicht so viel Interessantes vom Urlaub zu berichten.

Die Krankenschwestern Cornelia und Sybille, die erst im vergangenen Jahr in der chirurgischen Poliklinik angefangen hatten, bildeten mit Manuela die „Jugend" der Abteilung, während Adelheid und Jolli die „Alten" darstellten. Anke und die beiden Röntgenassistentinnen Frau Kühne und Frau Sperling, alle um die dreißig, bildeten die „Mittelgruppe". Während Adelheids Krankheit hatte Anke deren Vertretung übernommen. Alle nahmen an, dass sie auch deren Nachfolge antreten werde.

Die Mittagszeit wurde heute etwas ausgedehnt. Angeregt durch die Erlebnisberichte sprachen die Schwestern und Frau Rebentisch noch über neue Urlaubspläne, über Fahrten mit dem Zug, Grenzkontrollen und schließlich über das gestrige Fernsehprogramm. Ein Notfall beendete die Plaudereien und damit die Mittagspause. Dr. Neumann war schon auf dem Gang. Zwei Fahrer des Roten Kreuzes brachten auf einer Trage einen Mann in blauer Arbeitskleidung. Vom Gesicht war nur die untere Hälfte zu sehen, den oberen Teil bedeckte ein großflächig blutdurchtränkter Verband. Die Chefin beugte sich über den Verletzten und fragte ihn etwas.

„Ihr könnt ihn gleich in die Klinik bringen. Das ist für uns eine Nummer zu groß. Er war bewusstlos gewesen", rief sie den beiden Sanitätern zu.

Diese zeigten sich nicht sehr erfreut, den Verletzten weiter transportieren zu müssen. Um ihre symbolische Hilfe zu zeigen und den Abtransport zu beschleunigen, öffnete die Chefin eigenhändig die zweiflügelige Eingangstür zur Praxis und arretierte die Flügel. Man musste sich mit den DRK-Mitarbeitern gut stellen. Schließlich wurden sie tagtäglich mehrmals in Anspruch genommen und konnten durch verschiedene Verzögerungstechniken beim Abtransport oder besonders häufige Antransporte von Verletzten den Arbeitsablauf in der Abteilung ganz schön beeinträchtigen.

Die nächste Abteilungsbesprechung fand im Zimmer der Chefin statt. Die Luft in dem relativ kleinen Raum wurde knapp, als alle einen Platz gefunden hatten. Adelheid kippte die beiden Fenster und erntete von mehreren Seiten dankbare Blicke, während Jolli demonstrativ schaudernd die Arme vor der Brust verschränkte, als ob sie frieren würde.

„Ich möchte euch heute Herrn Dr. Schöne vorstellen. Er kommt aus der Klinik und ist Ausbildungsassistent zum Facharzt für Chirurgie im dritten Jahr. Er wird bei uns ein Jahr seine Ausbildung in der kleinen Chirurgie absolvieren. Er ist also kein Berufsanfänger und hat sich in der Klinik schon hervorragend bewährt. Also, ich bitte um freundliche Aufnahme in der Abteilung. Auf eine gute Zusammenarbeit!" Die Chefin musterte den großen, schlanken Kollegen mit den schwarzen Haaren, als ob sie an ihm noch etwas zu entdecken hätte, was öffentlich gemacht werden müsse. Etwas verlegen und hölzern, mit leicht gerötetem Gesicht verbeugte sich der junge Mann in Richtung der Mitarbeiter.

Cornelia flüsterte Anke ins Ohr: „Wie alt mag der sein?"

Anke zuckte mit den Schultern. Die Chefin ging zur Tagesordnung über. Es gab Probleme bei der Anlieferung der sterilisierten Instrumenten-Trommeln aus dem Krankenhaus. Sie kamen morgens zu spät in die Abteilung, was die Arbeit erheblich beeinträchtigte. Der sogenannte Hol- und Bringe-Dienst des Krankenhauses war unterbesetzt und schaffte es nicht eher. Bestimmte elastische Binden waren zur Zeit nicht verfügbar und bei den Medikamenten hatte die Apotheke gleich eine ganze Liste zur Zeit nicht erhältlicher Präparate geschickt. Engpässe traten immer wieder auf, das änderte sich von Woche zu Woche, aber es gab auch sogenannte „Dauerdefekte". Deshalb stellte die Apotheke den Ärzten der Poliklinik wöchentlich eine aktuelle, sogenannte „Defekte-Liste" zusammen. Brigitte Neumann und ihre Kollegen mussten oft improvisieren, um eine ausreichende Patientenversorgung abzusichern. Die Schwestern waren es gewöhnt und zeigten sich sehr flexibel. Standen zum Beispiel diese Woche keine Zwei-Milliliter-Spritzen zur Verfügung, so nahm man halt eine Fünf-Milliliter-Spritze und füllte diese bis zur knappen Hälfte. Manchmal wurden dann durch den vermehrten Gebrauch die Fünf-Milliliter-Spitzen knapp. Wenn dann fünf Ein-Milliliter-Spritzen für eine Fünf-Milliliter-Injektion benötigt wurden, brachte dies allerdings alles durcheinander, weil dadurch wieder der Ein-Milliliter-Spritzen-Verbrauch um das Fünffache stieg, ganz abgesehen vom nicht ganz korrekten mehrfachen erneuten Ansetzen der Spritze an die Nadel. Adelheids Strategie, durch Einlagerung größerer Mengen von allen verfügbaren Materialien einem Mangel vorzubeugen, waren räumliche Grenzen gesetzt. Hier war die Erfindungsgabe jedes Einzelnen gefordert, es musste nur eine praktikable Lösung herauskommen. Zum Beispiel wurde auch schon diskutiert, die alten zusammensetzbaren Metall-Glas-Spritzen, von denen noch abgelegte Vorräte existierten, wieder in Gebrauch zu nehmen. Allerdings müssten diese aber wieder gesäubert und sterilisiert werden – ein ziemlicher Aufwand. Und dann ging es wieder um den Titelkampf „Kollektiv der sozialistischen Arbeit", an dem der Chefin offensichtlich sehr viel lag. Es müsse doch jeder das Bedürfnis haben, diesen Ehrentitel zu erlangen, wurde sie von Frau Kühne unterstützt. Schließlich gäbe es auch eine größere finanzielle Anerkennung. Brigitte Neumann kündigte an, dass zur nächsten Abteilungsbesprechung Herr Dr. Blüher wiederkommen werde, um die Schule der sozialistischen Arbeit fortzusetzen. Ein leichtes Raunen mit einer Nuance Unwillen war zu hören, was die

Chefin veranlasste, darauf hinzuweisen, dass diese Schulungen eigentlich außerhalb der Arbeitszeit abzuhalten seien. Aber daran habe doch sicherlich keiner Interesse. Ein allgemeines Gemurmel war die Antwort. Danach löste sich die Versammlung auf, denn im Wartezimmer saßen die ersten Patienten für die Nachmittagssprechstunde.

Als kulturinteressierter Mensch in Dresden musste man einfach ein Anrecht haben, sei es für Theater, Oper oder Konzert. Auch Lesungen an verschiedenen Veranstaltungsorten, die interessante Literatur und manchmal gesellschaftskritische, brisante Interpretationen zu Gehör brachten, wurden von den Dresdnern gern angenommen. Das gesprochene Wort vor Ort, eine wichtige Verbindung zur „Außenwelt" jenseits von Stacheldraht und Mauer. Es war nicht ganz einfach, Karten für Konzerte der beiden großen Orchester Dresdens oder die erst 1985 wiedereröffnete Semperoper zu bekommen. Es ging sogar das Gerücht um, die Anrechte für die Staatskapellenkonzerte würden vererbt. Brigitte Neumann glaubte das zwar nicht so recht, bis vor zwei Jahren hatte sie selbst eines besessen. Aus Zeitgründen musste sie es aber abgeben, denn die Konzerte fanden wochentags, meist donnerstags, statt. Das bedeutete für sie, nach dem Zwölf-Stundendienst zum Konzert hetzen, um noch pünktlich zu erscheinen. Die Musik brachte zwar genüssliche Entspannung, die aber leider dann nicht mehr zu steuern ging, denn sie war schon mehrmals kurz eingenickt. So gab sie ihr Anrecht ab. Ein sogenanntes gemischtes Theater-Anrecht, das ihr ein „guter" Patient, der an der Semper-Oper arbeitete, vermittelt hatte, behielt sie aber. Da konnte sie die Wochentage auswählen. Mit einer ehemaligen Studienkollegin, die in der gleichen Fachrichtung an einer anderen Poliklinik tätig war, besuchte sie ungefähr aller acht Wochen eine Aufführung im Schauspielhaus oder in der Oper. Brigitte Neumann liebte klassische Musik, insofern war die Abgabe des Konzertanrechtes ein rechter Verlust für sie gewesen. Aber auch die meisten Opernaufführungen, wenn sie nicht zu „modern" inszeniert waren, erfreuten sie.

Ebenso empfand sie die Aufführungen in den beiden Schauspiel-häusern interessant und anregend, wenn auch manche Inszenie-rungen nicht ihrem Geschmack entsprachen. Nach den Vorstel-lungen ging sie mit ihrer Kollegin meist noch auf einen Imbiss und ein Glas Wein in eine kleine Kneipe in Striesen, wo ihre Kollegin Lore Kaimann, in Kollegenkreisen das Krokodil genannt, wohnte. Hier ließen sie die Eindrücke des Abends ausklingen. Im Gegensatz zu häuslichen Treffen, die gelegentlich auch stattfanden, blieb es hier meist bei einem Glas Wein. Immerhin galt die Null-Promille-Regel für alle Autofahrer und Brigitte Neumann musste anschlie-ßend mit ihrem Trabi nach Hause fahren. Obwohl sie wusste, dass schon bei geringen Alkoholmengen Einschränkungen von Kritik-fähigkeit und Koordinationsfähigkeit einsetzten, fand sie für sich, dass sie einiges vertrüge.

Diesmal hatten beide im kleinen Haus „Harold und Maud" ge-sehen. Ein recht ungewöhnliches Stück, eine Liebesgeschichte zwischen alt und jung, von arm und reich, von unterschiedlichen Lebensbetrachtungen, von Geben und Nehmen. Ein etwas skurri-les Stück aus dem Amerikanischen, das beiden recht gut gefallen hatte. Dieses Verständnis des jungen Harold für die alte Maud und umgekehrt hatte so etwas Unwahrscheinliches, fast Märchen-haftes an sich. Das Stück hatte sie beide sehr angesprochen. Viel-leicht war es doch zu unrealistisch? Sie diskutierten noch lange über die Liebe zwischen einer alten unkonventionellen Frau aus prekären Verhältnissen und einem jungen, extravaganten Mann aus reichem Hause. Lore war ein Jahr älter als Brigitte Neumann. Ihr Geschmack deckte sich nicht immer mit dem von Brigitte. So gab es manchmal unterschiedliche Interpretationen der gezeigten Vorstellungen und heftige Diskussionen darüber.

Mehrere Feiern und ein Abschied in Raten

Adelheid wollte gerade die Wohnungstür aufschließen, als die Nachbarin ihren Kopf zur Tür herausstreckte. Ein verführerischer Duft von Gebratenem flutete das Treppenhaus.

„Ich wollte sie fragen, ob sie mit mir nächste Woche die Hausordnung tauschen würden. Ich fahre nämlich zwei Wochen zu meinen Leuten nach Seifhennersdorf in der Lausitz. Ich wäre nämlich nächste Woche dran."

„Natürlich, Frau Schwarze", entgegnete Adelheid, wobei ihr einfiel, dass sie diese Woche dran war und noch gar nicht die Treppe gesäubert hatte.

„Ich habe sie lange nicht gesehen, Frau Bennecke. Na ja, morgens, wenn sie gehen, drehe ich mich noch einmal auf die Seite und schlafe noch eine Runde. Und abends, wenn sie kommen, sitze ich meist schon vor der Röhre. Wenigstens mittwochs, wenn bei ihnen mittags Schluss ist, treffen wir uns manchmal."

Adelheid nickte. Frau Schwarze – seit einigen Jahren schon Rentnerin – hörte schwer und sprach deshalb immer mit lauter Stimme, die im ganzen Treppenhaus zu hören war. Die beiden Nachbarinnen sahen sich tatsächlich selten. In den Wochen nach der Reha-Kur kamen sie öfter ins Gespräch, da Adelheid immer zu Hause war und die Nachbarin sich auch meist in ihrer Wohnung aufhielt. Die Lautstärke ihres Fernsehers war nie zu überhören und im Treppenhaus konnte man oft riechen, was es heute bei der Nachbarin zu essen gegeben hatte.

Frau Schwarze trat noch einen Schritt auf Adelheid zu und fasste sie am Arm, als ob sie verhindern wolle, dass diese in ihrer Wohnung verschwinden würde.

„Meine jüngste Enkelin hat doch ihren 18. Geburtstag", sprach sie etwas leiser. Ihr biergeschwängerter Atem streifte Adelheids Gesicht.

„Da wünsche ich viel Spaß. Und ihrer Enkelin alles Gute", versuchte die Krankenschwester das Gespräch abzukürzen. Aber Frau Schwarze hatte offenbar noch nicht vor, das Gespräch zu beenden:

„Sie sehen recht abgespannt aus, Frau Bennecke. Sie müssten mal raus aus ihren vier Wänden. Wir könnten doch mal zusammen wandern gehen, vielleicht mal nach Großsedlitz in den Park oder in die Sächsische Schweiz. Wie lange müssen sie denn überhaupt noch arbeiten gehen?"

„Im Oktober werde ich 60. Dann werde ich wahrscheinlich mit der Arbeit aufhören."

Adelheid durchzuckte es. Jetzt hatte sie es hinausposaunt! Sie war sich doch noch gar nicht sicher! Morgen würde es das ganze Haus wissen, denn Frau Schwarze pflegte eine intensive Kommunikation mit allen Hausbewohnern. Jetzt gab es kein zurück! Noch nicht einmal der Chefin gegenüber hatte sie eine solche konkrete Willensäußerung bislang abgegeben wollen.

„Das ist ja prima", fuhr Frau Schwarze fort, „eigentlich reicht es, was wir gearbeitet haben. Da muss man nicht unbedingt noch als Rentner gehen. Die Rente ist zwar nicht üppig, aber für unsereiner reicht's zum Leben. Ich weiß nicht, ob ihnen ihre Rente reichen wird?" Adelheid ignorierte die Frage, drehte sich um und schloss ihre Wohnungstür auf.

„Wenn sie im Ruhestand sind, müssen wir unbedingt gemeinsam etwas unternehmen", rief Frau Schwarze ihr nach, dann verschwand auch sie in ihrer Wohnung.

Adelheid war über sich selbst erstaunt. Bislang konnte sie sich auf keinen Zeitpunkt festlegen, an dem sie nur noch zu Hause sein würde. Jetzt auf einmal hatte sie ihn spontan festgelegt. Vielleicht war das gut so. Obwohl – sie konnte das immer noch ändern, schließlich war die Schwarze bisher die einzige Mitwisserin. Aber vermutlich würde sie ihr Wissen schnellstens im ganzen Haus verbreiten. Mechanisch hängte sie ihren Mantel an die Garderobe und ließ sich in den Sessel fallen. Zukünftig würde sie dann viel Kontakt mit ihrer Nachbarin haben. Eigentlich war

diese ja nicht übel, aber immer so neugierig und auch etwas auf-
dringlich.

Einige Tage später eröffnete Adelheid tatsächlich ihrer Chefin,
dass sie nach ihrem 60. Geburtstag im Oktober aufhören wolle.
Um den Übergang besser zu verkraften, würde sie gern bis zum
Jahresende noch zweimal wöchentlich arbeiten kommen. Dr.
Neumann war damit einverstanden. Vorher hatte die Abteilungsschwester nochmal mit Jolli darüber gesprochen. Diese riet ihr
zu einer Übergangsphase mit verkürzter Arbeitszeit. Die anderen
erfuhren davon in der Mittagspause. Manche hatten es vermutet,
denn Adelheid war nach ihrer Operation nicht mehr die Alte, die
Ausgleichende, über allen Dingen Stehende, fachlich Versierte und
den Überblick Behaltende. Zurückhaltender, schnell erschöpft,
manchmal fahrig und vergesslich war sie geworden. Die meisten
fanden Ankes Worte aber trotzdem ganz passend: „Das ist aber
schade. Meine liebe Adi, du wirst uns fehlen. Wenigstens hast du
dann mehr Zeit für dich!"

Sie ging auf ihre alte Abteilungsschwester zu und drückte sie
fest an sich. Adelheids Wangen leuchteten rosa auf – wie in alten
Zeiten.

Anke hatte einmal in der Woche langen Dienst, das heißt, sie
musste von acht bis 19 Uhr arbeiten. An diesen Tagen holte ihr
Mann Tobias die beiden Kinder aus dem Kindergarten ab. Dieser
lag glücklicherweise in der Nähe ihrer Vierzimmerwohnung in
einem „Neubaugebiet" im Süden Dresdens. Zur Wohnung gehörte
ein Balkon, von dem man auf die Straße und den gegenüberliegenden Wohnblock schauen konnte. Ankes Weg zur Straßenbahn,
mit der sie zur Poliklinik fuhr, führte am Kindergarten vorbei. Ihr
oblag daher der morgendliche Teil des Kindergartenbesuches.
Wenn nachmittags Tobias die Kinder abholte, dann kam er meist
mit dem Auto, was die Kinder besonders freute, denn sie liebten
das Autofahren. In Notsituationen holte auch mal die Schwiegermutter die Kinder aus dem Kindergarten. Morgens mussten die
Armen allerdings schon früh mit Anke aufbrechen. Maik, vier

Jahre alt, mochte das zeitige Aufstehen und das rasche Funktionieren nicht so sehr. Wiebke, seine zwei Jahre ältere Schwester war diesbezüglich pflegeleichter. In der Morgengruppe waren alle frühzeitig eintreffenden Kinder vereint in einer Gruppe und von Woche zu Woche lag die Betreuung dieser Sammelgruppe bei einer anderen Erzieherin. Da gab es bei einigen Kindergärtnerinnen, die Maik nicht so sympathisch fand, an solchen Tagen früh Tränen und Anke war froh, wenn sie diese Hürde genommen hatte und in der Straßenbahn saß. Nachmittags wiederum konnte es durchaus passieren, dass Maik nicht mit nach Hause wollte. Seine Kindergärtnerin, Frau Liebezeit, liebte Maik. Und er mochte sie auch. Wenn Anke fragte: „Was habt ihr denn heute Schönes gemacht?", wurde immer etwas mit Frau Liebezeit erwähnt. Sie hatten etwas Interessantes gebastelt oder ein neues Lied gelernt. Bei Frau Liebezeit war das immer besonders schön. Manchmal wurde vom Geburtstag eines Kindes erzählt, der im Kindergarten gefeiert wurde. Kürzlich hatte Maik für Heiterkeit in der ganzen Familie gesorgt, als er von einer besonders schönen Geburtstagsfeier im Kindergarten berichtete. Die sei sehr lustig gewesen, aber das Geburtstagskind habe Republik geheißen, die kenne er gar nicht und die sei auch gar nicht dagewesen.

Der 60. Geburtstag, vor dem es Adelheid lange gegraust hatte, war vorbei. Eigentlich war es eine schöne und lustige Feier gewesen. Sie hatte einen Raum in einer Gaststätte bestellt und mit ihren Kolleginnen, den Ärzten und auch ihren Bekannten gefeiert. Sogar der Chefarzt war kurz zur Gratulation erschienen. Rechts neben sich hatte sie die Chefin platziert und links von ihr saß Lena, daneben deren Eltern. Der Wirt, ein ehemaliger Patient der Abteilung, der Dr. Neumann und auch Adelheid gut kannte, hatte keine Mühe gescheut, ein exquisites Menü zusammenzustellen. Als Vorspeise ein Pilzsüppchen, Dresdener Sauerbraten mit Rotkraut und Klößen als Hauptgang und Zitronensorbet als Nachspeise. Dazu Bier vom Fass und ungarischen Lindenblättrigen, der als Rarität galt. Es wurde viel getrunken, gegessen, diskutiert und gelacht.

Nach dem Kaffeetrinken brachen allerdings schon die ersten Gratulanten auf. Damit machte sich Aufbruchsstimmung breit, so dass sich auch die Gäste, die gern noch geblieben wären, zum Gehen gedrängt sahen. Lenas Eltern, die mit ihrem Lada gekommen waren, fuhren Adelheid nach Hause, da die vielen Blumen und Geschenke nur mit einem Auto abzutransportieren waren. Zu viert hatten sie dann zu Hause noch geplaudert, über frühere Zeiten, aber auch über Lena und deren Pläne. Erfreut nahm Adelheid das Angebot von Lenas Vater Herbert an, sie doch mal im Erzgebirge zu besuchen. Auch seine Frau Inge würde sich sehr freuen, was diese mit einem leichten Kopfnicken bestätigte.

In der chirurgischen Abteilung herrschte wieder einmal Hochbetrieb. Anke hatte an Adelheids Stelle das Dirigieren der Patientenströme übernommen. Was Jene mit Freundlichkeit, diskreter Hartnäckigkeit und würdigem Auftreten erreicht hatte, gelang Anke auf Grund ihrer Größe und Fülle sowie des leicht militärischen Tons. Alle und auch Adelheid mussten anerkennen, es lief ganz gut. Ob das die Patienten auch so empfanden, blieb offen. Adelheids letzte Wochen in der Abteilung vergingen schnell, viel zu schnell. Schon in den vorherigen Monaten hatte sie die meisten ihrer Aufgaben an die jüngeren Schwestern übergeben. Sie hatte das Gefühl, auch ihr Wissen mit übergeben zu haben. Manchmal schien es gar nicht mehr vorhanden zu sein. Erst gestern wollte sie ein Tablett für einen handchirurgischen Eingriff fertigstellen, da hatte sie das Anaesthetikum vergessen. Auch in den Wochen davor war immer mal etwas falsch gelaufen, ohne dass sie noch genau wusste, was es war. Früher hatte keiner etwas an ihr auszusetzen gehabt, jetzt aber war sie sogar kürzlich von der Chefin gerügt worden. Irgendetwas hatte sich verändert. War es die Hektik der Kollegen bei der zunehmenden Belastung, die schlechtere Versorgung mit Materialien und Medikamenten oder vielleicht die Launenhaftigkeit der Chefin, die ihr früher gar nicht aufgefallen war. Vielleicht hatte sie sich selbst verändert? Nachdenklich blickte sie einem jungen Vater nach, der mit seinem kleinen Sohn gerade die Praxis verließ.

„Adi", hörte sie Jollis Stimme. „Vergiss nicht den Patienten, der zum Röntgen war und noch zur Wundversorgung kommen muss."

Adelheid zuckte zusammen. Den hatte sie tatsächlich vergessen. Schnell lief sie zum Röntgenraum, um ihn dort zu holen. Frau Sperling warf ihr einen ernsten Blick zu. Der Patient saß zusammengesunken im Rollstuhl und war eingeschlafen. Adelheid griff nach dem Rollstuhl und schob ihn Richtung Sprechzimmer. Frau Kühn schaute kopfschüttelnd aus der Tür des Schaltraumes.

Zur Weihnachtsfeier im „Wroclaw", einem Gaststättenkomplex in der Innenstadt, wurde Adelheid mit Blumen und vielen schönen Worten endgültig verabschiedet. Über ihre rosig gefärbten Wangen rollten einige Tränen. Die Chefin umarmte sie. Sie würde immer mal vorbeischauen, versprach die Verabschiedete. Außerdem sei sie manchmal im Hause, beim Zahnarzt oder auch beim Hautarzt. Jolli wollte sie nach Weihnachten mal besuchen kommen, um eventuell über den nächsten Urlaub zu beraten. Vielleicht wieder ins Riesengebirge? Sobald die Urlaubsplanung für das nächste Jahr feststand, wollte sich Jolli wieder um alles kümmern. Nach Adelheids Verabschiedung begann der lustigere Teil des Abends. Dr. Schöne hatte sich für die Feier entschuldigt, da er in der Klinik einen Dienst übernommen hatte. Anke überraschte jeden mit einem kleinen, hübsch verpackten Geschenk. Adelheid erhielt einen kleinen erzgebirgischen Weihnachtsengel. Sybille, weil sie meist nichts zum Mittagessen mitbrachte und sich bei den anderen durch nassauerte, bekam zehn Suppenpäckchen und die Chefin, weil sie im Winter ständig erkältet war, einen ausgesprochen hässlichen, dicken, grünen Schal mit Fransen. Da gab es viel Gelächter, selbst die Chefin musste lachen und legte wie eine Diva den giftgrünen Schal gleich um. Cornelia, deren Sympathie für Dr. Schöne den anderen nicht verborgen geblieben war, blätterte schon eifrig in einem lustigen Horoskop-Büchlein, das Anke ihr überreicht hatte.

„Weißt du denn, wann dein Schwarm geboren ist?", fragte Manuela spitzbübisch ihre Kollegin.

Aber Cornelia war nicht verlegen: „Natürlich, sonst könnte ich doch nicht nachsehen!"

Die Chefin revanchierte sich bei Anke mit einer Trillerpfeife: „Damit alle richtig spuren! Und du nicht immer deine Stimme so beanspruchen musst."

Als Anke keck aus voller Lunge einen Probe-Pfiff los lies, hielten sich alle die Ohren zu und der Kellner drehte sich erschrocken um. Ehe Essen und Trinken zum Mittelpunkt gerieten, überreichte Dr. Neumann jedem Mitarbeiter einen Briefumschlag. „Wie ihr alle wisst, haben wir ja – dank euren Fleißes und euren Engagements den Titel ‚Kollektiv der Sozialistischen Arbeit' verliehen bekommen. Darauf können wir stolz sein. Die materielle Anerkennung findet ihr in den Umschlägen."

Die meisten öffneten die Umschläge sofort, die Reaktionen reichten von zufrieden bis enttäuscht. Dann erfolgten keine allgemeinen Ansprachen mehr. Man wendete sich den lukullischen Genüssen und der Unterhaltung mit dem daneben oder gegenüber Sitzendem zu. Bald mussten sich die ersten auf den Heimweg begeben, da häusliche Verpflichtungen riefen oder die Verkehrsverbindung so ungünstig war, dass man schon aufbrechen musste. Auch Adelheid hatte von der Chefin noch einen Umschlag erhalten, der offensichtlich gut gefüllt war. Das infolge Arbeitszeitverkürzung geschrumpfte Gehalt und ihre Rente konnten durchaus eine solche Aufbesserung gebrauchen.

Über Nacht hatte es geschneit, sogar eine ganze Menge. Der graue Innenhof, in den Adelheid von ihrem Wohnzimmerfenster schaute, sah heller und freundlicher aus als sonst. Nur die dürren Ästchen der laublosen Rosenrabatten ragten aus der Schneedecke. Als klagten sie an, dass die schöneren Jahreszeiten vorbei seien. Nun bin ich endgültig Ruheständlerin, dachte Adelheid. Jetzt hatte sie viel Zeit, musste nicht innerhalb von zehn Minuten gefrühstückt haben, konnte in Ruhe die Nachrichten und den Wetterbericht hören. Und sie konnte ausgiebig die Lokalzeitung lesen. Es bestand ja kein Zeitdruck. Heute hatte sie sich allerlei Hausarbeiten für den Vormittag vorgenommen. Ihre Gedanken kreisten aber häufig noch um ihre alte Tätigkeit. Um diese Zeit hatte sie im Dienst schon zahlreiche Patienten aufgenommen und mehrere OPs vorbereitet. Obwohl, wenn sie ehrlich sein wollte, sie hatte in letzter Zeit nicht mehr so viel bewältigen können wie in früheren Zeiten. Körper und Geist ließen eben doch nach, dagegen musste sie unbedingt weiterhin etwas tun. Ihre Vorliebe für Kreuzwort-Rätsel, die doch ein Mittel zum Trainieren des Geistes sein sollen, war ganz in Vergessenheit geraten. Gleich heute wollte sie damit wieder anfangen. Außerdem fuhr sie gern Straßenbahn. Jetzt hatte sie Zeit, mehrmals in der Woche die verschiedenen Straßenbahn-linien der Stadt auszuprobieren. Da gab es was zu sehen. Schon allein die verschiedenen Fahrgäste, die man beobachten konnte und unter denen sie hin und wieder einen ehemaligen Patienten zu erkennen glaubte. Sie lernte bisher unbekannte, neue Stadt-teile kennen, in die sie aus Zeitmangel nie gekommen war. Um mit allen Linien fahren zu können, hatte sie sich gleich eine Monats-karte gekauft. Streng genommen, hätte sie auch zu Hause, in der Wohnung, immer etwas zu tun. Da gab es zu räumen, zu ordnen und zu säubern. Außerdem wollte die Schwarze schon lange mit ihr wandern und spazieren gehen und auch Lisa hatte versprochen vorbeizukommen. Es gab also genügend Vorhaben, Langeweile war nicht zu befürchten. Den geistigen Abbau, die „Verkalkung" wie sie immer sagte, und das Nichtstun waren für sie immer die Schrecken des Alters. Sie musste jetzt oft an ihre Mutter denken, die – schon vor über dreißig Jahren verstorben – wohl sehr ver-kalkt war. Diese verwechselte in den letzten Jahren die Wochen-tage und die Wohnungen, wusste plötzlich nicht mehr, wo sie sich befand, war ständig nachts aktiv und schlief tagsüber ständig ein. Sie selbst hatte immer gedacht, wenn ich bloß mal nicht so werde. Die Pläne für die nächsten Tage fand Adelheid erst einmal gut. Den ganzen Tag fernsehen wie bei ihrer Nachbarin – das war nicht ihre Welt. Als sie noch arbeiten ging, war sie beim Fernsehen häufig eingeschlafen. Das passierte jetzt nicht mehr so oft. Natur-filme über Tiere, Pflanzen oder Landschaften sah sie am liebsten.

Da wurde nicht so viel gesprochen. Leider brachten oft die beiden Programme, die sie empfangen konnte, nichts Interessantes. Da saß sie dann in ihrem Sessel und blätterte in Fotoalben oder alten Büchern. Zukünftig würde sie sich lieber wieder den Kreuzworträtseln widmen. Dieses geistige Training hatte sie seit ihrer Kur sehr vernachlässigt. Da musste sie sich erst wieder „einarbeiten", denn häufig wurde in den Rätseln immer wieder nach ähnlichen Begriffen gefragt, die man sich nur zu merken brauchte. So würde sie wieder Routine bekommen. Routine – das war die Zauberformel. Damit ließ sich vieles bewältigen und manche Gedächtnislücke ausgleichen.

Der Winter wollte in diesem Jahr nicht weichen. Die Zahl der Stürze mit Knochenbrüchen und anderen Verletzungen durch Schnee und Eis nahm nicht ab. In der Chirurgie hatte jeder alle Hände voll zu tun, so dass man während des Hochbetriebs nicht viel miteinander kommunizieren konnte. Erst in der Mittagspause fand sich die nötige Zeit, um Neuigkeiten auszutauschen. So erzählte Jolli besorgt von ihrem Besuch bei Adelheid, die keinen so glücklichen Eindruck gemacht habe. Manuela überraschte ihre Kolleginnen damit, dass sie schwanger war. Die Identität des Vaters wollte sie aber nicht preisgeben, obwohl ihre Kolleginnen sie immer wieder nervten. Anke lobte an Hand eines Beispiels Dr. Schönes umsichtiges Arbeiten. Überhaupt erwies sich der Ausbildungsassistent als fachlich sehr versierter Arzt. Die Schwestern waren sich einig, der reponierte besser als alle seine Vorgänger, sogar besser als Frau Dr. Rebentisch. Und seine Lokalanästhesien saßen immer perfekt. Die Schwestern arbeiteten alle gern mit ihm zusammen, besonders aber Schwester Cornelia. Seine auflockernden Bemerkungen während der Arbeit und der entgegenkommende Umgang mit den Patienten brachten ihm bei den Mitarbeitern besondere Achtung und Anerkennung, wie sie sonst ein Ausbildungsassistent selten erzielte. Seine Vorzüge blieben auch der Chefin nicht verborgen. Wohl bemerkten die Schwestern, dass die Chefin ihren Ausbildungsassistenten oft nach seiner Meinung

fragte, die dann eigenartigerweise immer mit der ihren überein-
stimmte.

Endlich war die Glatteis-Zeit vorüber. Überall war das Frühjahr
schon zu spüren. Der Internationale Frauentag am 8. März wurde
in der DDR in der Öffentlichkeit, in Betrieben und Einrichtungen
besonders gewürdigt. Im Laufe der Jahre hatte es sich aber auch
im privaten Bereich eingebürgert, an diesem Tag die Frau besonders zu ehren, sei es mit einem Blumenstrauß oder einer anderen
Überraschung. Vor den Blumengeschäften bildeten sich an diesem
Tage lange Schlangen. Von den meist männlichen Kunden wurden
die wenigen Schnittblumen und die letzten Blumentöpfe restlos
aufgekauft, um der eigenen Frau, der Kollegin oder der Angebeteten etwas Blühendes zu überreichen. Schnittblumen, die ohnehin in dieser Jahreszeit immer knapp waren, gab es häufig schon
am Vortag nicht mehr. Die Chefsekretärin der Poliklinik erzählte
mit funkelnden Augen überall, wo sie hinkam, dass der Chef
ihr einen Strauß Freesien zum Frauentag geschenkt habe. Die
Schwestern in der Chirurgie versammelten sich mittags im Personalraum zum Kaffeetrinken. Ein Patient mit einer erfolgreich
behandelten Distorsion des Sprunggelenkes wollte seiner Freude
und Dankbarkeit Ausdruck verleihen und hatte eine große Schüs-
sel mit Pfannkuchen vorbeigebracht. „Zum Frauentag für die
Damen der Abteilung!"

So saß man zusammen und ließ sich die frischen Pfannkuchen
schmecken. Zur Feier des Tages hatte Dr. Schöne als einziger Mann
in der Abteilung den Kaffee spendiert und durfte dafür nun als
Hahn im Korb zwischen den Schwestern sitzen. Auch für die beiden Ärztinnen, die noch zum Mittagessen im Speisesaal waren,
blieben zwei Pfannkuchen übrig. Lebhafte Gespräche entwickelten sich zwischen einzelnen Grüppchen. Der Mangel an frischem
Obst und Gemüse, die Kindererziehung, der Intershop, modische
Kleidung und Altersbetreuung – die Themen konnten unterschiedlicher nicht sein. Bald war – wie schon so oft – die eingeschränkte
Reisefreiheit allgemeines Gesprächsthema geworden. Jolli, die im
Sommer häufig ins Riesengebirge fuhr, wäre gern mal in die Alpen

gefahren. Auch Anke wollte schon immer mal Venedig sehen. Frau Kühne, die einzige Parteigenossin in der Abteilung, meinte, Prag und Sofia seien doch genau so schön, man müsse doch nicht unbedingt nach dem Westen. Man könne doch auch in das sozialistische Ausland fahren. Der Staat könne sich nun mal nicht leisten, die Reisenden mit Devisen für den Westen auszustatten. Das Stimmengewirr schwoll an und es fielen schon die ersten heftigen Worte. Ausgerechnet Anke, die nie durch staatskritische Äußerungen aufgefallen war, geriet an Frau Kühne. Was in der Zeitung stünde, würde ohnehin meist nicht stimmen, meinte Anke. Ständige Planüberfüllung in den Betrieben, aber das Angebot in den Geschäften könne man vergessen. Oder beispielsweise die Versorgung mit Obst und Gemüse. Im gesamten Winterhalbjahr ist nur eine einzige Apfelsorte im Angebot. Der „Gelbe Köstliche" hieße bei ihnen zu Hause nur noch der „Elende Köstliche". Ihre Kinder würden gerne auch mal außerhalb der Weihnachtszeit Apfelsinen und Bananen essen. Und nach ein paar gefütterten Winterschuhen für ihre Tochter renne sie schon seit Monaten. Anke hatte sich in Rage geredet und war ganz rot im Gesicht geworden. Frau Kühne kam gar nicht mehr zu Wort. Die übrigen Gespräche waren plötzlich verstummt. Anke hatte recht, daher waren alle gespannt, was die Kühne heute für eine Erklärung für diese Misere konstruieren würde. Wie wenn eine große, schöne Seifenblase platzt, so waren die meisten enttäuscht und fast ärgerlich, als die Chefin die Tür öffnete und in den Raum rief: „Ein Notfall!"

Schade, dass die Frauentagsfeier so abrupt beendet wurde, ganz abgesehen davon, dass man auch auf die Antwort von Frau Kühne verzichten musste. Eine gewisse Spannung blieb, obwohl sich jeder umgehend seiner Arbeit zuwendete.

Jolantha Hutschenreuters Geschichte und aktuelle, interessante Beobachtungen

Jolli wohnte mit ihrer Mutter in einem Hochhaus auf den südlichen Höhen der Stadt. Zehnte Etage mit Balkon und Fernblick in die Sächsische Schweiz. Die recht geräumige Wohnung war eigentlich ein Glücksfall für die beiden Frauen. Nach dem Tod des Vaters hatte Jolli das elterliche Haus an die Kommunale Wohnungsverwaltung abgegeben. Sie sah sich außerstande, das Mehrfamilienhaus, in dem sie wohnten, zu erhalten, geschweige denn irgendwelche Modernisierungen vornehmen zu lassen. Die Einnahmen aus den vorgeschriebenen, niedrigen Mieten deckten kaum die anfallenden Kosten. Außerdem wurden ihr von der Abteilung Wohnraumlenkung des Stadtbezirkes manchmal recht unangenehme und fordernde Mieter in frei werdende Wohnungen zugewiesen. Als Hausbesitzerinnen hatten die beiden Frauen keinen Einfluss, wem eine frei werdende Wohnung zugesprochen wurde. Einer der Mieter, der beim Rat der Stadt arbeitete, hatte Jolli den Vorschlag gemacht, das Haus der Stadt zu schenken. Damit könne sie sich diese Last vom Halse schaffen. Die Mutter war zunächst nicht begeistert, war es doch ein Teil ihres Lebenswerkes. Schließlich konnte sie aber überzeugt werden. Und jener Mieter war ihnen im Gegenzug behilflich gewesen, diese frei gewordene Wohnung auf den südlichen Höhen der Stadt zu bekommen. Zwei Aufzüge ermöglichten auch der alten Frau Hutschenreuter, die immerhin schon bald 90 wurde, ab und zu mal an die frische Luft zu gehen. Allein tat sie das nicht mehr, meist in Begleitung einer etwas jüngeren Nachbarin oder einer Bekannten, die manchmal vorbeikam. Im Sommer dehnte die Bekannte ihre Besuche häufig bis zum Abend aus, bis Jolli nach Hause kam. Mutter und Bekannte saßen dann am Couch-Tisch, manchmal auch auf dem Balkon, von dem man einen herrlichen Fernblick in die Sächsische Schweiz genießen konnte, und plauderten über vergangene Zeiten. Mitunter aßen sie zusammen noch Abendbrot. Im Winterhalbjahr allerdings, wenn es zeitig dunkel wurde, ging der Besuch viel eher. Die Bekannte beklagte, dass sie sich im Dunkeln nicht gut zurecht fände. Bei Schnee und Eis kam sie gar nicht.

Jolli hatte stets bei ihren Eltern gewohnt. Sie stellte immer den Mittelpunkt im Leben ihrer Eltern dar. Den Bombenangriff auf die Stadt am 13. Februar 1945 überlebten Mutter und Tochter durch glückliche Umstände. Der Vater war an der Front. Nach kurzer sowjetischer Kriegsgefangenschaft kehrte er nach Dresden zurück. In der schweren Nachkriegszeit, als es ums Überleben ging, schloss sich die Familie noch enger zusammen. Die Sorge um das tägliche Überleben stand im Vordergrund. Jollis erste zarte Liebe zu einem Klassenkameraden, wie auch später die Zuneigung zu einem älteren Nachbarssohn, scheiterten stets an der ablehnenden Haltung der Eltern, die glaubten, ihre Tochter habe etwas „Besseres" verdient. Diese Einstellung ihrer Eltern hatte sie später oft verflucht. Jolli begann eine Lehre und wurde zur kaufmännischen Angestellten ausgebildet. In einem Dresdner Kartonagen-Betrieb fand sie eine Stelle, die ihr zusagte. Ihren ersten Chef, Max Glockmann, fand sie sehr sympathisch. Sein Auftreten, sein Aussehen, seine Stimme – alles an ihm gefiel ihr. Sie versuchte, alle Arbeiten, die sie für ihn zu erledigen hatte, besonders sorgfältig, gut und schnell zu erledigen. In seiner Nähe blühte sie richtig auf. Da fielen ihr manchmal die schönsten und romantischsten Worte ein, über die sie später selber staunte. Am Wochenende sehnte sie sich schon wieder auf Arbeit, um in seiner Nähe zu sein. Die Eltern registrierten verwundert eine ungewöhnliche Stimmungsänderung ihrer Tochter. Sie kleidete sich attraktiv, legte großen Wert auf eine gepflegte Frisur und strahlte eine gewisse Zufriedenheit aus. Die Vermutung, da stecke sicher ein Mann dahinter, wurde von Jolantha zunächst negiert. Trotzdem beobachteten die alten Hutschenreuters ihre Tochter argwöhnisch. Weder der Altersunterschied zu ihrem Chef (er war fast 20 Jahre älter) noch die Tatsache, dass er verheiratet war und zwei Kinder hatte, konnten

Jolantha daran hindern, ihn zu bewundern, für ihn zu schwärmen und zu versuchen, ihm zu gefallen. Letztendlich blieb es dem Angebeteten auch nicht verborgen, dass die kleine, schlanke Angestellte aus der Verkaufsabteilung für ihn schwärmte und ihm schöne Augen machte. Auch er fand sie sehr attraktiv, man kam sich näher. Seine anfängliche Zurückhaltung, der Hinweis auf seine Familie, das alles verstärkte nur ihre Sehnsucht nach körperlicher Berührung. Sie war regelrecht besessen und konnte manchmal an nichts anderes mehr denken. Er gab ihrem Drängen nur zu gerne nach. Schließlich übermannte beide die Leidenschaft und sie liebten sich gleich im Büro, später trafen sie sich in verschiedenen Hotels. Auch gemeinsame Überstunden verlängerten die Zeit, die man zusammen verbringen konnte. Manchmal wurden Dienstreisen so gestaltet, dass Jolli mitfahren konnte. Allmählich bemerkten auch Jollis Kolleginnen, dass sich unter ihren Augen eine Liebesbeziehung zwischen dem verheirateten Max Glockmann und der jungen, hübschen Jolantha Hutschenreuter entwickelte, obwohl sich beide bemühten, nichts öffentlich werden zu lassen. Das enge Verhältnis zwischen den beiden ging über einige Jahre. Jollis Eltern waren sich sicher, dass ihre Tochter durch eine Liebesbeziehung sich so verändert hatte. Jolli aber zog sie nicht ins Vertrauen und offenbarte ihnen ihre Liebe nicht. Max wiederum versicherte, seine Frau wisse nichts von ihrer Verbindung. Aber so ganz überzeugt davon war er selbst nicht. Bis eines Tages Max eine andere, eine höhere Funktion im Betrieb übernahm. Jetzt sahen sich Jolli und Max seltener und der Kontakt wurde erschwert. Glockmanns Nachfolger, Siegfried Schmutzler, fand ebenfalls Gefallen an Jolli und machte ihr Avancen. Sie ließ ihn jedoch recht schroff abblitzen. Misstrauisch beobachtete er sie und kam schließlich dahinter, in welcher Beziehung sein Vorgänger zu ihr stand. Die Eifersucht nagte an ihm. Immer wieder versuchte er, Jollis Gunst zu gewinnen. Standhaft ignorierte sie sein Werben. Schließlich drohte ihr Schmutzler, Maxens Beziehung zu ihr öffentlich zu machen, ja sogar Maxens Frau von ihrer Beziehung in Kenntnis zu setzen. Erpressung und Liebe, das ging gleich gar nicht. Jolli war empört. Bei jeder Gelegenheit zeigte sie gegenüber diesem Menschen ihre Abneigung. Kurze Zeit später wurde Max vom Arbeitsplatz von zwei Männern in grauen Mänteln abgeholt. Offiziell hieß es, er habe Spionage für die Amerikaner betrieben. Jolli war sich sicher, dass dies nicht stimmte. Verzweifelt versuchte sie über den Betriebsdirektor und die Polizei etwas herauszubekommen. Der Betriebsdirektor gab sich empört, einen solchen Verräter unter den engsten Mitarbeitern gehabt zu haben. Bei der Polizei wusste man angeblich nichts davon. In ihrer Verzweiflung besuchte sie sogar, ohne sich als Geliebte zu erkennen zu geben, Maxens Familie, um etwas herauszubekommen. Aber vergeblich. Max blieb verschollen. In einem unbedachten Augenblick hatte Maxens Nachfolger die Bemerkungen fallen gelassen: „Ich werde schon dafür sorgen, dass der nicht wiederkommt." Jollis Hass gegen Schmutzler stieg dadurch ins Unerträgliche. Jetzt vermutete sie, dass er mehr wisse und vielleicht sogar hinter Maxens Verschwinden stecke. Am liebsten hätte sie ihn umgebracht. Sie kündigte im Betrieb. Das war eine schwere Zeit für sie. Alle folgenden Nachforschungen nach Max – ihrer großen Liebe – blieben ergebnislos. Viele Jahre später, sie arbeitete schon im Krankenhaus als Sachbearbeiterin, zog sie ihre Mutter ins Vertrauen und erzählte ihr von ihrem Kummer. Im Stillen hoffte sie immer noch, dass Max eines Tages wiederkäme und sie in die Arme nähme. Der Gedanke an ihn und die Hoffnung auf sein Wiederkommen trösteten sie und halfen ihr, jene schwierige Zeit zu überwinden. Die Erinnerung an ihn saß tief und fest. Aber sie spürte, je länger der Verlust zurücklag, umso dicker wurde der Schutzwall um diese Erinnerungen. Ja, mitunter gelang es ihr selbst nicht mehr, Einzelheiten aus dieser glücklichen Zeit zu rekonstruieren. Sie sprach nicht mehr über ihn und selbst ihre Mutter glaubte, sie habe ihn vergessen. Jolli zeigte gegenüber anderen Männern eine gewisse Gleichgültigkeit, manchmal hatte man den Eindruck, sie mied sogar den Kontakt mit Männern. Alle gutgemeinten Kuppel-Versuche der Eltern, einen passenden Mann aus dem Bekanntenkreis mit ihrer Tochter zusammenzubringen, scheiterten. Jolantha betreute ihre Eltern und vertiefte sich in ihre Arbeit im Krankenhaus. Als schließlich der Vater ganz plötzlich an einem Herzinfarkt starb, waren die beiden Frauen allein. Die Mutter war froh, ihre Tochter bei sich zu haben.

Adelheid betrachtete sich im Spiegel. Im Gesicht sah sie noch ganz gut aus. Sie fand sogar, dass sie jünger aussah als sie wirklich war. Immerhin schaute sie schon auf 61 Lebensjahre zurück. Aber mit der Beweglichkeit, da haperte es schon manchmal, ganz zu schweigen von ihrem Gedächtnis. Ständig vergaß sie irgendetwas oder erinnerte sich nicht mehr daran. Hoffentlich würde sie nicht so wie die Mutter enden! Im Spiegel konnte sie allerdings eine gewisse Ähnlichkeit mit dieser nicht übersehen. Hastig griff sie nach ihrem Hut, richtete ihn in die richtige Position und blickte flüchtig noch ein letztes Mal auf ihr Spiegelbild. Für heute, den 7. Mai, hatte sie sich eine lange Straßenbahnfahrt nach Weinböhla, fast vor den Toren Meißens gelegen, vorgenommen. Dort wollte sie ein bisschen durch den Ort bummeln, vielleicht einen Kaffee trinken und dann wieder zurückfahren. Die lange Fahrt versprach viele interessante Beobachtungen aus dem Fenster der Bahn. Nüchterne Neubauten, alte, verfallene Häuser, Radfahrer, Spaziergänger oder auch schöne Gärten, vielleicht konnte sie auch etwas von den Weinbergen der Lößnitz sehen. Aber auch im Wagen gab es Abwechslung: betagte Fahrgäste, die sogar älter waren als sie, Jugendliche, Männer mit Hunden, Familien mit Babys und viele Kinder. Es war Sonntag, da saßen meist andere Fahrgäste in der Bahn als in der Woche. Größere Kinder, die vielleicht zu den Großeltern fuhren oder zum Fußballspiel gingen, junge Pärchen, die einen Ausflug machten, alte Frauen, die den Ehemann oder einen Bekannten im Krankenhaus besuchen wollten. Adelheid fand das immer sehr interessant, besonders seitdem sie nur noch zu Hause war, und keine Patientenkontakte mehr hatte. Mitunter traf sie auch ehemalige Patienten in der Straßenbahn. Manchmal nickten diese erfreut, wenn sie Adelheid sahen. Natürlich kam es vor, dass sie sich irrte und ein bekanntes Gesicht zu erkennen glaubte, welches kalt und unbeteilig zurückschaute oder ihren Blick einfach ignorierte. Glücklicherweise kam es kaum mal zu einem Gespräch, denn die Namen der ehemaligen Patienten waren ihr meist entfallen. Trotzdem liebte sie das Straßenbahnfahren, eine wenig anstrengende und willkommene Abwechslung.

Heute musste sie vor ihrem Ausflug aber erst in die nahegelegene Schule gehen. Dort war das Wahllokal, in das sie schon seit Jahren immer ging. Heute wurden die Gemeinde- und Stadträte gewählt. Über manchen der zu wählenden Kandidaten hatte sie in der Zeitung gelesen. Das waren alles Kandidaten der Nationalen Front. Die Nachbarin sprach immer etwas abfällig von den „Einheitskandidaten". Sie ging eigentlich nur zur Wahl, weil sie immer hingegangen war und sie es für ihre Pflicht hielt, wählen zu gehen. Tiefer hatte sie darüber noch nicht nachgedacht. Wählen konnte man das ohnehin nicht nennen, denn es gab nichts zu wählen oder anzukreuzen. Den gefalteten Wahlzettel in die Wahlurne stecken, unter dem freundlichen Nicken der dahinter Sitzenden, das bedeutete Zustimmung zu den Kandidaten. Wenn man „nein" stimmen wollte, musste man alles durchstreichen. Das setzte einen Stift und eine Unterlage voraus, also musste man in die Kabine gehen. So wie hier im Wahllokal der Ablauf war, würde man sofort auffallen, wenn man in die Kabine ginge. Alle Blicke, insbesondere die der Wahlhelfer, würden sich auf denjenigen richten, der sich in Richtung Wahlkabine bewegte, die meist absichtlich etwas abseits angeordnet war. Bei der letzten Wahl war sie allerdings überrascht, dass trotzdem einzelne Wähler mutig – ungeachtet der erstaunten Blicke der Wahlhelfer und anderen Wähler – in die Kabine gingen. Möglicherweise war das schon am nächsten Tag an den Betrieb gemeldet worden. Das wusste sie nicht so genau, aber Jolli hatte erzählt, dass dies den Personalabteilungen in den Betrieben umgehend gemeldet würde. Schließlich waren das alles nur überflüssige Gedanken. Sie würde es wie immer im Wahllokal machen, und alle würden wieder freundlich nicken.

Dr. Christoph Schöne wohnte im Dresdner Osten. Die kleine Zwei-raum-Wohnung hatte vorher ein Schulfreund bewohnt. Mit des-sen Hilfe und der wohlwollenden Unterstützung einer strengen Dame bei der Abteilung Wohnraumlenkung des Rates des Stadt-bezirkes waren ihm diese zwei Räume zugesprochen worden, ob-wohl er eigentlich gar keinen Anspruch auf zwei Räume hatte, da er allein lebte und noch unverheiratet war. Letzteres könne sich ja demnächst ändern, hatte er auf dem Amt vorgegeben, was besagte Dame offenbar sehr wohlwollend aufgenommen hatte. Außerdem schien ihr der junge Chirurg zu gefallen. Man konnte ja nie wissen, ob man mal in eine chirurgische Notlage käme. Um diese Wohnung in einem älteren Mehrfamilienhaus war er eigentlich zu beneiden. Niedrige Miete, ruhige Lage, zweite Etage, Blick auf einen Park. Im Sommer fuhr er manchmal mit dem Fahrrad auf Arbeit, sonst immer mit der Straßenbahn. Beides hatte seine Vor- und Nachteile. Radfahren war dem Körper sehr zuträglich, da er sonst – außer dem gelegentlichen Joggen – kaum zum Sport kam. Man erreichte dann allerdings die Arbeitsstelle immer sehr verschwitzt und musste sich erst abduschen. Das bedeutete Zeitverlust und eher losfahren. In der Straßenbahn wiederum hatte er Zeit, Zeitungen zu lesen. In der Regel waren diese zwar recht einseitig und lang-weilig in ihrer Berichterstattung, aber die Sportseiten waren stets interessant. Und neuerdings konnte man sogar auf der zweiten oder dritten Seite manche versteckte Meldung entdecken, die es früher nicht gegeben hatte: zum Beispiel Wasserwerfereinsatz bei Straßenkrawallen in Krakau (bislang gab es so etwas in einem so-zialistischen Staat gar nicht), Souveränitätserklärungen baltischer Länder (gehörten die nicht seit dem Zweiten Weltkrieg zur Sow-jetunion?), die Partei macht sich Sorgen um die Entwicklung in Ungarn, Wiederbestattung von Imre Nagy (wer war denn das?). Die Schlagzeilen in den Zeitungen, wie Planübererfüllung und dyna-misches Wachstum der DDR-Volkswirtschaft, Kommunalwahlen – eindeutiges Votum für die Kandidaten der Nationalen Front, konnte man getrost überlesen. Über solche Schlagwörter konnte man weder mit Kollegen noch mit Patienten reden. Kollegen, die man gut kannte, mit denen schimpfte man eher über die miserable Versorgung, auf die Diskrepanz zwischen Berichterstattung und Wirklichkeit, auf die antiquierte Medizintechnik im „Spittel" und auf die parteibestimmte Klinikhierarchie. Ansonsten hielt man die Klappe. Die Einsicht in die Notwendigkeit, auch das war schließlich Freiheit. Der Klinikchef der Chirurgie, Prof. Grafe, war ein allseits im Lande anerkannter Bauchchirurg und bot wenig Anlass zu Kritik. Seine kritisch-ironischen Äußerungen zu Erfolgen und Misserfolgen anderer Personen waren gefürchtet, aber für seine Mitarbeiter engagierte er sich häufig. Im allgemeinen war er unter den Klinikmitarbeitern beliebt. Aber am ersten Oberarzt, Dr. Müffling, der seinen Posten vermutlich nur auf Grund seiner Parteizugehörigkeit bekommen hatte, ließen die meisten keinen guten Faden. Im direkten Gespräch mit ihm konnte man kritische Bemerkungen zu politischen Dingen schon mal fallen lassen. Aber man musste vorsichtig sein, keine systemkonfrontative Grundhaltung erkennen zu lassen. Es war schon eine Herausforderung, kritisch bis zur Grenze und trotzdem unangreifbar zu bleiben. Das konnte auch schief gehen. Ungeniert hatte Müffling erst kürzlich verkündet, dass Dr. Becker, ein frischgebackener Facharzt wegen politischer Unzuverlässigkeit ganz bestimmt keine Stammstelle in der Klinik bekommen werde. Die Atmosphäre in der Poliklinik erschien Dr. Gerd Schöne ganz anders. Hier vermisste er solche Gespräche und den Austausch mit den Kollegen. Gerade jetzt, wo bisher Undenkbares passierte, wo man von DDR-Bürgern hörte, die in BRD-Botschaften flüchteten, wo Menschen einen Ausreiseantrag stellten und dafür erhebliche persönliche Nachteile in Kauf nahmen, wo selbst die Presse winzige Meldungen über die Brüchigkeit des Sozialismus abdruckte. Bei den beiden Ärztinnen in der chirurgischen Poliklinik wusste er nicht so recht, ob sie die geeigneten Gesprächspartner waren. Und mit den anderen Ärzten der Poliklinik hatte er zu wenig Kontakt, er kannte sie kaum. Auch hatte er eher den Eindruck, dass es in der Poliklinik-Konferenz meist sehr linientreu zuging. Brigitte Neumann konnte er schwer einschätzen, so dass er einen Austausch über politische Ereignisse und Vorstellungen mit ihr nicht riskierte. Von seinen früheren Studienfreunden in Berlin hatte er auch schon lange nichts mehr gehört. Mit denen gab es früher immer reichlich Diskussionsstoff. Das vermisste er jetzt. Mit Manfred Wolke, dem gleichaltrigen Kollegen aus der chirurgischen Klinik des Krankenhauses, traf er sich zwar manchmal in einer Kneipe oder zu Hause. Im Winter fuhren sie zusammen in Neuenberg Ski. Da diskutierten sie auch mitunter über politische Dinge und die vielen Unzulänglichkeiten, die sie bedrückten, aber häufig nur kurz und oberflächlich. Einer von beiden hatte meist Dienst, so dass gemeinsame Unternehmungen nicht sehr häufig stattfanden. Und wenn Wolke keinen Dienst hatte, war er mit einer seiner Freundinnen, die recht oft wechselten, unterwegs.

Die letzte Schulwoche vor den großen Ferien hatte begonnen. In der Ärztekonferenz, zwei Tage vor Schulende, waren seit langem wieder mal alle Plätze besetzt. Zufrieden blickte der Chefarzt in die Runde. Baumaßnahmen an der Poliklinik seien angekündigt worden! Seit vielen Jahren war die grundhafte Rekonstruktion des Poliklinik-Gebäudes geplant. Wegen anderer dringender Anliegen im Krankenhaus waren diese wieder und wieder verschoben worden. Immer mehr Wannen und große Gefäße mussten bei Regenwetter auf dem Dachboden aufgestellt werden. Der Chefarzt verschwieg, dass erst der von ihm eingefädelte Besuch des ersten Sekretärs der SED-Stadtleitung auf dem gefäßgefüllten Dachboden die Genossen von der Dringlichkeit der schon lange vorgesehenen Baumaßnahmen überzeugt hatte. Dafür wurde eine andere Baumaßnahme im Krankenhaus verschoben. Nun sollte es in der Poliklinik tatsächlich losgehen. Zunächst war die Dachreparatur vorgesehen, dann sollten die Wasserleitungen, das Abwasser-System und die Elektrik erneuert werden. Und das alles bei laufendem Betrieb! Das Krankenhaus hatte einige Räume als Ausweichquartier für eine Abteilung zur Verfügung gestellt. So sollte zunächst die Innere Abteilung ab Mitte Juli für Baufreiheit in ihren Räumen sorgen und in ein Haus des Krankenhauses ziehen. Lärm und Dreck würden aber auch vor den anderen Abteilungen nicht Halt machen. Deswegen gab es wieder endlose Diskussionen, so dass der Chef am Ende wütend fauchte: Als Alternative biete er an, die Poliklinik komplett zu schließen und die Mitarbeiter auf andere ambulante Einrichtungen der Stadt zu verteilen. Dieser Vorschlag fand erst recht keine Zustimmung und das Stimmengewirr schwoll wieder an. Brigitte Neumanns Äußerung, man habe jahrelang unter misslichen Bedingungen gearbeitet und auf diese Rekonstruktion sehnlichst gewartet, nun sei sie da, da werde man schon auch mit diesen Unannehmlichkeiten fertig werden, glättete die Wogen. Die ursprünglich gute Laune des Chefs hatte sich jedoch merklich abgekühlt. Ohne weitere Diskussionen legte er fest, dass zunächst die Innere Abteilung aus dem zweiten Obergeschoss ausziehen solle, damit die Arbeiten an Dach und Obergeschoss beginnen könnten. Die anderen Abteilungen hätten sich darauf einzustellen. Damit beendete er abrupt die Konferenz und verließ, gefolgt von seiner Sekretärin, den Raum. Der Apotheker, der immer am Schluss der Zusammenkünfte die Liste der nicht verfügbaren Medikamente vortrug, kam gar nicht mehr zu Wort. Die Ärzte verließen, erneut heftig diskutierend, den Raum. Brigitte Neumann und Frau Rebentisch waren die letzten. Beide ahnten, dass die herbeigesehnten Baumaßnahmen in dem maroden, jahrhundertealten Haus, viele Probleme für die Chirurgie mit sich bringen würden.

„Es sind ja nicht nur der Lärm und die Störungen bei Wasser und Stromversorgung, sondern vor allem der Dreck und der Staub, die entstehen!"

„Ja, wie wir dabei die Sterilität aufrechterhalten wollen, weiß ich auch noch nicht", zuckte Brigitte Neumann mit den Schultern.

In der Abteilung traf die Ankündigung der Baumaßnahmen auf ein geteiltes Echo. Während Cornelia und Sybille ganz optimistisch den Maßnahmen entgegensahen, zeigten sich Anke, Jolli und auch die beiden Röntgenassistentinnen skeptisch. Dr. Neumann beauftragte ihre Kollegin Rebentisch und Schwester Anke mit der Aufstellung eines Maßnahmen-Plans, wie die Arbeiten in der Abteilung während der Bauzeit am besten organisiert werden könnten. Dr. Schöne wurde gebeten, die beiden zu unterstützen.

In letzter Zeit hatte sich Adelheid angewöhnt, öfter mal aus dem Fenster in den Innenhof ihres Wohnblockes zu schauen. Das war zwar nur ein rechteckig eingegrenzter und überschaubarer Raum, aber in dessen Mitte bildeten kräftig rotblühende Rosenrabatten einen wohltuenden Blickfang. Die Hausgemeinschaft hatte die Rosen-Rabatte in ihre persönliche Pflege genommen. Auch Adelheid beteiligte sich daran und erst vorige Woche hatte sie den Boden um die Rosenpflanzen gelockert und Unkraut gejätet. Ihr zerkratzter Handrücken erinnerte sie jetzt noch daran. Eigentlich war Gartenarbeit gar nicht so übel. Man sah, was man geleistet hatte. Als chirurgische Schwester musste sie jedoch immer darauf achten, ihre Hände zu schützen und Erdarbeiten zu meiden. In der Chirurgie drehte sich immer alles um den Tetanus. Es wurde stets streng darauf geachtet, dass jeder Verletzte einen wirksamen Tetanusschutz besaß oder verabreicht bekam. Jetzt spielte das für sie keine große Rolle mehr. Sie knipste den Fernseher an. Das Sandmännchen, jetzt für sie eine vertraute, fast täglich auftretende Figur, hatte gerade seinen Abgesang. Die aktuelle Kamera brachte Nachrichten. Alles wie immer: die DDR-Volkswirtschaft auf Erfolgskurs. Von steigender Nettoproduktion und Erhöhung der Arbeitsproduktivität war die Rede, sie verstand das ohnehin nicht. In Polen gab es Unruhen, und in Westdeutschland wieder neue Fälle von Berufsverbot aus politischen Gründen. Nach dem Wetterbericht schaltete Adelheid den Apparat wieder aus. Die Filme, die gezeigt wurden, gefielen ihr nicht. Oft verstand sie die Zusammenhänge nicht. Es ging alles immer viel zu schnell. Immer noch gern sah sie Natursendungen oder hörte Musiksendungen aus dem Radio. Sie holte ihre Mappe mit den Kreuzwort-Rätseln und begann ihr abendliches „Geistestraining", wie sie es bezeichnete.

Leider gab es aber manchmal auch Momente, in denen ihr die Umgebung plötzlich fremd vorkam und sie nicht wusste, wo sie war. Sie vergaß dann, was sie gerade machen wollte und hatte den Eindruck, als sei sie das erste Mal in dieser ihr fremden Wohnung. Jetzt schien sich wieder Ähnliches anzubahnen. Sie atmete tief durch und versuchte, sich auf die Couch zu legen. Glücklicherweise fand sie schnell in die Wirklichkeit zurück. Da fiel ihr ein, dass Lena und auch Jolli erst vorige Woche bei ihr waren und ihre Nachbarin mit ihr einen Tagesausflug machen wollte. Ob sie Jolli von ihren eigenartigen Zuständen erzählen sollte?

Ein Sommer, der die Gemüter erhitzte

Die Sommerurlaubszeit 1989 hatte begonnen. Die Ersten aus der chirurgischen Abteilung wanderten schon in den Bergen oder sonnten sich am Wasser. Dr. Schöne war mit dem Reisebüro der DDR nach Warna in Bulgarien geflogen und Dr. Rebentisch verbrachte mit Familie ihren Urlaub an einem Mecklenburger See. Sybille hatte Glück, dass ihr Mann an der Ostsee zu Hause war. So konnten die beiden im Haus der Schwiegereltern in Binz die frische Meeresluft genießen. Cornelia hatte auf einen FDGB-Urlaubsplatz vom Krankenhaus spekuliert, aber keinen bekommen. Wütend fuhr sie Frau Kühne, die Mitglied in der Ferienkommission war, an, als sie davon erfuhr:

„Ich habe schon das zweite Mal einen Ferienplatz beantragt und keinen bekommen. Ich wollte zwar einen Seeplatz haben, hätte aber auch einen im Gebirge genommen. Jetzt habe ich gar Nichts. Wieso werde ich nicht berücksichtigt?"

„Es gibt eben nur eine begrenzte Zahl an FDGB-Plätzen. Das muss schließlich finanziert werden. Ein FDGB-Ferienplatz kostet immerhin 1 250 Mark pro Person, während zum Beispiel eine dreiköpfige Familie dafür nur 450 Mark bezahlen muss. Da sind die Reserven eben begrenzt. Erst einmal kommen die im Dreischicht-System arbeitenden Kolleginnen und Kollegen des Krankenhauses dran, die schon zehn Jahre oder länger hier arbeiten. Du bist doch erst rund zwei Jahre im Haus. Warst du denn schon mal beim Reisebüro?", entgegnete die Kühne.

„Private Auslandreisen über das Reisebüro sind für mich zu teuer. Und bei Jugendtouristik werden die preiswerten Plätze auch nur unter der Hand verschoben. Manchmal hat man überhaupt keine Lust mehr!" Wütend ließ Cornelia Frau Kühne, die gerade die Röntgenschürzen ordnete und an die Wandhaken hängte, stehen.

Die verbliebenen Mitarbeiter in der Chirurgie mussten reichlich Überstunden leisten, um die Funktionstüchtigkeit der Abteilung zu sichern. Aber es klappte alles ganz gut. Trotzdem war
Brigitte Neumann abends wie ausgelaugt, wenn sie nach Hause
kam, auf die Couch sank und ihre Schuhe von sich warf. Aus dem
Krankenhaus erreichten sie unerfreuliche Nachrichten. Von einer
Kollegin erfuhr sie, dass im Klinikum wahrscheinlich sogar eine
Station wegen Personalmangels geschlossen werden soll. Es gab
keine Krankenschwestern und Pfleger mehr: Ausreisewillige
saßen zu Hause auf ihren Koffern, viele Mitarbeiter im Urlaub,
denn es waren Schulferien, und der Rest wurde dann krank, weil
er überfordert war. Da konnte sie froh sein, dass es bislang keine
derartigen Ausfälle in ihrer Abteilung gab. Das Ausreisebedürfnis
der Bürger hatte eine Dynamik entwickelt, die sie so nicht erwartet hatte. Die Ursache stellte sicher nicht nur die eingeschränkte
Reisefreiheit dar, sondern vor allem auch die wirtschaftliche
Situation im Lande, die vielen Versorgungsschwierigkeiten, die
eingeschränkten und frisierten Informationen, die ungerechte
Vorherrschaft der Partei in allen Bereichen. Bestimmt gab es noch
andere Gründe, aber sie war zu müde, um weiter darüber nachzudenken. Einerseits würde sie sich freuen, wenn sich eine Reihe
von Lebensumständen ändern würden, aber andererseits würde
vielleicht die Stabilität ihrer eigenen Lebenskonzeption, die sie
sich im Laufe der Jahre mühsam zusammengestellt hatte, wieder
zerfallen. Brigitte Neumann holte hinter der Couch eine angerissene Flasche Rotwein hervor und setzte sie gleich an den Mund.
Die ungewöhnlichen Ereignisse im Lande nahmen zu. In der Zeitung war zu lesen, dass West-Medien ständig verleumderische
Berichte über angebliche DDR-Flüchtlinge in Ungarn brachten.
Mit der steigenden Zahl der medialen Dementi sank natürlich
auch deren Glaubwürdigkeit. Schließlich hörte man es auch im
Deutschlandfunk, eine häufig genutzte Informationsquelle, und
am 4. September stand es dann erstmals schwarz auf weiß in der
hiesigen Zeitung, was viele schon wussten oder ahnten: die Zahl
der Flüchtlinge aus der DDR in Ungarn lag bei 15 000 bis 20 000.

Die Zeitungen versuchten Schadensbegrenzung: Es wurden Leser-meinungen veröffentlicht, in denen Abscheu über das verräteri-sche Verhalten dieser Bürger zum Ausdruck gebracht wurde, man weine diesen Leuten keine Träne nach. Manche sahen sich sogar veranlasst, neue Verpflichtungen über zusätzliche Leistungen ab-zugeben, um ihre Verbundenheit mit dem Arbeiter- und Bauern-staat zum Ausdruck zu bringen. „Mit Wort und Tat für unseren sozialistischen Friedensstaat" lautete ein neuer Slogan.

Die Krankenhaus-Realität sah allerdings etwas anders aus. Mehrere Mitarbeiter waren aus dem Urlaub nicht zurückgekehrt, es sollte noch eine zweite Station wegen Personalmangels ge-schlossen werden. Prof. Grafe von der chirurgischen Klinik fragte bei Brigitte Neumann an, ob sie Personal für das Krankenhaus ab-stellen könne. Sie musste ablehnen, obwohl sie ihrem alten Chef gerne geholfen hätte. Glücklicherweise hatte sie in ihrer Abteilung keine Personal-Verluste zu beklagen. Die Urlauber waren alle zu-rückgekehrt, Ausreiseantrag hatte bislang keiner gestellt. Offen-sichtlich waren sie ein gutes Kollektiv.

Während der Mittagspause erzählte Jolli von ihrem letzten Be-such bei Adelheid. Äußerlich sehe diese ganz gut aus, aber sie ver-gesse ständig alles. Was sie ihr Neues von der Abteilung berichte, wäre nach einer Viertelstunde vergessen. Sie frage auch immer wieder dasselbe, was die Chefin mache, ob es wieder genügend Zehner-Spritzen gebe und ob Ankes Kinder noch in den Kinder-garten gingen. Da ihre Kinder angesprochen wurden, bemerkte Anke: „Ich finde es trotzdem toll, dass sie an all den Dingen noch Anteil nimmt. Da funktioniert das Gedächtnis doch noch ganz gut!"

Jolli schüttelte bedächtig den Kopf.

„Sie ist nicht mehr die alte. Manchmal befällt sie plötzlich Unru-he, dann sucht sie etwas. Überall hat sie Zettel mit Notizen liegen, auf denen Hinweise stehen, mit denen sie am Ende gar nichts an-zufangen weiß."

„Kümmert sich denn jemand um sie?"

„Ich glaube, die Nachbarin geht mit ihr einkaufen und auch mal spazieren. Und ihre Nichte, die mit zum 60. Geburtstag anwesend war, kommt manchmal. Wenn es stimmt, was Adelheid sagt, dann ist sie allerdings schon seit einem Monat nicht mehr bei ihr gewesen."

Die Chefin hatte sich ebenfalls im Personalraum eingefunden und die letzten Worte gehört.

„Ist sie denn nicht in ärztlicher Betreuung? Früher war sie doch bei unserm Obermayer in der Inneren Abteilung."

„Ich hatte nicht den Eindruck, dass sie da noch hingeht. Sie nimmt wohl keine Medikamente. Allerdings habe ich nicht extra danach gefragt."

Brigitte Neumann spürte ihr schlechtes Gewissen. Adelheid hatte sie über Jahrzehnte stets treu und selbstlos bei der Arbeit unterstützt, war ihr von der Klinik in die Poliklinik gefolgt, hatte die Arbeitsabläufe in der Abteilung optimal gestaltet und stets auf Qualität geachtet. Dass sie nach ihrer Operation nicht mehr so recht zu ihrer alten Form fand, hätte eigentlich einer besonderen Aufmerksamkeit bedurft. Und trotzdem hatte sie sich nach Adelheids Ausscheiden weder um das körperliche noch um das seelische Befinden ihrer ehemaligen Mitarbeiterin gekümmert. Als Jolli ankündigte, nächste Woche wieder zu Adelheid zu gehen, um ihr zu helfen und in der Wohnung Ordnung zu machen, sagte Brigitte Neumann ihre Begleitung zu.

Die Baumaßnahmen am Dach der Poliklinik hatten begonnen und auch die Klempner hackten die maroden Wasserrohre und Abwasserleitungen aus den Wänden. Gerüste vor den Fenstern filterten das Tageslicht, so dass in den Räumen ständig die Deckenleuchten brennen mussten. Das wiederum beeinträchtigte die Zweisamkeit von Arzt und Patient, waren doch entkleidete Körperteile wie auch die Tätigkeiten von Ärzten und Schwestern durch die Fenster für jeden Bauarbeiter auf dem Gerüst sichtbar. Brigitte Neumann verhandelte mit dem Bauleiter und es wurden Folien vor den Fenstern angebracht. Jetzt war das „Innenleben" der Abteilung nicht mehr sichtbar, aber man kam sich wie „untertage" vor: noch weniger Licht, dazu eine ungenügende Belüftung, die sich bei der sommerlichen Hitze besonders nachteilig bemerkbar machte. Da auch ein Treppenaufgang zur ersten und zweiten Etage gesperrt wurde, benutzten viele Patienten den Durchgang durch die chirurgische Abteilung, um zum nächsten Treppenhaus zu gelangen. Mit einer höheren Schmutz- und Keimbelastung war zu rechnen, so dass man beschloss, operative Maßnahmen in der Abteilung auf ein Minimum zurückzufahren, sehr zum Leidwesen von Dr. Schöne, der gern und gut operierte. Die Schwestern sahen es gelassen, letztlich stellte diese Funktionseinschränkung auch eine gewisse Arbeitsverringerung dar. Darüber war man nicht böse. Wie geplant, war aus dem obersten Stockwerk der Poliklinik die Innere Abteilung in ein Krankenhausgebäude gezogen. Stomatologie, Urologie und Hautabteilung aus der ersten Etage hatten die gleichen Probleme mit den Bauarbeiten wie die chirurgische Abteilung im Erdgeschoss. In der Arztkonferenz wurde von allen Seiten über diese ständigen Lärm- und Schmutz-Beeinträchtigungen geklagt. Da gingen Brigitte Neumanns Bemerkungen über Personalprobleme des Krankenhauses unter. Als einer der beiden Hautärzte anfing, die bedenklich große Zahl an Republikflüchtigen in Ungarn zur Sprache zu bringen, brach der Chef kurzerhand die Konferenz ab und verwies auf die überschrittene Zeit. Beim Verlassen des Raumes flammten unter den Ärzten die Gespräche über die letzten beiden Themen wieder auf. Die Gynäkologin, die meist sehr zurückhaltend auftrat, meinte zu Dr. Rebentisch, man könne sich gar nicht vorstellen, wie das mal weitergehen werde. Dr. Rebentisch hob nichtssagend die Schultern. Als Brigitte Neumann ihr Sprechzimmer betrat, kam ihr Anke aufgebracht entgegen.

„Frau Doktor, können Sie sich das vorstellen! Die haben die Bauarbeiten unterbrochen! Es bleibt für die nächsten Wochen alles so stehen und liegen wie es jetzt ist. Die Bauarbeiter sind ab dieser Woche nach Berlin abgezogen worden. Was weiß ich, auf was für eine Baustelle. Bloß weil dort irgendetwas bis zum 40. Jahrestag der DDR fertiggestellt werden muss! Ich finde das empörend. Wieso sind die Feierlichkeiten in Berlin wichtiger als die gesundheitliche Versorgung in der Provinz? Wir haben auch 40. Jahrestag!"

Brigitte Neumann schluckte. „Stimmt denn das?"

Jolli, die gerade einen hinkenden jungen Mann vorbeiführte, bestätigte den Abbruch der Bauarbeiten. Ein Bauarbeiter hatte ihr den Abzug nach Berlin bestätigt.

„Ich werde mich drum kümmern", rief die Chirurgin und rannte aufgebracht ins Chefarztsekretariat.

Der Chefarzt gab sich recht wortkarg und meinte, daran könne er auch nichts ändern. Wütend stürzte Brigitte Neumann aus dem Raum, vorbei an der erstaunten Sekretärin.

Ursprünglich wollten Jolli und ihre Chefin an diesem Tag gemeinsam zu Adelheid fahren. Aber schon am Morgen hatte Neumanns Trabi „gehustet", so dass sie Herrn Neubert anrufen musste. Adalbert Neubert, ein chirurgischer Stammpatient, dem schon mehrmals die Schulter reponiert und der Arm eingegipst wurde, war gelernter Autoschlosser und für ihr Auto „zuständig". Nebenbei spielte er intensiv Fußball und zog sich dabei immer mal wieder irgendwelche Verletzungen zu, die chirurgisch angegangen werden mussten. Hier war Brigitte Neumann die Ansprechpartnerin, die ihm immer schnell und qualifiziert half. Es war naheliegend, in Zeiten der Knappheit und des Mangels solche Verbindungen zu nutzen. Nur so war es möglich, notwendige Reparaturen zeitgerecht zu bewältigen oder dringende Anschaffungen zu tätigen. Diese Form des geldlosen Waren- und Leistungsaustausches, der an die Naturalienwirtschaft in frühester Zeit erinnerte, hatte sich allerorten etabliert. Schlecht war der dran, der nichts zu bieten hatte. Der bekam bei diesem System auch keine Vergünstigungen. Mittags hatte sich Adalbert Neubert das Auto angeschaut und gemeint, er müsse es mit in die Werkstatt nehmen. Gegen Abend sollte es fertig sein. Der geplante Besuch bei Adelheid konnte also nicht stattfinden, was Brigitte Neumann sehr bedauerte. Jolli wiederum war darüber nicht böse, denn die Mutter hatte einen akuten Magen-Darm-Infekt und brauchte ihre Hilfe. So verschob auch sie ihren Besuch bei Adelheid. Im Sprechstundenbetrieb war Dr. Neumann ursprünglich für diesen Nachmittag nicht mehr eingeplant. Sie blieb trotzdem und konnte so ihre beiden Kollegen entlasten. Am Schluss hatte sie sogar noch Zeit, Ordnung in ihren Schriftkram zu bringen. Früher hatte immer Adelheid das Ordnen und Sortieren der Zeitungen, Bücher und Unterlagen übernommen. Jetzt hatte sie keinen, dem sie das anvertrauen konnte und der sich dafür Zeit nahm. Nächste Woche musste unbedingt der Besuch bei Adi erfolgen! Cornelia rief zur Tür herein, dass keine Patienten mehr da seien. Sie konnte nach Hause gehen. Kaum hatte sie sich in ihrer Wohnung niedergelassen, als es klingelte.

„Frau Doktor, das Auto ist fertig. Es steht vor dem Haus. Ich musste einen neuen Vergaser einbauen. Zum Glück hatte ich noch einen in meiner Reserve!"

Brigitte Neumann musste schmunzeln, da Neubert immer gerade das noch in Reserve hatte, was fehlte.

„Kommen sie doch rein, Herr Neubert."

Adalbert Neubert wehrte ab, er habe gar keine Zeit und dann kam er doch mit rein.

„Was kostet die ganze Sache?", fragte sie. Neubert winkte ab.

„Die Rechnung kommt später."

Das bedeutete immer, er hatte es umsonst gemacht. Brigitte Neumann steckte ihm einen 50 Mark-Schein zu, den er ohne zu zögern in seiner Jackentasche verschwinden ließ.

„Haben sie schon von den vielen Flüchtlingen in der westdeutschen Prager Botschaft gehört? Die sollen jetzt alle in den Westen ausreisen können, aber nur mit der Eisenbahn und durch die DDR. Womöglich ist das eine Falle. Da könnte unterwegs doch so mancher aufspringen."

„Da wird sicherlich die Strecke entsprechend abgesperrt sein", meinte Brigitte Neumann.

Im Radio hatte sie von den vielen Botschaftsflüchtlingen in Prag und der angestrebten Ausreise gehört. Der Deutschlandfunk, den man in Dresden im Gegensatz zum westlichen Fernsehen ganz gut empfangen konnte, war immer ihre Informationsquelle.

Die hiesigen Zeitungen brachten nur Mitteilungen in der Interpretation der Partei- und Staatsführung, West-Fernsehen gab es hier im „Tal der Ahnungslosen" nicht.

„Ich glaube, heute oder morgen kommen die Züge durch Dresden. Ich muss unbedingt nochmal am Hauptbahnhof vorbeischauen."

„Ich würde das nicht machen", warnte Brigitte Neumann. Man konnte nicht wissen, was dort geplant war.

Verschmitzt lächelnd winkte Neubert ab. Nachdem der Autoreparateur gegangen war, schaltete Brigitte Neumann den Fernseher ein. Die aktuelle Kamera war leider schon vorbei. Wer weiß, ob die Ausreiseproblematik in den Nachrichten überhaupt erwähnt worden war. Da blieb nur, den Deutschlandfunk einzuschalten. Dessen Empfang war allerdings abends meist nicht so gut wie tagsüber.

Im Kindergarten herrschte heute Morgen nicht die gewohnte Ordnung. Frau Liebezeit, Maiks vielgeliebte Erzieherin, war heute Morgen nicht erschienen. Die Kinder wurden auf andere Gruppen aufgeteilt. Maik durfte daher heute mit Wiebke zu den „Großen" gehen, was die Übergabe im Kindergarten erleichterte. Maik wollte schon immer gern ein „Großer" sein, und dazu noch gemeinsam mit der Schwester, das ging problemlos. Anke war über die reibungslose Übergabe recht froh, denn eine plötzlich fehlende Frau Liebezeit konnte bei ihrem Kleinen auch andere Reaktionen hervorrufen. In der Poliklinik kam sie trotzdem sehr spät an, da die Straßenbahn unpünktlich war. Im Wartezimmer saßen schon einige Patienten, Jolli hantierte bereits in der Anmeldung.

„Die Bahn war heute so unpünktlich", rief sie ihr zu. „Ich bin gleich da."

Schnell zog sie sich um und übernahm ihre Aufgaben im Wartezimmer. Es schien ein Tag wie jeder andere zu sein. Patienten kamen, wurden nach ihren Beschwerden befragt, eine Karteikarte wurde angelegt oder die alten Unterlagen herausgesucht. Jolli und Anke teilten die Patienten den einzelnen Ärzten zu. Anke half dem einen oder anderen beim Aufstehen oder beim Gang zum Röntgen, bestellte Krankentransporte, assistierte bei kleinen chirurgischen Eingriffen oder verabreichte verordnete Injektionen. Trotzdem herrschte eine gewisse Unruhe. Zwischen Tür und Angel erzählte Sybille Cornelia, dass ihr Mann mit zwei Freunden gestern Abend am Hauptbahnhof erstmals in seinem Leben den Einsatz von Wasserwerfern erlebt habe. Auch Dr. Schöne hatte davon erfahren, dass es wegen der durchfahrenden Ausreise-Züge aus Prag Menschenansammlungen am Hauptbahnhof gegeben habe. Die Polizei sei gegen die Versammelten vorgegangen und es habe auch eine Menge Verhaftungen gegeben. In Sprechchören hätten viele gerufen: „Stasi raus!"

„Ja, haben denn die Leute gedacht, sie könnten auf den Zug aufspringen?", fragte Dr. Rebentisch erstaunt, als ihr Kollege seine Informationen weitergab.

Brigitte Neumann dachte an Adalbert Neubert und nahm sich vor, ihn gleich am Nachmittag anzurufen.

Wirkliche Augenzeugen gab es aber in der Abteilung nicht, so dass man sich nur auf das von Mund zu Mund Weitergetragene stützen konnte. Die Berichte in der Zeitung waren ohnehin unzureichend, tendenziös und oft auch unwahr. Das machte die Situation natürlich undurchschaubar und spannend. Ein fruchtbarer Boden für allerlei Gerüchte. Außerdem hatte fast jeder in den letzten Wochen gedacht, so kann es eigentlich nicht weitergehen, irgendetwas musste passieren.

Brigitte Neumann bedeutete ihren beiden Kollegen, mit in ihr Zimmer zu kommen. Als alle drei im Zimmer waren, fragte sie neugierig: „Waren sie gestern Abend am Hauptbahnhof?"

Dr. Rebentisch hatte eine Verwandte besucht und meinte, sie könne zu diesen Gerüchten gar nichts sagen. Dr. Schöne hatte sich auch nicht in der Innenstadt aufgehalten, konnte aber zumindest einige Informationen beisteuern: „Ich hörte heute früh in der Straßenbahn zufällig ein Gespräch mit, in dem es um die Ereignisse gestern Abend ging. Wegen der aus der ČSSR kommenden Züge mit den Ausreisenden aus der Prager Botschaft habe sich eine größere Menschenmenge am Hauptbahnhof angesammelt. Dem habe ein enormes Aufgebot an Polizei gegenüber gestanden. Irgendwann sollen dann Steine geflogen sein und die Polizei habe Wasserwerfer eingesetzt. Es gab wohl zahlreiche Verhaftungen. Dabei seien die Leute wohl recht brutal abgeführt worden."

„Was waren denn das für Leute?", fragte Dr. Frau Rebentisch.

„Ich weiß nicht, ich war ja nicht dabei", entgegnete Dr. Schöne.

„Wie ich vorhin von einer Kollegin erfuhr, sollen in der Klinik einige Verletzte behandelt worden sein. Sowohl Polizisten als auch Demonstranten", ergänzte Dr. Neumann.

„Vielleicht haben wir heute in der Sprechstunde einige Verletzte von gestern."

Das hielt sich jedoch in Grenzen. Einzelne Prellungen, Hautabschürfungen und Platzwunden tauchten im Laufe des Tages auf. Viele dieser Patienten erzählten unbefangen, manche auch stolz, wo sie die Verletzungen erlitten hatten. Einige drucksten herum und wollten keine Angaben zur Ursache ihrer Läsionen machen. Das Gros der Verletzten war vermutlich schon nachts in den Krankenhaus-Ambulanzen versorgt worden, da die Ereignisse schon in den späten Abendstunden stattgefunden hatten. Trotzdem gab es mit einzelnen Patienten Gespräche zum Geschehen in der letzten Nacht. Die Dresdner Tageszeitungen schrieben von rowdyhaften Zusammenrottungen, von größeren Gruppen, die mit ihren „verfassungswidrigen Aktionen" die öffentliche Ordnung stören wollten.

Der 40. Jahrestag der DDR mit seinen Paraden, Feiern und Ansprachen war in vollem Gange. In Berlin zeigte sich Erich Honecker nach langer Krankheit wieder in der Öffentlichkeit und Michael Gorbatschow, der Begründer von Glasnost und Perestroika, war sein Gast. Große Reden wurden gehalten, die Zeitungen waren voll davon. „40 Jahre DDR – das sind 40 Jahre heroische Arbeit und erfolgreicher Kampf für das Wohl des Volkes und den Frieden" titelte die Sächsische Zeitung Dresden, das Organ der Bezirksleitung der SED Dresden. Wie die meisten Blätter meldeten, hatte es am Rande der Feierlichkeiten hier und da auch Zusammenrottungen von verfassungsfeindlichen Elementen gegeben. Die Strategie des Totschweigens in den Medien konnte offensichtlich nicht mehr komplett aufrecht erhalten werden. Ab der zweiten Seite der Zeitungen waren neuerdings kurze Bemerkungen über solche Ereignisse zu lesen und es wurden sogar vereinzelt kritische Leserbriefe veröffentlicht. In allen abgedruckten Leserbriefen bekundeten auch die kritischen Bürger jedoch stets ihre enge Verbundenheit mit der DDR und ihren Errungenschaften. Das war vermutlich die Voraussetzung und Legitimation für eine veröffentlichte Kritik. Die Ausreise-Bürger aus Ungarn oder der Prager Botschaft wurden jedoch nicht mehr von allen kriminalisiert, sondern auch die Frage nach dem Warum gestellt. Durch diese ungewohnten Beiträge wurden die Zeitungen interessanter und spannender. Während man früher getrost die ersten Seiten überblättern konnte, stand heute mitunter schon auf der zweiten Seite etwas Interessantes, Neues und Lesenswertes. Auch Dr. Schöne vertiefte sich morgens in der Straßenbahn immer derart in seine Zeitung, dass er manchmal fast das Aussteigen verpasst hätte.

In der Mittagspause erzählte Jolli missmutig, dass man neuerdings wieder eine polizeiliche Reisegenehmigung für Reisen in die ČSSR benötige. Sie habe das im Radio gehört.

„Ja, das steht heute auch in der Zeitung", bestätigte Anke.

„In der Zeitung stand auch, dass gegen 54 Personen, die am Hauptbahnhof verhaftet worden waren, Strafverfahren eingeleitet worden seien. Die übrigen Verhafteten seien inzwischen freigelassen worden."

„Das ist schon ein starkes Stück. Ich habe gehört, dass die Betreffenden ganz schön schikaniert worden sind. Die mussten sich auf den Boden legen oder wurden an die Wand gestellt und in Lastwagen brutal abtransportiert", mischte sich nun auch Sybille ein. „Dabei soll es auch völlig Unbeteiligte getroffen haben!"

„Sie und ich waren nicht dort", giftete Frau Kühne, die bisher recht still und scheinbar konzentriert ihre frisch aufbereitete Päckchensuppe aß.

„Woher wollen sie wissen, ob das stimmt! Die meisten der Randalierer sind doch verfassungsfeindliche Elemente. Die sind vom Westen gesteuert. Der Staatsanwalt wird das schon herausfinden. Und für die Reisesüchtigen wird unsere Regierung schon noch eine Lösung finden."

„Da bin ich aber gespannt! Dazu sind wohl die neuen Reisebeschränkungen in die Tschechei ein erster Schritt", höhnte Cornelia, die ohnehin auf Frau Kühne wegen des verweigerten Urlaubsplatzes nicht gut zu sprechen war.

Noch ehe Frau Kühne geeignete Argumente finden konnte, stand Anke auf und schloss die Diskussion mit der unverbindlichen Formulierung: „Ich denke, da wird sich wohl einiges ändern müssen!"

Die Ärztekonferenz wurde wegen Erkrankung des Chefarztes kurzfristig abgesagt. Den Ärzten der chirurgischen Abteilung war der unerwartete Zeitgewinn durch die ausgefallene Konferenz willkommen. Sie saßen gemeinsam in Brigitte Neumanns Zimmer und sprachen über die Ereignisse der letzten Tage. Natürlich kamen sie auch nochmals auf die Auseinandersetzungen am Hauptbahnhof zu sprechen.

„Was sind das nur für Menschen. Ich frage mich immer wieder, was die sich erhofften. Glaubten sie etwa, auf die Ausreisezüge aufspringen zu können?", ließ Frau Dr. Rebentisch vernehmen.

Brigitte Neumann schien es, als ob sie diese Frage schon einmal gehört habe. Sie konnte sich ganz gut vorstellen, was das für Menschen waren und sie glaubte auch zu wissen, was die sich erhofften.

„Das war doch sinnlos", fuhr Frau Rebentisch fort.

„Sicher waren dort viele Ausreiseantragsteller. Vielleicht hatten diese sogar tatsächlich gehofft, auf den Zug aufspringen zu können", warf Dr. Schöne ein.

Brigitte Neumann nickte: „Wie ich hörte, sollen die Massen ‚Stasi raus' gerufen haben. Da müssen die meisten doch schon mal Kontakt mit der Stasi gehabt haben. Der Durchschnittsbürger weiß doch gar nicht, wo und wie verbreitet die Stasi ist."

„Ich denke, das waren eher irgendwelche randaliersüchtige Rowdys".

Dr. Rebentisch schien sich jedoch nicht so sicher. Dr. Neumann schwieg.

„Vielleicht wollten diese Menschen einfach ihrer Unzufriedenheit und ihrem Frust Ausdruck verleihen", meinte Dr. Schöne. Entgeistert schaute Dr. Rebentisch ihren Kollegen an.

Die Unterhaltung musste abgebrochen werden, da das Telefon klingelte, und Anke dringend einen der Ärzte für eine stark blutende Wunde brauchte.

Von heute auf morgen wurden die Bauarbeiten am Gebäude der Poliklinik wieder aufgenommen. Das brachte natürlich wieder viele Beeinträchtigungen und Erschwernisse für Personal und Patienten mit sich. Einmal saß man ohne Strom da und die Haustechniker suchten stundenlang nach der Ursache, ein andermal kam nur braunes Wasser aus der Leitung oder die marode Heizung wurde nur lauwarm. Eines Tages aber war es tatsächlich so weit, die Dacharbeiten waren beendet und auch an den Wasser- und Elektroleitungen das Gröbste erledigt. In der zweiten Etage waren sämtliche Fenster erneuert sowie Zimmer und Gänge gemalert worden. Die Mitarbeiter der Inneren Abteilung konnten hoffen, wieder in ihre Räume zurückziehen zu können. In der Arztkonferenz wurde über das weitere Vorgehen bei den noch ausstehenden Baumaßnahmen gesprochen. Auch die bislang verschonten Abteilungen hatten einschneidende Baumaßnahmen zu erwarten. Die rekonstruierte zweite Etage, das ehemalige Quartier der Inneren Abteilung, sollte aber nach den Vorstellungen des Chefarztes als Ausweichquartier für die anderen Abteilungen genutzt werden, um einen erneuten aufwändigen Umzug einer anderen Abteilung in das Krankenhausgelände – wie ihn die Innere Abteilung bewältigen musste – zu vermeiden. Sehr zum Leidwesen von Dr. Obermeyer, dem Leiter der Inneren Abteilung. Denn auch das Interimsquartier seiner Abteilung in der Klinik brachte Einschränkungen mit sich. Die Räume waren für eine ambulante Abteilung ungeeignet. Die Erreichbarkeit für die Patienten war kompliziert, die Heizung ließ sich nicht abstellen und die Wände waren stark renovierungsbedürftig. Die Mitarbeiter der Inneren Abteilung allerdings fanden das provisorische Domizil gar nicht so schlecht, war man damit doch der unmittelbaren Aufsicht des Chefarztes und der anderen Abteilungen entzogen. In den folgenden Arztkonferenzen ging es aber nicht nur um die Bauarbeiten. Auch aktuelle politische Themen wurden angesprochen, erst zaghaft und vorsichtig, später couragiert und dann manchmal aggressiv. Der Chefarzt griff die Diskussionen auf, steuerte sogar kritische Äußerungen über die Berichterstattung in den Medien bei und prangerte manche alte Gepflogenheiten an. Auch die Parteisekretärin, die noch vor ein paar Wochen verkündet hatte, man weine den Republikflüchtigen keine Träne nach, akzeptierte – als sei das immer schon so gewesen – andere Meinungen und bekundete Verständnis dafür. In Berlin hatte ein Führungswechsel stattgefunden, obwohl sonst die gleichen alten Männer im Politbüro und in den Regierungsstellen saßen. Partei und Staatsapparat signalisierten Dialogbereitschaft und guten Willen. In Dresden hatten am Wochenende Großveranstaltungen auf dem Theaterplatz und in der Nähe des Hygiene-Museums stattgefunden, auf denen der Oberbürgermeister und andere Parteiobere zur Diskussion bereitstanden. Man konnte in der Zeitung von einer Demonstration lesen, die sich nach einem Gottesdienst in der Kreuzkirche formiert hatte und bei der die Behörden nicht eingegriffen hätten. Daneben – nicht zu übersehen – die Meldung, dass über drei Millionen Rentner der DDR ab 1. Dezember 1989 eine deutliche Rentenerhöhung erhalten würden.

Frau Kühne, immer noch überzeugtes Mitglied der Partei der Arbeiterklasse, griff den Strategiewechsel der Parteiführung auf. Ihrer Kollegin, Frau Sperling, berichtete sie, dass sie sogar auch an einer Demonstration für notwendige gesellschaftliche Veränderungen, teilgenommen habe.

„Es sind eben viele Dinge versäumt worden, die jetzt nachgeholt werden müssen. Auch Gorbatschow hat gesagt, wer zu spät kommt, den bestraft das Leben." Da fühlte sich Frau Sperling, die immer still und geduldig ihrer Arbeit nachging, sich nie an Diskussionen beteiligte und den Ausführungen ihrer Kollegin selten widersprach, nun doch herausgefordert:

„Da muss ich mich über dich schon sehr wundern! Gestern hast du noch ganz anders gesprochen und heute so!"

Jahrelang hatte sie unbeeindruckt die Agitationen ihrer Kollegin ertragen. Es war klar, Widerspruch war zwecklos und konnte sogar gefährlich werden. Jetzt musste sie endlich etwas sagen.

Nach einer Weile fügte sie hinzu: „Oder hattest du vielleicht den Auftrag dazu, als Informant an einer Demonstration teilzunehmen?"

Empört knallte Frau Kühne eine Filmkassette in das Regal.

„Wieso? Was willst du damit sagen?", schrie sie. „Ich bin unverändert der Meinung, dass nur in unserem Staate die Menschen frei und sicher sind. Und diese Verhältnisse mussten nach dem Kriege unter schwierigen Bedingungen erarbeitet und erhalten werden. Im Westen, die hatten es von Anfang an leichter. Bei uns musste alles erst aufgebaut werden. Und dann die ständigen Störmanöver von westlicher Seite! Da brauchten wir schon viele Sicherheitsmaßnahmen, um bestehen zu können. Dabei sind natürlich auch Fehler gemacht worden. Schließlich kann man ja auch Fehler machen."

„Bislang war bei dir immer jeder Irrtum ausgeschlossen. Jede kritische Äußerung wurde von dir doch gleich als übernommene westliche Propaganda abqualifiziert. Jetzt drehst du dein Fähnchen nach dem Wind. Vielleicht erkennst du jetzt, dass im Vordergrund der Mensch stehen sollte und nicht die Partei und das System!"

Die Kühne schüttelte den Kopf: „Ich weiß gar nicht, was du auf einmal hast. Wir haben uns doch immer gut verstanden. Ich bin doch auch für mehr Freiheit!"

„Von deiner Einstellung für mehr Freiheit war bisher wenig zu merken!", entgegnete Frau Sperling.

Cornelia brachte in einem Rollstuhl ein altes Mütterchen, dessen rechter Arm in einem Dreieckstuch hing.

„Fragliche Unterarmfraktur!", rief sie den beiden Röntgenassistentinnen zu.

„Bei euch ist wohl dicke Luft?"

Der Dialog wurde beendet. Frau Sperling verschwand im Schaltraum, während Frau Kühne der alten Frau aus dem Rollstuhl half.

„Wie ist denn das passiert?", versuchte sie, mit der Patientin ins Gespräch zu kommen. Diese verstand aber nichts, so dass keine Unterhaltung zustande kam.

Zwei Familien

Der letzte Besuch bei der Familie ihres Bruders lag auch schon einige Zeit zurück. Brigitte Neumann fehlte ganz einfach die Zeit dazu. Gelegentlich hatte sie ihren Bruder, der in einer Druckmaschinenfabrik als Ingenieur arbeitete, im Betrieb angerufen. Aber oft war er nicht am Arbeitsplatz oder wenn er sie zurückrief, machte sie gerade einen chirurgischen Eingriff und konnte nicht ans Telefon gehen. Brigitte gehörte zwar zu den Privilegierten, die zu Hause über einen Telefonanschluss verfügten, aber ihr Bruder nicht. Seit Sommer nun hatte die Familie des Bruders zu Hause auch einen Telefon-Anschluss bekommen, nachdem sie fast zehn Jahre darauf gewartet hatte. Eigentlich auch nur deswegen, weil die Nachbarin ins Altersheim gezogen war und ihren Telefonanschluss nicht mehr benötigte. So hatte Brigitte Neumann hin und wieder mit ihrer Schwägerin oder ihren Nichten telefonieren können. Der Bruder war meist nicht zu Hause. An diesem Wochenende nun wollte sie wieder mal zu ihren nächsten Verwandten in den idyllischen Dresdner Vorort fahren, obwohl im November auch diese Gegend nicht mehr so attraktiv war.

Die Kinder freuten sich immer, wenn ihre Tante zu Besuch kam. Brigitte hatte natürlich an die kleinen Präsente gedacht, die Kinderherzen erfreuen. Für Franzi ein hübsches Schreib-Set mit einer bunten Schreibtisch-Unterlage, einer Schale für Stifte aus Messing und einen Briefständer. Maja freute sich über zwei Match-Box-Autos und Süßigkeiten, die Brigitte Neumann im Intershop erstanden hatte. Hin und wieder kam es vor, dass ein Patient, der sich erkenntlich zeigen wollte, ihr zehn Westmark in die Kitteltasche steckte oder unter die Schreibtischunterlage schob. Etwas peinlich war ihr das immer, aber letztendlich freute sie sich, damit die Möglichkeit zum Einkauf im Intershop zu bekommen. Sie hatte keine Verwandtschaft im Westen oder andere Möglichkeiten, zu Westgeld zu kommen.

Für Erika, ihre Schwägerin, gab es einen großen Strauß orangefarbene Rosen, für den Bruder eine Flasche Meißner Traminer.

„Der ist ja herrlich", rief Erika beim Anblick der zarten Rosen." Da hast du aber deine Beziehungen spielen lassen!"

Brigitte lachte. Glücklicherweise hatte sie neben dem Autoreparateur und dem Opernmanager auch eine Blumenfrau an der Hand, denen sie gelegentlich als Chirurgin Gegenleistungen anbieten konnte.

„Wir kommen eben wieder zur Naturalwirtschaft zurück! Gibst du mir, so gebe ich dir auch!"

Der Bruder hatte im Betrieb noch etwas zu erledigen und würde erst am späten Nachmittag nach Hause kommen. Brigitte hatte dadurch viel Zeit, sich mit den Kindern abzugeben und der Schwägerin in der Küche zu helfen.

Erika erzählte, dass sie in der letzten Woche mit einer Kollegin aus ihrer Schule zu einer Demonstration in der Stadt gewesen sei. Sie wisse zwar nicht die genaue Zahl der Demonstranten, aber es seien unheimlich viel Leute gekommen. Sie sei ganz überwältigt gewesen und wolle auch beim nächsten Mal wieder mitgehen. Ihre Kollegin habe dafür sogar schon ein Transparent angefertigt. Man habe unter den vielen Gleichgesinnten ein eigenartiges, wunderbares Zusammengehörigkeitsgefühl.

„Vielleicht ändern sich die Verhältnisse und es wird alles besser. Meinst du nicht?"

Brigitte sah alles pessimistischer. „Glaubst du wirklich, dass sich etwas ändern wird? Die Versorgungslage, die Reisefreiheit, die Meinungsfreiheit? Denkst du, dass die eingefleischten Machthaber in unserem Staate so sang- und klanglos alles aufgeben? Und was ist mit der Stasi? Ich sehe das nicht ganz so optimistisch."

„Du siehst aber doch, dass in der Zeitung immer mehr kritische Meinungen veröffentlicht werden, dass sogar wahrheitsgetreu über manche Ereignisse berichtet wird. Natürlich ist die erste Seite in der Zeitung immer noch für die Partei und deren offizielle Version reserviert. Oder schau doch zum Beispiel das Neue Forum, eine Organisation, die gesellschaftliche Veränderungen anstrebt.

Jetzt soll es offiziell zugelassen werden. Etwas, was vor Jahren noch undenkbar gewesen wäre. Wir wollen doch alle, dass sich hier etwas ändert."

„Und was ist mit den Reisebeschränkungen, die es neuerdings wieder für Reisen in die Tschechei gibt? Das war das einzige Land, wohin wir noch ohne Genehmigung reisen konnten."

„Das wird bestimmt bald wieder geändert! Das kann nicht von Dauer sein. Damit soll nur die Zahl der Flüchtenden in den Westen eingedämmt werden. Viele haben versucht, über die ČSSR in den Westen zu kommen. Denk doch an die Prager Botschaft!"

Als Wolfgang nach Hause kam, gingen die Diskussionen weiter. Brigitte, die sich eigentlich in die Unabänderlichkeit ihrer Situation gefügt und damit arrangiert hatte, fühlte sich hin und her gerissen. Ihre innere Sicherheit und die Gewissheit, dass sich nichts ändern wird, waren stark ins Wanken geraten. Und abends, als sie längst zu Hause war, musste sie noch an die Gespräche mit Schwägerin und Bruder denken. Die Schwägerin war sehr couragiert. Vielleicht sollte sie auch mal zu einer Demonstration gehen, um für Freiheit zu demonstrieren. Für die Freiheit, die sie eigentlich gar nicht richtig kannte und mit der sie nicht mehr gerechnet hatte. Was sollte schon passieren?

Tobias räumte das Geschirr in die Küche, während Anke Aufsicht bei den Kindern im Bad ausübte. Hausarbeit oder Kinder, das wurde bei Anke und Tobias immer gerecht aufgeteilt. An den Wochenenden ging es etwas lockerer zu, da hatte man Zeit, mit den Kindern im Bad Spaß zu machen. Der andere musste inzwischen die Küchenarbeiten bewältigen. In der Woche hingegen stand alles unter Zeitdruck und lief nach Plan ab. Schließlich sollten die Kinder 19 Uhr im Bett liegen, damit noch eine Gute-Nacht-Geschichte erzählt werden konnte. Leider hatten sie wochentags viel zu wenig Zeit für die Kinder. Es tat Anke immer leid, wenn sie morgens den süßen Schlummer der Kinder stören musste. Wenn Tobias die Kinder manchmal in den Kindergarten brachte, konnten diese länger schlafen, da er erst zur Mittagsschicht auf Arbeit fuhr.

Dann hatte Anke früh weniger Stress, dafür holte sie dann nachmittags die Kinder aus dem Kindergarten ab. Wenn schönes Wetter war, gingen sie meist noch etwas bummeln. Zu Hause waren sich die Kinder dann selbst überlassen. Zum Glück gab es zwischen Maik und Wiebke wenig Streit. Oft beobachtete Anke, dass Wiebke alles so machte wie ihr kleiner Bruder das wollte. Sie war oft nahe dran, einzuschreiten. Wie sollte das denn mit dem Mädel mal später werden? Andererseits war sie froh, dass sich die beiden so gut miteinander beschäftigten. So konnte sie ungestört ihre Hausarbeit erledigen. Zum Wochenende herrschte Ausnahmezustand. Da schlief man früh länger, die Kinder kamen manchmal zu den Eltern ins Bett gekrochen, dann wurde gemeinsam lange gefrühstückt. Da gab es viel zu lachen, wenn Maik sich das Gesicht mit Marmelade verschmierte, wenn Anke sich die Serviette wie einen Schal um den Hals band oder wenn sich Tobias als Erwachsener noch den Pullover vollkleckerte. Anschließend kümmerte sich einer um die Küche und das Mittagessen, während der andere sich mit den Kindern abgab. Lieber spielten die Kinder mit Tobias, weil dieser sich wie ein gleichaltriges drittes Kind benahm und interessante Spiele wusste. Dafür schmeckte es besser, wenn Anke kochte. Jeder hatte also seine Vorzüge. Trotzdem bemühten sich Anke und Tobias, immer zwischen Küche und Kinderzimmer zu wechseln. In der Nachbarschaft wohnten überwiegend ältere Leute, so dass der Spielplatz hinter dem Haus nur wenig genutzt wurde. Hier machten Anke, Wiebke und Maik meist eine Pause, wenn sie vom Kindergarten nach Hause kamen. Sonntagnachmittag ging es gewöhnlich ins Grüne, oder zu Oma. Die Großmutter war immer etwas streng zu den Kindern. Sie holte auch manchmal die Kinder vom Kindergarten ab, nämlich wenn Tobias zur Spätschicht war und Anke langen Dienst bis 19 Uhr hatte. Oma hatte schon mehrmals den Vorschlag gemacht, Anke solle doch verkürzt arbeiten. Das ging aber nicht. Zum einen würden sie weniger Geld bekommen, zum anderen war in der Poliklinik verkürztes Arbeiten gar nicht so ohne Weiteres möglich. Es musste erst eine Befürwortung von der Chefin eingeholt werden. Ihre Abteilungsschwesternstelle wäre sie dann auch los, denn das war eine Vollzeitstelle. Also blieb alles wie bisher. An diesem Sonntagnachmittag wollten sie eigentlich zum Flughafen fahren. Die Kinder und auch Anke waren noch nie mit einem Flugzeug geflogen und die Kleinen hatten in natura noch kein Flugzeug starten und landen gesehen. Tobias war zwar früher mal mit dem Flugzeug nach Bulgarien geflogen, das war aber schon einige Zeit her. Den Flughafenbetrieb kannten Anke und die Kinder nur von Film und Fernsehen. Alle freuten sich auf die Fahrt zum Flughafen. Plötzlich hatte Tobias Bedenken, mit den Kindern durch die Stadt zu fahren und in irgendwelche Polizeiaktionen zu geraten.

„Eigentlich müssten wir wegen unserer Kinder erst recht für Freiheit und bessere Lebensbedingungen demonstrieren", sagte Anke.

„Du wirst doch unsere Kinder für diese Visionen nicht irgendwelchen Gefahren aussetzen!", empörte sich Tobias.

Also fuhren sie nicht zum Flughafen, sondern zu Oma. Da musste man nicht durch die Innenstadt. Großmutter wohnte in einem Platten-Neubau-Viertel in einer Zwei-Raum-Wohnung. Früher, als Tobias noch bei den Eltern einquartiert war, lebten sie in einem Siedlungshaus in einem Dresdner Vorort. Die Siedlung bestand aus uniformen kleinen Häuschen, in mehreren Reihen angeordnet, umgeben von kleinen Grundstücken mit Wiesen, Blumenrabatten und Obstbäume. Nach dem Tod ihres Mannes hatte die Oma das Grundstück verkauft und war in die kleine Neubau-Wohnung gezogen. Die Umstellung war ihr schwerer gefallen als sie gedacht hatte. Die Gartenarbeit und die jahrzehntealten nachbarschaftlichen Freundschaften fehlten ihr sehr. Aber Ofenheizung, ständig irgendwelche Reparaturen an Dach und Fenstern, Elektrik oder Wasserleitungen waren von ihr allein nicht mehr zu bewältigen. Tobias und Anke hatten ihr zwar immer viel geholfen, aber deren Zeit war begrenzt. So hatte sie sich schweren Herzens entschlossen, in eine nüchterne, kahle Neubauwohnung zu ziehen, wenn auch die Vorzüge nicht zu übersehen waren: Zentralheizung, Balkon, Aufzug, Hausmeister-Dienste. Die Wohnung in dem Wohnhochhaus hatte sie auch nur deswegen bekommen, weil der Käufer ihres Hauses „Beziehungen" zur Abteilung Wohnraumlenkung hatte. Als gelernter Tischler hatte Tobias ihr auf dem Balkon ein großes Blumenregal gebaut. So hatte sie wenigstens Pflanzen, die sie hegen und pflegen konnte. Und ihre zwei Balkonkästen mit den dunkelroten Geranien, so betonte sie immer, seien die schönsten im ganzen Wohnblock. Da es noch keinen nennenswerten Frost gegeben hatte, waren sie selbst um diese Jahreszeit noch eine Pracht. Die Großmutter freute sich über den unerwarteten Besuch ihrer Kinder. Als ob sie davon gewusst hätte: sie hatte einen wunderbaren Pflaumenkuchen gebacken. Für die Kinder war der Aufzug das Interessanteste an Omas Wohnung. Vorausschauend hatte Anke Papier und Stifte eingepackt, so dass sich die Kinder mit Malen und Schreibversuchen beschäftigen konnten. Ansonsten wäre es in Omas Wohnzimmer mit den vielen Möbeln recht eng geworden, der Platz zum Toben fehlte hier.

Alte und neue Bekanntschaften

Der kürzlich ausgefallene Besuch bei Adelheid sollte heute nach- geholt werden. Vorher wollte aber Brigitte Neumann noch einen Patienten, den sie am Vortag eingewiesen hatte, im Klinikum be- suchen. Jolli, die mitfahren wollte, hatte daher noch etwas Zeit und ordnete verschiedene Formulare und Befunde an ihrem Arbeits- platz. Eigentlich hätte sie heute Nachmittag im Anmeldebereich zu arbeiten, aber wegen des Besuchs bei Adelheid hatte Manuela diese Aufgabe übernommen. Manuela war in letzter Zeit recht rund geworden, sie war jetzt die letzten Tage vor ihrem Schwangeren- urlaub in der Praxis. Alle nahmen Rücksicht auf ihren Zustand und die verringerte Belastbarkeit. Die Arbeit in der Anmeldung war nachmittags körperlich nicht belastend, so dass Manuela gern für Jolli einsprang. Allen Nachfragen zum Kindesvater hatte sie bisher widerstanden. Es war daher nicht verwunderlich, dass wilde Ge- rüchte über den Kindesvater kursierten. Anke hatte sie kürzlich im Centrum-Kaufhaus mit einem dunkel- und langhaarigen jungen Mann aus der Ferne gesehen. Von weitem habe er wie ein Südlän- der ausgesehen. Aber sie könne sich auch geirrt haben. Und für dessen Vaterschaft war das auch kein Beweis. Von Frau Sperling wiederum stammte die Version, es sei ein älterer, möglicherweise verheirateter Mann. Er habe graumeliertes Haar und trüge einen Schnauzbart. Cornelia lachte auf, als sie das hörte: „Das war be- stimmt ihr Vater. Ich habe ihn schon mehrmals gesehen. Der hat graumeliertes Haar. Er arbeitet bei der Stadtverwaltung. Manu wohnt doch noch bei ihren Eltern."

Mit Beginn der Schwangerschaft trug Manuela ihr rotblondes Haar, das sie früher immer zu einem dicken Zopf gebunden hatte, offen. Das entsprach zwar nicht den Arbeitsvorschriften, aber Arbeiten im OP durfte sie während dieser Zeit ohnehin nicht durchführen. Ihr blasser, meist etwas unreiner Teint war während der Schwangerschaft zartrosa und fast blütenrein geworden. Umrahmt von den langen, leicht welligen rotblonden Haaren dachte man beim Betrachten ihres Gesichtes unwillkürlich an einen Weihnachtsengel. Der dicke Bauch passte natürlich nicht dazu. Ansonsten verlief ihre Schwangerschaft für die Abteilung ohne Probleme. Manuela war bisher nicht einen Tag ausgefallen und nach ihren Schilderungen gab es auch in der Schwangerenberatung keine Besonderheiten. Allerdings bemühten sich auch alle in der Abteilung, belastende und aufregende Dinge von ihr fernzuhalten.

Adelheid war ganz überrascht, als Brigitte Neumann und Jolli vor der Wohnungstür standen und sie anlächelten.

„Die Chefin!", rief sie erfreut aus und umarmte diese. Auch Jolli drückte sie an sich. Sie zog ihren Besuch ins Wohnzimmer, während Jolli schon eine Vase suchte, um die mitgebrachten Blumen ins Wasser zu stellen. Sie kannte sich in Adelheids Haushalt inzwischen ganz gut aus, mitunter sogar besser als diese selber.

Leicht verwirrt überlegte Adelheid, womit sie anfangen sollte.

„Ich koche uns gleich erst einmal einen Kaffee!"

„Lass nur, ich mach das schon", rief ihre ehemalige Kollegin.

Während Jolli in der kleinen, durch eine Schiebetür vom Wohnzimmer getrennten Küche hantierte, ließ sich die Chefin auf Adelheids Sofa nieder und betrachtete ihre ehemalige Perle. Sie fragte diese nach dem Befinden, was sie so den ganzen Tag mache und ob sie immer noch so gern Kreuzworträtsel löse. Leicht stockend berichtete Adelheid aus ihrem Alltag. Sie erzählte von Nichte Lena, die manchmal käme, um mit ihr einkaufen zu gehen oder in der Wohnung einiges zu ordnen.

Manchmal ginge sie auch mit ihrer Nachbarin in die Kaufhalle. Kleinigkeiten hole sie alleine. Sie lese jetzt auch immer die „Sächsische Zeitung".

„Aber das ist wie mit dem Fernsehen. Es wird immer wieder das Gleiche gebracht. Man überliest vieles oder man hört gar nicht mehr so genau hin und vergisst alles wieder. Die Todesanzeigen, die lese ich meist. An manche Namen ehemaliger Patienten kann ich mich noch gut erinnern."

Von den Zwischenfällen am Hauptbahnhof wusste sie nichts. Dann klagte sie: „Oftmals komme ich mir fremd vor, wie in einer fremden Wohnung und weiß nicht, was ich machen wollte und wie es weiter gehen soll. Oder wenn ich unterwegs bin, weiß ich manchmal nicht, wie ich nach Hause fahren muss."

Jolli rief aus der Küche, dass sie den Kaffee nicht finden könne. Adelheid sprang auf und beide suchten den Kaffee, während sich Brigitte im Zimmer umschaute. Ordentlich und sauber sah es aus – wie bei Adelheid nicht anders zu erwarten war. Auf dem Couchtisch lagen einige bekritzelte Zettel, auf dem Fernseher ein Stoß mit Rätselheften. Also beschäftigte sie sich noch mit Kreuzworträtseln.

Man konnte nicht Kaffeetrinken, da kein Kaffee gefunden wurde. So gab es Tee, den Adelheid in größeren Mengen vorrätig hatte. Beim Suchen hatte Jolli im Küchenschrank einige verdorbene Nahrungsmittel gefunden, die sie in einen Beutel packte.

„Das kannst du nicht mehr essen!", bemerkte sie kritisch.

Eine merkwürdige Stille herrschte plötzlich in dem Zimmer, während Jolli den Abfallbeutel nach draußen brachte. Brigitte Neumann unterbrach das Schweigen und meinte, dass Adelheid recht blass aussähe. Betreten schaute diese vor sich hin. Wie ein Häufchen Unglück saß Adelheid in ihrem Sessel und stierte vor sich hin. Auf einmal richtete sie sich auf, lief zum Bücherregal und kramte hinter den Büchern ein Päckchen hervor.

„Ich habe ihnen etwas zum Essen für unterwegs eingepackt. Sie haben ja einen weiten Weg."

Brigitte Neumann und Jollli, die inzwischen zurückgekehrt war, schauten sich erstaunt an. Besorgt fragte die Ärztin: „Adele, hast du denn einen Doktor, der dich betreut? Wo du immer hingehen kannst, wenn es dir nicht gut geht?"

„Ich brauche doch keinen Arzt. Mir geht es sonst gut."

„Ich denke doch, dass du einen Arzt brauchst. Gingst du nicht früher zu Dr. Obermeyer? Soll ich dich wieder anmelden? Du musst mal untersucht werden."

„Ich brauche niemand! Alle wollen bloß bei mir etwas suchen. Da gibt's nichts zu finden." Adelheid schaute unruhig von einem zum anderen.

„Aber Adi, die Frau Doktor meint's doch bloß gut mit dir", Jolli strich ihr beruhigend über die Schulter. Adelheid blickte auf das Päckchen, das sie immer noch in der Hand hielt.

„Also, nehmt es mir nicht übel. Ich glaube, es ist besser, wenn ihr jetzt geht. Mir wird das jetzt alles zu viel!"

Sie warf das Päckchen in den Abfalleimer und schob ihre Gäste aus dem Zimmer.

Betroffen verabschiedeten sich die beiden von ihrer ehemaligen Mitarbeiterin. Brigitte Neumann war sich nicht mehr sicher, ob Adelheid tatsächlich noch wusste, wer sie besucht hatte. Und was wohl in dem Päckchen gewesen sein mochte?

Sie wolle sich trotzdem um eine geeignete ärztliche Betreuung kümmern, versicherte sie Adelheid beim Abschied und auf dem Heimweg nochmals gegenüber Jolli. Fast entschuldigend erklärte sie: „Ich bin als Chirurgin für eine solche Betreuung nicht geeignet. Obwohl ich das eigentlich Adelheid schuldig wäre!"

Jolli erzählte von ähnlichen Zuständen, die sie bei Adelheid schon erlebt habe. Beim nächsten Besuch darauf angesprochen, könne oder wolle sie sich an nichts erinnern.

Noch am gleichen Abend rief Brigitte Neumann einen Kollegen an, den sie vom Studium her kannte und der als Allgemeinmediziner in einer benachbarten Poliklinik tätig war. Sie würdigte Adelheids Verdienste um das Krankenhaus und ihre Abteilung. Sie fühle sich ihrer ehemaligen Mitarbeiterin sehr verbunden und sei über ihr jetziges Befinden sehr besorgt. Dann schilderte sie deren eigenartiges Verhalten und die sich daraus ergebende Problematik für die alleinstehende Frau. Der ehemalige Studienkollege versprach, in den nächsten Tagen bei Adelheid einen Hausbesuch zu machen.

An der Anmeldung stauten sich wieder einmal die Patienten. Manuela musste plötzlich in der Klinik aufgenommen werden, so dass Jolli auf ihre Hilfe in der Anmeldung verzichten musste. Anke hatte einen chirurgischen Eingriff vorzubereiten. Man merkte, dass Jolli ihre Arbeit routiniert bewältigte. Ein kurzer Blick auf den Patienten, ein paar gezielte Fragen und sie füllte die Patientenkarten aus und veranlasste auch gleich die ersten Maßnahmen. Es ging zügig voran. Dann stand ein unrasierter, ziemlich ungepflegt erscheinender Mann, zirka Mitte 50, vor dem Tresen. Er habe Magenschmerzen erklärte er Jolli.

„Da sind sie aber bei uns nicht richtig. Am besten sie gehen gleich in die allgemeine Abteilung, die befindet sich eine Etage über uns. Magenbeschwerden sind erst einmal nichts für den Chirurgen oder wollen sie gleich zur Operation?"

„Ich will aber zu Frau Doktor."

„Welche Frau Doktor?"

„Zu Frau Dr. Neumann! Die kenne ich von früher, da hat sie mir sehr geholfen! Zu ihr habe ich Vertrauen."

„Na gut", lenkte Jolli ein, die meist das richtige Gefühl für besondere Situationen hatte und sich auf keine weitere Diskussion einlassen wollte. Sie schrieb eine Kartentasche aus und klemmte einen Zettel darauf: Patient will unbedingt zu Dr. Neumann.

Brigitte Neumann blickte neugierig auf den eintretenden Patienten, der nach Jollis Notiz unbedingt zu ihr wollte. Der mittelgroße, kräftige Mann mit dem unrasierten Gesicht schaute etwas verlegen zu der Ärztin: „Brigitte, kennst du mich nicht mehr?"

Sie schaute nochmals auf die Kartentasche.

„Ja, du liebe Zeit, das ist doch der Charly! Dich hätte ich jetzt nicht erkannt."

Karl-Heinz Kehrbach, genannt Charly, war mit ihr in die Grundschule gegangen. Sie erinnerte sich wieder an ihn. Er gehörte eher zu den Klassenkameraden, die nicht zu ihrem Freundeskreis zählten. Sie glaubte sich erinnern zu können, dass er immer als großes Mathe-Ass geglänzt hatte. Waren seine Eltern nicht nach Berlin gezogen, so dass er ab der siebten Klasse nicht mehr in ihre Schule ging?

„Was führt dich denn zu mir? Wohnst du nicht in Berlin?"

„Das ist eine lange Geschichte. Das kann ich dir jetzt gar nicht alles erzählen. Bei dir warten noch so viele Patienten, da will ich deine Zeit nicht zu sehr in Anspruch nehmen. Vielleicht später mal. Ich hoffe, wir können uns mal außerhalb deiner Sprechstunde treffen."

Wie sich herausstellte, war Karl-Heinz Kehrbach erst vor wenigen Tagen nach Dresden zurückgekehrt. In Berlin habe es Probleme mit seiner „Dienststelle" gegeben. Er habe manche Dinge einfach nicht mehr ertragen können. Seither fühle er sich unwohl, habe ständig Schmerzen im Oberbauch und Übelkeit. Auch habe er an Gewicht abgenommen. Seine Eltern seien schon vor vielen Jahren getrennte Wege gegangen, der Vater sei im Vorjahr an Magenkrebs gestorben. Die Mutter sei mit einem Bekannten verzogen, er wisse gar nicht mal wohin, da sie keinen Kontakt hätten. In Dresden wohne noch sein Bruder, bei dem er jetzt untergekommen sei. Er selbst habe einen Sohn in Berlin aus einer Beziehung, die sich auf Dauer als unerträglich erwies. Durch den Sohn bestünde noch Kontakt zu dieser Frau, die im Übrigen wieder liiert sei.

Während Brigitte Neumann ihrem früheren Schulkameraden den Bauch abtastete, dachte sie an ihre Schulzeit und versuchte krampfhaft irgendwelche Erinnerungen an Charly wieder ins Gedächtnis zu rufen. Aber eigentlich fiel ihr nicht viel ein. Was mögen das für Probleme in der Dienststelle gewesen sein? Warum er wohl wieder nach Dresden gekommen sein mag?

Schließlich legte sie einige Laboruntersuchungen fest.

„Zur Blutuntersuchung musst du morgen früh nüchtern kommen. Magenspiegelung und Ultraschall muss ich erst im Krankenhaus anmelden, da wir solche Geräte hier in der Poliklinik nicht besitzen. Wenn du möchtest, kann ich dich natürlich auch zum Internisten im Hause schicken, der macht das vielleicht noch etwas besser als ich." Charly schüttelte den Kopf: „Ich will von dir behandelt werden."

„Eigentlich bin ich ja nur für die Erkrankungen des Bauches zuständig, die operiert werden müssen. Aber da wir uns von früher kennen, mache ich's aus alter Verbundenheit."

Allmählich fiel ihr wieder ein, dass Kehrbach zu einer Jungen-Clique gehörte, mit der sie öfter Reibereien hatte. Also mit der alten Verbundenheit war das nicht so weit her. Aber Patient war Patient, ob sympathisch oder nicht, er bedurfte ihrer Hilfe. Und einen Rückzieher wollte sie jetzt auch nicht mehr machen. Vielleicht konnte sie ihn bald an den Internisten überweisen oder einen anderen geeigneten Nachbehandler finden.

Charly bedankte sich. Vielleicht hatte er ihre Überlegungen geahnt, denn er fragte: „Ich kann doch wiederkommen?"

„Natürlich, wir müssen dann die Ergebnisse der Laboruntersuchung auswerten. Außerdem will ich wissen, ob dir das Medikament geholfen hat, was ich dir jetzt aufschreibe."

Charly druckste noch etwas herum: „Ich brauche aber noch eine Krankschreibung. Das sieht sonst wie Fahnenflucht aus!"

„Fahnenflucht? Bis du denn bei der Armee?"

Charly schüttelte den Kopf. Es stellte sich heraus, das Karl-Heinz Kehrbach immer noch Mitglied einer „Dienststelle" in Berlin war, aber schon einige Tage nicht mehr dort erschienen war. Er sei bedroht worden. Bei der nächsten Gelegenheit wollte sie mehr über diese „Dienststelle" erfahren. Staats- oder Parteiapparat oder gar Stasi? Eine rückwirkende Krankschreibung über drei Tage war eigentlich nicht erlaubt, aber irgendwie fühlte Brigitte Neumann sich – einmal in Anspruch genommen – als Anwalt ihres Patienten zur kompletten Lösung des „Problems" berufen. Sie schrieb ihn drei Tage rückwirkend krank.

Die Kneipe war brechend voll. Bläuliche Rauchschwaden, auf- und abschwellendes Stimmengewirr und der Geruch gebratenen Öles waren die ersten Wahrnehmungen für Christoph Schöne, als er den Raum betrat. Obwohl die Beleuchtung durch die braunen Lampenschirme und die Rauchschwaden, die in der Luft hingen, stark gedämpft wurde, blendete ihn das Licht und er musste sich erst adaptieren, denn draußen war es bereits stockfinster. Dann sah er seine Kollegen an einem der hinteren Tische sitzen, einer winkte ihm zu. Sein Freund und Kollege aus der chirurgischen

Klinik, Manfred Wolke, kam ihm entgegen und begrüßte ihn herzlich. Neben ihm saß ein kahlköpfiger junger Mann, der sich als Dietrich Holzbein vorstellte. Er arbeitete in der Medizinischen Klinik des Krankenhauses. Dr. Schöne war ihm schon im Klinikum begegnet. Die anderen Beiden waren frühere Studienkollegen, die er nur flüchtig kannte. Sie standen in der Ausbildung zum Internisten beziehungsweise Gynäkologen im Universitätsklinikum. Wie Christoph Schöne im Laufe des Abends erfuhr, kannten sich Manfred und die beiden vom Universitätsklinikum. Sie stellten sich als Gerd Mühlberg und Stefan Pfeifer vor. Früher hatten sie mal zusammen Fußball gespielt. Mit Dietrich Holzbein war Manfred durch dessen Konsiliartätigkeit in der chirurgischen Klinik bekannt. Man einigte sich auf das vertrauliche du, zumal sie alle ein gemeinsames Anliegen hatten. Die letzten Gespräche hatten sich offenbar um Fußball gedreht, denn Stefan Pfeifer erzählte vom Spiel BFC und Dynamo Dresden in Berlin. Er war eigentlich in Berlin zu Hause, das war nicht zu überhören, und hatte die Gelegenheit genutzt, das Spiel sich anzusehen. Als BFC-Anhänger war er in dieser Runde zwar allein, aber letztendlich war die Partie ja mit Eins zu Eins zu Ende gegangen. Als Christoph Schöne schließlich sein bestelltes Bier erhielt, fing Manfred an, von den Ereignissen der letzten drei Wochen und den vielen Aktivitäten, die überall entstanden waren, zu sprechen. Jeder war froh, dass sich endlich gesellschaftliche Veränderungen im Lande anbahnten. Wie bisher konnte es nicht weiter gehen. Überall gab es gravierende Unzulänglichkeiten.

„Wir haben am Krankenhaus ein einziges Ultraschallgerät, das wird von Chirurgen und Internisten in Anspruch genommen. Ach ja, die Gynäkologen haben neuerdings auch eines. Die Wartezeiten sind deswegen enorm", führte Wolke als Beispiel für die Unterversorgung mit medizinischen Geräten im Klinikum an.

Dr. Schöne ergänzte: „Wenn bei uns in der Poliklinik bei einem Patienten der Verdacht auf einen Gallenstein besteht, so lässt sich viel schneller eine Röntgendarstellung mit Kontrastmittel, die für den Patienten viel belastender ist, als eine Ultraschalluntersuchung durchführen. Oder zum Beispiel auch die Endoskopie. Bei einer Gastroskopie, die ich in der Klinik durchführen lassen muss, weil wir kein Gerät besitzen, dauert es manchmal drei bis vier Wochen, bis der Patient untersucht wird. Von der Koloskopie ganz zu schweigen. Da dauert es noch länger!"

Alle kannten die Misere, obwohl die Universitätsklinik mit Medizingeräten besser bestückt war als das Krankenhaus.

„Und wenn ein Gerät kaputt ist, geht gar nichts mehr!"

„Bei uns in der Uni-Klinik ist es nicht ganz so schlimm, aber lange Wartezeiten gibt es natürlich auch", erwiderte Stefan Pfeifer. „Bei uns fehlt eher in zunehmendem Maße Personal!"

„Die schlechte medizintechnische Versorgung ist ja nur ein Teil unseres Problems. Wenn ich daran denke, wie marode unsere Kliniken sind: die Fenster schließen nicht, die Heizung lässt sich nicht abstellen, der Putz bröckelt von den Wänden." Dr. Holzbein winkte ab.

„Von den vielen Pflegefällen, die bei uns liegen, weil die Pflegeheime überfüllt sind, und damit die Aufnahmen von Akutkranken blockieren, will ich gar nicht reden. Ganz zu schweigen auch von den vielen Alkoholikern, die immer wieder im Notdienst angekarrt werden und zusätzlich den Bettenmangel verstärken. Oder eben der Personalmangel, der durch die Auswanderungswelle unerträglich geworden ist." Die anderen Ärzte nickten zustimmend.

Da musste sich etwas ändern! Aber nicht nur das, auch die Verbesserung der Lebensbedingungen, Reisefreiheit, Meinungsfreiheit, Pressefreiheit waren wichtige Ziele. Aber genügten die Demonstrationen, um diese Bedingungen zu ändern? Die Beteiligung daran hatte zwar ein mächtiges Ausmaß angenommen, aber auch bekannte, führende SED-Leute, die gestern noch eine ganz andere Sprache gepflegt hatten, mischten sich darunter oder stellten sich gar an die Spitze. War das alles nur Taktik der „Betonköpfe" und ihrer Helfer? Als Einzelner konnte man zwar am Arbeitsplatz Diskussionen führen, aber grundsätzliche Veränderungen waren damit nicht zu erreichen. Ganz ungefährlich war das aber auch nicht. Noch hatte die allmächtige Partei ihren Führungsanspruch nicht aufgegeben. Manfred wies auf das Neue Forum und andere Parteigründungen hin. Das waren Gruppierungen und Plattformen, um für Freiheit, Verbesserung der Lebensbedingungen und vor allem für die Beseitigung der alten Machthaber zu kämpfen. Stefan Pfeifer kannte einen Kollegen, der im Neuen Forum verankert war. Er wolle sich sachkundig machen und dort eventuell mitmachen.

„Sei vorsichtig, man kann nicht jedem trauen", mahnte Holzbein.

„Die Zeit der Vorsichtigkeit hat hoffentlich jetzt ein Ende", versetzte Stefan.

Als nächstes Ziel wollten sie Belegschaftsversammlungen in den großen Krankenhäusern organisieren, um mehr Mitstreiter zu gewinnen und einen Aktionsplan zu erstellen.

Sie einigten sich, nächste Woche wieder zusammenzukommen, diesmal allerdings in einer anderen Kneipe. Holzbein kannte ein geeignetes Lokal in der Nähe seines Wohnortes. Einige Biere brachte der dicke, aber sehr wendige Wirt noch an den Tisch, ehe man sich trennte.

Christoph Schöne ging mit seinem Freund Manfred Wolke noch ein Stück gemeinsam.

„Wie gut kennst du den Holzbein aus der Medizinischen Klinik?"

Auf Dr. Schöne hatte er immer einen unnahbaren Eindruck gemacht.

„Ich kenne ihn auch nur vom Dienst. Aber kürzlich hatten wir einen gemeinsamen Patienten mit einer exazerbierten Knocheninfektion und resistenten Keimen. Bei der Diskussion der Therapieoptionen im Konzil und den tatsächlich umsetzbaren Möglichkeiten hat er ganz schön vom Leder gezogen, weil wirksame Medikamente nicht zu bekommen waren und erst über die Regierungsapotheke mit mehrfachen Anträgen bestellt werden mussten. Selbst Müffling musste ihm Recht geben. Danach kam es zwischen Holzbein und mir noch zu einem längeren Gespräch über die jetzige Situation in unserem Krankenhaus. Ich finde, der Holzbein ist ganz in Ordnung, der denkt so wie wir. In seiner Klinik wird er Holzi genannt. Und wie läuft's bei dir, in deinem Frauenbetrieb?"

„Eigentlich ganz gut. Es gibt viel Interessantes zu sehen und vor allem kann ich viel selbstständig arbeiten. Die kleine Chirurgie ist gar nicht so übel. Und die Neumann ist mir gewogen. Politische Diskussionen gibt es kaum, höchstens mal unter vier Augen mit den Schwestern. Der Poliklinik-Chef ist das Kaliber von Müffling. Zum Glück haben wir nicht viel mit ihm zu tun."

„Und wie läuft's mit deiner Flamme?"

„Wir sehen uns leider zu selten", erwiderte Schöne etwas unglücklich. Die Genannte wohnte in einem kleinen Ort in der Nähe von Bautzen, so dass sie sich höchstens am Wochenende sahen, wenn Schöne nach Hause zu seinen Eltern fuhr.

„Und bei dir?"

„Im Moment bin ich wieder solo. Obwohl ich schon was Neues im Auge habe!"

Christoph Schöne musste schmunzeln. Er kannte Manfred Wolke erst seit seiner Klinikzeit. Sie waren anfangs mehrere Monate gemeinsam auf einer Station tätig gewesen. Manfred war immer sehr kollegial und verlässlich, aber auch ein großer Schürzenjäger. Immer mal eine Bindung, aber ja nichts Dauerhaftes. Seine Freundinnen riefen ständig auf Station an, sehr zum Ärger der Stationsschwester.

Manfred blieb an einer Laterne neben einem parkenden alten Wartburg stehen und suchte etwas in seiner Jackentasche.

„Hast du neuerdings ein Auto?"

„Ja, seit vier Wochen. Gebraucht gekauft. Mit meiner Auto-Bestellung bin ich ja erst in zehn Jahren dran! Soll ich dich ein Stück mitnehmen?"

„Na gut, es ist ja nicht weit."

Der Beifahrersitz war etwas „ausgesessen", da hatte wohl ein Schwergewicht ständig darauf eingewirkt. Aber das Auto sprang sofort an, knatterte vertrauenserweckend wie ein Wartburg und in ein paar Minuten waren sie am Park vor Schönes Haus.

„Mach's gut."

Die Autotür schlug krachend zu. So ein Glückspilz, dachte Schöne. Neue Freundin, und jetzt noch ein Auto, wenn auch kein Neues.

Der misslungene Ausflug

Ratlos schaute Adelheid auf den Fahrplan an der Haltestelle. Der Wind wehte kalt und fuhr ihr durch die Haare, so dass sie in der Wartehalle Schutz suchte. Außer einem älteren Herrn, der seinen Hund ausführte und wartete, bis dieser sein Geschäft an einem Laternenpfahl erledigt hatte, war weit und breit keine Menschenseele zu sehen. Das war hier überhaupt eine einsame Gegend, nur Bäume und Sträucher und eine Landstraße, auf der ab und zu ein Auto vorbeifuhr. Wie war sie eigentlich hierhergekommen? Sie hatte lange in der Straßenbahn gesessen, als die letzten der wenigen Fahrgäste plötzlich alle ausgestiegen waren. Da hatte sie gedacht, sie müsse auch aussteigen. Hier sei die Endhaltestelle. Die Bahn war aber weiter gefahren und die anderen Fahrgäste verschwunden. Und nun stand sie in dieser verlassenen Gegend. Sie wusste gar nicht, wo sie eigentlich gelandet war. Inzwischen wurde es auch schon langsam dunkel. Das Wartehäuschen bot nur unzureichend Schutz vor dem kalten Wind. Die Zahlen und Schriften auf dem Fahrplan konnte sie nicht mehr richtig erkennen. Der ältere Herr, den sie hätte fragen können, war weiter gegangen. Sie überlegte. So spät war es ja noch nicht. Irgendwann musste wieder eine Bahn kommen, in die sie dann einfach einsteigen würde. Ein eigenartiges, komisches Gefühl empfand sie in ihrem Bauch. Dann erfasste sie plötzlich ein starkes Hungergefühl. Vielleicht sollte sie etwas essen. Sie suchte in ihrer Handtasche, aber außer Personalausweis, Wohnungsschlüssel und Geldbörse war nichts drin. Hatte sie vergessen, etwas zum Essen mitzunehmen oder hatte sie den Apfel, den sie meist einsteckte, schon gegessen? Verloren haben konnte sie diesen ja nicht, denn die Tasche war mit einem Reißverschluss verschlossen. Und gestohlen hatte ihn bestimmt niemand. Wer stiehlt schon einen Apfel? Vielleicht hing ihr Befinden auch mit dem erhöhten Zucker zusammen. Der Doktor, den die Chefin ihr vermittelt hatte, sagte kürzlich, sie habe einen leicht erhöhten Blutzucker. Adelheid wurde unruhig. Hoffentlich kam bald die Bahn. Sie setzte sich auf einen Abfallbehälter aus Beton, der neben dem Haltestellenschild stand. Ihre Beine zitterten. Jetzt war es auch nicht mehr kalt, denn sie schwitzte auf einmal. Endlich kam die nächste Bahn. Sie rannte auf die Bahn zu und riss die Türe auf. Ein leerer Wagen für sie ganz allein! Sie konnte sich auf den nächsten besten Platz fallenlassen. Hier war es richtig warm, gemütlich warm, fast zu warm, denn ihr wurde richtig heiß. Sie merkte noch, wie die Bahn sich wieder in Bewegung setzte, dann entschwebten ihre Gedanken. Sie sackte in sich zusammen und beim Abbremsen an der nächsten Haltestelle fiel sie vom Sitz. Da kein Fahrgast zustieg, fand sie der Fahrer erst an der Endhaltestelle als er die Wagen inspizierte. Sie lag auf dem Boden, ihre Hände umklammerten die Handtasche.

Zuerst dachte Adelheid, als sie die Augen aufschlug, sie sei wieder in ihrer chirurgischen Abteilung. Es roch so vertraut nach Desinfektionsmitteln. Dann aber konnte sie Einzelheiten wahrnehmen, die ihr fremd vorkamen. Sie versuchte sich aufzurichten, aber eine Stimme rief: „Bleiben sie bitte noch liegen."

Adelheid konnte gar keinen sehen, aber gehorsam ließ sie ihren Kopf zurückfallen und musterte erneut die Umgebung. Natürlich, kein Zweifel, sie war in einem Krankenhaus. Dort standen mehrere weiße Medizinschränke mit Glasscheiben und neben ihr befand sich ein Infusionsständer mit einer Infusionsflasche. Ganz deutlich konnte man die noch oben perlenden Luftblasen in der Flasche erkennen. Jetzt sah sie auch, dass der Infusionsschlauch in einer Kanüle an ihrem Unterarm endete. Sie hob leicht den Unterarm, der locker auf einer Schiene lag. Man gab ihr also eine Infusion. Warum wohl? Wie kam sie überhaupt hierher? Erneut hob sie den Kopf, und wieder hörte sie die gleiche weibliche Stimme:

„Bleiben sie doch bitte liegen. Ihr Vorname ist Adelheid, Frau Bennecke, stimmt das?"

Adelheid versuchte die Sprecherin zu entdecken, die sich vermutlich hinter ihrem Kopf befand. Mit einem leisen „Ja", bestätigte sie, dass sie Frau Adelheid Bennecke sei.

„Wo bin ich hier. Wie komme ich überhaupt hierher?"

Jetzt endlich erschien die bisher unsichtbare Person in ihrem Gesichtskreis. Eine etwas pummelige, nicht mehr ganz junge Frau in einem weißen Bündchen-Kittel. Das Stethoskop in ihrer Kitteltasche deutete daraufhin, dass es eine Ärztin sein musste. Diese beugte sich jetzt über Adelheids Gesicht, so dass sie deren Atem spüren konnte und sprach mit lauter Stimme: „Frau Bennecke, sie sind bewusstlos in der Straßenbahn gefunden worden. Vermutlich hatten sie einen hypoglykämischen Schock und haben sich beim Sturz ein Hämatom und Hautabschürfungen im Gesichtsbereich zugezogen. Vielleicht erlitten sie beim Sturz auch eine leichte Commotio. Warum nehmen sie sich als Diabetikerin nicht ein Stückchen Zucker oder einen Keks mit, wenn sie allein unterwegs sind und eine Unterzuckerung bekommen?"

„Ich bin doch keine Diabetikerin. Mein Hausarzt hat mir nur gesagt, dass mein Blutzucker etwas zu hoch sei und gelegentlich kontrolliert werden müsse. Aber mehr haben wir nicht besprochen. Von einem Diabetes war nie die Rede! Außerdem bin ich selbst Krankenschwester." Leise fügte sie hinzu: „Oder besser – ich war Krankenschwester. Jetzt bin ich Rentnerin."

„Wissen sie, ob sie gegen Tetanus geimpft sind?"

„Natürlich, ich habe doch in einer chirurgischen Poliklinik gearbeitet."

„Das bedeutet doch gar nichts. Der Schuster hat auch oft die schlechtesten Schuhe. Ärzte und Schwestern sind bei sich selbst in solchen Dingen, auf die sie bei ihren Patienten streng achten, meist sehr nachlässig!"

Die Tür wurde aufgeschoben und jemand flüsterte mit der Ärztin. Adelheid konnte nicht verstehen, worum es ging. Von draußen drang erregtes Stimmengewirr in die Stille des Raumes.

„Ich muss erst einmal zu einem anderen Notfall", sagte die Ärztin." Ich würde sie aber gern heute Nacht zur Beobachtung hierbehalten. Schwester Luisa kümmert sich um ein Bett für sie."

Adelheid versuchte krampfhaft, sich an die letzten Ereignisse zu erinnern: an die Fahrt in die Stadt, den Geschäftebummel, es war schon spät, sie wollte eigentlich gar nicht mehr nach Weinböhla fahren. Dann war sie wohl doch in die falsche Bahn eingestiegen. Plötzlich stand sie an einer unbekannten Haltestelle. Es wurde dunkel, ein Mann mit einem Hund kam vorbei. Dann war sie aber doch wieder in der Straßenbahn gewesen. Vielleicht hatte sie das alles bloß geträumt.

Eine weitere Infusionsflasche wurde angehängt. Die Röntgenaufnahmen hatten keinen Hinweis auf eine Schädelfraktur ergeben. Schwester Luisa kam zurück und teilte Adelheid mit, dass kein Bett im Krankenhaus frei sei. Die Schwester wollte ihrer ehemaligen Berufskollegin gerade ein Taxi bestellen, das sie nach Hause fahren sollte, als die pummelige Ärztin wieder auftauchte. Eine alleinstehende Frau, die zeitweilig – nach eigenen Angaben – desorientiert war und jetzt eine retrograde Amnesie aufwies – die konnte sie nicht nach Hause lassen.

„Wir legen sie erst einmal auf die chirurgische Frauenstation, zunächst auf den Gang. Die kommen am besten damit klar", entschied die Ärztin.

Von der Stationsärztin des kleinen Krankenhauses in R. wurde Brigitte Neumann am nächsten Tag angerufen. Sie erfuhr von Adelheids hypoglykämischen Schock und der fraglichen Commotio cerebri. Zur Diabetes-Einstellung sei die Patientin auf die Innere Abteilung des Krankenhauses verlegt worden. Die alleinstehende Frau Bennecke habe Dr. Neumann als Kontaktperson angegeben. Nun benötige sie einige Sachen von zu Hause. Nach Angaben von Frau Bennecke habe eine frühere Arbeitskollegin einen Wohnungsschlüssel. Ob diese mal zurückrufen könne? Brigitte Neumann rief nach Jolli und diese erklärte sich bereit, die benötigten Sachen zu besorgen und hinzubringen.

Brigitte Neumann ließ ihr nicht viel Zeit zum Überlegen: „Ich glaube Jolli, es ist das Beste, du fährst gleich los. Anke wird dich vertreten. Heute ist nicht viel Betrieb, das schaffen die anderen schon. Adelheid hat niemand außer uns, wir müssen ihr helfen."

Dr. Neumann seufzte. Gerade heute Nachmittag waren weder Dr. Rebentisch noch Dr. Schöne anwesend. Eigentlich hätte sie selbst fahren müssen, aber sie konnte nicht die ganze Abteilung schließen, um Adelheid zu helfen. Jolli konnte sie für diese Mission freistellen. Ausgerechnet diese wurde nun zum Rettungsanker, obwohl sie schon durch ihre betagte Mutter sehr gefordert war. Jetzt musste sie mit der Straßenbahn zu Adelheids Wohnung und dann den weiten Weg bis zum Krankenhaus in R. fahren und wieder zurück. Nach Dienstschluss wäre das gar nicht zu schaffen gewesen. Jolli wiederum überlegte nicht lange und nahm dankbar die Freistellung durch die Chefin an. Sie hätte nicht gewusst, wie sie sonst alles hätte bewältigen sollen.

Vorsichtig öffnete Jolli die Tür des Krankenzimmers. Drei Köpfe in weißen Betten drehten sich zur Tür. Sie musste erst alle drei genau ansehen, ehe sie Adelheid erkannte. Diese sah doch recht verändert aus. Ein Brillenhämatom ließ ihre Augen tiefer erscheinen, die verkrustete dicke Nase verstärkte diesen Eindruck noch und die große Schürfwunde auf der rechten Wange sah aus, als ob die Wundversorgung noch gar nicht durchgeführt worden sei.

„Wie siehst du denn aus?" Vorsichtig strich sie über Adis Kopf.

Adelheid winkte ab und Tränen traten ihr in die Augen. Während Jolli die mitgebrachten Kleidungsstücke und Waschutensilien auspackte und im Nachtschränkchen verstaute, erzählte Adelheid von den zurückliegenden Ereignissen, soweit sie sich daran erinnerte. Erstaunlicherweise konnte sie ziemlich präzise Angaben machen, Jolli war überrascht. Dann wiederum kamen ihr Zweifel an den Angaben. Ob das wirklich alles stimmte? Bei Adelheid wusste man das nicht mehr so genau!

„Das wird alles wieder", tröstete sie ihre ehemalige Arbeitskollegin. „Du wirst sehen, im nächsten Jahr können wir wieder zusammen ins Riesengebirge fahren. Du kannst dich freuen, die haben jetzt die Reisebeschränkungen in die Tschechei wieder aufgehoben."

Adelheid schüttelte ungläubig den Kopf. Eigentlich glaubte auch Jolli nicht mehr so recht an diese Urlaubspläne. Dann zeigte Adelheid Jolli die verschiedenen Tabletten, die sie jetzt einzunehmen hatte. Ärzte und Schwestern seien sehr freundlich. Aber auch hier herrsche Personalmangel. Es sei noch nicht darüber gesprochen worden, wann sie wieder nach Hause könne. Sie wirkte sehr bedrückt.

„Du hast es hier doch nicht so schlecht, Adi. Zu Hause bist du ganz auf dich allein gestellt! Drängle nicht mit der Entlassung." Adelheid schwieg.

Jolli musste bald wieder aufbrechen, versprach aber in den kommenden Tagen, vielleicht mit Brigitte Neumann, falls diese konnte, wieder vorbeizukommen.

Entladung der Frustrierten

Erregte Gespräche zwischen Einzelnen und in Grüppchen füllten den Raum. Spannung lag in der Luft. Es war ungewöhnlich, dass heute alle schon vorzeitig im Konferenzzimmer erschienen. Man sprach über die Ereignisse der letzten Wochen, ganz besonders auch über die Demonstration in der Stadt am Anfang der Woche. Man wartete auf den Chef und seine Sekretärin. Der Geräuschpegel im Raum ebbte sofort ab, als dieser mit seiner Mitarbeiterin den Raum betrat. Wie immer hielt er eine dicke Mappe unter dem Arm und legte sie schwungvoll auf den Tisch, während die Sekretärin freundlich in die Runde lächelte. Das Rouge auf den Lippen wirkte heute besonders kräftig. Zunächst ging es um alltägliche Sachen, den Fortgang der Bauarbeiten, den Umzug der Hautabteilung und technische Störungen im Hause, die in den letzten Tagen wieder aufgetreten waren. Dr. Habicht wollte gerade die neuesten Anweisungen des Kreisarztes vortragen, als die einzige Gynäkologin der Poliklinik, die stille Dr. Albrecht, den Chefarzt unterbrach:

„Entschuldigen sie, Herr Chefarzt. Ich finde das unglaublich! Im ganzen Land ist alles in Bewegung und auch in der Stadt gab es in den letzten Wochen ungewöhnliche Ereignisse, die uns alle berührt haben. Selbst in unseren Zeitungen, die bislang kaum kritische Bemerkungen zur DDR abdruckten, wird darüber berichtet. In unserem Lande ändert sich etwas Grundlegendes und sie gehen hier zur Tagesordnung über, als sei überhaupt nichts passiert!"

Für einige Sekunden herrschte Totenstille im Raum. Die Kollegen lauschten erstaunt den mutigen Worten der sonst eher zurückhaltenden Kollegin. Überraschte, erfreute, begeisterte, aber auch skeptische Blicke richteten sich auf sie.

Der HNO-Arzt meldete sich als erster. Er stimme der Frauenärztin voll und ganz zu. Man könne in dieser Situation nicht einfach so weitermachen wie bisher. Der völlig überraschte Chef fühlte sich in die Defensive gedrängt und signalisierte Gesprächsbereitschaft, aber nicht jetzt hier in der Konferenz. Das verfing aber bei den Ärzten nicht. Als Chefarzt und Mitglied der Parteileitung des Krankenhauses habe er dieses System mitgetragen, das kritische Stimmen bisher immer unterdrückt sowie Ausreiseantragsteller und Demonstranten diskriminiert habe. Er solle sich am ersten Sekretär der SED-Bezirksleitung und dem Oberbürgermeister der Stadt ein Beispiel nehmen, die sich öffentlich den kritischen Fragen gestellt hätten. Sogar letztlich an der großen Demonstration, auf der Veränderungen in allen gesellschaftlichen Bereichen gefordert wurden, hätten beide teilgenommen. So etwas wie am Hauptbahnhof, mit Wasserwerfern und brutalen Festnahmen durch die Polizei, könne nur von ganz hartnäckigen und unflexiblen Leuten veranlasst worden sein. Alle hofften, dass die dafür Verantwortlichen bald zur Rechenschaft gezogen würden.

„Ich kann mich nicht erinnern, dass in der Konferenz irgendeiner von Ihnen – außer der Genossin Gärtner – jemals etwas Kritisches zu unseren gesellschaftlichen Verhältnissen gesagt hat oder mal den Mund aufgemacht hat, um sich zur Ausreisewelle zu äußern oder ein persönliches Gespräch mit mir gesucht hat!", versuchte der Chef zu kontern.

Der nachfolgende kraftlose Versuch der Parteisekretärin der Poliklinik, ihrem Chefarzt verbal beizuspringen, misslang gründlich, ganz besonders, als sie die abgenutzten Worte von den „Rowdys" und „verfassungsfeindlichen Elementen", die ständig im Radio zu hören und in der Zeitung zu lesen waren, gebrauchte. Jetzt beteiligten sich fast alle Kollegen an der Diskussion, die der Chefarzt kaum noch im Griff hatte.

„Kollegin Gärtner, denken Sie daran, was Gorbatschow gesagt hat: Wer zu spät kommt, den bestraft das Leben", rief die Gynäkologin der ihr gegenübersitzenden blassen Parteisekretärin zu.

Der Chef versuchte die Situation zu retten, indem er eine außerordentliche Zusammenkunft für die nachfolgende Woche in Aussicht stellte. War ihm das spontan eingefallen oder war das strategisch schon geplant gewesen? Zumindest hätte er damit sein Nahziel – Zeit zu gewinnen, Bereitschaft zu signalisieren und

Dampf aus dem Kessel zu lassen – erst einmal erreicht. Vielleicht konnte er in der Zwischenzeit Hinweise oder Anweisungen der übergeordneten Parteileitung in Erfahrung bringen. Er hatte gestern gehört, dass die Leitung des Krankenhauses beabsichtigte, eine ähnliche Versammlung mit der Belegschaft des gesamten Klinikums durchzuführen. Brigitte Neumann saß die ganze Zeit still und stumm neben ihrem Chef. Sie fühlte sich auf einmal wie im Abseits, ja wie in die Bedeutungslosigkeit abgeschoben. Eigentlich drängte es sie, etwas zu sagen, etwas Mutiges, aber auch nicht zu Gefährliches, etwas Anfeuerndes, etwas, was von allen akzeptiert wurde. Sie bewunderte und beneidete die Gynäkologin, die sich bisher selten in dieser Runde geäußert hatte, um ihre mutigen Worte. Vielleicht hätte sie selbst das alles sagen sollen, aber da saß die Hemmung immer noch viel zu tief. Sie gab sich einen Ruck und fing an – zwar sehr zurückhaltend und vorsichtig –, die Kriminalisierung Protestierender oder Andersdenkender anzusprechen. Ihr fielen Rosa Luxemburgs Worte über die Freiheit ein – Freiheit ist immer auch die Freiheit der Andersdenkenden – und sie wiederholte Schilderungen von Patienten, die sich während der Ereignisse am Hauptbahnhof als Straßenbahnfahrgäste wie Schwerverbrecher auf den Boden legen mussten und dann in LKW von der Polizei abtransportiert wurden. Vieles hatte ihr die Mund-zu-Mund-Propaganda zugetragen, manches hatte aber auch sogar in der Zeitung gestanden. Sie wollte die Gelegenheit jetzt nutzen, diese Schilderungen hier vor ihren Kollegen und Kolleginnen wiederzugeben. Offenbar wussten die meisten davon, denn sie sah zustimmendes Nicken und hörte beifälliges Geraune. Der Chef an ihrer Seite erstarrte. Das sollte die gleiche Brigitte Neumann sein, auf die er immer so viel gesetzt hatte? Habicht raffte seine Unterlagen zusammen und stand auf. Da rief Dr. Schöne, die Montagsdemonstration sei eine Möglichkeit, seinen Willen zu bekunden. Selbst der Oberbürgermeister und der SED-Bezirkssekretär seien letztlich dabei gewesen. Alle schienen von einer Aufbruchsstimmung erfasst zu sein. Umso mehr war Brigitte Neumann erstaunt, dass von der neben ihr sitzenden Kollegin Rebentisch kein Wort kam. Sie nahm sich vor, gleich nach der Konferenz diese anzusprechen. Vielleicht erfolgte die Zurückhaltung aus familiärer Rücksicht. Immerhin war Herr Rebentisch ein sogenannter Goldfuchs bei der Reichsbahn, also vermutlich ein straffes Parteimitglied. Die Zeit war schon lange überschritten, als die Konferenz abgebrochen wurde und Ärztinnen und Ärzte in ihre Abteilungen eilten.

Der verspätete Sprechstundenbeginn hatte in der chirurgischen Abteilung Unmut und Missfallen bei den Patienten hervorgerufen. Anke war in heftige Diskussionen verwickelt und Jolli versuchte, deeskalierend auf die erregten Gemüter einzuwirken. Ausgerechnet heute herrschte großer Patientenandrang. Die Ärzte stürzten sich in die Arbeit, an ein Vier-Augengespräch mit Frau Rebentisch war jetzt gar nicht zu denken. Frakturen, Panaritien, Luxationen, Arthritiden, aber auch unklare Schmerzen im Fuß, im Rücken oder am Finger – die Mitarbeiter der Abteilung waren an diesem Tage wieder voll in Anspruch genommen. Dr. Schöne hatte gerade eine infizierte Wunde bei einem jungen Mann gesäubert, als Jolli ihm zurief, er würde am Telefon verlangt. Es sei schon mehrmals angerufen worden, sie wolle den Anrufer nicht noch einmal vertrösten. Dr. Schöne warf etwas unwillig Schürze und Handschuhe auf den Hocker und lief zum Telefon.

„Im Moment ist es schlecht. Bei uns ist viel Betrieb. Aber ich komme auf jeden Fall", hörte ihn Cornelia, die das benutzte Instrumentarium wegräumte, in den Hörer flüstern.

Mit wem mochte sich der Doktor, der ihr so sympathisch war und mit dem sie immer gern zusammenarbeitete, wohl treffen? Gleich vom ersten Tag an hatte er ihr gefallen. Gern wäre sie mal mit ihm ausgegangen. Vielleicht war er auch schon vergeben. Allerdings hatte er noch nie von einer Freundin gesprochen, was schon mal Hoffnung machte. Sie hatte so ein Gefühl, dass es mit ihnen noch etwas werden könnte. Weiter kam sie in ihren Überlegungen nicht, denn Anke rief nach ihrer Hilfe und sie musste sich anderen Dinge zuwenden.

Vor ein paar Tagen bekam die Abteilung eine neue Mitarbeiterin, eine Schwester Barbara. Cornelia war nicht begeistert von ihr. Die Neue war schon älter, vielleicht Anfang bis Mitte Fünfzig, und sie machte alles betont langsam und etwas theatralisch. Weiß der Teufel, wo die Chefin diese Frau aufgetrieben hatte. Jetzt, wo es überall kein Personal gab. Vielleicht wusste Jolli mehr. Diese stand im Moment in der Anmeldung und nahm zügig die Angaben der Patienten entgegen. Seit Jahren stand sie meist vormittags in der Anmeldung und bekam die Patienten als Erste zu Gesicht. Routiniert fragte sie nach den Beschwerden und hatte im Laufe der Jahre ihre Erfahrungen gesammelt. Sie wusste um die Gepflogenheiten der Chefin, wann sie welche Röntgenaufnahme veranlasste, welche Maßnahmen bei einer infizierten Wunde nötig waren oder wie die Tetanusprophylaxe im Einzelfall zu kontrollieren und durchzusetzen war. Häufig leitete sie daher die entsprechenden Vorbereitungen und Untersuchungen sofort ein, noch ehe sich die Patienten beim Arzt einfanden. Das war natürlich nicht ganz korrekt, da Jolli hier ärztliche Aufgaben übernahm. Es hatte sich aber im Laufe der Jahre eingebürgert und wurde von der Chefin stillschweigend geduldet und von ihren ärztlichen Mitarbeitern auch so übernommen. Das sparte viel Zeit und verkürzte den Patientendurchlauf in der Abteilung. Die Ärzte konnten jederzeit noch korrigierende und ergänzende Maßnahmen einleiten. Heute aber nörgelte Dr. Rebentisch ständig über Jolli, weil sie mal nur in einer Ebene hatte röntgen lassen, ein andermal wieder kein Labor veranlasst und ein drittes Mal den Impfstatus nicht korrekt ergründet hatte. Ausgerechnet Dr. Rebentisch, die ruhige und ausgeglichene Chirurgin, mit der alle gut auskamen. Die ersten Male zitierte sie Jolli in ihr Sprechzimmer, das letzte Mal trug sie lautstark ihre Kritik an der Anmeldung im Beisein von Patienten vor. Jolli war völlig überrascht und blickte ungläubig die Ärztin an. Welche unbekannte Seite der Ärztin offenbarte sich denn jetzt? Sie wollte etwas sagen, aber die Chirurgin war schon wieder in ihr Zimmer geeilt. Man hörte die Tür knallen. Der Patient in der Anmeldung stand verlegen da.

„Nehmen sie's nicht so tragisch. Die hat wahrscheinlich einen schlechten Tag!", tröstete er Jolli.

Mitleidiger Trost, das war für Jollli zu viel. Tränen traten ihr in die Augen. Wortlos reichte sie dem Patienten seine Unterlagen, verließ fluchtartig die Anmeldung und rannte zur Personal-Toilette. Anke, die Zeuge der zuletzt geäußerten kritischen Worte geworden war, blickte erstaunt Dr. Rebentisch nach. Obwohl sie die Ärztin schätzte und den Sachverhalt nicht kannte, fand sie Jolli ungerecht behandelt. Der Buschfunk funktionierte: mittags wusste auch die Chefin von dem Vorfall. Am Nachmittag bat sie ihre Kollegin zu sich, zumal sie ohnehin mit ihr sprechen wollte.

„Liebe Frau Rebentisch, wie ich hörte, sind Jolli Fehler unterlaufen, die ihre Kritik herausforderten. Ich möchte auf ein Gespräch zu dritt verzichten, um keinen bloßzustellen. So viel muss ich bei meinem Kenntnisstand in dieser Sache sagen: Sie sind der Arzt, sie tragen letztendlich die Verantwortung für alle Maßnahmen. Selbst wenn eine erfahrene Mitarbeiterin Ihnen einen Teil ihrer Arbeit abnimmt, tragen Sie trotzdem die Gesamtverantwortung und müssen gegebenenfalls die eingeleiteten Maßnahmen korrigieren oder ergänzen. Sie können aber nicht erwarten, dass die Mitarbeiter Ihre Arbeit komplett und identisch nach ihren Vorstellungen übernehmen. Das können Sie nicht erwarten! Das gibt Ihnen auch nicht das Recht, die Mitarbeiterin öffentlich zu demütigen!"

„Dann muss die bisherige Verfahrensweise geändert werden. Eine unzureichend qualifizierte Hilfskraft in der Anmeldung kann nicht die Diagnostik oder irgendwelche Maßnahmen veranlassen und dann noch pikiert sein, wenn Kritik geübt wird."

Dr. Neumann traute ihren Ohren nicht. Jahrelang hatte sie mit der Rebentisch zusammengearbeitet und sie als eine ruhige, besonnene Kollegin erlebt, die mit allen Mitarbeiterinnen gut auskam. Nie hatte es zwischen ihr und einem Mitarbeiter Ärger gegeben. Etwas stimmte hier nicht.

„Wenn von den nichtärztlichen Mitarbeiterinnen gewisse Voruntersuchungen am Patienten veranlasst oder erledigt wurden, so war das doch für alle von Vorteil gewesen. Zur ärztlichen Untersuchung lagen dann die fertigen Ergebnisse der Voruntersuchungen bereits vor. Natürlich muss das unter Aufsicht und Kontrolle des Arztes erfolgen, dieser muss immer das letzte Wort haben. Aber eine erfahrene Mitarbeiterin weiß doch, was veranlasst werden muss. Ich gebe Ihnen Recht, zuerst müsste der Patient zum Arzt, der dann das weitere Vorgehen veranlasst. Da muss er aber noch ein zweites oder gar drittes Mal zum Arzt. Das kostet Zeit, bringt uns Mehrarbeit und dem Patienten längere Wartezeiten. Bislang haben Sie an diesen Arbeitsabläufen in der Abteilung keinen Anstoß genommen, geschweige Änderungsvorschläge gemacht."

„Ich bin schließlich nicht der Abteilungsleiter!"

Ärgerlich antwortete Brigitte Neumann: „Ich hatte bisher immer gedacht, Sie seien eine verantwortungsbewusste Mitarbeiterin, die Unzulänglichkeiten benennt und Verbesserungsvorschläge macht. Offenbar habe ich Sie falsch eingeschätzt. Außerdem möchte ich noch bemerken, dass Jolli keine Hilfskraft ist, schon gar nicht eine minderqualifizierte. Sie arbeitet schon über zehn Jahre mit mir zusammen. Sie weiß, wo ihre Grenzen sind. Ich kann mich überhaupt nicht über sie beklagen, sie kommt gut mit allen Kollegen und Patienten zurecht. Ich finde es jedenfalls unangemessen, dass Sie Ihren Unmut in aller Öffentlichkeit an einer langjährigen und verdienstvollen Mitarbeiterin auslassen. Das hat diese nicht verdient und das gab es bisher auch bei uns nicht! Gehen Sie auf Jolli zu und sagen Sie ihr, dass die Kritik nicht so gemeint war."

Die Rebentisch schwieg trotzig.

„Oder haben Sie andere Probleme, die Sie belasten? Vielleicht kann ich Ihnen helfen?"

Die junge Chirurgin schien zu zögern, dann sagte sie, ohne auf die letzte Frage einzugehen: „Ich möchte morgen gern meinen Haushaltstag nehmen."

„Aber Frau Rebentisch, darüber haben wir doch noch gar nicht gesprochen. Da muss ich erst einmal prüfen, ob Herr Schöne morgen bei uns ist. Im Moment brauchen wir mindestens zwei Ärzte."

Dr. Rebentisch versuchte am Nachmittag, jedem Kontakt mit Jolli aus dem Wege zu gehen. Am nächsten Tag nahm sie tatsächlich ihren Haushaltstag, ohne mit ihrer Chefin nochmal Rücksprache genommen zu haben. Brigitte Neumann war überrascht und auch enttäuscht von ihrer Kollegin. So musste sie allein das doppelte Pensum bewältigen, denn Dr. Schöne hatte in der Klinik an einer Fortbildungsveranstaltung teilzunehmen. Als einer der ersten Patienten des Tages betrat Charly das Sprechstundenzimmer.

„Hallo, Brigitte, bei dir stehen ja heute viele auf der Matte!", begrüßte er die ehemalige Schulkameradin locker.

Brigitte Neumann nickte. Das sei nichts Besonderes. Charly machte heute einen wesentlich besseren Eindruck als das letzte Mal. Ordentlich rasiert mit einem kleinen Oberlippenbärtchen, schick angezogen, Brigitte glaubte, den dezenten Duft eines verführerischen, herben Parfüms zu riechen.

„Wie sehen die Untersuchungsergebnisse aus?"

Die vorliegenden Untersuchungen zeigten Normalbefunde, auch bei der Magenspiegelung war nichts Krankhaftes gefunden worden. Die Ultraschalluntersuchung des Oberbauches stand noch aus, sie war für nächste Woche vorgesehen.

„Vorausgesetzt die Ultraschalluntersuchung ist in Ordnung, kann ich nichts Ernsthaftes oder Operationsbedürftiges bei dir feststellen. Deswegen können natürlich trotzdem funktionelle Störungen oder noch nicht erkennbare andere Krankheiten vorliegen. Ich würde dich deshalb mit diesen Befunden mal dem Internisten vorstellen."

„Mir geht es eigentlich schon besser. Meine Sorge, dass es Krebs sein könnte – wie bei meinem Vater – hat sich erst einmal erledigt. Natürlich gehe ich trotzdem zum Internisten. Ich wäre dir aber sehr dankbar, wenn du meine Arbeitsunfähigkeit verlängern könntest. In Berlin kann ich nicht wieder auftauchen und meine Bemühungen um eine Arbeitsstelle in Dresden laufen noch."

Diese Worte entfachten erneut Brigittes Neugier. Welche Arbeitsstelle in Berlin das denn sei, und warum er dort nicht mehr auftauchen könne. Er sei bei den bewaffneten Organen gewesen, habe Differenzen mit seinen Chefs bekommen und sei bedroht worden. Er habe ohnehin schon lange vorgehabt, bei dem Verein auszusteigen. Das sähe jetzt zwar wie die Flucht in die Krankheit aus, aber er habe sich wirklich echt krank und elend gefühlt. Jetzt wolle er in Dresden etwas Neues beginnen. Natürlich müsse er sein Arbeitsverhältnis in Berlin noch ordnungsgemäß beenden.

Eine Verlängerung der Krankschreibung war chirurgisch nicht mehr zu rechtfertigen, deshalb schickte sie Charly gleich in die Innere Abteilung. Das war auf Grund der Befunde gerechtfertigt, zumal sie sich befangen fühlte. Offensichtlich war Kehrbach bei der Stasi gewesen. Viel Zeit zum Nachdenken über Charlys Angaben hatte sie nicht, denn Anke rief sie in den Operationsraum zu einer Inzision.

Ungewohnte Freiheiten

Diesmal trafen sich die Ärzte im Konferenzraum der chirurgischen Klinik. Alle waren gekommen, Christoph Schöne, Manfred Wolke, Dr. Dietrich Holzbein, Gerd Mühlbach und Stefan Pfeifer. Zwei weitere Kollegen aus dem Uni-Klinikum berichteten über das Neue Forum und luden die Ärzte zu einer Veranstaltung, die nächste Woche in einer Gaststätte im Norden der Stadt stattfinden sollte, ein. Die Zulassung des Neuen Forums sei nur noch eine Frage der Zeit. Genaueres sollte noch mitgeteilt werden. Im Uni-Klinikum hatte es in einer Klinik harte Auseinandersetzungen mit dem Parteisekretär und dem Klinikleiter auf der einen Seite und den Klinikmitarbeitern auf der anderen Seite gegeben. Man weigerte sich, mit dem Klinikchef weiter zusammenzuarbeiten. Gerd Mühlbach war dabei gewesen und erzählte Einzelheiten.

„Soweit ich informiert bin, ist bei uns im Klinikum auch eine Ärzteversammlung geplant." Dr. Holzbein strich sich über den kahlen Kopf.

„Wir sollten auf dieser Versammlung alle Probleme ansprechen, die Meinungsfreiheit, die Pressefreiheit, die ungerechtfertigte Rolle der SED, die Reisefreiheit, die Versorgungslage, die Lebensbedingungen. Davon wird sich natürlich nichts ändern. Aber jetzt ist die Zeit, den Mund aufzumachen. Wir haben viel zu lange zu allem geschwiegen und nichts gesagt, obwohl wir innerlich schon am Limit waren. Etwas Mut braucht man schon, aber nicht mehr so viel wie vor Jahren!"

„In den Zeitungen wird jetzt schon viel über unsere Situation geschrieben. Aber neulich konnte ich schon wieder lesen, dass die Wende in unserer Gesellschaft durch das Ergebnis einer kollektiven Diskussion innerhalb der Partei entstanden sei!", empörte sich Dr. Schöne.

„Einige Veränderungen hat es allerdings schon an der Parteispitze gegeben! Und auch eine neue Regierung gibt es jetzt."

„Die wollen auf den fahrenden Zug aufspringen. Das sind nur kosmetische Korrekturen. Viele alte Funktionäre sind auch die neuen. Eine grundlegende Änderung brauchen wir. Das wollen die meisten Menschen. Ihr braucht doch bloß mal zu den Montagsdemonstrationen zu gehen. Die mitgeführten Plakate und Transparente sprechen aus, was zu verändern ist und welche Vorstellungen von der Zukunft bestehen. Aber auch die Fehler, Versäumnisse und Verbrechen der Vergangenheit werden öffentlich benannt."

„Eine wichtige Frage für uns alle ist: Wie geht es weiter? In der Zeitung las ich, dass immer noch so viele Personen in den Westen ausreisen. Wir haben überall mit Personalmangel zu kämpfen."

„Im Uni-Klinikum soll ein Ärzteverband gegründet werden. Es gibt einige Kollegen, die haben mit Berliner Ärzten Kontakt aufgenommen. Ich glaube, da könnten wir mitmachen und eher etwas verändern und mitbestimmen. Je größer der Verband, um so mehr Einfluss!"

„Bei wem können wir uns erkundigen?"

„Ich gebe euch telefonisch Bescheid, wann die nächste Zusammenkunft stattfindet."

Dr. Mühlbach berichtete über weitere Einzelheiten bei den Diskussionen im Uni-Klinikum, über die Gerüchte, die im Umlauf sind und über das plötzlich leutselige Verhalten mancher Chefs. Auch Dr. Schöne schilderte die Diskussion, die es in der Poliklinik gegeben hatte.

Anke und Tobias waren keine ausgesprochenen Fernsehfreunde. Hin und wieder schauten sie mal einen vielversprechenden Film an, meist aber nur am Wochenende. Bei interessanten Sportsendungen konnte es allerdings passieren, dass Tobias seine „Aufgaben" vernachlässigte. Anke sah großzügig darüber hinweg. Abends lief immer alles „wie nach einem Plan". Einmal alle 14 Tage kam Oma, wenn Anke ihren „langen Tag" hatte und Tobias Spätdienst. Dann gestaltete sich der Ablauf anders. Das wussten die Kinder schon. Nach dem „Sandmännchen" ging es ins Bad. Omas Hilfe beim Waschen war Maik zwar nicht so angenehm, aber ohne das wachsame Auge der Großmutter ging dort gar nichts. Wenn tatsächlich mal die Oma abgelenkt war, dann entdeckte Maik interessante Sachen im Badeschrank oder er traktierte seine Schwester. Wiebke hatte großes Interesse an Ankes Lippenstiften, das wusste Maik. Daher versuchte er immer, als Erster an die begehrten Kosmetika zu kommen, sehr zum Leidwesen von Wiebke. Zuerst brachte Oma Maik ins Bett, was dieser wiederum ganz gerne hatte. Wenn Wiebke dann auch im Bett lag, las Oma den beiden manchmal etwas vor. Mittendrin klappte dann meist die Türe und die Kinder riefen: „Mama!" Diese kam dann auch zuerst immer zu ihren Lieblingen und gab jedem einen Kuss. Manchmal seufzte Oma erleichtert, als ob ihr eine große Last genommen worden sei. Zumindest glaubte Anke, dies zu spüren. Beide gingen dann in die Küche und machten dort Ordnung. Oma erzählte von den Kindern, Anke Interessantes von der Arbeit. In den letzten Wochen kam es gar nicht mehr zu den Gesprächen, weil sie 19:30 Uhr den Fernseher einschalteten. Neuerdings war die „Aktuelle Kamera" interessant geworden. Ereignisse und Veränderungen in Berlin und anderen Regionen der Republik, die man wissen musste, wurden gemeldet. Nicht mehr zu vergleichen mit dem, was früher immer berichtet wurde. Zwar hatte man nur zwei Programme, aber Oma erzählte, dass in ihrem „Neubaugebiet" seit kurzem sogar Westfernsehen zu empfangen sei. In Dresden, dem Tal der Ahnungslosen, war man ja sonst von diesen Informationen immer abgeschnitten. Anke hatte immer schon ihre Verwandten in Thüringen beneidet. Die konnten Programme aus dem Westen empfangen, wenn auch manchmal mit starkem Flimmern. Das Westfernsehen macht sie auch nicht glücklicher, sagte Tobias immer.

Am nächsten Tag wusste es jeder. Cornelia erzählte es Frau Sperling, Anke hatte es in der Straßenbahn gehört und Dr. Schöne berichtete Jolli davon. Die Grenze zwischen Ost- und West-Berlin war in der Nacht geöffnet worden. Das erst vor kurzem diskutierte neue Reisegesetz, von allen kritisiert, war wieder verworfen worden. Nun konnte man plötzlich ohne Antragstellung, einfach nur mit dem Personalausweis, die bislang hochgradig bewachte und gesicherte Mauer an bestimmten Übergängen in Berlin passieren. Brigitte Neumann, die eigentlich früh immer wenig gesprächig war, begrüßte ihren einzigen männlichen Mitarbeiter mit den Worten: „Na, Herr Schöne, was sagen sie zur Grenzöffnung?"

„Super! Aber auch überraschend! Oder hatten sie ernsthaft damit gerechnet?"

Die Chirurgin studierte gerade die gestrigen Laborbefunde, die noch nicht kontrolliert worden waren und signierte sie. „Reisefreiheit! Jahrzehnte hat man sich danach gesehnt! Ich kann es noch gar nicht fassen! Hoffentlich ist da kein Haken dabei."

„Ich habe im Radio gehört, dass schon heute Nacht Tausende Ost-Berliner nach Westberlin gezogen sind."

Brigitte Neumann nickte, sie gehörte zu den Stammhörern des Deutschlandfunks. Die Informationen im Fernsehen der DDR waren ihr immer unglaubwürdig und zu dürftig, wenngleich in den letzten Tagen schon dieses und jenes von den interessierenden Ereignissen gebracht wurde. Gegenüber früher war das schon ein enormer Fortschritt!

Anke brachte einen Stoß Patientenmappen herein.

„Wir müssen! Trotz Maueröffnung kommen immer noch viele Patienten!", scherzte sie.

Bereits innerhalb der ersten Woche waren einige aus der Abteilung in Westberlin gewesen und erzählten von ihren Erlebnissen. Sybille war mit ihrem Mann per Zug nach Schönefeld gefahren. Von dort sei sogar ein Shuttle-Bus nach West-Berlin eingerichtet worden. Die Ausweiskontrollen an der ehemaligen Grenze seien eine Lappalie gewesen. Die Passage der Grenze mit ihren vielen Zäunen und Sicherungsanlagen hingegen habe sie als furchterregend und schrecklich empfunden. In West-Berlin habe dann jeder DDR-Bürger ein sogenanntes Begrüßungsgeld erhalten. Das musste allerdings bei einer Bank eingelöst werden.

„Vor der Bank stand eine ganz schön lange Schlange. Aber wir sind ja Schlangen gewöhnt und die Stimmung war gut! Eigentlich ist das ja keine große Summe, aber ich empfand es als enorm viel

und großzügig. Ich kam mir vor wie in einem riesengroßen Intershop! Das Angebot an Sachen und Südfrüchten! Da gingen uns die
Augen über."

Bei der Erwähnung von Südfrüchten dachte Anke an ihre Kinder. Sie musste nur noch Tobias überzeugen, mit ihnen nach West-
berlin zu fahren. Cornelia war mit ihrer Freundin am Sonnabend
auch in Berlin gewesen. Ein enormer Betrieb, die Menschen seien
alle sehr freundlich gewesen. In einer Kirchgemeinde hatten sie
ganz billig und gut zu Mittag gegessen. Dr. Schöne, der natürlich
auch schon in Berlin gewesen war, wusste zu berichten, dass ebenso andere Grenzübergänge, zum Beispiel nach Bayern, Hessen
und Niedersachsen geöffnet werden sollen. Und auch dort gäbe es
Begrüßungsgeld.

„Aber Berlin ist natürlich für uns am besten zu erreichen."

Er hatte sich Zeitungen und Zeitschriften aus Berlin mitgebracht. Literatur für die ganze Woche. Die Chefin war bei diesen
Gesprächen nicht zugegen, erfuhr aber später von den Fahrten
ihrer Mitarbeiterinnen. Eigentlich wollte sie auch die Gelegenheit
nutzen, aber erst einmal den großen Trubel und Massenansturm
vorbei lassen. Ihre Kollegin Lore Kaimann hatte eine Fahrt nach
West-Berlin auch noch nicht realisiert und war nicht abgeneigt,
gemeinsam mit ihr zu fahren. Vorher hätte Brigitte gern noch
mit ihrem Bruder gesprochen, doch dieser war wie immer nicht
erreichbar. Neuerdings meldeten sich meist die Kinder am Telefon, denn auch die Schwägerin war selten zu Hause. Den Kindern
ging es offenbar gut, denn sie plauderten munter über Schule und
Freunde. Nein, nach West-Berlin seien sie noch nicht gefahren.
Mama und Papa hätten aber schon davon gesprochen.

Adelheid war wieder zu Hause. Sie brauchte einige Zeit, um sich
in ihrer Wohnung zurecht zu finden. Jolli hatte sie im Krankenhaus abgeholt und beide fuhren gemeinsam mit einer Taxe zu
Adelheids Wohnung. Dort angekommen, lief Jolli schnell noch in
den Konsum, um das Nötigste für die nächsten Tage einzukaufen.
Nun saßen beide zusammen am runden Tisch, jede vor sich eine

Tasse Kaffee. Mit Rücksicht auf Adelheids entgleisten Diabetes hatte Jolli diesmal keinen Kuchen mitgebracht, obwohl sie gern zum Kaffee ein Stück gegessen hätte. Sie beratschlagten, wie es bei Adelheid weiter gehen könne. Diese machte im Moment einen recht aufgeschlossenen Eindruck und schätzte ihre Lage erstaunlich klar ein.

„Ich kann höchstens einmal in der Woche bei dir vorbeischauen, Adi."

„Das kann ich doch gar nicht von dir erwarten. Deine Mutter nimmt dich doch schon in Anspruch."

„Doch Adi, das mache ich trotzdem gerne. Wir kennen uns schon so lange, ich werde dich doch jetzt nicht hängen lassen. Aber wir müssten die Aufgaben auf breitere Schultern verlagern. Deine Nachbarin könnte vielleicht einmal oder zweimal in der Woche mit dir gemeinsam einkaufen gehen."

Davon war Adelheid nicht sehr angetan und zog ein schiefes Gesicht.

„Schließlich musst du doch auch ein bisschen unter Leute. Du kannst nicht nur den ganzen Tag in der Wohnung hocken und deine Wände anstieren."

„Das mache ich doch gar nicht! Ich fahre gern mit der Straßenbahn und schaue mir die Stadt an."

„Ich glaube dir das. Jetzt aber solltest du erst einmal nicht alleine soweit fahren", warnte Jolly.

„Falls es dir unterwegs nicht gut geht", fügte sie noch schnell hinzu als Adelheid protestieren wollte.

„Wir könnten versuchen, Lena wieder zu engagieren. Vielleicht findet sie Zeit, einmal in der Woche zu kommen."

Dieser Vorschlag gefiel Adelheid.

„Und dann gehst du gleich morgen oder übermorgen zu deinem Hausarzt und lässt dir die Medikamente aufschreiben, die du jetzt immer nehmen sollst. Schaffst du alleine den Weg zum Hausarzt?"

„Ich bin doch kein kleines Kind, dass du mir alles sagen musst!", antwortete Adelheid.

Sie gab Jolli Lenas Telefonnummer mit, damit diese ihre Nichte anrufen könne.

„Lena wollte sich eigentlich darum kümmern, dass ich auch ein Telefon bekomme. Das soll jetzt leichter möglich sein. Da kann ich dann auch selber anrufen!"

„Das fände ich sehr gut. Dass ich nicht selber daran gedacht habe, mich darum zu kümmern. Im Moment bin ich eben sehr gefordert."

Jolli packte ihre Tasche und umarmte ihre ehemalige Kollegin.

„Adele, mach's gut. Ich klingele noch bei deiner Nachbarin und werde sie auf die zukünftigen Aufgaben vorbereiten. Das Weitere musst du dann selber klären!"

Die Tür wurde ins Schloss gezogen und Adelheid saß allein, wieder in ihrer Wohnung, die ihr gar nicht mehr so recht gefiel. Sie öffnete die Schränke und schaute nach der Wäsche, sie zog die Schubkästen heraus und kramte darin, als ob sie etwas suchte. In einem Schubkasten fiel ihr ein Packen Kreuzwort-Rätsel Hefte in die Hände. Sie blätterte in den Heften. Einige Rätsel waren gelöst, einige angefangen, manche noch nicht benutzt. Auf einmal spürte sie Lust, Kreuzwort-Rätsel zu lösen. Aber offensichtlich hatte sie sich zu lange nicht mehr damit befasst. Sie kam einfach nicht vorwärts. Resigniert stellte sie fest, dass sie vieles nicht mehr wusste. Verwundert sah sie die bereits gelösten Rätsel an. Damals hatte sie noch ganz schön viel gewusst. Sie legte die Hefte beiseite und knipste den Fernseher an. Eine vollschlanke, etwas ältere Moderatorin, die in einem Garten spazieren ging und verschiedene Pflanzen erklärte. Irgendwo habe ich die schon mal gesehen, dachte Adelheid. Aber heute waren Gartensendungen nicht unbedingt nach ihrem Geschmack. Sie schlief schon, als dann ein Gemüsegarten im Winter gezeigt wurde.

Das Einkaufen mit Frau Schwarze verlief ganz zufriedenstellend. Einmal in der Woche gingen die beiden Frauen zusammen in den nahegelegenen Konsum. Wenn Adelheid zwischendurch etwas benötigte, so besorgte dies die Nachbarin mit. Dafür musste Adelheid lange Gespräche, die Frau Schwarze über alle möglichen

Dinge führte, über sich ergehen lassen. Sie nickte immer, obwohl nicht alles ihre Zustimmung fand. Zum Beispiel, dass jetzt montags immer Demonstrationen stattfänden. Keiner wolle mehr arbeiten und die Renten wären auch nicht mehr sicher. In Dresden könne man jetzt sogar Westfernsehen schauen, aber eben nicht überall. Geißlers, oben im dritten Stock, die hätten gesagt, das würde auch bei uns noch werden. Dann sollen auch diese teuren Delikatess-Läden abgeschafft werden. Adelheid wisse schon, das seien die Wucherläden, wo man besondere Raritäten für den doppelten Preis bekäme. Natürlich wusste das Adelheid. Und übrigens, ihr Enkel habe versprochen, demnächst mit ihr mal nach Hamburg zu fahren. Hamburg – das sei doch immer schon ihr Traum gewesen. Sie habe in ihrer Jugend viele Jahre in Altona gewohnt. Da sie keine Verwandten im Westen gehabt habe, sei sie nie wieder an diesem besonderen Ort ihrer Jugend gewesen. Sie geriet ins Schwärmen über Hamburg.

„Na ja", sagte sie dann unvermittelt, „für sie ist das natürlich zu anstrengend. Sie können eine solche weite Fahrt nicht mehr machen!"

Adelheid nickte traurig und fand die letzte Bemerkung herzlos. Sie ließ die Schwarze einfach stehen. Wahrscheinlich habe ich mich nicht richtig ausgedrückt, dachte diese und ging nachdenklich in ihre Wohnung. Eines Tages tauchte Lena bei Adelheid wieder auf. Adelheid hatte sie erst gar nicht erkannt, als sie vor der Wohnungstür stand. Sie trug enge Jeans, eine olivgrüne Windbluse und um den Hals ein buntes Tüchlein. Sie freute sich sehr, als sie ihre „Nichte" erkannte. Ein inniges Umarmen gleich an der Wohnungstür. Sie gingen ins Wohnzimmer und setzten sich. Lena hatte viele Grüße von den Eltern und selbstgebackenen Kuchen mitgebracht, so dass sie erst einmal Kaffeetrinken konnten, das heißt Lena trank Kakao, Adelheid brühte sich gleich eine Tasse Kaffee türkisch. Lena erzählte von der Schule und von den Eltern. Der Vater habe ab März nächsten Jahres eine Stelle bei Bosch in Stuttgart. Er wolle erst einmal allein hinziehen, eine Wohnung suchen und dann die Familie nachkommen lassen. Sie bleibe mit der Mutter erst einmal hier. Im Frühjahr wolle sie dann das Abitur hinter sich bringen. Was sie dann machen werde, sei noch ungewiss. Ursprünglich wollte sie BWL, das heißt Betriebswirtschaftslehre, studieren, vielleicht sogar in Dresden. Aber sicher sei das noch nicht, denn die Eltern wünschten, dass sie mit nach Stuttgart käme. Aber ihre Freundin, mit der sie sich sehr gut verstünde, wolle auch an der TU Dresden ein Studium anfangen. Da würde sie lieber hier bleiben. Jetzt sei aber erst einmal das Abitur vordergründig. Deshalb habe sie wenig Zeit gehabt. Aber einmal in der Woche könne sie schon kommen, um bei ihr sauber zu machen. Mit dem Einkaufen, das sei wohl geregelt, habe Frau Hutschenreuter am Telefon gesagt. Adelheid wusste zunächst gar nicht, wer Frau Hutschenreuter war. Natürlich war damit Jolli gemeint! Dass sie nicht gleich drauf gekommen war! Es fiel ihr schwer, Lenas schnellem Redefluss zu folgen. So war sie dann nahezu erleichtert, als diese sich verabschiedete. Lena hatte ihr im Kalender eingeschrieben, wann sie kommen würde. Der Terminkalender wurde für Adelheid immer wichtiger, da sie sonst alle Verabredungen und Vereinbarungen vergessen würde. So konnte sie immer nachsehen, wann sie etwas zu erledigen hatte, zum Beispiel den nächsten Arzttermin, den Einkaufstermin mit der Nachbarin und neuerdings auch noch die Gemeindeschwester, eine Schwester Astrid. Diese war ihr zwar nicht so sympathisch, denn sie war rechthaberisch und bestimmend. Zweimal in der Woche kam sie vorbei und füllte ihr die Tabletten, die sie jetzt zu nehmen hatte, in kleinen Schächtelchen. Anfangs hatte sie protestiert, schließlich war sie eine gelernte Krankenschwester. Aber nachdem auch der Doktor festgestellt hatte, dass ihre Zuckerwerte deutlich erhöht wären, weil sie vermutlich die Tabletten vergessen habe, ließ sie die energische Schwester gewähren. Andererseits war sie chirurgische Schwester gewesen und hielt von Tabletten ohnehin nicht viel. Dass sie ohne Terminkalender völlig hilflos war, musste sie erst kürzlich erleben. Da war das Ding einfach unauffindbar gewesen. Die Astrid hatte ihn hinter dem Kühlschrank gefunden. Er musste irgendwie dahinter gefallen sein. Adelheid räumte das

Geschirr weg und wusch es ab. Es freute sie, dass Lena neuerdings wieder vorbeikommen wollte. Sie kramte in ihren Schränken, um alte Fotos mit ihrem Rudolf und Lenas Eltern anzusehen. Aber sie konnte sie nicht finden. Am Ende hielt sie einige vergilbte Fotos aus der Zeit als Schwesternschülerin im Krankenhaus in der Hand. Damals war sie spindeldürr wie die meisten ihrer Mitschülerinnen, an deren Namen sie sich nicht mehr erinnern konnte. Das war die sogenannte schlechte Zeit, in der alle Nahrungsmittel knapp waren. Der Hunger war damals ihr ständiger Begleiter. Außerhalb des Dienstes war man ständig auf der Suche nach etwas Essbarem. Im Krankenhaus gab es nur dürftige Portionen. Aber wollte sie nicht etwas anderes suchen, was sie schon wieder vergessen hatte? Sie legte die Schachtel mit den Fotos auf den Tisch. Vielleicht fiel ihr später wieder ein, was sie gesucht hatte.

Auf dem Altmarkt und den zuführenden Straßen hatten sich wieder tausende Bürger versammelt. Immer mehr Menschen stießen dazu. Einzeln oder in kleinen Grüppchen mischten sie sich unter die Anwesenden. Als es bereits dunkelte und die Straßenleuchten ihr künstliches Licht verbreiteten, kam Bewegung in die Massen. Der Menschenzug – schwerfällig und breit – drängte sich zunächst durch die Ernst Thälmann-Straße, über den Postplatz, vorbei am Theaterplatz, dem Schloss und der Hofkirche, dann über die Dimitroff-Brücke in Richtung Neustadt. Vorbei ging es an der völlig im Dunkeln liegenden Bezirksbehörde der Volkspolizei, einem wuchtigen Bau im Neorenaissance-Stil aus dem vorigen Jahrhundert, zurück über die Dr. Rudolf-Friedrich-Brücke zur Altstadt. Von dieser Brücke waren die Lichter der Brühlschen Terrasse zu sehen, die sich in der Elbe widerspiegelten. Auf der in der Ferne elbabwärts liegenden Dimitroff-Brücke konnte man die letzten Demonstranten des langen Zuges erahnen, die mit ihren Fahnen und Transparenten noch in Richtung Neustadt zogen. Von der Mitte des Zuges waren weder Anfang noch Ende sehen. Manchmal schritten die Menschen stumm nebeneinander, dann wiederum skandierten sie diverse Losungen: „Keine Gewalt!", „Wir sind das Volk". Vereinzelte trugen Transparente und Schilder mit „Deutschland – einig Vaterland", auch Fahnen wurden geschwenkt, zum Beispiel die schwarz-rot-goldene Deutschlandfahne. In der Dunkelheit war nicht immer auszumachen, ob mit dem Hammer-Sichel-Emblem der DDR oder ohne. Ab und zu tauchten auch die hellen grünwei-ßen Sachsenfahnen auf. Ganz Verwegene hatten auf ihrer Sachsen-fahne sogar die Raute mit der Krone dargestellt, eine Reminiszenz an die Zeit der Wettiner in Sachsen. Über den Pirnaischen Platz und die Grunaer Straße flutete der breite Demonstranten-Strom auf das schotterbedeckte Gelände am Fucik-Platz. Dort, wo in der schöneren Jahreszeit der „Dresdener Rummel" stattfand, sam-melten sich die Menschenmassen. Männer und Frauen, Alte und Junge, Mütter und Väter mit Kindern. Sie standen dicht gedrängt bis in die angrenzenden Straßen. Über Lautsprecher begrüßten mehrere Redner die Demonstranten, gaben politische Statements ab oder verkündeten ihre Warnungen und Beobachtungen zu den Gefahren, die jetzt das Land bedrohten und zu den Veränderungen, die dringend notwendig seien. Ein Vertreter des Neuen Forum forderte die Offenlegung der Finanzen und des Parteivermögens der SED, die sich jetzt SED-PDS nannte. Ein anderer Redner wandte sich gegen rechten und linken Extremismus. Die Menschen lausch-ten, manche bekundeten Beifall oder wieder andere empörten sich mit einem lauten: „Puh." Pressefreiheit, Amtsmissbrauch, Angst vor Gewalt, Gerechtigkeit waren nur einige der Schlagworte, die zu hören waren. Viel Beifall erhielt ein bekannter Dresdner Schau-spieler, dessen markante Stimme durch den Lautsprecher hallte, als er die SED/PDS mit dem Wolf aus Grimms Märchen vom Rot-käppchen verglich, der gerade seine bemehlte Pfote durch die Tür stecke. Dr. Schöne befand sich inmitten der Menschenmenge. Neben ihm Dr. Wolke und einige andere Ärztinnen und Ärzte aus dem Klinikum, mit denen er sich verabredet hatte. Nicht alles, was durch die Lautsprecher schallte, war gut zu verstehen und nicht alles fand ihre Zustimmung. Zwischendurch unterhielt man sich, ab und zu brandete Beifall auf. Dann wieder wurden zwischen den Demonstranten ganz banale Dinge des Alltags besprochen, wie Manfred Wolkes Probleme mit seinem gebraucht gekauften Auto, die unerwartete Absetzung eines Chefs im Klinikum durch Votum seines Personals oder die beeindruckenden Erlebnisse beim ersten Übertritt der Zonengrenze nach der Maueröffnung. Trotz der hell strahlenden Peitschenleuchten auf dem Platz und den angrenzenden Straßen konnte man in der Dunkelheit nur die nächsten Umstehenden erkennen. Eine verlockende Anonymität für viele Menschen: Unerkannt konnte man seinen Unmut loswerden, unerkannt konnte man andere beobachten, unerkannt konnte man kommen und gehen.

Am 6. Dezember wurde von den Bürgern der Stadt Dresden die Stasi-Zentrale in der Bautzner Straße gestürmt. Aus der chirurgischen Abteilung war keiner beteiligt gewesen, wie sich bei Gesprächen während der Mittagspause herausstellte. Dr. Neumann, die in letzter Zeit häufiger mit ihren Mitarbeitern gemeinsam zu Mittag gegessen hatte, wusste gar nichts davon. Die Stasi-Leute sollen Unterlagen vernichtet haben, wusste Anke zu berichten, deshalb habe sich eine aufgebrachte Menschenmenge vor dem Gebäude angesammelt. Wie die Information dieser Leute erfolgt sei, wisse sie nicht. Am Abend seien wohl sogar Staatsanwalt und Polizei eingeschritten und man habe die Räume versiegelt, um die Fortsetzung der Unterlagen-Vernichtung zu stoppen.

„Mein Mann erzählte, den Stasi-Chef von Dresden sollen sie gleich verhaftet haben", warf etwas schüchtern Frau Sperling ein.

„Leider soll es aber auch Ausschreitungen gegeben haben."

„Gegen wen?"

„Gegen Stasi-Beschäftigte, die dort wohnen."

„Das ist doch kein Wunder! Angestaute Wut und Hass entluden sich eben! Das war eben keine staatlich organisierte und gesicherte 1. Mai-Demonstration!", bemerkte Cornelia spitz.

„Wie das alles wohl weitergehen wird?", mischte sich die sonst meist schweigsame Schwester Barbara ein.

„Christa Wolf, Stefan Heym und andere bekannte Leute haben in den Medien einen Aufruf für unser Land veröffentlicht. Dieser

Aufruf ist von vielen bekannten Persönlichkeiten unterzeichnet worden. Dort wird ein Weg in die Zukunft aufgezeigt."

Frau Sperling hatte sogar die Zeitung mit.

„Also, ich empfinde diesen Aufruf für unser Land nur irreführend. War das denn unser Land? Die wollen doch bloß Zeit gewinnen, um sich wieder zu etablieren!"

„Das denke ich nicht. Das ist die Sorge darüber, wie es weitergehen soll", mischte sich Frau Kühne ein.

Sybille strich sich eine Strähne aus der Stirn.

„Ich bin zwar auch nicht dafür, einen schnellen Anschluss an Westdeutschland zu suchen. Vielleicht ist eine Konföderation von zwei deutschen Staaten am besten. Helmut Kohl soll wohl demnächst sogar nach Dresden kommen."

Brigitte Neumann nickte.

„Ja, Modrow und Kohl wollen sich hier treffen. Vielleicht wäre eine Konföderation tatsächlich das Beste. Auf jeden Fall müssen bald Taten folgen. Es ziehen ja immer noch so viele nach der BRD und bei uns macht die Wirtschaft eine Talfahrt. Vielleicht gibt es nach dem Treffen Kohl-Modrow eine erste Vereinbarung."

Rücktritte, Enthüllungen über Machtmissbrauch, die Infiltrationen aller Lebensbereiche durch die Staatssicherheit – die Menschen sprachen darüber, und sogar in den Medien wurde berichtet. Auch in der Chirurgie gab es täglich Diskussionen zu den Ereignissen. Tiefgründig war dies natürlich nicht möglich, da ja die Arbeit weiterging. Manchmal wurden auch die Patienten in die Gespräche mit einbezogen. Während ein Verband gewickelt wurde, konnte man sich recht gut mit dem Patienten austauschen, oder, wenn man warten musste, bis die Lokalanästhesie wirkte. Vor allem Dr. Schöne und Cornelia waren auf diesem Weg immer über die neuesten Ereignisse informiert. Aber auch Brigitte Neumann und Frau Sperling beteiligten sich an solchen Gesprächen. Anke beklagte die Zaghaftigkeit ihres Ehemannes, während Sybilles Mann sich offenbar hervortat und sogar zum Betriebsrat in seinem Betrieb gewählt worden war. Neuigkeiten, die sie von ihm erfuhr, erzählte sie in der Abteilung weiter. Sehr skeptisch sahen alle die Wandlung von Frau Kühne, die sich trotz ihrer Zugehörigkeit zur SED mutig an den Gesprächen beteiligte. Sie habe schon immer gesagt, dass Veränderungen notwendig seien. Vom Westen aber müsse man sich doch wohl abgrenzen. Sie sei auch für Reisefreiheit, damit wir alle endlich mal die Welt kennenlernen könnten. Cornelia musste immer noch an den verweigerten Urlaubsplatz und die damalige Argumentation der Kühne denken. Sie konnte es nicht unterlassen, die Röntgenassistentin darauf hinzuweisen. Sie habe auch nur den Mangel verwalten müssen, verteidigte sich die Kühne, obwohl sie innerlich immer anders gedacht habe. Wendehals zischte Cornelia. Wendehals war überhaupt zum Modewort geworden, gab es doch viele Menschen, die in der DDR zu Funktionären, Systembefürwortern und Privilegierten gehörten, die sich plötzlich als langjährige, unerkannte Widerstandskämpfer darstellten, um ungeschoren davonzukommen oder eine gute oder zumindest unbelastete Startposition für die Zukunft zu haben.

Weihnachten verbrachte Brigitte Neumann in diesem Jahr bei der Familie ihres Bruders. Sie hatte eine kräftige Gans mitgebracht, die ihr ein Patient vom Lande besorgt hatte. Da diese noch angebraten werden musste, war sie schon am frühen Morgen des 24. Dezember zu ihrem Bruder gefahren. Wolfgang hatte eine gut gewachsene, dichte Fichte besorgt, die mit Hilfe der Schwägerin als prächtiger, bunter Weihnachtsbaum hergerichtet, auf der Anrichte im Wohnzimmer prangte. Auch hier wurde– wie früher in ihrer eigenen Kindheit – die „Weihnachtsstube", in der unter dem erleuchteten Christbaum die Bescherung stattfand, ab Vorabend verschlossen gehalten. Die Kinder hätten gern mal einen Blick in den geheimnisvollen, nicht zugängigen Raum geworfen. Die Eltern aber achteten streng darauf, dass hier keine Lockerung der Regel stattfand. Das steigerte natürlich die Spannung bis zur Bescherung. Am Nachmittag, es fing schon an zu dämmern, gingen alle gemeinsam in die Kirche. Obwohl die Zahl der Gottesdienste zum Heiligabend drastisch erhöht wurde, gab es an diesem Tag nur überfüllte Kirchen. Als Familie Neumann ankam, waren die meisten Plätze schon belegt. Sie konnten nicht zusammen sitzen. Wolfgang ging mit den beiden Mädchen auf die Empore, Erika und Brigitte fanden noch einzelne Plätze neben zwei alten Damen in der Nähe des Ausgangs. Zwei riesengroße, mit elektrischen Kerzen bestückte Fichten standen beidseits des Altarraums. Ein an und abschwellendes Gemurmel, Kindergeschrei und diverse Hustengeräusche füllten den Raum. Brigitte erinnerte sich an ihre eigene Kindheit. Da ging es auch manchmal am Heiligabend in der Kirche, wenn die Schar der Kinder besonders groß war, ziemlich laut zu. Einmal war in diesen Tumult der alte Pfarrer in die Kirche getreten und hatte geschrien, das sei schließlich ein Gotteshaus und kein Jahrmarkt. Das lag aber schon lange zurück. Jetzt ertönte das Geläut der Glocken, der Lärm verebbte und ein schwarzbärtiger Pfarrer begann mit der Liturgie. Das Evangelium des Lukas, das Orgelspiel und das gemeinsame „O du fröhliche" – jetzt war Weihnachten da. Die Kinder hatten es sehr eilig, aus der Kirche nach Hause zu kommen. Sie konnten es kaum erwarten, bis Erika die Tür zur Weihnachtsstube öffnete und rief: „Ihr könnt kommen."

Es schien so, als hätte jeder das Gewünschte bekommen. Die Kinder fingen gleich an, sich mit den Geschenken zu beschäftigen. Brigitte und Erika bereiteten das Abendbrot vor. Auch hier wurde die Tradition fortgesetzt, die sie im Elternhaus gepflegt hatten. Es gab Kartoffelsalat und Würstchen. Wolfgang entkorkte eine Flasche Rotwein, da er Brigittes Geschmack kannte. Schließlich setzten sie sich gemütlich in die Couchecke, während die Kinder ein Spiel begonnen hatten. Erika, die meist die Weihnachtsgeschenke zu besorgen hatte, erzählte von ihren Problemen, das Richtige zu bekommen. Brigitte staunte über ihre Schwägerin, was diese alles bewältigte: Familie, Haushalt, Beruf. Und dabei war sie neuerdings offensichtlich auch politisch engagiert. Wolfgang war oft auf Dienstreisen, konnte ihr also nicht viel abnehmen.

„Die Kinder übernehmen auch schon viel", sagte sie, als Brigitte ihre Bewunderung äußerte.

„Das ist alles eine Frage der Organisation."

„Wolfgang ist ein richtiger Glückspilz", dachte Brigitte. Ob er das immer richtig zu würdigen wusste? Erika machte einen zufriedenen und ausgeglichenen Eindruck und auch Wolfgang war nichts von irgendwelchen Spannungen anzumerken. Weihnachten und eigene Familie, da konnte sie schon wehmütig werden und die alte Unzufriedenheit erwachte wieder. Aber wenn sie an den rauen Alltag dachte, dann war es für sie wohl das Beste, auf sich allein gestellt zu sein. Da musste man auf Keinen Rücksicht nehmen. Erika und Wolfgang waren auf der Couch zusammengerückt, Brigitte ging zu den Kindern und beteiligte sich an deren Spiel. Dann richtete sie sich in dem großen grünen Ohrensessel, der noch aus dem Elternhaus stammte, ein. Mit einer dicken Decke über den Beinen las sie in einem Buch, das sie von Bruder und Schwägerin bekommen hatte. Ein Buch aus dem Bertelsmann-Verlag, dessen Buchclub kurz vor Weihnachten in der Dresdner Neustadt eine Filiale eröffnet hatte. Erika hatte sich am Eröffnungstag dort angestellt. Die Schlange muss riesengroß gewesen sein. Aber sie hatte zwei interessante Bücher aus dem Club-Programm erstanden. Brigitte hatte sich, als sie davon erfuhr, auch gleich für den Buch-Club angemeldet. Wer hätte das noch vor einem Jahr gedacht, dass sie hier Bücher aus westlichen Verlagen kaufen könnten. Obwohl sie sich eigentlich nicht beklagen konnte. Unter ihren immer mal wiederkehrenden Patienten war auch eine Buchhändlerin, die sie mit Raritäten und begrenzten Lizenzausgaben aus dem Buchhandel versorgte. Leider fand sie gar nicht immer die Zeit, um diese Bücher dann auch lesen zu können. Jetzt aber hatte sie Zeit und Muse, sich in ein Buch zu vertiefen. Die Kinder waren immer noch mit ihren Weihnachtsgeschenken beschäftigt, Erika und Manfred sahen sich gemeinsam eine Bildermappe an. Im Hintergrund ertönten die vertrauten Weihnachtslieder aus der Schallplatten-Sammlung des Bruders. Der Duft des Weihnachtsbaumes und die leise Musik, wohlige Wärme und Entspannung – die Weihnachtsstimmung war perfekt. Allerdings war es morgen Abend schon damit vorbei, denn sie hatte Dienst.

Außer den Chefärzten der Polikliniken hatten alle Ärzte der Stadt, die in einer ambulanten Einrichtung beschäftigt waren, in irgendeiner Form Notdienste abzuleisten. Die HNO-Ärzte und die Augenärzte beteiligten sich an den Notfalldiensten der entsprechenden Fachkliniken des Krankenhauses, die Kinderärzte an einem kinderärztlichen Bereitschaftsdienst. Allgemeinärzte und Internisten hatten an einem sogenannten DHD (Dringlichen Hausbesuchsdienst) teilzunehmen, dessen Aufgabe darin bestand, während der Schließzeiten der Polikliniken, praktisch nachts und an Wochenenden dringende Hausbesuche durchzuführen. Dafür waren in mehreren Stadtbezirken Stützpunkte eingerichtet worden, wo sich die diensthabenden Ärzte aufzuhalten hatten. Für jeden Stützpunkt stand ein Rettungssanitäter und ein Rettungssanitätswagen zur Verfügung. Daneben existierten noch eine kinderärztliche und eine allgemeinärztliche Notfallpraxis im Zentrum der Stadt, die ebenfalls nachts und am Wochenende geöffnet hatten. Hier mussten außer Chirurgen alle übrigen Ärzte, die nicht zu den genannten Fachrichtungen gehörten, sowie die Kinderärzte Nachtdienst oder Wochenenddienst ableisten. Eine Zentrale nahm die Notrufe entgegen und leitete sie telefonisch oder per Funk an die entsprechenden Stützpunkte weiter. Für chirurgische Patienten existierte ein zentraler chirurgischer Notfalldienst, an dem sich alle ambulant tätigen Chirurgen der Stadt zu beteiligen hatten. Die Zentralisierung dieses chirurgischen Notdienstes in Neumanns Abteilung brachte sowohl Vorteile als auch Nachteile. Positiv einzuschätzen war die bevorzugte Versorgung ihrer Abteilung mit Instrumentarien, Verbrauchsmaterialien und Medikamenten – natürlich im Rahmen der Möglichkeiten. Nachteilig erwies sich die Tätigkeit von betriebsfremden Kollegen und deren Mitarbeitern, die es manchmal bei der Nutzung der Einrichtung an Sorgfalt, Sparsamkeit und Schonung fehlen ließen. Letzteres galt auch für manche wenig kooperative Notfall-Patienten, die vielleicht unter Alkohol oder starkem emotionalen Druck standen, und im Wartebereich ihre Spuren hinterließen. Ja, dieser Dienst hatte Brigitte Neumann schon manches Ärgernis bereitet. Sie kuschelte sich tiefer in den Sessel. Den Gedanken an den chirurgischen Notdienst, den sie morgen Abend antreten musste, hatte sie in die hinterste Ecke ihres Hirns verdrängt.

Die letzten Monate der DDR

Das Jahr 1990 hatte begonnen. Viele gutgemeinte Wünsche waren zum Jahreswechsel geschrieben und ausgetauscht, gute Vorsätze aufgestellt und Hoffnungen geäußert worden. Es war aber auch der Zeitpunkt, an dem Rückblicke angebracht waren, Befürchtungen ausgesprochen, Zukunftsängste bedacht und dringende Aufgaben formuliert werden mussten. In der Chirurgie begann das neue Jahr verhalten. Eine unerfreuliche Nachricht erwartete Brigitte Neumann gleich am ersten Arbeitstag: Dr. Rebentisch war immer noch krankgeschrieben, vermutlich sogar noch für längere Zeit. Genaueres hatte Jolli bei der telefonischen Information durch Frau Dr. Rebentischs Vater nicht erfahren können. Das bedeutete mehr Belastung, die wohl nicht ohne zusätzliche Arbeitszeit für Dr. Neumann und Dr. Schöne zu bewältigen sein würde. Zum Glück waren alle Mitarbeiterinnen gut drauf. Offensichtlich hatte auch keiner die Absicht, sich zu verändern und nach dem Westen zu gehen. Sybille wusste zu berichten, dass Manuela wohlbehalten mit einer kleinen Tochter wieder zu Hause sei. Sie habe geäußert, gelegentlich mal vorbeizukommen, um den Kolleginnen ihren Nachwuchs vorzustellen. Cornelia schlug vor, bei dieser Gelegenheit Manuela für das Baby etwas Hübsches zu schenken. Die meisten waren aber der Meinung, man solle eher selbst mal bei ihr vorbeigehen. Schließlich erklärten sich alle damit einverstanden, dass Dr. Neumann und Sybille zunächst einen „Antrittsbesuch" bei der jungen Mutter und ihrem Baby machen sollten. Sybille bekam den Auftrag, vorher ein kleines Präsent, vielleicht einen passenden Strampler oder ein hübsches Jäckchen für das Kleine zu besorgen. Als kinderlose Ehefrau hatte sie zwar keine so große Erfahrung, war aber gern bereit, diesen Einkauf für ihre Kolleginnen zu übernehmen. Jolli meinte, da könne sie sich gleich ein bisschen in die Materie einarbeiten. Anke riet ihr ab, ins Kinderkaufhaus zu gehen. Da würde es ohnehin nicht viel geben und dann würden wegen Hamsterkäufen der subventionierten preiswerten Kindersachen jetzt sogar Personalausweiskontrollen durchgeführt. Und ab nächste Woche gäbe es eine Preiserhöhung für Kinderbekleidung, damit die billigen Kindersachen nicht in Massen gekauft würden. Als Ausgleich würde es dann dafür mehr Kindergeld für die Familien geben. Frau Sperling empfahl ein kleines Geschäft in der Neustadt, wo man sehr gut Babysachen kaufen könne.

„Da wird's auch nicht viel geben. Im Moment ist das Angebot diesbezüglich unter aller Sau", konstatierte Anke resigniert. Sie betrachtete sich als einzige Sachkundige, denn Frau Sperlings Kinder waren schon erwachsen und mit der Kühne brauchte man über dieses Thema gar nicht zu reden. Die anderen hatten keine Kinder und konnten gar nicht mitreden.

Brigitte Neumann saß nach Beendigung der Sprechstunde an ihrem Schreibtisch und ergänzte noch einige Patientenunterlagen. Heute war wieder ganz schöner Betrieb gewesen. Das müssten doch bald 80 oder 90 Patienten gewesen sein. Wenn die Rebentisch noch längere Zeit ausfiele, wäre das auf Dauer nicht zu schaffen. Sie vermutete bei Frau Rebentisch psychische Probleme und das konnte dauern. Wenn sie genauer darüber nachdachte, so musste sie feststellen, dass sich ihre Kollegin in letzter Zeit schon sehr verändert hatte. Sie war unausgeglichener, manchmal sogar unsachlich und auch unnahbar geworden. Dabei hatten sie viele Jahre gut miteinander gearbeitet. Vielleicht gab es familiäre Probleme, von denen ihr nichts bekannt war. Verschlossen war die Rebentisch schon immer gewesen, selten hatte sie irgendwelche persönlichen Dinge preisgegeben. Sie müsste einfach mal einen Krankenbesuch machen. Wenn die Krankheit noch länger dauern sollte, wäre es auch nötig, sich um eine Vertretung zu kümmern. Dr. Schöne hätte schon Ende vergangenen Jahres in die Klinik zurückkehren müssen. Da ihr Ausbildungsassistent bei Patienten und Mitarbeitern beliebt war und sowohl in Diagnostik und Therapie ein glückliches Händchen hatte, war Brigitte Neumann sehr erfreut, dass er freiwillig länger bleiben wollte. Der Klinikleiter der Chirurgie hatte sein Einverständnis dazu gegeben. Sie empfand es als eine Bereicherung, dass der junge Kollege frischen Wind in die Abteilung brachte. Sein handwerkliches Geschick bei den kleinen chirurgischen Eingriffen hatte ihr imponiert wie auch der sichere und rücksichtsvolle Umgang mit den Patienten. Sie konnte sich nicht erinnern, einen solchen Ausbildungsassistenten schon gehabt zu haben. Vielleicht konnte sie ihn überhaupt für die chirurgische Poliklinik gewinnen? Aber nein, wohl kaum. Schließlich ist die große Chirurgie in der Klinik der Traum jedes jungen Chirurgen. Außerdem war er noch ungebunden, konnte sich also auch in Bezug auf Klinik und Ort jederzeit verändern. Bei den sich anbahnenden Bedingungen konnte man auch nicht wissen, ob er nicht vielleicht gar gen Westen ginge! Außerdem engagierte er sich wohl im neugegründeten Ärztebund, da hatte er Kontakte zu vielen anderen Ärzten und Krankenhäusern. Sie packte die Patiententaschen zusammen und brachte sie zu Jolli in die Anmeldung.

„Wir hatten heute insgesamt über hundert Patienten", sagte diese, als ihr Brigitte Neumann die Patientenunterlagen übergab.

„Ja, bei uns merkt man nichts davon, dass so viele Menschen in den Westen abgewandert sind."

Oder nur die Kranken und Verletzten bleiben hier, dachte Jolli. Es stimmte schon, die Zahl der Patienten hatte sich im letzten Jahr kaum verändert, obwohl ständig von den vielen Übersiedelungen nach dem Westen die Rede war. Wie das wohl weitergehen würde.

„Hast du etwas von Adelheid gehört?"

„Zwischen Weihnachten und Neujahr war ich bei ihr. Sie war ganz gut drauf. Weihnachten hat sie bei ihren Leuten im Erzgebirge verbracht."

Die Feiertage waren eigentlich schon lange vorbei, aber in der Wohnung roch es verführerisch, eine Mischung aus Gegrilltem und frischgebackenem Kuchen. Anke stand mit hochrotem Gesicht in der Küche und holte das Rost mit den goldbraunen Broilerkeulen aus dem Herd.

Maik stand daneben und rief: „Mmmh, das riecht aber gut."

Anke lächelte zufrieden. Ihr Jüngster hatte heute Geburtstag und es machte sie glücklich, ihm mit ihrem Werk eine Freude bereiten zu können.

Aus dem Wohnzimmer rief es: „Maik, kommst du, wir wollen weiterspielen."

Dort saß nämlich die Geburtstagsgesellschaft: Oma, Papa, Wiebke sowie Maiks Freunde Lars und Brita.

„Du musst zu deinen Gästen gehen", ermahnte Anke ihren Sprössling. „Sie langweilen sich sonst. Ich bringe gleich das Abendbrot."

Maik verschwand aus der Küche und Anke konnte in Ruhe das Abendbrot vorbereiten. Später kam Tobias in die Küche und unterstützte sie. Zum Abendbrot langten die Kinder kräftig zu, offensichtlich schmeckte es ihnen. Maiks Freunde Brita und Lars wurden bald danach von ihren Müttern abgeholt. Maik und Wiebke spielten noch im Wohnzimmer, während Oma und Torsten beim Abräumen in der Küche halfen. Als Anke das Geschirr abwusch, erzählte Oma beim Abtrocknen, dass in ihrem Haus zwei schöne große Wohnungen frei geworden seien. Die Mieter wären nach dem Westen gegangen.

„Wäre das nicht etwas für euch?"

„Wohl kaum", antwortete Anke kurz. Und Tobias fügte erklärend hinzu: „Warum sollten wir umziehen? Wir haben uns hier gut eingerichtet. Der Kindergarten ist in der Nähe, ich habe es nicht weit bis zur Arbeit. Und auch Anke hat gute Verkehrsverbindung zum Dienst."

„Ihr hättet ein Zimmer mehr! Und bei uns gibt es Westfernsehen! Ich könnte auch schneller bei euch sein, wenn ihr mich braucht", lockte die Oma.

„Also, umziehen möchte ich jetzt nicht! Ich weiß im Moment auch noch gar nicht, wie es in meinem Betrieb weitergehen wird."

Ärgerlich räumte Tobias das Geschirr in den Schrank.

„Außerdem finde ich", fuhr er fort, „wenn jemand umziehen soll, dann doch eher du. Wir sind immerhin vier Personen, ein

Umzug würde für uns alle einen enormen Aufwand bedeuten. Vielleicht wollen wir auch gar nicht in eine Mietwohnung ziehen, sondern uns ein Haus bauen."

Oma traten Tränen in die Augen. „Ich hab's doch nicht so gemeint. Ich dachte doch nur. Immer waren Wohnungen knapp und jetzt bieten sich gleich mehrere Möglichkeiten!"

Obwohl Anke die Worte ihres Ehemannes mit Genugtuung zur Kenntnis genommen hatte, tat ihr die Schwiegermutter leid und sie ging versöhnlich zu ihr und umarmte sie. Diese konnte ihre Emotionen nicht mehr zurückhalten und fing an zu weinen.

„Tobias hat es nicht bös gemeint."

Adelheid sortierte die Zettel auf ihrem Tisch. Auf manchen waren Worte gekritzelt, die sie gar nicht deuten, geschweige denn lesen konnte. Diese Zettelwirtschaft behagte ihr eigentlich nicht, aber eine Notlösung bei ihren Gedächtnislücken war es eben doch. Die Schwester vom Pflegedienst hatte ihr ebenfalls empfohlen, sich alles aufzuschreiben, damit nichts vergessen würde. Aber die Zettel fielen vom Tisch oder hinter den Schrank. Eigentlich war das alles ein Teufelskreis: weil sie ständig alles vergaß, schrieb sie es auf. Aber mit dem Aufschreiben wurde das Gedächtnis nicht mehr gefordert und verkümmerte noch mehr, denn man brauchte sich nichts mehr zu merken, man hatte es ja aufgeschrieben. Und wenn die Zettel verloren gingen oder verlegt wurden, dann saß man da! Sie hatte auch versucht, ein Buch anzulegen, in das sie einschrieb, was sie sich merken wollte. Lena hatte ihr das empfohlen, damit sie alles beieinander habe. Aber das war auch nichts. Manchmal fand sie das Buch nicht, dann mussten wieder Zettel herhalten, ein andermal stand nichts davon im Buch, was sie gerade wissen wollte, weil sie es auf einen Zettel geschrieben hatte. Kreuzwort-Rätsel-Lösen machte ihr immer noch Freude, da schienen die Lücken nicht so groß zu sein. Aber gegen das schlechte Gedächtnis half das vermutlich gar nicht. Adelheid hatte sich einen Stuhl vor das Wohnzimmerfenster gerückt. Öfter saß sie jetzt vor dem Fenster, um in den Hof zwischen den beiden Wohnblöcken zu schauen. Im Moment erschien draußen alles nur in verschiedenen Abstufungen von weiß und grau. Der weiße Schnee, der die Grünanlagen bedeckte, wies an den Wegen schmutzige Ränder auf. Die grauen Pfosten der Wäschegerüste, an denen nur noch selten Mieterinnen und Mieter ihre Wäscheleinen befestigten, ragten ungenutzt in die Höhe. An einem solchen trüben Tag würde ohnehin keiner Wäsche zum Trocknen aufhängen. Vormittags kamen wenig Menschen vorbei, höchstens mal eine alte Frau oder ein alter Mann mit einem Einkaufsbeutel, einem Hund oder einem Wägelchen. Interessanter wurde es gegen Mittag, wenn die Schulkinder nach Hause kamen. Diese liefen nicht so schleppend oder langsam wie die Erwachsenen. Sie sprangen, hüpften oder rannten auch mal. Manchmal gab es auch eine Rauferei. Bei so etwas hatte sie schon mal aus dem Fenster gedroht und zur Ordnung gerufen. Genutzt hatte es nichts! Schöner war alles natürlich, wenn die Wiesen wieder grün waren, die Rosenrabatten blühten und die Wäsche im Wind flatterte. Eigentlich paradox: gerade in der kalten und trüben Jahreszeit, wo der Blick auf den Hof nichts Besonderes bot, blieb sie lieber zu Hause. Hier war es warm und gemütlich, wenn auch langweilig. Draußen auf den Wegen und Straßen war es zu glatt und schlüpfrig. Wie schnell stürzte man und hatte sich die Knochen gebrochen. Wie viele Hundert Knochenbrüche sie schon gesehen hatte! Sie ging daher im Winter nur mit ihrer Nachbarin, bei der sie sich immer einhakte, einkaufen. Manchmal kam auch Jolli, um mit ihr gemeinsam Besorgungen zu machen. Aber die Arme hatte immer wenig Zeit. Im Moment wusste sie gar nicht genau, ob Jollis Mutter noch lebte oder nicht. Aber ihre Chefin, die hätte mal zu Besuch kommen können. Die war doch alleinstehend. Adelheid seufzte. Es war schon gleich Mittag und sie hatte noch gar nichts zum Essen vorbereitet. Hunger hatte sie nicht, und auch keinen Appetit. Aber ihr Hausarzt hatte ihr ans Herz gelegt und es stand auch auf einem der vielen Zettel, mittags zu essen! Vorher musste sie ihre Medizin nehmen, aber auch das vergaß sie mitunter. Dann nahm sie diese halt nach dem Essen, allerdings wurde ihr dann immer so eigenartig. Sie setzte einen Topf mit Wasser auf den Elektroherd. Nein, Nudeln wollte sie heute nicht schon wieder kochen. Sie goss das Wasser wieder aus und holte einen Beutel Milch aus dem Kühlschrank. Hoffentlich fand sie jetzt den Reis im Schrank. Als die Milch kochte, schüttete sie den Reis hinein. Jetzt musste sie viel rühren. Sie hatte Glück, der Reis kochte nicht über und war auch nicht angebrannt. Zufrieden schüttete sie den dampfenden Brei auf einen Teller. Er war noch sehr heiß, so dass sie immer nur vom Rande nahm und kräftig über den Löffel blies. Bisschen fade zwar im Geschmack. Vielleicht hatte sie etwas vergessen. Ach und die Tabletten hatte sie auch vorher nicht genommen. Fahrig wühlte sie in einem Stoß Zeitungen, die auf dem Tisch lagen. Schließlich fand sie die Tabletten und nahm sie ein. Schwester Astrid hatte ihr die Tabletten portioniert in einer entsprechenden Schachtel vorbereitet. Wollte die Schwester heute nicht überhaupt vorbeikommen? Da musste sie ihren Teller unbedingt abwaschen, sonst würden kritische Bemerkungen fallen. Danach könnte sie sich ja noch ein paar Minuten aufs Ohr legen, ehe die Schwester kam. Hatte es jetzt geklingelt? Adelheid richtete sich auf. Sie musste sich erst sammeln, dann schlurfte sie zur Tür. Es war Jolli, an die sie heute Morgen erst gedacht hatte und nicht die kritische Schwester Astrid. Freudig umarmte sie ihre ehemalige Arbeitskollegin und Freundin und führte sie in die Wohnung. Jolli fand, dass Adelheid etwas blass aussähe.

„Du siehst auch nicht gerade erholt aus", erwiderte diese. Sie setzten sich und Jolli erzählte einiges aus der Chirurgie. Zur Zeit gab es wieder viele Knochenbrüche. Adelheid wusste das. So war das im Winter immer. Die Chefin habe jetzt immer sehr viel zu tun, da die Rebentisch krank sei. Die Zeit des jungen Assistenzarztes in der Ambulanz sei jetzt auch zu Ende, so dass alles auf der Chefin lasten würde. Sie könne daher auch nicht vorbeikommen.

„Soll ich wieder bisschen arbeiten kommen?"

Jolli schaute entgeistert die Ruheständlerin an. „Wie soll das denn gehen, Adelheid?"

„Na, ich könnte doch der Chefin etwas unter die Arme greifen."

Jolli dachte an Adelheids letzte Wochen im Dienst und die jetzige Befindlichkeit. Unmöglich!

Vermutlich hatte es gar keinen Zweck, die Absurdität dieses Vorschlages zu erörtern. Sie unterließ es auch, über den Urlaub zu sprechen. Dann würde Adelheid vielleicht den Vorschlag machen, mit ihr gemeinsam ins Riesengebirge fahren zu wollen. Das musste sie unbedingt vermeiden. Sie konnte sich gar nicht vorstellen, wie sie mit ihrer Kollegin die Bahnfahrt bewerkstelligen sollte, ganz zu schweigen von den Wanderungen in den Bergen. Um dem Gespräch eine andere Richtung zu geben, fragte sie: „Fährst du denn wieder mit der Straßenbahn durch die Stadt?"

Adelheid schüttelte den Kopf.

„Die Straßenbahnlinien fahren jetzt alle anders. Da komme ich durcheinander. Solange ich mich erinnern kann, fuhr die Linie 9 immer zum Wilden Mann und die Linie 11 nach Coschütz und Bühlau. Jetzt ist alles anders. Ich musste fremde Leute fragen, wie ich zu mir nach Hause komme."

Nach einer Weile fügte sie noch hinzu. „Das ist doch peinlich!"

„Im Frühjahr, da will ich mit meiner Nachbarin mal mit der Straßenbahn nach Bühlau fahren und in die Dresdener Heide wandern gehen. Am liebsten würde ich natürlich mit dir gehen. Aber du hast ja keine Zeit."

Unvermittelt fragte sie plötzlich. „Wie geht es deiner Mutter?"

„Sie läuft noch in der Wohnung. Aber allein kann sie nicht mehr raus. Da ist sie ganz auf mich angewiesen. Eine junge Frau in der Nachbarwohnung, die zur Zeit nicht arbeiten geht, schaut immer mal nach ihr, wenn ich nicht zu Hause bin."

Da Adelheid immer unschlüssig war, ob ihr Jolli etwas mitbringen sollte, schaute diese selbst im Küchenschrank und im Kühlschrank nach. Es schienen noch genügend Vorräte vorhanden zu sein. Die Nachbarin und Lena hatten offenbar gut vorgesorgt.

„Du hast ja schon alles aufgewaschen", rief Jolli anerkennend. Nachdem sie sich in der Küche prüfend umgesehen hatte, sagte sie: „Adelheid, ich glaube, ich muss jetzt gehen. Soll ich dir noch etwas besorgen oder mitbringen?"

Adelheids Armbanduhr ging nicht mehr, so dass Jolli den Auftrag bekam, zum Uhrmacher zu gehen.

In den Arztkonferenzen der letzten Monate ging es ungleich lebhafter zu als früher. Die neuesten Meldungen aus der Presse, Informationen der Ärzteverbände, persönliche Beobachtungen und Erkenntnisse wurden publik gemacht und diskutiert. Chefarzt Dr. Habicht, der jetzt öfter fehlte, hielt sich bei diesen Diskussionen sehr zurück. Und von der ehrenamtlichen Parteisekretärin war gar nichts mehr zu hören, der Führungsanspruch der SED war auch in praxi verloren gegangen. Umso lebhafter wurde über die Probleme des Alltags gesprochen, die auch nicht weniger geworden waren. Gerätedefekte, fehlende Verbrauchsmaterialien und Medikamentenmangel standen immer noch auf der Tagesordnung. Allerdings tauchten in den Praxen die ersten Vertreter von westlichen Pharmafirmen auf, die Präparate-Muster mitbrachten, mit denen manche Medikamentenlücke kompensiert werden konnte. Die zur Zeit nur sporadisch weitergeführten Erneuerungsarbeiten an der Poliklinik waren ebenfalls ein häufig angesprochenes Thema. An dem bereits rekonstruiertem Heizungssystem und an den Wasserleitungen gab es immer wieder Störungen, die den Arbeitsablauf behinderten. Es war ein Glücksfall für die Poliklinik, dass bei den Abwanderungen von medizinischem Personal gen Westen hier nur wenig Verluste zu verzeichnen waren, im Gegensatz zum Klinikum, dass vor allem im Pflegebereich viele Mitarbeiterinnen und Mitarbeiter verloren hatte. Zahlreiche öffentliche Werbemaßnahmen in Presse, Rundfunk und sogar auf den Montagsdemonstrationen hatten die gefährliche Situation zwar etwas entschärft, trotzdem waren einige Stationen des Krankenhauses immer noch wegen Personalmangels geschlossen. Von den Ärzten der Poliklinik hatte kein einziger die DDR verlassen und beim mittleren medizinischen Personal waren es nur drei Mitarbeiterinnen, die von Reisen in den Westen nicht zurückgekommen waren.

Dem im Klinikum gebildeten Betriebsrat gehörte auch ein Vertreter der Poliklinik an. Die mutige Gynäkologin Dr. Albrecht, die mit ihren flammenden Worten einst den Chef kritisiert hatte, wurde von den meisten für geeignet befunden. Die Aktivitäten des Klinikbetriebsrates weiteten sich damit auch auf die Poliklinik aus. Wie in vielen Betrieben, wurde im Betriebsrat beschlossen, dass sich die einzelnen Klinikchefs in einer Abstimmung des Vertrauens ihrer Ärzte zu versichern hatten, um weiter als Chef tätig sein zu können. Erstaunlicherweise waren die meisten Chefs im Klinikum von ihren Mitarbeitern mit überwältigender Mehrheit bestätigt worden. Immerhin hatten einige der Klinikleiter, aus welchen Gründen auch immer, in den letzten Jahren übertriebene Treuebekundungen zum Arbeiter- und Bauernstaat von sich gegeben, und viele waren sogar Mitglied der SED geworden. Die meisten von ihnen traten unter dem Druck der Ereignisse jetzt aus der Partei wieder aus. Die Zahl der SED-Mitglieder hatte sich innerhalb der letzten Monate um 75 Prozent verringert. Jeder wusste, wie schnell und unter welchen Bedingungen manchmal „Treue"-Bekundungen zur DDR und zur SED zustande gekommen waren. Verweigerte man sich, konnte dies nachhaltige unangenehme Folgen haben. Es schien so, als hätten die Mediziner für ein solches Verhalten großes Verständnis. Auf keine Toleranz konnten aber solche Chefs hoffen, bei denen eine nebenamtliche Tätigkeit bei der Staatssicherheit bekannt wurde oder die in höheren Parteigremien verankert waren. So hatten zwei Klinikchefs diese Abstimmung nicht überstanden und wurden ihrer Funktionen enthoben. Die Abstimmung in der Poliklinik wurde als eine der letzten im Krankenhausbereich angesetzt. Dr. Albrecht oblag es, die heikle Diskussion über die Vertrauensabstimmung in einer außerordentlichen Ärztekonferenz zu eröffnen. Habicht äußerte sich sehr siegessicher. Er habe sich nichts vorzuwerfen, seine Arbeit stets gewissenhaft erledigt und versucht, für jeden das Beste zu erreichen. Es war zu merken, dass es Dr. Albrecht nicht leicht fiel, belastende Momente wie Staatssicherheit und Parteifunktion explizit in Anwesenheit des Chefs anzusprechen. Allerdings war den meisten bekannt, dass der Genosse Dr. Habicht nebenbei als Arzt bei der Stasi Sprechstunden abhielt. Dass er damit auch ein

Mitarbeiter dieser Institution sein musste, daran zweifelte keiner. In geheimer Wahl fiel die Entscheidung. Als Dr. Albrecht das Wahlergebnis verlas, ging ein Raunen durch den Konferenzraum. Der Chef der Poliklinik war als dritter Chef im Klinikverband mit überwältigender Mehrheit abgewählt worden! Als die Zahlen im Raum zu hören waren, wurde der Chef blass und Schweißtropfen bildeten sich auf seiner Stirn. Brigitte Neumann hatte auf einmal richtiges Mitleid mit ihm. Seine Position in der Poliklinik war damit beendet. Habicht ergriff das Wort. Er könne das nicht verstehen und das ungerechte Verhalten der Kolleginnen und Kollegen nur mit Bitterkeit zur Kenntnis nehmen. Und dann kamen – in Abwandlung des lächerlichen Satzes seines großen Chefs – die Worte: „Ich habe doch keinem geschadet. Ich habe immer nur das Beste für alle gewollt." Das ungute Gefühl und das Mitleid waren auf einmal verflogen. Der Chef spürte das. Nachdem er den Raum verlassen hatte, herrschte zunächst Totenstille, dann wollte jeder öffentlich das Abstimmungsergebnis kommentieren. Dr. Albrecht beschwichtigte und meinte lakonisch, der alte Chef ist gestürzt, nun müsse man einen neuen Chef wählen. Erste Vorschläge wurden unterbreitet. Der vorgeschlagene Neurologe lehnte eine Kandidatur ab. Brigitte Neumann wäre nicht abgeneigt gewesen, aber sie wurde von keinem vorgeschlagen. Sich selbst als Kandidaten zu benennen, dazu konnte sie sich nicht entschließen. Nach langem Hin und Her wurde schließlich Dr. Obermeyer, der Leiter der Inneren Abteilung, zum neuen Chefarzt gewählt. Nach einigen Tagen wählte er sich einen der Urologen zum Oberarzt. In der gleichen Woche musste Obermayer gemeinsam mit den bestätigten Chefärzten des Klinikums einen neuen Ärztlichen Direktor für das Krankenhaus wählen.

Fred Obermayer stammte aus bescheidenen Verhältnissen. Sein Vater hatte als Ungelernter in verschiedenen Berufen gearbeitet, zuletzt als Dreher in einem volkseigenem Betrieb. Die Mutter half im Wäscherei-Betrieb ihrer Schwester. In der DDR hatte Obermayer als Arbeiterkind leichter Zugang zum Medizinstudium als seine Frau, der als Handwerker-Tochter ein solches Studium verwehrt geblieben war. Mit dem Einschlagen einer akademischen Laufbahn, dem erfolgreichen Staatsexamen, der Approbation als Arzt und schließlich der Promotion ging für ihn, der aus einer bildungsfernen Schicht stammte, ein Traum in Erfüllung. Die anfängliche Skepsis der Eltern gegenüber den Plänen ihres Sohnes wurde bald durch Stolz verdrängt. Die Hauptaufgaben des Arztberufes – Krankheiten zu erkennen, zu behandeln oder auch zu verhüten – stellten Obermayer zufrieden. Mit der Ausbildung zum Internisten und Gastroenterologen versuchte er, seine Fähigkeiten und Fertigkeiten zu verbessern und zu erweitern. Seine Ernennung zum Oberarzt und jetzt die Wahl zum Chefarzt wertete er als Anerkennung seiner bisherigen ärztlichen Tätigkeit und Qualifikation, denn eine systemstützende Verbundenheit oder Parteizugehörigkeit konnte ihm nicht vorgeworfen werden.

Für Brigitte Neumann begann eine stark belastende Zeit. Dr. Schöne hatte seine Poliklinik-Zeit endgültig beendet und die Rückkehr von Frau Rebentisch war immer noch nicht abzusehen. So hatte Dr. Neumann wenig Zeit, über den Chefarztwechsel in der Poliklinik, der nicht ganz nach ihren Vorstellungen gelaufen war, nachzudenken. Von dem neuen Chef, der etwas jünger war als sie, erwartete sie keine große Hilfe bei der Beseitigung der ärztlichen Unterbesetzung in der Chirurgie. Dieser musste sich überhaupt erst einmal in seine neuen und ungewohnten Aufgabenbereiche einarbeiten und andererseits waren seine Kontakte zur chirurgischen Klinik sicher noch geringer als die ihren. Ein Kollege aus der chirurgischen Klinik hatte ihr kürzlich signalisiert, man wolle gern den Müffling loswerden. Ob sie nicht eine Einsatzmöglichkeit für diesen hätte? Als sie noch in der Klinik war, hatte dieser gerade seine Ausbildung als Chirurg begonnen. Er zeigte damals schon ein sehr bestimmendes Auftreten. Später trat er in die Partei ein und avancierte rasch zum Oberarzt. Damals wurde gespottet, er sei Auge und Ohr der Partei im Umfeld des Klinikchefs. Müfflings fachliche Fähigkeiten und Fertigkeiten würde sie als mittelmäßig einschätzen. Der würde es aber verstehen, sich bei ihren Mitarbeiterinnen lieb Kind zu machen und ihr die Leitung der Abteilung erschweren, vielleicht am Ende sogar streitig machen. Obwohl: Eine Führungsposition bei seiner Parteizugehörigkeit – das war jetzt vorbei. Nein, den wollte sie trotzdem nicht haben. Für die nächste Woche hatte sie sich beim Direktor der chirurgischen Klinik, ihrem früheren Chef, Professor Grafe, angemeldet, um das Personalproblem ihrer Abteilung zu besprechen und vielleicht eine Lösung zu finden. Ihre erfahrenen und treuen Mitarbeiterinnen bemühten sich, sie zu entlasten, wo dies möglich war. Besonders Cornelia hatte sich zu einer umsichtigen und einsatzfreudigen Mitarbeiterin entwickelt. Als ledige Krankenschwester war sie natürlich flexibel einsetzbar. Anke mit ihren zwei Kindern konnte einfach nicht so viel zugemutet werden und mit der neuen Schwester Barbara hatten sie keinen so guten Griff getan. Jolli, die Stütze der Abteilung in Sachen Organisation und Ordnung, war im chirurgisch- medizinischen Bereich nur eingeschränkt einsetzbar. Außerdem hatte sie durch die Pflege ihrer betagten Mutter viele zusätzliche Verpflichtungen. Sie ging auch als Einzige aus der Abteilung Adelheid besuchen. Von ihr erfuhr sie auch ab und zu etwas über die frühere Abteilungsschwester.

Es war fast 20 Uhr. Die Sprechstunde war schon lange zu Ende. Brigitte Neumann saß wieder an ihrem Schreibtisch und ergänzte aus dem Gedächtnis einige Befunde in den Unterlagen. Bis auf Cornelia, die nebenan in den Schränken rumorte, waren alle Mitarbeiterinnen schon gegangen.

„Frau Doktor, wenn sie nichts dagegen haben, würde ich gern gehen. Ich habe Ihnen noch eine Tasse Tee gekocht."

Cornelia stellte die dampfende Tasse vor die Ärztin.

„Danke, Cornelia. Du bist sehr fleißig. Ich muss auch sagen, dass ich mit deiner Arbeit sehr zufrieden bin. Besonders bei den Vorbereitungen der operativen Eingriffe bist du immer sehr umsichtig. Das hilft mir sehr, wenn ich mich auf dich verlassen kann."

„Danke! Haben sie schon etwas gehört, wann Frau Dr. Rebentisch wiederkommt?"

Brigitte Neumann verneinte. Cornelia verabschiedete sich und ließ die Chefin allein. Sie hatte Cornelia absichtlich gelobt. Jolli hatte ihr nämlich kürzlich berichtet, dass Cornelia von der gutbezahlten Arbeit einer Freundin, einer Physiotherapeutin, die in die Schweiz gegangen war, erzählt hatte. Das wäre natürlich ein Schlag ins Kontor, wenn Cornelia abspringen würde. Es passierte gar nicht so selten, dass von heute auf morgen langjährige gute Mitarbeiterinnen hier den Dienst quittierten und nach dem Westen gingen, um dort eine besser bezahlte Stelle zu übernehmen. Ihrer Kollegin Lore Kaimann war es erst kürzlich so ergangen. Auf diese Weise hatte sie ihre hochqualifizierte Abteilungsschwester verloren. Solange die Zukunft des Landes noch ungewiss blieb und die Lebensbedingungen zwischen Ost und West so unterschiedlich, so lange würden die Menschen weiter gen Westen abwandern. Da half auch nicht die kräftige Gehaltserhöhung, die jetzt für die Mitarbeiter des Gesundheitswesens angekündigt worden war. Die Ärztin riss sich von ihren pessimistischen Gedanken los und konzentrierte sich wieder auf die Arbeit. Inzwischen war es fast 21 Uhr.

„Da wurde die Hochzeit des Königssohns mit Dornröschen in aller Pracht gefeiert, und sie lebten vergnügt bis an ihr Ende."

Anke schloss das Buch mit dem roten Einband. Die Kinder wussten, jetzt war Schlafenszeit. Maik versuchte es trotzdem und bat: „Noch eine Geschichte."

Aber die Mutter ließ sich nicht erweichen. „Morgen früh müsst ihr wieder zeitig aufstehen. Und das fällt euch doch immer so schwer!"

Sie strich die Bettdecke glatt und drückte Maik einen Kuss auf die Stirn. Dann ging sie zu Wiebke, deren Bett gegenüber stand, und küsste auch sie.

Mit „Schlaft schön und träumt was Schönes", knipste Anke das Licht aus und schloss leise die Tür. Tobias hantierte noch in der Küche, aber im Wohnzimmer lief bereits der Fernseher. Sie stellte den Ton etwas leiser, damit die Kinder nicht gestört würden. Tobias brachte aus der Küche zwei Flaschen Bier und zwei Gläser mit.

„Jetzt machen wir's uns gemütlich", lachte Tobias.

„Na, im Fernsehen sieht's nicht so gemütlich aus", entgegnete sie. Es wurden gerade Bilder von den gewaltsamen Auseinandersetzungen mit der Partei- und Staatsführung in Rumänien gezeigt.

„Da haben wir bei uns Glück gehabt." Tobias goss die Gläser voll. „Bislang gab es kaum Gewalt!"

„Aber wie es sonst in Zukunft wird, wissen wir auch nicht. Ich bin gespannt, wie die Volkskammer-Wahlen im März ausgehen werden."

„Also ich denke, das Rennen wird wohl die ‚Allianz für Deutschland' machen. Der Kohl wird zwar von vielen Menschen nicht gemocht, aber die meisten hören auf ihn. Ob es wirklich bei uns mal blühende Landschaften geben wird – wer weiß das. Freie Wahlen werden jedenfalls stattfinden. Dann kannst du auch wirklich richtig wählen. Das haben wir ja noch gar nicht erlebt."

Anke und Tobias sprachen noch lange über ihre Vorstellungen von der Zukunft und ihren Wünschen. Tobias holte noch zwei weitere Flaschen Bier aus dem Kühlschrank. Sie kamen auf die Urlaubspläne für den Sommer zu sprechen, bei denen sich nun ungeahnte Perspektiven ergaben. Beide kamen ins Schwärmen. Schließlich beendete Anke mit der Ankündigung, jetzt ins Bad gehen zu wollen, sie sei müde, den Dialog. So saß Tobias allein vor seinem Bier und blickte auf den Bildschirm. Eine herrliche Landschaft, schneebedeckte Berge im Hintergrund, Seen mit dunkelblauem Wasser, einladende Häuser. Wo mochte das sein? Vielleicht sollte man gemeinsam mit den Kindern die neuen Reisemöglichkeiten nutzen. Das Geld würden sie schon irgendwie zusammenbringen. Vielleicht in die Alpen? Das könnte man schon mit dem Trabi schaffen, obwohl es sicherlich sehr unbequem wäre. Die letzte Fahrt mit den Kindern im Trabi an die Ostsee war ihm in keiner so guten Erinnerung. Mal sehen, was Anke dazu meinte. Er schaltete den Fernseher aus und verschwand im Bad. Anke war noch dort, denn bald ertönte gedämpftes Kichern, Gurren und Stöhnen aus dem Badezimmer.

Eine Versöhnung und viele Veränderungen

Das Gespräch bei Prof. Grafe hatte Brigitte Neumann nicht viel genützt. Ihr ehemaliger Chef hatte sie freundlich empfangen. Während ihrer Klinikzeit hatten ihn alle sehr verehrt. Er war nicht nur ein guter Fachmann und loyaler Chef, sondern auch ein gutaussehender Mann. Im OP-Saal konnte er von früh bis nachmittags gestanden haben, ohne dass man ihm das ansah oder anmerkte. Obwohl die meisten Patientinnen, Ärztinnen und Schwestern mit Wohlgefallen ihre Blicke auf ihn lenkten, konnten ihm selbst Übelwollende keine Liason oder einen Seitensprung nachsagen. Allerdings war er nicht nur von Bewunderern und loyalen Mitarbeitern umgeben. Als Parteiloser, der als herausragender Operateur im Rahmen der Chirurgischen Gesellschaft des Landes eine wichtige Rolle spielte, war er natürlich in der Klinik von einem Netz von bekannten und unbekannten systemtreuen Leuten umgeben, die seine Äußerungen und Handlungen argwöhnisch beobachteten. Seine zweideutigen, systemkritischen Bemerkungen passierten schnell das damals noch nicht so bekannte Meldesystem und wurden registriert. Zwar konnte er als hervorragender Fachmann seine Stellung behaupten, nicht zuletzt ließen sich die Parteioberen und Verantwortlichen in den Behörden und Betrieben oftmals bei ihm operieren, aber auch er musste auf der Hut sein. Vor einigen Wochen wurde seine Position als Klinikleiter durch das eindeutige Votum der Mitarbeiter nochmals gefestigt und gestärkt. Brigitte Neumann hatte davon gehört. Heute, so kam es ihr vor, sah er recht müde und abgespannt aus. Er erzählte ihr von der schwierigen Situation in seiner Klinik. Vor allem im Pflegebereich fehlten viele Arbeitskräfte, so dass die Verbliebenen doppelt so viel zu leisten hatten, was wiederum manche Schwester oder manchen Pfleger bewog, lieber bessere Arbeitsbedingungen und höhere Bezahlung im Westen zu suchen. Und jetzt habe er auch im ärztlichen Bereich Verluste zu verzeichnen, denn neben dem ersten Oberarzt sei auch noch eine Assistenzärztin mit ihrer Familie nach drüben gegangen. Und so schnell bekäme er auch keinen Ersatz. So konnte er Brigitte Neumanns Anliegen, Delegierung eines Arztes in die chirurgische Poliklinik, erst einmal nicht erfüllen. In der Klinik waren drei Assistenzärzte tätig, die noch keine chirurgische Ambulanz im Rahmen ihrer Facharztausbildung abgeleistet hatten, aber im Moment würden diese in der Klinik dringender gebraucht. Sichtlich erfreut war er über Brigitte Neumanns Beurteilung der Arbeit von Dr. Schöne. Frau Wiesenhütter, die alte Sekretärin, die Brigitte Neumann noch aus ihrer Zeit kannte, brachte Kaffee. Offensichtlich hatte der Professor für das Gespräch mehr Zeit eingeplant, denn sie plauderten noch über Theater und Kunst in Dresden, Pressefreiheit und Literatur. Sie waren beide recht froh über die zu erwartenden Perspektiven, aber auch besorgt über die derzeitige Situation.

In der Woche nach dem Gespräch mit Prof. Grafe stand eines Abends Dr. Rebentisch vor Brigitte Neumanns Tür. Sie brachte die erfreuliche Mitteilung mit, dass sie in einer Woche in der Chirurgie wieder anfangen könne. Äußerlich ließ sich Brigitte Neumann nichts anmerken, aber innerlich kämpfte sie mit Freude über die zu erwartende Hilfe und Ärger über die lange Abwesenheit der Kollegin. Wortlos führte sie die Rebentisch in ihr Wohn- und Arbeitszimmer. Nach einigem Zögern, versuchte die Kollegin umständlich zu erklären, dass psychosomatische Probleme ihre Arbeitsunfähigkeit bedingt hätten. Als Ursache käme eine ganze Reihe von Faktoren infrage, unter anderem auch eine sehr delikate und unangenehme Sache, die sie aber unbedingt erklären müsse. Stockend eröffnete sie Brigitte Neumann, dass ihr Mann für die Stasi gearbeitet habe, was sie eigentlich nicht gewusst habe. Richtig bestätigt habe ihr Mann das erst nach den Ereignissen am Hauptbahnhof, obwohl er früher entsprechende Vermutung ihrerseits stets als Unsinn abgetan habe. Sie sei also tatsächlich völlig überrascht gewesen. Sie habe sich in der Vergangenheit manchmal gewundert, wieso er als Reichsbahnangestellter so oft

Beratungen und Gespräche über Sicherheit zu führen habe und während der Ereignisse am Hauptbahnhof Tag und Nacht im Einsatz war. Er habe aber stets eine plausible Erklärung dafür gehabt und jegliche Stasi-Mitarbeit bestritten. Als ihr Mann jetzt seine Verbindung zur Stasi zugab, habe sie erfahren, dass er auch Informationen, die sie von ihrer Arbeit und der Poliklinik mit nach Hause brachte, an die Stasi weitergegeben habe, also auch von den Kollegen und den Mitarbeiterinnen der Poliklinik. Sie habe arglos oft und viel von ihrer Arbeit zu Hause erzählt, das sei schließlich nicht verwerflich. Und ihr Mann sei auch immer sehr interessiert gewesen und habe sie sogar nach manchen Einzelheiten gefragt. Dass er diese Informationen weiter verwendete, habe sie erst jetzt erfahren. Sie fühle sich ausgenutzt, aber auch schuldig, denn sie hätte selbst viel eher darauf kommen können und entsprechende Vorsicht walten lassen müssen.

Brigitte Neumann schluckte. „Informationen über mich? Und über die Abteilung? Und warum überhaupt? Ich denke, ihr Mann arbeitet bei der Reichsbahndirektion?"

„Pro forma schon. Er war aber auch Mitarbeiter bei der Staatssicherheit."

Mit weinerlicher Stimme fuhr sie fort: „Ich liebe doch meine Familie und hänge auch an meinem Mann, obwohl seine Unehrlichkeit unverzeihlich ist! Vor einigen Wochen, kurz nach dem Sturm auf die Stasi-Zentrale in Dresden, hat mir mein Mann gesagt, dass er nach dem Westen gehen wolle. Und wir sollten mitgehen. Er erzählte von Bedrohungen, denen Stasi-Mitarbeiter jetzt ausgesetzt seien. Es gäbe sogar schon staatsanwaltliche Ermittlungen. Man sei unter diesen Umständen seines Lebens nicht mehr sicher. Sein Chef habe sogar Selbstmord begangen. Es gäbe so viele Unterlagen bei der Stasi, die ihn belasten könnten. Er persönlich habe sich Nichts vorzuwerfen, er habe immer nur die ihm übertragenen Aufträge erledigt. Diese Aufgabenerfüllung, einschließlich der Übermittlung meiner Informationen, hätten nur der Sicherung des Staates gedient. Jetzt aber sei der Staat am Ende und damit werde er nicht mehr benötigt. Er wolle verschwinden, und zwar mit uns."

Sie hielt inne und suchte nach einem Taschentuch in ihrer Tasche. Tatsächlich traten ihr Tränen in die Augen. Mit verschnupfter Nase fuhr sie fort: „Ich kann das nicht. Meine Eltern wohnen hier. Ihnen habe ich so viel zu verdanken. Sie sind schon betagt und brauchen mich. Mein Sohn geht hier in die Schule. Ich finde diese Unehrlichkeit meines Mannes unverzeihlich. Sie wird immer zwischen uns stehen. Andererseits will ich mich auch nicht von ihm trennen. Ich liebe ihn doch. Vorige Woche unternahm er angeblich eine zweitägige Dienstreise nach München, von der ist er nicht wieder zurückgekommen. Am dritten Tag habe ich in seiner Dienststelle angerufen, wo man von einer Dienstreise gar nichts wusste. Allerdings sei er auch schon eine Woche im Dienst nicht erschienen. Ich war in großer Sorge und wusste nicht, was ich machen sollte. Meine Meldung bei der Polizei wurde zwar freundlich aufgenommen, aber man machte mir wenig Hoffnung, meinen Mann schnell zu finden. Die Zahl der Nachforschungen von Angehörigen sei in letzter Zeit sprunghaft in die Höhe gegangen. Vorgestern nun erhielt ich einen Anruf von einem Fremden aus Wien. Fragen sie mich nicht, warum aus Österreich und wer der Mann war, der sich als Freund meines Mannes ausgab. Er sagte nur, wir sollten uns keine Sorgen machen, meinem Mann würde es gut gehen. Sobald er alles geregelt habe, werde er sich wieder melden und uns nachkommen lassen. Ob nach Österreich oder sonst wohin, weiß ich nicht. Ich weiß auch nicht, was mich dann dort erwarten würde. Ich habe schlaflose Nächte gehabt und mich nun dazu entschlossen, hierzubleiben. Ich werde zu meiner Mitschuld und Gutgläubigkeit stehen. Und sie, liebe Frau Neumann, bitte ich vielmals, vielmals um Entschuldigung. Es tut mir sehr leid, dass durch mich Informationen über sie weitergegeben werden konnten. Es war nichts Verfängliches oder Belastendes – soweit ich das noch weiß –, aber es war eben über Sie und die Kollegen."

Im Raum herrschte Totenstille. Die beiden Frauen saßen sich stumm gegenüber. Dr. Rebentisch verunsichert, da Dr. Neumanns Gesicht keinerlei Regung zeigte. Dabei glaubte Brigitte Neumann nachempfinden zu können, welche Überwindung die Kollegin der

Besuch bei ihr gekostet haben mochte. Das war schon anzuerkennen. Außerdem war sie ja nur indirekt und unbewusst beteiligt gewesen. Andererseits wollte sie mit einer pauschalen Entschuldigung auch nicht alles vergessen machen. Es war nicht bekannt, in welchem Umfang, wie lange und zu welchen Sachverhalten Informationen über sie zur Stasi gelangt waren. Brigitte überlegte: in ihrer Poliklinik-Zeit hatte sie eigentlich keine ungewöhnlichen Probleme gehabt, die man hätte negativ auslegen können, und die Rebentisch war noch nicht so ewig bei ihr. Also viel geschadet haben konnte sie nicht. Aber meinte sie es wirklich ehrlich?

Etwas verlegen rückte Brigitte Neumann eine kleine Vase mit Tulpen, die in der Mitte des Tisches standen, beiseite.

„Wenn ihre Informationen nicht geschadet haben, keinen größeren Umfang aufwiesen und es ihnen wirklich leid tut, dann nehme ich ihre Entschuldigung an."

Frau Rebentisch erhob sich hastig von ihrem Platz, ging auf Brigitte Reimann zu und umarmte sie.

„Danke! Danke!", rief sie überschwänglich, „ich danke ihnen, liebe, sehr verehrte Kollegin!"

Dann setzte sie sich wieder. Brigitte Neumann rückte etwas unsicher erneut an der Vase in der Mitte des Tisches.

„Wissen Sie, ich habe während meines Studiums eine Unvorsichtigkeit begangen und mich an Aktionen beteiligt, die sich gegen die Partei und die von ihr beherrschte Staatsmacht richteten. Wir sind damals verraten worden. Man drohte mir mit Exmatrikulation, es sei denn, ich würde mich kooperationsbereit zeigen und bestimmte Informationen liefern. Ich stritt alles ab. Durch glückliche Umstände gelang es letztendlich nicht, mir eine Beteiligung nachzuweisen, obwohl man mir gegenüber immer so auftrat, als ob man alles wüsste. Ich bin standhaft geblieben und konnte eine Verpflichtung abwehren. Der Schrecken und die Angst blieben aber und haben mich begleitet, eigentlich bis zum heutigen Tag. Ich habe mich immer bemüht, ein ‚unauffälliges' Leben zu führen, ohne mich jedoch verbiegen zu müssen. Meine Arbeit stellt mich zufrieden, viele Wünsche blieben natürlich offen.

Ich habe versucht, mich zu arrangieren. Deshalb glaube ich nicht, dass über mich etwas Verfängliches zu melden war."

Nach einer Pause fügte sie hinzu: „Jetzt wird sich hoffentlich hier im Land alles ändern!"

Brigitte Neumann erhob sich: „Es ist schon spät. Im Moment ist es auf Arbeit ganz schön stressig. Da bin ich recht froh, wenn Sie bald wieder im Dienst erscheinen."

Nachdem die Rebentisch gegangen war, goss sich Brigitte Neumann ein Glas Rotwein ein. Zu einem zweiten reichte es nicht mehr. Die Flasche war schon leer. Der Cabernet Sauvignon aus Frankreich war eben doch etwas anderes als das Erlauer Stierblut, das früher von ihr gekauft wurde. Vielleicht war es unklug, Dinge aus ihrer Vergangenheit, von denen kaum jemand wusste, dieser Kollegin preis zu geben. Deren Offenheit und selbstkritisches Verhalten fand sie jedoch bewundernswert. Vermutlich hatte sie dieses Verhalten dazu animiert, Geheimnisse aus der eigenen Vergangenheit der eigentlich fremden Kollegin zu erzählen. Nun musste gegenseitiges Vertrauen wieder aufgebaut werden.

Jeden Tag konnte man in der Zeitung Überraschendes lesen. Neue Parteien und Organisationen formierten sich und veröffentlichten ihre Aufrufe. Die ehemaligen Blockparteien der DDR verbündeten sich mit ihren Pendants im Westen. Die sogenannten Bürgerbewegungen fusionierten untereinander oder mit etablierten Parteien. Das Interesse an den neuen Parteien und Gruppierungen war groß. Berufsverbände gründeten sich überall. Auch bei den Ärzten wurden Bündnisse gebildet und erste Kontakte zu entsprechenden westdeutschen Verbänden geknüpft. In Berlin, in den Bezirken, ja sogar in den Städten waren sogenannte runde Tische gebildet worden, an denen Vertreter der neuen Parteien und Organisationen, der Kirchen und der Bürgerrechtler die Arbeit der staatlichen Dienststellen kritisch durchleuchteten und anstehende Aufgaben berieten. Vorwürfe und Entlastungen, Vorschläge und Gegenvorschläge, oftmals blockierten sich die Initiatoren gegenseitig. Zu den Montagsdemonstrationen in den großen

Bezirksstädten wurde nicht nur Vergangenheitsbewältigung gefordert, sondern auch Optionen für den zukünftigen Weg des Landes vorgetragen. In zunehmenden Maße trat die Thematik „Wiedervereinigung" in den Vordergrund. Auch hier waren die Meinungen gespalten: Ein Teil der Bürger wollte die schnelle Vereinigung mit der Bundesrepublik Deutschland, westliche Lebensbedingungen und die attraktive D-Mark. Eine der Losungen auf den Transparenten der Demonstranten lautete: „Bekommen wir die D-Mark nicht hier, dann gehen wir zu ihr." Der kurze und oberflächliche Einblick in den Westen, der nach dem Mauerfall vielen Menschen erstmals möglich war, zeigte gepflegte Straßen, volle Geschäfte mit einem überwältigenden Angebot und schnittige Autos, alles im Überfluss und eine unbekannte Freiheit. Der ständige Mangel, der die Menschen in der DDR jahrzehntelang begleitet hatte, den gab es dort nicht. Ein anderer Teil der Bürger sah aber nicht nur die leuchtenden Fassaden des Westens, sondern auch das, was in Gefahr geraten könnte: ihre Wohnungen, ihre Grundstücke, ihre soziale Sicherheit, ihre Positionen, ihre Arbeit. Jetzt bestand die Notwendigkeit, sich für etwas frei zu entscheiden, kein vorgezeichneter Weg, der zu befolgen war. Bei dieser neuen und ungeübten Freiheit musste man sich positionieren. Der sogenannte dritte Weg, nicht den diskreditierten Sozialismus der DDR und nicht den monetär dominierten Kapitalismus des Westens, das schwebte vielen Menschen vor. Wenn Wiedervereinigung, dann höchstens viel später. Ein unbekannter Weg, der vielleicht Jahrzehnte dauern konnte oder vielleicht sogar völlig im Desaster endete. Der Aufruf „Für unser Land" der Schriftstellerin Christa Wolff, anderer Persönlichkeiten und vieler Bürgerrechtler kennzeichnete diese Haltung: ernsthaft einen Neuanfang, eine Mischung von Kapitalismus und Sozialismus, zu wagen. Doch mit den Unterschriften führender Genossen der alten SED-Garde wurde dieser ehrlich gemeinte, wenn auch unsichere, dritte Weg diskreditiert. Die Massen fürchteten wieder eine Hinhaltetaktik der alten SED-Kader, und die Zahl derer, die eine baldige Wiedervereinigung wünschten, nahm ständig zu. Ein reger innerdeutscher Austausch, zwischen Städten, Parteien und Organisationen intensivierte dieses Drängen. Bei den ersten freien Wahlen zur Volkskammer im März 1990 gewann die Allianz für Deutschland, bestehend aus CDU und einigen kleineren, neugegründeten Organisationen. Die meisten Bürgerrechtler und ihre Gruppierungen, die eigentlichen Initiatoren der gesamten friedlichen Revolution, noch vor Monaten bejubelt, gefeiert und begrüßt, hatten erheblich an Rückhalt eingebüßt. Der eigenständige dritte Weg, mit dem die Bürgerrechtler eher bei der SED lagen als bei den Massen, hatte ihnen wenig Zustimmung bei einem Großteil der Bevölkerung eingebracht. Die neue, CDU-geführte Regierung arbeitete zielstrebig Richtung Wiedervereinigung der beiden deutschen Staaten. Die Verhandlungen zwischen Ost- und Westdeutschland waren natürlich Verhandlungen zwischen zwei ungleichen Brüdern. Der große Bruder konnte eine auf Weltniveau gut florierende Wirtschaft und eine funktionierende Demokratie vorweisen, der Osten blickte auf eine zusammengebrochene Planwirtschaft mit einem Wirtschaftschaos und zerrütteten Staatsfinanzen. Den einen Staat überforderte in zunehmendem Maße die hohe Zahl der Übersiedler, der andere Staat litt unter der Abwanderung der Menschen. Schnelle Hilfe benötigten eigentlich beide Seiten. Die Stunde des Westens war gekommen. Die Bedenken der vier Besatzungsmächte hinsichtlich einer Vereinigung der beiden deutschen Staaten zu einem starken Gesamt-Deutschland mussten entkräftet werden. Nicht überall in Europa war ein einiges und starkes Deutschland gefragt und gewünscht.

Ungeachtet dieser großen gesellschaftlichen Umwälzungen auf dem Gebiet der DDR gab es weiterhin Knochenbrüche und Verletzungen, Unfälle und Operationen, Erkrankungen und Rehabilitationen, Geburten und Todesfälle. Das Gesundheitswesen in der DDR hatte auch unter diesen ungünstigen Bedingungen weiter zu funktionieren. Die dezimierte Zahl der Mitarbeiter und Mitarbeiterinnen musste – wie auch immer – erhöht werden. Während noch vor einem Jahr Wehrdienstverweigerer zu den Bausoldaten mussten und noch anderen Repressalien ausgesetzt waren, konnten sie jetzt Zivildienst leisten, zum Beispiel in den Krankenhäusern oder anderen sozialen Einrichtungen. Aber auch die materiell-technische Basis der Gesundheitseinrichtungen musste verbessert werden, damit sie weiter funktionieren konnten. Bislang stand den Ärzten in der DDR eine überschaubare Zahl an Medikamenten zur Verfügung, wenn auch häufig mit Einschränkungen. Mit moderner, devisenabhängiger Medizintechnik waren meist nur die Universitätskliniken ausgestattet, und auch diese nur mangelhaft. Die ersten Vertreter westdeutscher Pharmafirmen tauchten schon bald in den Kliniken und Polikliniken auf, westliche medizintechnische Betriebe stellten ihre neuesten Produkte vor. Die überall verteilte „Rote Liste", ein dicker Wälzer mit über tausend Seiten mit den in der BRD zugelassenen Medikamenten dokumentierte eindrucksvoll die Vielzahl der erhältlichen Medikamente. Westdeutsche Kommunen und Organisationen, aber auch Betriebe, Einrichtungen und Einzelpersonen spendeten Sanitätsfahrzeuge, Medizintechnik, Verbrauchsmaterialien und Medikamente. Krankenhäuser und ambulante Einrichtungen wurden nach Jahrzehnten des Mangels von einer Fülle dieser Dinge überrollt, dass sich die medizintechnische Basis schlagartig verbesserte, mancherorten aber auch der Durchblick verloren ging. Die Beschäftigten der Gesundheitseinrichtungen im Osten waren überwältigt von dieser Hilfsbereitschaft und Solidarität aus dem Westen. Die Währungsunion zwischen den beiden deutschen Staaten ab Juli 1990 erleichterte den Bezug von Medikamenten und Gerätschaften aus dem Westen. Aber: Wo viel Licht – ist viel Schatten. Die von Ost und West mehrheitlich angestrebte Wiedervereinigung warf nämlich ihre Schatten voraus. Das Sozialversicherungssystem des Ostens musste angepasst werden, von der Einheitskrankenkasse zur Multi-Krankenkassenlandschaft. Die überwiegend staatliche Finanzierung der meisten Krankenhäuser in der DDR wurde durch das duale Finanzierungsprinzip des Westens abgelöst, das heißt sowohl Krankenkassen als auch die Träger der Gesundheitseinrichtungen waren für die Finanzierung verantwortlich. Veränderungen ungekannten Ausmaßes standen bevor und mussten bewältigt werden.

Zeit und Dauer der Arztkonferenzen in der Poliklinik änderten sich unter dem neuen Chef kaum. Fast jeder hatte zu den Zusammenkünften eine Neuigkeit, die von allgemeinem Interesse war, beizusteuern, woraus sich wiederum lebhafte Diskussionen ergaben. Der neue Chef Obermayer hatte zu tun, dass die Gespräche und Beiträge noch im betriebs- und fachbezogenem Rahmen blieben. Durch Ärzteverbände, Krankenkassen, Versicherungen und auch Pharmafirmen wurden immer wieder Informationsveranstaltungen zu allen möglichen Bereichen des Gesundheitswesens angeboten. Für viel Diskussion sorgte die geplante Umgestaltung der ambulanten medizinischen Versorgung. Als Hauptträger der ambulanten Betreuung der Patienten war zukünftig der einzelne niedergelassene Arzt vorgesehen, die Polikliniken sollten in einem bestimmten Zeitraum aufgelöst werden. Eine administrative Vorgabe, wie man das gewohnt war, gab es zu dieser Perspektive zunächst nicht. Die meisten Ärztinnen und Ärzte waren der Meinung, man komme doch jetzt recht gut miteinander aus und könne auch unter anderen gesellschaftlichen Bedingungen die kollektive Arbeitsweise unter dem Dach der Poliklinik beibehalten. Bisher hatte keiner der ärztlichen Kollegen der Poliklinik den Wunsch geäußert, freiberuflich in eigener Praxis und nicht mehr in der kommunalen Poliklinik tätig zu sein. Vielmehr beschäftigte alle, dass fortan das Leistungsprinzip und der Kommerz Einzug in die medizinische Betreuung halten würden. Jetzt sollte die Arbeit nicht mehr pauschal honoriert, sondern nach Leistung bezahlt werden. Bisher fand die ärztliche Behandlung – natürlich entsprechend den gegebenen Möglichkeiten – allein nach ärztlich-medizinischen Gesichtspunkten statt, denn die Vergütung war leistungsunabhängig. Ein grundlegender Wandel, der zweifellos die Einstellung zur Arbeit verändern würde.

Dr. Mittenzwei, einer der drei Hautärzte, meldete sich in der Konferenz zu Wort: „Ich finde es richtig, dass sich endlich Leistung lohnt. Ob man bisher viel oder wenig gearbeitet hat, wirkte sich überhaupt nicht auf das Gehalt aus. Da werden sich Diejenigen, die sich bisher auf Kosten ihrer Kollegen ausgeruht haben, ganz schön wundern."

Die meisten der anwesenden Kollegen nickten bestätigend. Elvira Manuschewski, auch Hautärztin der Poliklinik, warf einen verächtlichen Blick auf ihren Kollegen. Obermayer musste schmunzeln, da er die entsprechenden Diskussionen aus der Hautabteilung kannte. Dort glaubte jeder, er arbeite zu viel und der andere ruhe sich auf seine Kosten aus. Ein neues, großes Problem sei die Leistungserfassung, darin waren sich alle einig. Dazu sollte der sogenannte Einheitliche Bewertungsmaßstab (EBM), der in der alten Bundesrepublik Deutschland schon länger galt, eingeführt werden. Einige Ärzte hatten die ersten Exemplare dieses Regelwerkes schon bekommen. Hiernach wurden die einzelnen ärztlichen Leistungen mit Leistungskennziffern versehen und mit Punkten bewertet, die erfasst werden mussten. Auf den ersten Blick entsprachen die Punktwerte oft nicht dem Aufwand, der zur Leistungserbringung nötig war.

„Ich finde es ungerecht, wenn ich für ein längeres, zeitaufwändiges Gespräch mit einem neurotischen Patienten einschließlich ausführlicher Ursachenforschung seiner Beschwerden so wenig Punkte bekomme und andererseits mein internistischer Kollege für eine kurze endoskopische Untersuchung, die zehn Minuten dauert, vielleicht das Dreifache der Punktzahl erhält."

Die Fachärztin für Neurologie und Psychiatrie, Frau Rauschenbach, die während der Konferenzen immer wie geistesabwesend wirkte, schaute böse zum Chefarzt.

Im Moment könne man dies nicht ändern, erwiderte dieser. Aber es fließe eben nicht nur die Zeit, sondern auch der materielltechnische wie auch personelle Aufwand in die Punkte-Kalkulation ein. Bei einem Gespräch benötige man keine nennenswerten, kostenaufwändigen Hilfsmittel, bei einer endoskopischen Untersuchung ein teures Gerät und eine Assistenz-Person. Aber vielleicht könne man diesen Einwand, und es gäbe sicherlich noch mehr, bei der nächsten Gelegenheit der Kassenärztlichen

Vereinigung in Dresden mitteilen. Die Neurologin meinte, damit könne sie sich nicht zufrieden geben. Es würde ihnen hier etwas übergestülpt, was sie überhaupt nicht wolle. Das werde doch dazu führen, dass Leistungen mit hohen Punktzahlen häufiger und viel lieber erbracht werden als Leistungen mit niedriger Punktzahl. Da entscheide doch in erster Linie die Honorierung und nicht die medizinische Notwendigkeit, was mit den Patienten erfolgen würde.

„Erst vor wenigen Jahren mussten wir uns bei den Laborwerten auf die neuen SI-Einheiten einstellen, da es angeblich international so gefordert würde. Jahrzehntelang gültige Normwerte, die ich im Schlafe konnte, waren auf einmal nicht mehr verwendbar. Jetzt nun, da ich mich an die neuen SI-Werte mühselig gewöhnt habe und sie einigermaßen beherrsche, muss ich mich wieder umstellen, auf die westdeutschen Labornormwerte, obwohl diese überhaupt nicht der SI-Norm entsprechen. Und jetzt soll ich noch bei jedem Patientenkontakt nachschauen, welche Leistungsnummer für meine Leistung abgerechnet werden muss. Das kostet Zeit, die mir für meine Patienten fehlt."

Manche Kollegen schauten belustigt, da die Neurologin immer schon etwas exzentrisch wirkte. So viel auf einmal hatte sie noch nie von sich gegeben. Viele Kollegen und auch der Chef blickten aber eher betreten, da sie ähnliche Überlegungen auch selbst schon angestellt hatten.

Dr. Habicht, der ehemalige Chef rief: „Ich finde die Kollegin Rauschenbach hat recht. Wir sollten das einfach nicht mitmachen. Man kann uns doch nicht dazu zwingen."

Beifall heischend schaute er sich um.

„Die neuen gesellschaftlichen Verhältnisse erfordern nun mal Veränderungen, die wir mittragen müssen. Das bringt für uns viele Mehrbelastungen. Ich denke aber, unsere neu errungene Freiheit ist das wert", entgegnete Frau Albrecht.

Dass ausgerechnet der ehemalige Chef sich zum Sprecher der Unzufriedenen machte, war der Gynäkologin unerträglich. Rauschenbachs Einwände wurden aber in den Augen der anderen

Kollegen durch die Unterstützung des abgewählten, ehemaligen Chefarztes eher diskreditiert. Es gab auch eine positive Mitteilung zu machen: die Baumaßnahmen an der Polklinik waren beendet worden. Die betroffenen Abteilungen konnten in ihre alten, nunmehr gründlich renovierten Räume zurückziehen. Auch die Internisten konnten ihr Interimsquartier im Klinikum verlassen und wieder in ihre alten Räume in der zweiten Etage des Poliklinik-Gebäudes ziehen.

Auf einer Informationsveranstaltung des Klinikums, zu der auch die Angestellten der Poliklinik geladen wurden, sollten die Mitarbeiter des Krankenhauses und der Poliklinik mit dem neuen Versicherungssystem vertraut gemacht werden. Das führte wieder zu zahlreichen Diskussionen. Wie einfach war das bisher: eine einzige Krankenkasse, ein Sozialversicherungsausweis, in den der Stempel einmal im Quartal gedrückt wurde. Und wenn das vergessen wurde, war das auch kein großes Malheur. Jetzt gab es über 200 gesetzliche Krankenkassen, Primärkassen und Ersatzkassen, dazu noch jede Menge Privatversicherungen, und dann existierten noch die sogenannten Berufsgenossenschaften, von denen sie bisher überhaupt noch nichts gehört hatten. Zur Behandlung musste fortan jeder Patient einen Behandlungsschein mitbringen, der einbehalten werden musste und auf dessen Rückseite dann die Leistungskennziffern eingetragen wurden. Früher gab es schon mal einen sogenannten Krankenschein, hörte man von den älteren Mitarbeiterinnen.

„Da muss ich ja jetzt jede Menge Listen und Statistiken führen,“ stöhnte Jolli. Und Anke fügte hinzu: „Praktisch ist alles anders. Was bleibt, ist, dass der kranke Patient zum Arzt geht, um sich behandeln zu lassen.“ Die andern Schwestern mussten lachen. „So kannst du es auch sehen!“, meinte Jolli.

Aber nicht nur den Mitarbeiterinnen schwirrte der Kopf, auch die Ärztinnen in der Chirurgie waren im neuen Versicherungssystem noch lange nicht sattelfest. Da hieß es, intensiv die entsprechenden Unterlagen zu studieren und an den Wochenenden zu Informations- und Fortbildungsveranstaltungen zu gehen. Brigitte Neumann war neuerdings fast jedes Wochenende unterwegs. Aber nicht nur die Gebührenordnung für die Privatversicherten und der erwähnte EBM für die Kassenpatienten der verschiedenen Fachbereiche standen auf den Tagesordnungen, sondern auch wirtschaftliche Aspekte in einer niedergelassenen Arztpraxis. Die Referenten waren meist Ärzte aus der alten Bundesrepublik, die auch viele praktische Tipps gaben und ihren Ost-Kollegen optimistisch die Funktionsweise des neuen System erläuterten. Manchmal traten auch Funktionäre von Wirtschafts- und Steuerberaterverbänden oder Vertreter von Pharmafirmen auf.

Die zweite freie Wahl in der DDR, die Kommunalwahl, hatte stattgefunden. Ein neuer Oberbürgermeister war von den Bürgern der Stadt gewählt worden. Die CDU erhielt die meisten Stimmen. Bei der großen Menge anstehender Probleme war es gut, dass die SPD als zweitstärkste Kraft in der Stadt zur Bildung der Stadtverwaltung herangezogen werden musste. Mit einer breiten Mehrheit konnten die anstehenden Probleme besser gelöst werden. Die alte Stadtverwaltung gab es nicht mehr. Der ungeliebte Kreisarzt wurde jetzt durch einen Dezernenten für Gesundheits- und Sozialwesen ersetzt. In öffentlichen Statements war von ihm zu hören, dass er den Ausbau des niedergelassenen Bereiches fördern wolle. Die Poliklinik-Ärzte sollten sich niederlassen, durchaus auch in ihren jetzigen Arbeitsräumen. In der Ärztekonferenz waren diese Äußerungen Anlass zu erneuten Auseinandersetzungen. Bis auf einen Kollegen waren alle der Meinung, die bisherige Form der Zusammenarbeit in der Poliklinik fortzusetzen.

Die Übergangsgesellschaft

Eine Forderung der Montagsdemonstrationen wurde erfüllt. Ab 1. Juli bestand eine Währungsunion zwischen beiden deutschen Staaten. Die begehrte D-Mark war jetzt auch im Osten Zahlungsmittel geworden. Die Gehälter wurden in D-Mark ausgezahlt, in den Geschäften beglich man jetzt stolz mit DM. Bei Sparguthaben wurde pro Person ein bestimmter Betrag Eins zu Eins umgetauscht, was darüber lag, zu einem ungünstigeren Umtauschkurs. In den Kaufhallen, die jetzt Supermarkt oder Discounter hießen, nahm von Tag zu Tag das Angebot an Waren aus der BRD zu. 40 Jahre Mangelwirtschaft hatten das bisherige Konsumverhalten geprägt. Jetzt gab es Südfrüchte, Haushaltgeräte, Textilien, Schuhe, Zeitschriften, anfangs zwar noch nicht genügend, aber es wurde täglich besser. Die Menschen waren berauscht und davon überzeugt, dass es jetzt wirklich aufwärts gehen würde. Wen wunderte es, dass altbekannte DDR-Artikel bewusst oder auch unbedacht gemieden wurden. Manches bewährte DDR-Produkt wurde kaum noch verkauft, die Assoziation mit dem alten System war zu groß.

In der Mittagspause erzählte Anke, dass sie für ihre Kinder wunderschöne Schuhe bekommen habe. Sie seien auch gar nicht so teuer gewesen. Schließlich würden sie jetzt alle Westgeld bekommen.

„Der Geldumtausch war für manche schon ein ganz schöner Verlust!", warf Frau Kühne ein.

„Wieso? Wer hatte denn schon viel Geld! Unsere Familie zum Beispiel war mit dem Umtauschsatz Eins zu Eins gut bedient gewesen, denn wir hatten keine großen Ersparnisse."

„Ihr seid vier Personen. Da kannst du schon eine Menge umtauschen. Aber wer allein ist? Und für das Alter gespart hatte?"

Jolli dachte an das Geld, was ihre Mutter auf dem Sparbuch hatte, und das Geld, welches sie sich selbst fürs Alter zurückgelegt hatte. Beides war jetzt deutlich weniger geworden.

„Dafür kannst du dir aber auch mehr für dein Geld kaufen. Und das meiste ist auch billig. Zum Beispiel Benzin", mischte sich Barbara ein, die selten etwas sagte.

„Ich brauche kein Benzin, weil ich kein Auto habe", gab Jolli ungehalten zurück und schaute Barbara genervt an. Anke ärgerte sich über Jollis aggressive Art, zumal Barbara sich auch mal an einem Gespräch beteiligte, was selten genug vorkam.

Um dem Gespräch eine andere Wendung zu geben, rief sie: „Jetzt kauft bestimmt keiner mehr im Intershop."

„Da brauchst du nicht mehr hinzugehen", entgegnete Cornelia. Das was du dir dort kaufen konntest, bekommst du jetzt fast in jeder Kaufhalle. Es wird immer schwieriger, den Überblick zu behalten. Neue Hersteller, neue Namen, neue Preise. Und wenn dann die altbekannten DDR-Produkte daneben stehen, greifst du doch nach den Westerzeugnissen. Ich frage mich immer, warum bloß?"

„Das ist die Gier nach dem Westen und allem, was von dort kommt." Frau Kühne hatte mit wachsendem Unmut die Diskussion verfolgt. „Die Lebensmittel-Betriebe von hier verlieren ihren Absatz, wenn wir die westlichen Produkte bevorzugen. Diese Betriebe gehen pleite und Arbeitsplätze gehen verloren. Dann kommen die reichen Kapitalisten aus dem Westen und kaufen diese Betriebe billig auf. Am Ende schließen sie diese und haben sich unliebsame Konkurrenz vom Hals geschafft. Die großen Banken sind auch schon da!"

Auf einmal war es still. Offensichtlich wollte dazu Keiner etwas sagen. Irgendwie hatte die Kühne auch nicht ganz unrecht. Dann nahm Jolli das Thema wieder auf: „Schwierig ist es mit den Alten. Meine Mutter findet sich in der Kaufhalle, wenn sie mal mitgeht, überhaupt nicht mehr zurecht. Sie sucht immer nach den altbekannten Packungen und Herstellern, die es meist gar nicht mehr gibt. Bei manchen Marken, die sie von ganz früher her noch kennt, greift sie wieder doppelt und dreifach zu. Ich muss es dann immer wieder ins Regal zurücklegen. Und bei Adelheid, mit der ich neulich einkaufen war, ist es ähnlich."

„Wie geht es eigentlich Adelheid?", fragte Frau Dr. Rebentisch, die heute mit den Mitarbeitern gemeinsam ihren Mittagsimbiss einnahm.

„Ihr Befinden hat sich in letzter Zeit nicht viel geändert. Sie vergisst viel, schreibt sich immer alles auf Zettel, die sie dann wiederum nicht findet. Aber zahlreiche Brocken aus dem Altgedächtnis existieren noch. Letztlich hat sie mir haarklein von ihrem Arbeitsbeginn im Krankenhaus erzählt. Da habe ich gestaunt. Natürlich weiß ich nicht, ob alles stimmte. Aber es klang sehr glaubwürdig."

Sybille rief in den Raum: „Frau Doktor, können sie mal kommen?"

Dr. Rebentisch stand auf und folgte der Schwester. Ein untersetzter Mann in blauer Arbeitskleidung mit einem jüngeren Begleiter stand an der Anmeldung und hielt seinen dick verbundenen Zeigefinger nach oben.

„Was ist denn passiert?", fragte ihn die Ärztin.

„Ich sage nur: Kreissäge", stieß der Angesprochene hervor. Es war ihm anzumerken, er konnte das Passierte nicht fassen!

„Ich habe in meinem Garten altes Holz zersägt und bin irgendwie mit dem Zeigefinger in die Säge gekommen. Tausendmal habe ich schon mit der Kreissäge gearbeitet und noch nie ist mir so etwas passiert. Irgendwie bin ich abgerutscht. Zum Glück hatte ich dicke Handschuhe an."

Frau Rebentisch nahm ihn mit in das Behandlungszimmer und Schwester Cornelia wickelte den blutgetränkten Verband ab.

„Der Finger ist ja noch dran", scherzte Cornelia.

Dr. Rebentisch nahm vorsichtig die blutige Kompresse vom Finger. „Sind sie gegen Tetanus geimpft?"

Der Verletzte wusste es nicht genau. Durch die Kreissäge war eine tiefe Schnittwunde am Finger entstanden, die ziemlich stark blutete. Die Beugefähigkeit des Fingers war eingeschränkt und auch das Berührungsempfinden der Fingerkuppe gestört.

„Wie lange ist die Verletzung her?", fragte die Ärztin, während sie den Finger untersuchte und gab Cornelia Anweisungen für die

Vorbereitung zu einem chirurgischen Eingriff. Besorgte Blicke des Patienten folgten der Schwester. Was mochte sie wohl für Instrumente aus dem Schrank holen?

Um ihn über das weitere Vorgehen in Kenntnis zu setzen, erklärte Frau Rebentisch: „Wahrscheinlich ist ein Blutgefäß mit verletzt worden. Da es so sehr blutet, legen wir erst eine Blutleere mit einer Manschette an, dann gebe ich ihnen eine örtliche Betäubung. Zunächst säubere ich die Wunde und prüfe dann, ob eine Beugesehne oder ein Nerv mit verletzt worden sind. Und alles, was durch die Säge durchtrennt worden ist, nähe ich wieder zusammen."

Inzwischen hatte Anke das Team verstärkt. Sie lagerte den Patienten auf den Operationstisch und schaltete die große OP-Leuchte an. Cornelia rollte zwei kleine Tischchen heran und legte sich das Instrumentarium zurecht. Der Patient bekam eine straffe Manschette um den Oberarm gelegt. Dr. Rebentisch hatte inzwischen eine große weiße Gummischürze umgebunden und sich ausgiebig die Hände gewaschen und desinfiziert. Anke hielt ihr die Gummihandschuhe hin und Cornelia reicht ihr die Spritze.

„Na, dann wollen wir mal", sagte sie.

Der handchirurgische Eingriff war lange schon beendet und Frau Rebentisch hatte inzwischen eine ganze Reihe weiterer Patienten versorgt, als Brigitte Neumann in der Abteilung auftauchte. Sie kam von einer Besprechung beim neuen Chefarzt.

Dieser hatte, entgegen allen bisherigen Gepflogenheiten, nur die Abteilungsleiter zu einer Beratung gebeten. Anlass war ein Gespräch des Klinikverwaltungsdirektors mit ihm, in dem es um die von der Stadt angestrebte Auflösung der Polikliniken ging. Er wolle umgehend diese neue Situation seinen Abteilungsleitern mitteilen, hatte Obermayer begonnen. Die Klinikleitung fühle sich an die Vorgaben der Stadtverwaltung gebunden und wolle letztendlich, wenn auch nicht sofort, die Poliklinik abschaffen. Dem stehe das Diskussions-Ergebnis der letzten Konferenz entgegen: alle seien für einen Fortbestand der Poliklinik. Er bat um Lösungsvorschläge von den Abteilungsleitern, in welcher Form die Einrichtung weiterbestehen könne. Der Verwaltungsdirektor habe als ersten Schritt die verwaltungsmäßige Abtrennung der Poliklinik vom Krankenhaus angekündigt. Das sei auch finanztechnisch bei der zukünftigen Finanzierung der Krankenhäuser gar nicht anders machbar. Das Krankenhaus wolle gern materielle und personelle Hilfe leisten, aber nur vorübergehend. In Zukunft müsse die Poliklinik aufgelöst oder zumindest ein eigenständiger Betrieb werden. Um die Meinung seiner Abteilungsleiter zu dieser Problematik zu befragen, hatte der Chef diese Beratung anberaumt. Man habe in der Poliklinik nur zwei Verwaltungskräfte, nämlich eine Inventarverwalterin und eine technische Verwaltungsleiterin. Buchhalterische Kenntnisse seien nur beschränkt vorhanden. Er sei kein Ökonom, erklärte Obermayer, und habe diesbezüglich auch keine Kenntnisse. Für die Lohnbuchhaltung und Finanzbuchhaltung benötige man sicher eine oder mehrere Fachkräfte. Deren Bezahlung müsse über die Einkünfte der Poliklinik, das heißt über die Erträge aus den abgerechneten Krankenscheinen, erfolgen. Oder man löse die Poliklinik tatsächlich auf, und jeder versuche selbst eine eigene Praxis aufzubauen. Das bedeute aber auch, dass viele Mitarbeiterinnen ihre Arbeit verlören, zum Beispiel die angestellten Gemeindeschwestern, die zur Allgemeinen Abteilung gehörten, die Fürsorgerinnen in der Hautabteilung oder in der Psychiatrischen Abteilung, die Mitarbeiterinnen in der Zentralkartei. Letztlich war die Mehrheit der Kollegen gegen eine eigene Niederlassung. Die meisten der Abteilungsleiter bestätigten dies, hatten aber auch keine konkrete Vorstellung vom weiteren Vorgehen. Schließlich einigte man sich, ein Konzept zu erarbeiten und zur nächsten Arztkonferenz den anderen Kollegen vorzustellen und darüber zu diskutieren.

Aus unerklärlichen Gründen verbreitete sich jedoch in Windeseile das Gerücht in den Abteilungen, die Auflösung der Poliklinik sei beschlossene Sache. Man war sensibilisiert, denn die Tageszeitungen berichteten jetzt fast täglich von schließenden Betrieben und Einrichtungen und mancher hatte in der Familie damit schon eigene Erfahrungen mit diesen Ereignissen machen müssen. Jetzt hatte es also auch die Poliklinik getroffen. Einige Mitarbeiterinnen suchten vorsichtshalber schon nach einem geeigneten Arbeitsplatz im Krankenhaus. Man lag also nicht falsch, sich nach etwas anderem umzuschauen. Brigitte Neumann und die anderen Abteilungsleiter versuchten die Gemüter zu beruhigen, denn eine Auflösung der Poliklinik war keineswegs beschlossene Sache. Im Gegenteil, die meisten Ärzte wollten ihre Struktur erhalten.

„Wir hätten bestimmt die Möglichkeit, im Krankenhaus anzufangen, wenn die Poliklinik dicht gemacht würde", beruhigte Frau Sperling ihre Kolleginnen.

„Für mich wäre das sehr belastend, wenn ich mich in meinem Alter noch einmal verändern müsste", meinte Jolli.

Brigitte Neumann wurde ärgerlich.

„Na höre mal, Jolli! Erstens bist du nicht so alt, dass du nicht was Neues anfangen könntest. Und zweitens ist doch dein Arbeitsplatz überhaupt nicht gefährdet. Ich weiß gar nicht, wer das Gerücht in Umlauf gesetzt hat. Die Sprechstunden müssen doch weitergehen. Wer soll denn unsere Patienten versorgen? Es könnte vielleicht sein, dass die Poliklinik ein selbstständiger Betrieb wird. Wie das funktionieren soll, wissen wir allerding selber noch nicht. Im Moment wird dazu eine Konzeption erarbeitet."

Die Nachbar-Poliklinik arbeite auch noch wie bisher, ergänzte Sybille beruhigend.

So gelang es Brigitte Neumann, im Laufe der Diskussion die Gemüter einigermaßen zu beruhigen. Ihre Worte fanden bei den Mitarbeitern Gehör. Sie schienen glaubwürdig. Aber nicht allen Abteilungsleitern gelang es, ihre Mitarbeiterinnen von der Sicherheit ihres Arbeitsplatzes zu überzeugen. Und schon bald mussten die ersten Personalabgänge in der Poliklinik registriert werden, sei es durch Kündigung oder durch Aufhebungsverträge. Die in der DDR gewachsene und gefestigte Überzeugung, der Arbeitsplatz sei für immer gesichert, geriet zunehmend ins Wanken.

Als Brigitte Neumann nach einer ihrer Abendsprechstunden die Abteilung nachdenklich verließ, wurde sie am Eingang der

Poliklinik von Chef Obermayer überholt. Dieser lief forschen Schrittes und begrüßte die Chirurgin ganz euphorisch.

„Ich hatte eben ein längeres Gespräch mit zwei Mitarbeitern eines wissenschaftlichen Institutes aus Berlin", rief er ihr zu, „die sich mit der zukünftigen ambulanten medizinischen Betreuung in der ehemaligen DDR befassen. Die beiden, die mich spontan und unangemeldet aufgesucht haben, machten mir Hoffnung, dass wir unsere Poliklinik erhalten können. Allerdings benötigen wir dafür ein stabiles Stehvermögen und einen langen Atem. Es wird nicht einfach sein! Aber ich denke, zusammen werden wir das schon schaffen."

Er drückte Brigitte Neumann die Hand: „Noch schönen Abend", und lief, seine Aktentasche schwenkend, davon. Fast sah es so aus, als ob er tänzelte.

Für Mittwochnachmittag hatte eine der vielen neuen Krankenkassen zu einer speziellen Informationsveranstaltung in den großen Hörsaal des Uniklinikums eingeladen. Dabei sollten wichtige Informationen zum Einheitlichen Bewertungs-Maßstab, dem sogenannten EBM, der Leistungsbewertungsliste für Krankenkassen-Patienten, erfolgen. Zu dieser Veranstaltung waren nur ambulant-operativ-tätige Ärzte mit ihren Mitarbeitern geladen. Im Vorraum standen mehrere weißgedeckte Tische mit belegten Brötchen, Obst und Getränken, an denen sich die ankommenden Teilnehmer drängten, sich begrüßten und schließlich mit einem Imbiss oder einem Getränk oder beidem außerhalb des dichten Gedränges aufstellten. Zeitweilig war gar kein Durchkommen zu den Tischen. Der Hörsaal war überfüllt mit Ärztinnen und Ärzten, Schwestern, Angestellten und Pflegern. Es war erstaunlich, wie viele Fachrichtungen operativ-chirurgisch tätig sein konnten, denn im Hörsaal saßen nicht nur Chirurgen, sondern auch Allgemeinärzte, Hautärzte, Orthopäden, Urologen, ja sogar HNO- und Augenärzte. Die vorderen Reihen waren alle schon besetzt. Brigitte Neumann entdeckte ihre Freundin, Lore Kaimann, die für sie einen Platz frei gehalten hatte. Anke, Jolli und Barbara fanden nur auf den hinteren

Reihen noch zusammenhängende freie Plätze. Dr. Rebentisch und die anderen Schwestern gewährleisteten in dieser Zeit die Sprechstunde. Sie würden bei der nächsten Veranstaltung dabei sein. Es ging um die richtige und zweckmäßige Leistungsbewertung im ambulanten Bereich bei operativen Eingriffen. Bei einer erbrachten Leistung mussten die entsprechenden Ziffern abgerechnet werden. Ihre Anwendung schien zunächst recht verwirrend. Manche Ziffern durften nur einmal pro Quartal abgerechnet werden, auch wenn die Leistung mehrmals erbracht worden war, andere wiederum durften nicht neben bestimmten anderen Kennzahlen benutzt werden, auch wenn die Leistung erfolgt war und wieder andere durften nur bei Vorliegen bestimmter Genehmigungen durch die KV Anwendung finden. Es war recht kompliziert, zumal bislang in den Polikliniken Handlungen am Patienten nur mit einem Strich oder einem Kreuz auf einer Liste registriert worden waren. Die meisten anwesenden Ärzte hatten jedoch schon andere Veranstaltungen besucht, Details aus dem EBM erfahren und Informationsmaterial bekommen. Auch diesmal bekam jeder einige Broschüren, denen Werbematerial der ausrichtenden Krankenkasse beigefügt war. Ganz uneigennützig hatte sich die Krankenkasse also nicht engagiert.

Es wurde so viel Neues und Wichtiges vorgetragen, dass die beiden Poliklinik-Chirurginnen kaum mal zwischendurch zu einem kleinen Schwätzchen kamen. Sobald die mitteilungsbedürftige Lore versuchte, ihrer Nachbarin etwas ins Ohr zu flüstern, ertönte böses Zischen aus der dahinterliegenden Reihe ob dieser Störung. Alle lauschten gespannt den Ausführungen des Kollegen aus Hamburg. Vorher, zu Beginn hatte ein smarter junger Mann in feinem Anzug mit giftgrünem Schlips seine Krankenkasse, welche die heutige Veranstaltung gesponsert hatte, vorgestellt und deren Vorzüge bei Beitragssatz, Leistungen und Service herausgestrichen. Ungewohnte Töne, denn bisher galt die Krankenkasse als eine alternativlose Pflichtversicherung, deren Mitglied man automatisch ohne Befragung oder Zustimmung bei Eintritt in ein Arbeitsverhältnis wurde. Auf den Hörsaalbänken lagen Stöße von

Beitragsformularen für die beworbene Krankenkasse. Offenbar handelte es sich um eine Krankenkasse mit guter Organisation und großem Werbeetat.

„Ich staune immer wieder, in welcher Hülle und Fülle wir mit Informationsmaterialien versorgt werden", meinte Brigitte Neumann am Ende der Veranstaltung. „Von Geld- und Papiersparen haben die scheinbar noch nichts gehört!"

Lore nickte und fügte hinzu: „Ich wundere mich auch immer, das es zu jeglichen Veranstaltungen anschließend oder zwischendurch Häppchen oder einen Imbiss und Getränke gibt. Wir haben doch keinen Eintritt bezahlt. Wer trägt dafür die Kosten? In der Vergangenheit habe ich so etwas kaum erlebt!"

„Das stimmt! Ich finde es aber eine wunderbare Idee. Wenn wir das früher schon gehabt hätten, hätte mir vielleicht der Besuch einer Fortbildungsveranstaltung mehr Spaß gemacht."

„Hast du schon mal direkten Kontakt mit chirurgischen Kollegen im Westen aufgenommen?"

Brigitte verneinte.

„Ich war vor einer Woche mal zwei Tage in Hessen in einer chirurgischen Praxis. Einen der Chirurgen dieser Praxis hatte ich während einer Pharma-Veranstaltung kennengelernt. Er sah meine Hilflosigkeit bei der Erfassung der Sache mit den Berufsgenossenschaften und lud mich daher in seine Praxis ein. Das war eine Gemeinschaftspraxis mit drei Chirurgen, alles D-Ärzte, mit großzügiger Röntgeneinrichtung und mehreren Operationsräumen. Dagegen ist unsere Ausstattung von vorgestern. In solch einer Praxis lässt sich alles viel einfacher bewerkstelligen. Röntgen und Ultraschall befinden sich in der eigenen Praxis. Wegwerfmaterialien ersparen zeitaufwändige Wiederaufbereitung. Natürlich fällt auch mehr Müll an. Das aber scheint kein Problem zu sein. Am meisten hat mich die Personalzusammensetzung verwundert. Wir haben doch überwiegend vollausgebildete, versierte Krankenschwestern. Die Kollegen drüben beschäftigen hauptsächlich angelernte Arzthelferinnen. Das spare Kosten, hat man mir gesagt. Examinierte Krankenschwestern kosten viel mehr Gehalt, das könne man sich nicht leisten. Eine angelernte Arzthelferin bewältige nach entsprechender Einarbeitung die Aufgaben genauso gut und koste viel weniger. Jeder der Ärzte fährt ein schickes Auto, Reisen ein- bis zweimal im Jahr zum Kongress nach Italien, Florida oder sonst wohin. Da kann man nur staunen. Auch zu mir waren sie sehr generös und haben mir die Unterkunft bezahlt. Ansonsten habe ich nur einen kleinen Einblick bekommen. Was will man mehr in zwei Tagen!"

„Wir haben eigentlich vor, unsere Poliklinik weiterzuführen. Ich könnte mir gar nicht vorstellen, in Zukunft meine Tätigkeit von kaufmännischen Gesichtspunkten bestimmen zu lassen."

Brigitte Neumann packte ihre Schreibmappe in die Tasche.

„Da hast du recht. Das liegt uns nicht", bestätigte Lore und klappte ihren Sitz hoch. Als die beiden Chirurginnen den Hörsaal verließen, war dieser schon fast leer. Jolli und die anderen waren schon gegangen. Im Vorraum wurden bereits die Tische beiseite geräumt.

Anke schloss die Wohnungstür auf.

„Mama, Mama", rief es sofort aus dem Kinderzimmer. Tobias war gerade mitten beim Vorlesen einer Gute-Nacht-Geschichte. Er unterbrach das Vorlesen für Ankes Begrüßungsritual. Der Kleine sprang gleich aus dem Bett, lief auf die Mama zu und warf sich ihr an den Hals. Wiebke blieb im Bett liegen. Jeder bekam sein Küsschen auf die Stirn, auch Tobias. Während sie Maik wieder in sein Bettchen legte und zudeckte, las Tobias weiter die Geschichte von Lauras Stern. Anke verließ leise das Zimmer, da sie nicht stören wollte. Als die Geschichte zu Ende war, gab es auch von Tobias einen Kuss für die Kinder und das Licht wurde ausgemacht. Anke saß bereits im Wohnzimmer vor dem Fernseher, als Tobias aus dem Kinderzimmer kam.

„Wie war der Tag?", fragte sie ihn, ohne den Blick vom Bildschirm abzuwenden.

„Nicht besonders!"

„Wieso? Gab's Ärger mit deinem Chef?"

„Das muss ich dir in Ruhe erzählen."

Etwas abrupt knipste sie den Fernseher aus und drehte sich zu Tobias. Sie erfuhr, dass ein Sohn des früheren Betriebseigentümers, der in den 50er Jahren mit seiner Familie nach dem Westen gegangen war, heute im Betrieb aufgetaucht sei. Vorgefahren in schmucken schwarzen Karossen, begleitet von mehreren Herren und einer Dame. Man habe erst gar nicht gewusst, dass dies der Sohn des früheren Eigentümers war, den ohnehin keiner der Kollegen mehr kannte. Aber irgendwie war es dann doch durchgesickert. Die Truppe war zunächst einige Stunden beim Betriebsdirektor gewesen, um anschließend mit Vertretern der Betriebsleitung einen Rundgang durch die Werkanlagen zu machen. Die Herrschaften hätten freundlich gegrüßt, aber kein Gespräch aufkommen lassen. Vielleicht habe das daran gelegen, dass sich die anwesenden Kollegen sehr reserviert verhalten hätten. Dann seien alle wieder weggefahren. Durch einen Vertreter der Betriebsleitung habe man später erfahren, dass der Alteigentümer den Betrieb wieder übernehmen wolle. Rückübertragung nenne man das. Angeblich wolle dieser alles so weiterführen wie bisher, da sein jetziger Betrieb im Westen eine ähnliche Produktpalette vorzuweisen habe. Ein Arbeitsplatzabbau am hiesigen Standort sei also nicht vorgesehen. Aber die ewig Gestrigen unter den Kollegen haben natürlich die wildesten Prognosen in Umlauf gesetzt. Der wolle bloß die unliebsame Konkurrenz im Osten ausschalten, wir würden uns alle noch wundern, wenn der Kapitalismus wieder regiert. Obwohl deren Gefasel ihn nicht sonderlich beeindrucke, habe er doch ein ungutes Gefühl. Die Zukunft sei unsicherer geworden. Anke tröstete ihn, bei ihr sei es auch so ähnlich. Es gäbe Gerüchte über die Auflösung der Poliklinik. Aber sie glaube das nicht. Patienten und chirurgische Behandlungsstellen würde es immer geben. Auch die Chefin habe sich in diesem Sinne geäußert. Jetzt aber habe sie erst einmal Appetit auf ein richtig kühles Bier! So saßen sie dann beim Bier und spekulierten über die Zukunft ihrer Arbeitsplätze. Der Abwasch in der Küche blieb heute stehen. Eine ungewöhnliche Situation in dem sonst so pedantisch ordentlichen Haushalt!

Chefarzt Obermayer hatte schlechte Nachrichten aus Berlin mitgebracht. Die Kassenärztliche Bundesvereinigung, die Dachorganisation aller kassenärztlichen Vereinigungen der Bundesländer, hatte zu einer Informationsveranstaltung in ein Westberliner Nobelhotel geladen. Mit dem geplanten Beitritt der DDR zur Bundesrepublik war die Auflösung der Polikliniken vorgesehen. Das stellte ein umfangreiches Unterfangen dar, waren doch über 95 Prozent der ambulant tätigen Ärzte der DDR zu dieser Zeit in Polikliniken oder anderen staatlichen Einrichtungen tätig. Bis zum 31. Dezember 1995 waren diese noch zur ambulanten Versorgung zugelassen, gewissermaßen als Übergangslösung.

Den Polikliniken der DDR haftete der Makel einer systemtypischen, staatsnahen Einrichtung an. In der alten Bundesrepublik hingegen wurde die ambulante Versorgung im Wesentlichen von niedergelassenen Ärzten bestritten. Politisch war nicht zu begründen, warum die Polikliniken, diese systemverbundenen DDR-Relikte, weiterbestehen sollten. Was lag näher, als das langjährig bewährte kassenärztliche System der Bundesrepublik auch in den neuen Bundesländern zu etablieren. Außerdem lag es nicht im Interesse der Kassenärztlichen Bundesvereinigung, im Osten vielleicht effektive Strukturen zu stützen oder umzubauen, die den niedergelassenen Ärzten Konkurrenz machen oder gar als Vorbild dienen könnten. Womöglich entwickelte sich dann etwas, was in die alte Bundesrepublik überschwappte und das in Jahrzehnten gewachsene und bewährte eigene Kassenarztsystem gefährden würde. Die Informationen über die „Zerschlagung" der Polikliniken in der bisherigen DDR und deren praktische Umsetzung stießen auf der Berliner Veranstaltung, zu der Chef Obermayer geladen war, auf ein geteiltes Echo. Während einige Anwesende durch provokative Äußerungen die ganze Aktion infrage stellen wollten, schürten andere mit pessimistischen Bemerkungen zur Zukunft ihrer Region eine Art Untergangsstimmung. Es waren ja nicht nur neugewählte und bestätigte Leiter von Polikliniken und Ambulatorien anwesend, sondern auch ehemalige DDR-Kader, die noch auf ihren Posten saßen und natürlich ihre Positionen verteidigen wollten. Der größte Teil der Eingeladenen saß still und erwartungsvoll im Saal. Die im Präsidium thronenden Herren gingen recht unbeeindruckt über die vorgebrachten Einwände hinweg und erläuterten präzise die vorgesehenen administrativen Maßnahmen zur zukünftigen ambulanten Versorgung in den zukünftigen neuen Bundesländern. Da wurden nüchtern und ohne Emotionen recht einschneidende Aktionen verkündet. Es herrschte eine gespannte Atmosphäre.

Die meisten Anwesenden notierten konzentriert, fast stumpfsinnig die vorgetragenen, geplanten Maßgaben und beteiligten sich nicht an der Diskussion, allenfalls nach der Veranstaltung bei einem üppigen Menü, was für die Teilnehmer an großen runden Tischen im Nachbarraum serviert wurde. Dr. Obermayer saß neben zwei Berlinern, die sich angeregt über ihre Niederlassungspläne austauschten. Die anderen Tischnachbarn hockten eher verschüchtert und in sich gekehrt vor ihren Tellern und konzentrierten sich auf die exklusiven Speisen. Ein alle einbeziehendes Gespräch kam am Tisch nicht zustande. Man fragte sich untereinander belanglose Dinge, etwa welche Einrichtung man vertrete, welcher Fachrichtung man angehöre oder nach dem Heimatort. Aber auch an den Nachbartischen ging es nicht viel lebhafter zu. Später, im D-Zug auf der Heimatfahrt, als im Dämmerlicht Wälder, Felder und Häuser rasch vorbeiflogen, rekapitulierte Obermayer die heute erlebte Veranstaltung in Berlin. Das Ende der Polikliniken war verkündet worden! Er und seine Kollegen strebten eigentlich den Fortbestand ihrer Einrichtung an. Gab es jetzt überhaupt noch eine Möglichkeit dazu? Man müsse dafür kämpfen, so hatten es die Mitarbeiter des Berliner Forschungsinstitutes ihm kürzlich geraten. Aber von vornherein bestanden ungleiche Voraussetzungen, vermutlich, um eine solche Lösung zu erschweren. Die Leistungen der frei Niedergelassenen wurden nämlich höher vergütet als die der Ärzte in den Polikliniken. Begründet wurde dies mit der häufiger und leichter möglichen Überweisung eines Patienten an einen Kollegen in der gleichen Einrichtung, wodurch mehr Leistungen pro Patienten abgerechnet werden könnten als in der Praxis eines Niedergelassenen. Der unterstellte Gedanke – die manipulierte Mehrfachbehandlung des Patienten zur Erzielung höherer Einkünfte – war etwas völlig Fremdes und Absurdes. Er konnte sich das auch nicht vorstellen. Ganz davon abgesehen, dass dies ethisch nicht zu vertreten war, überflüssige Überweisungen innerhalb des Hauses vorzunehmen. Offensichtlich wurde den Poliklinik-Ärzten aber unterstellt, aus merkantilen Gründen sich darüber hinwegzusetzen. Dabei hatte man vergessen: Geld hatte in den Polikliniken der DDR bei der medizinischen Behandlung der Patienten kaum eine Rolle gespielt. Eigentlich waren solche Unterstellungen empörend, aber sicher gab es auch geldgierige Ärzte. Jetzt war eben alles anders und man konnte nicht ausschließen, dass man sich selbst auch verändern würde. Es war eben doch mehr ein Beitritt zur Bundesrepublik als eine Vereinigung der beiden deutschen Staaten. Die Beitretenden hatten sich anzupassen.

Die Mutter war völlig zum Liegen gekommen. Erst hatte Jolli gedacht, es sei nur eine Erkältung, die mit bewährten Hausmitteln bekämpft werden könne. Aber als dann Kurzatmigkeit und Fieber dazukamen, holte sie doch den Hausarzt aus der zuständigen Poliklinik. Es könne eine beginnende Lungenentzündung sein, meinte dieser. Genau könne er das nicht sagen, weil auch das Herz schwach sei und die Lunge leicht gestaut. Bei dem Alter, immerhin sei sie schon 90 Jahre, sei es aber das Beste, wenn sie ins Krankenhaus käme. Energisch und mit erstaunlicher Beharrlichkeit lehnte die Mutter eine stationäre Einweisung ins Krankenhaus ab. Der Arzt akzeptierte den Willen der Mutter, und auch die Tochter war eigentlich froh, ihre Mutter zu Hause behalten und selbst versorgen zu können. Er gebe ihr jetzt ein Antibiotikum und ein Entwässerungsmittel. Wichtig sei, dass sie gut gepflegt werde. Jolli versprach es. An der Tür flüsterte er ihr noch zu, dass er den Zustand als sehr bedenklich einstufe. Durch die Nachbarin, die ein Telefon besaß, ließ Jolli ihre Chefin wissen, dass sie zur Pflege der

Mutter zu Hause bleiben müsse. Sie kümmerte sich rührend um ihre Mutter. Mit kleinen Leckerbissen und diversen Getränken versuchte sie, die Nahrungsaufnahme zu gewährleisten. Gewissenhaft verabreichte sie der Mutter die verordnete Medizin. Wenn sie Zeit hatte, saß sie am Bett und erzählte von früher. Die Kurzatmigkeit ging tatsächlich zurück, aber die Mutter lag apathisch im Bett. Ein Gespräch mit der Tochter kam kaum noch zustande. Wenn Jolli sie aufrichtete, um ihr etwas zu trinken zu geben oder einen Löffel Speise einzuflößen, öffnete sie nur kurz ihre Augen. Dann blickten diese müde und ausdruckslos, als ob sie die hilfsbereite Tochter gar nicht mehr wahrnehmen würden. Am dritten Tag schließlich tat sie ihren letzten Atemzug. Gerade in dem Moment war Jolli in der Küche, um für Mittag etwas vorzubereiten. Schon an der Tür sah sie, dass die Mutter nicht mehr atmete. Nun war eingetreten, was sie schon seit Tagen erwartet und befürchtet hatte. Sie setzte sich zu der Mutter ans Bett und sprach mit ihr. Sie sprach von früher, von der gut behüteten Kindheit und von der Liebe der Eltern, die sie begleitete und wofür sie dankbar sei. Aber sie redete auch von ihren Jugendfreunden, die nicht den Vorstellungen der Eltern entsprachen, und von ihrer großen Liebe zu Max, dessen Bild immer unschärfer geworden war, und sie machte der Mutter Vorwürfe, egoistisch sie an sich gebunden und nun allein gelassen zu haben. Eine Beichte und Klage zugleich, nur hörte kein Lebender zu. Dann gab es viel zu tun. Der Doktor musste gerufen werden, um den Totenschein auszufüllen. Die Nachbarin erbot sich, sie auf den notwendigen Wegen zu begleiten. Frau Sperling, die im Auftrag der Abteilung vorbeikam, übernahm einige Aufträge von Jolli. Die Mutter wurde auf dem Leubener Friedhof, wo schon der Vater lag, kirchlich bestattet. Dr. Neumann und die Kolleginnen aus der Abteilung waren zur Beerdigung gekommen, um Jolli ihr Mitgefühl zu bezeugen und sie an diesem schweren Tag zu begleiten. Dr. Rebentisch, Schwester Barbara und Schwester Manuela, die seit kurzem wieder im Dienst war, mussten in der Abteilung die Patienten versorgen. Nach ein paar Tagen tauchte Jolli wieder im Dienst auf und es schien alles so wie früher.

Wieder lag ein anstrengender Tag hinter ihr. Brigitte Neumann saß am Schreibtisch und blätterte im Terminkalender. Schon lange hatte sie sich einen Besuch beim Bruder vorgenommen. Aber ständig kam irgendetwas dazwischen. Die Einführung des neuen Bewertungssystems in der Praxis nahm sie voll in Anspruch. Sie musste selbst sattelfest sein, um auch den Mitarbeitern Erklärungen und Hilfe bieten zu können. Hinzukamen noch die Bewertungen durch die Berufsgenossenschaften, die eher der privaten Gebührenordnung ähnelten. Ursprünglich wollte sie am nächsten Wochenende den geplanten Besuch in die Tat umsetzen, aber da wurde ihr kurzfristig ein Lehrgang zur Anerkennung als D-Arzt, dem sogenannten Durchgangsarzt, angeboten. Nur als D-Arzt war sie berechtigt, Unfälle zu versorgen und bei der Berufsgenossenschaft abzurechnen. Eine chirurgische Praxis ohne D-Arzt, das hatte auch Lore Kaimann aus dem Westen mitgebracht, rechne sich gar nicht. Das war überhaupt der neue Slogan: Es musste sich alles rechnen! Wenn sich etwas nicht rechnete, dann sollte man es lassen. Eigentlich logisch, aber ungewohnt und fremd. Im nächsten Quartal würden sie das erste Mal mit Behandlungsscheinen abrechnen. Erstaunlicherweise waren ihre Mitarbeiter recht motiviert, so dass man optimistisch in die Zukunft schauen konnte. Vielleicht gelang es sogar, die Poliklinik in ihrer jetzigen Struktur zu erhalten. An Patienten mangelte es ganz bestimmt nicht, so dass auch genügend Leistungen erbracht werden konnten. Vor kurzem hatte sie einen Brief ihrer Studienfreundin aus Bamberg bekommen. Diese lud sie ein, mal ein paar Tage bei ihr vorbeizukommen, um einen Einblick in einen normalen chirurgischen Praxisbetrieb in der alten Bundesrepublik zu bekommen. Von allen Seiten würden sie animiert, den Kollegen im Osten Hilfe zu geben. Da läge doch nichts näher, als ihrer langjährigen Freundin zu helfen. Für Brigitte Neumann bedeutete das jedoch, dass sie ein paar Tage Dr. Rebentisch alleine lassen musste. Die meisten ihrer chirurgischen Kollegen hatten schon längst Kontakte zu Westkollegen aufgenommen. Man hatte sich auf Lehrgängen kennengelernt oder die Kollegen waren durch die Fachgesellschaften „vermittelt" worden. Lieber war ihr da schon, wenn sie zu ihrer ehemaligen Studienfreundin führe als zu einem wildfremden Kollegen. Das bedeutete aber, sie musste erst wieder einen Brief schreiben. Sie könnte versuchen, ihre Freundin telefonisch zu erreichen, um etwas zu vereinbaren. Neulich hatte ein Patient berichtet, dass es jetzt leichter sei, nach dem Westen zu telefonieren. Früher musste man viele Stunden vorher das Gespräch beim Fernamt anmelden. Vermutlich wurde da auch mitgehört. Sie selbst hatte nie nach dem Westen telefoniert, aber auch bei ihrem Telefon hatte sie immer den Verdacht gehabt, dass es abgehört wurde. Der Telefonmonteur, den sie neulich wegen wiederholter Störungen beim Telefonieren bestellt hatte, meinte, da sei etwas manipuliert worden. Das überraschte sie nicht. Sie hätte sich eher gewundert, wenn sie nicht abgehört worden wäre. Glücklicherweise war das jetzt vorbei, obwohl es bei ihr nichts Verfängliches abzuhören gegeben hatte. Sie hatte stets vermieden, politisch brisante Themen am Telefon zu besprechen. Es war zwar schon spät, aber auf ein Abendbrot konnte und wollte sie nicht verzichten. Gegen alle guten Vorsätze und Kenntnisse suchte sie nach deftigen Leckereien aus dem Kühlschrank. Die frischen Eier, die ihr erst gestern eine nette Patientin vom Lande, die wegen einer komplizierten Schnittwunde behandelt wurde, mitgebracht hatte, animierten sie, ein paar Spiegeleier zu braten. Das Brot war zwar nicht mehr frisch, aber mit ungarischer Salami und saurer Gurke schmeckte es ganz gut. Dazu bot sich der angerissene Cabernet Sauvignon an, der seit vorgestern in der Ecke stand. Obwohl das jetzige Rotwein-Angebot verlockend geworden war, blieb sie bei ihrem Quantum, ein bis zwei Glas pro Tag, und bei dieser Sorte. Hunger und Appetit wurden durch den Duft der frischgebratenen Eier verstärkt, sie musste gleich im Stehen mit dem Essen anfangen. Ehe sie sich an dem Tisch platzierte, hatte sie schon gierig mehrere Bissen herunter geschlungen. Das war schon immer ihr Fehler, sie wusste das. Den ganzen Tag nicht viel essen, weil die Zeit fehlte, und abends richtig zuschlagen. Und Vitamine fehlten meist auch in ihrer Ernährung. Kein Wunder, dass ihr Gewicht immer wieder steigende Tendenz aufwies. Morgen Nachmittag würde sie gleich reichlich Obst und Gemüse einkaufen.

Eigentlich war es eine Reise ins Unbekannte. Brigitte Neumann hatte ihre frühere Studienfreundin Gisela 25 Jahre nicht gesehen. Obwohl in dieser Zeit nur ein lockerer Kontakt bestand, ab und zu mal ein Brief oder eine Urlaubskarte, entwickelte sich rasch die alte Vertrautheit zwischen ihnen wieder, als sie in Bamberg ankam. Gisela war verheiratet. Ihr Mann führte mit einem Freund eine chirurgische Gemeinschaftspraxis, in der auch Gisela stundenweise tätig war.

„Eröffne keine chirurgische Einzelpraxis!", lautete ihr Credo. „Du würdest dich tot arbeiten, denn der chirurgische Patient erwartet, dass immer ein Arzt in der Praxis anwesend ist. Ansonsten geht er bei beim nächsten Mal in die nächste Praxis, die diesen Vorstellungen entspricht, oder direkt ins Krankenhaus. Und dann hast du bald ein Problem!"

Giselas Sohn Mario studierte ebenfalls Medizin und weilte zur Zeit in den USA. Die Gemeinschaftspraxis befand sich in einer alten Villa, die entsprechend den Erfordernissen einer chirurgischen Praxis recht ansprechend umgebaut worden war. Von außen prächtiger Gründerzeit-Stil, vielleicht etwas altmodisch, aber innen zweckmäßig umgestaltet und eingerichtet. Moderne Sterilisationsgeräte, sogar zwei Ultraschallgeräte, mehrere Koloskope von unterschiedlicher Länge – alles Dinge, von denen Brigitte bislang nur träumen konnte. Sie staunte auch über die Verwendung der vielen Einmalartikel. Es herrschte reger Betrieb, als sie die Praxis betrat. Die Mitarbeiterinnen, freundliche junge Frauen, hatten ganz schön zu rotieren. Aber das mussten ihre eigenen Schwestern auch. Giselas Mann Frank, ein gebürtiger Hamburger, war immer guter Laune und fand offenbar den richtigen Ton, seine Mitarbeiter zu motivieren. Er führte Brigitte durch die gesamte Praxis und zeigte ihr stolz die neueste Errungenschaft, ein modernes Röntgengerät.

„Zwei große Wartezimmer! Braucht ihr das immer?"

„Ein Wartezimmer ist für die Kassenpatienten und eines für Privatpatienten. Die Privatpatienten erwarten das. Außerdem bezahlen die Privatversicherungen für die gleiche Leistung viel mehr als die gesetzlichen Krankenkassen. Man muss seinen Stamm an Privatpatienten halten! Gute Bedingungen für die Privaten sprechen sich herum und ziehen weitere Patienten an! Das rechnet sich." Er lachte.

Brigitte Neumann hatte davon gehört. Trotzdem überraschte sie diese Klassifizierung, die es in der DDR kaum gab.

„Das würde bei uns räumlich gar nicht machbar sein", sagte sie.

„Da werdet ihr euch etwas einfallen lassen müssen", meinte Frank.

Brigitte interessierte sich auch für die praktische Durchführung der Leistungsbewertung, für die Privatabrechnungen und die Quartalsabrechnungen. Wie sie schon bemerkte hatte, kamen in diese Praxis viele Privatpatienten. Gisela und Frank hatten immer recht gut verdient. Sie nannten ein hübsches Einfamilienhaus ihr Eigentum, der Sohn studierte in den USA, jeder hatte sein Auto und Gisela, obwohl sie nur stundenweise arbeitete, hatte eine Putzfrau. Und dann diese großen Urlaubsreisen, die für Brigitte unerreichbar schienen.

Die fetten Jahre seien allerdings jetzt vorbei, meinte Frank.

„Je mehr diagnostische und therapeutische Möglichkeiten zur Verfügung stehen, um so mehr werden sie natürlich auch genutzt. Die Patienten erwarten von uns, nein, sie fordern es häufig sogar, dass wir sie optimal nach den neuesten Gesichtspunkten behandeln. Das führt zu Leistungsausweitungen und höheren Kosten. Diese Kostensteigerung hat inzwischen dazu geführt, dass die gesetzlichen Krankenkassen die abgerechneten Leistungen nicht mehr einzeln bezahlen, sondern jetzt budgetieren wollen, das heißt, es wird nur noch eine bestimmte Geldsumme den Kassenärztlichen Vereinigungen zur Verfügung gestellt. Und diese Summe muss für alle erbrachten Leistungen ausreichen. Je mehr man abrechnet, um so weniger bekommt man dafür. Das ist wie mit der Inflation!"

Diese ökonomischen Aspekte ihrer medizinischen Tätigkeit stellten für Brigitte Neumann völliges Neuland dar. Verwirrend war das schon. Ob sie damit jemals zurecht kam?

„Demgegenüber sind die Leistungen für Privatversicherte mit ihren relativ hohen Vergütungen ein sicheres Standbein für jede Praxis. Da gibt es keine Inflation bei den Bewertungen wie bei den Kassenpatienten. Ihr im Osten müsst jetzt aufpassen, dass die Krankenkassen euch nicht über den Tisch ziehen. Wie viel Geld sie den Kassenärzten zur Verfügung stellen, ist Verhandlungssache zwischen Kasse und Kassenärztlicher Vereinigung."

„Da habe ich doch gar keinen Einfluss", gab Brigitte zurück.

„Doch, über eure Kassenärztliche Vereinigung (KV). Dort sitzen aber manchmal Funktionäre, die aus Unkenntnis oder Bequemlichkeit oder um des Friedens willen gegenüber den Kassen klein beigeben. Und wenn das bei euch dann zum Tragen kommt, dann werden es die Kassen auch bei uns versuchen. Wir sind doch inzwischen ein einiges Deutschland. Da wird das, was bei euch unter anderen Bedingungen mit weniger finanziellem Aufwand möglich ist, vielleicht auch bei uns versucht. Dafür sorgen schon die Krankenkassen, die schon immer die Ausgaben für die ärztliche Behandlung so niedrig wie möglich halten wollen. Bei einer Poliklinik könnte man das noch besser regulieren. Wir arbeiten in der freien Niederlassung. Wir entscheiden, welche Leistungen wir erbringen, wie viele Patienten wir behandeln wollen, welche Diagnostik und Therapie eingesetzt wird, welches Gerät gekauft wird, welche Mitarbeiter wir einstellen und wie wir sie bezahlen. In einer Poliklinik, so stelle ich mir das vor, wird das alles reglementiert, womöglich noch unter der Regie der Krankenkassen. Deswegen sind wir gegen die Polikliniken."

„Zu solchen Überlegungen bin ich noch nicht gekommen. Als angestellter Arzt habe ich natürlich nicht so viele Freiheiten wie du aufgezählt hast. Aber ich musste mich bisher auch weder um Leistungsabrechnung noch um finanzielle Erträge meiner Leistung kümmern. Ich konnte mich voll meiner medizinischen Tätigkeit widmen, zugegeben unter miserablen Bedingungen – keine

Geräte, keine Materialien, keine Medikamente. Ich bin natürlich froh, dass letzteres beseitigt wird, aber mit der Reglementierung, also dem Angestelltendasein, konnte ich bislang ganz gut leben. Außerdem ist unsere Ausgangsposition eine andere: Noch sind wir eine funktionierende Poliklinik!"

Frank lachte. „Du wirst sehen, dein Standpunkt ändert sich! Wenn die Lebensbedingungen sich verbessern, ändern sich auch deine Bedürfnisse. Und wenn sich die Bedürfnisse ändern, dann siehst du die Arbeit nicht nur als Befriedigung deiner medizinischen Ambitionen, sondern auch als Grundlage deiner Lebensbedingungen. Jetzt spielt das bei dir noch keine Rolle, ob du viel oder wenig arbeitest. Dein Angestelltengehalt bleibt konstant. Der Kollege neben dir, der faul ist und weniger arbeitet, bekommt das gleiche Angestelltengehalt wie du. Das ist aber letztlich ungerecht. Leistung muss sich lohnen."

Da prallten doch sehr unterschiedliche Standpunkte aufeinander, stellte Brigitte fest. Dies tat aber der freundschaftlichen Atmosphäre ihres Besuches keinen Abbruch. Die vielen Sehenswürdigkeiten von Bamberg konnte sie allerdings nicht besichtigen, dazu fehlte die Zeit.

„Du musst einfach wiederkommen. Das ist doch jetzt nicht mehr so problematisch!", meinte Gisela. Brigitte wurde herzlich verabschiedet, nicht ohne das Versprechen abzugeben, bald wiederzukommen. Voller neuer Ideen und kluger Ratschläge fuhr sie mit ihrem Trabi wieder nach Hause. Auf den Hintersitzen und im Kofferraum stapelten sich Medikamentenpackungen, Verbandsmaterialien und Kisten mit bereits genutzten chirurgischen Instrumenten, die aber durchaus noch verwendungsfähig waren.

II. Teil

Unter neuen Bedingungen

Die deutsche Wiedervereinigung, besser gesagt der Beitritt der ehemaligen DDR zur Bundesrepublik Deutschland, erfolgte offiziell am 3. Oktober 1990. Zahlreiche, vorher als unerreichbar geltende Wünsche vieler Bürger der ehemaligen DDR gingen damit in Erfüllung. Ein bislang unvorstellbarer materieller Überfluss irritierte die Menschen im Osten. Sie waren glücklich über die neuen, ungewohnten Freiheiten, die ihnen zur Verfügung standen. Von manchen wurden sie nur zögerlich angenommen, von anderen bewusst ausgenutzt. Die in den Vordergrund geratene Macht des Geldes veränderte allmählich, aber nachhaltig die Gesellschaft. Eine negative Begleiterscheinung der neuen Bedingungen stellte die Sorge um den Arbeitsplatz dar. Die großen Konzerne und Kombinate der ehemaligen DDR zerfielen. Viele der Betriebe arbeiteten ohnehin unwirtschaftlich, waren marode oder verloren durch die politischen Veränderungen im Ostblock ihre Absatzmärkte. Die Zahl der Arbeitslosen stieg rasant an. Nichts war mehr so wie vorher. Auch der Fortbestand der Polikliniken war nur noch für eine Übergangszeit vorgesehen. Sollten damit systemspezifische Strukturen, die zu sehr mit der ehemaligen DDR verbunden waren, zerstört werden? Oder waren diese Einrichtungen unerwünschte Fremdkörper in der ambulanten medizinischen Betreuung der Bundesrepublik geworden, die unberechenbare Auswirkungen auf das Gesundheitswesen des gesamten Landes mit sich bringen könnten? Die Einheitsgewerkschaft der ehemaligen DDR, der Freie Deutsche Gewerkschaftsbund, hatte sich selbst „aufgelöst", in den Betrieben wurden jetzt Betriebsräte gewählt. Die führende Rolle der Partei der Arbeiterklasse war abgeschafft worden. Hauptamtliche SED-Parteisekretäre in den Betrieben mussten ihre Büros räumen. Viele Parteigenossen standen unter argwöhnischer Beobachtung ihrer Kollegen, sofern sie nicht schon vorher ihre Haltung geändert hatten oder aus der Partei ausgetreten waren. Frau Gärtner, die ehrenamtliche Parteisekretärin der Poliklinik, beendete ihre Tätigkeit und zog in eine andere Stadt. Die Ärzteberatungskommissionen in den Polikliniken, deren Aufgabe in der Überwachung einer rationellen, zweckmäßigen Diagnostik und Therapie bei arbeitsunfähigen Patienten bestand, wurden aufgelöst.

Die Ärzte der Poliklinik hatten sich zu einer außerplanmäßigen Beratung zusammengefunden, um über mögliche Optionen ihrer Einrichtung zu beraten. Anfangs stimmten die meisten für einen Fortbestand der Poliklinik, auch der ehemalige Chef Dr. Habicht. Obermayer stellte eine Konzeption vor, die von ihm, der Frauenärztin und einem Vertreter der Zahnärzte erarbeitet worden war. Die finanzielle Vergütung der Leistungen durch die KV würden aber voraussichtlich nicht ausreichen, um den Poliklinik-Betrieb in seiner bisherigen Form aufrecht zu erhalten. Zusätzliche Kosten für einen eigenen Verwaltungsapparat müssten aufgebracht werden. Die fürsorgerische Betreuung für bestimmte Patientengruppen müsste eingestellt und an geeignete Institutionen abgegeben werden, um die Zahl der Mitarbeiter zu reduzieren und damit die Ausgaben zu verringern. Das klang alles nicht sehr verlockend. Die Sicherheit vieler Arbeitsplätze geriete im Strudel der zu erwartenden Ereignisse ins Wanken. Viele Probleme, viele offene Fragen. Diese Ausführungen blieben nicht ohne Wirkung im Kollegenkreis: die Front der Poliklinik-Befürworter fing an zu bröckeln.

„Wenn ich mir vorstelle, dass ich eine meiner beiden Mitarbeiterinnen, mit denen ich schon jahrelang zusammenarbeite, entlassen soll, kann ich mich nicht für dieses Konzept erwärmen. Und was soll mit unseren beiden Gemeindeschwestern werden? Deren Einbeziehung in die Arbeit der Praxen ist unverzichtbar." Einer der vier Allgemeinmediziner schaute fragend in die Runde. „Soll ich denen gegen meine Überzeugung sagen, wir können dich hier nicht mehr gebrauchen? Du musst dir jetzt was Neues suchen?"

„Sie beklagen, dass sie bei einem Fortbestand der Poliklinik aus Kostengründen sich von langjährigen Mitarbeiterinnen trennen müssen. Denken sie vielleicht, in der eigenen Niederlassung können sie alle diese Leute beschäftigen?"

„Wir könnten natürlich versuchen, die Mitarbeiter, die nicht mehr zu halten sind, im Krankenhaus unterzubringen. Dort gibt es immer noch große Personallücken!", warf Brigitte Neumann ein. Obermayer nickte. Diese Idee fand er gut.

„Das ist politisch gewollt, die Polikliniken zu zerschlagen! Sie sind ein Relikt aus der DDR. Und das muss weg!", rief Dr. Mittenzwei, einer der Hautärzte, mit lauter Stimme. „Dass viele Menschen dieses Ziel verfolgen, das kann ich ja noch verstehen, obwohl die medizinische Betreuung in der Poliklinik nicht so schlecht war, wie es jetzt auf einmal überall dargestellt wird. Ich finde es aber heimtückisch, wenn dies mittels finanziellem Druck erreicht werden soll. Wie kann es sein, dass die niedergelassenen Ärzte mehr Geld für die gleiche Leistung bekommen als wir in der Poliklinik? Ein Schelm der Arges dabei denkt. Da können wir doch gleich in die Niederlassung gehen."

„Und ihre Mitarbeiterinnen sind ihnen wohl unwichtig?", warf Dr. Albrecht ein.

„Das ist doch eher mein Problem. Da werde ich schon eine Lösung finden. Ihnen kann das doch gleichgültig sein, was aus meinen Mitarbeitern wird", gab dieser hitzig zurück. Die Diskussion eskalierte, so dass schließlich der Chef laut um Ruhe bitten musste.

„Wenn ich die vorgetragenen Meinungen richtig interpretiere, gibt es Kollegen, die gern zu den bisherigen Bedingungen als angestellter Arzt weiterarbeiten würden. Dafür fehlt voraussichtlich in Zukunft die finanzielle Grundlage. Es wären außerdem erhebliche Einschnitte beim Personal notwendig, um die Poliklinik zu erhalten. Ganz davon abgesehen, müssten wir auch unsere medizintechnische Ausrüstung verbessern. Hier besteht ein enormer Nachholbedarf. Wovon soll das bezahlt werden? Zur Realisierung wäre ein Trägerbetrieb zu suchen, etwa eine Organisation, eine Krankenkasse oder ähnliches. Allein auf uns gestellt, sind wir nicht dazu in der Lage. Die freie Niederlassung ist natürlich eine

Alternative. Vielleicht sollten wir auch in dieser Richtung Überlegungen anstellen. Wir könnten gemeinsam unter einem Dach als
Ärztehaus oder etwas Ähnlichem weiter fungieren! Wir müssen
uns alle das noch einmal durch den Kopf gehen lassen."

Die Besprechung hatte viel länger gedauert als geplant. In den
Abteilungen warteten schon Patienten und Mitarbeiter auf die
Ärzte. Der Chef, die Verwaltungsleiterin der Poliklinik, die Oberschwester und Dr. Albrecht als neu gewählte Betriebsrätin, trafen
sich nach dieser Beratung, um einen groben Plan über das weitere
Vorgehen zusammen zu stellen. Gleich zu Beginn des Leitungs-
Treffens eröffnete die Verwaltungsleiterin ihre Absicht, Anfang
des nächsten Monats ihre Funktion in der Poliklinik aufzugeben
und in der Verwaltung des Krankenhauses anzufangen. Sie habe
schon mit der Personalchefin des Krankenhauses gesprochen. Der
Chef schaute sie verblüfft an.

„Na ja", sagte sie verlegen, „ich bin alleinstehend und auf einen
sicheren Arbeitsplatz angewiesen. Diese ungewisse Zukunft der
Poliklinik lässt mir keine Wahl. Ich bin froh, dass wir im Moment
noch zum Krankenhaus gehören und ich so ohne weiteres dorthin
wechseln kann."

Also auch von Seiten des Krankenhauses wurden Absprachen
getätigt, um die Poliklinik trockenzulegen, dachte Obermayer
ärgerlich. Einerseits soll die Poliklinik zukünftig eigenständig
ihre Verwaltung betreiben und andererseits werden die entsprechenden Mitarbeiter stillschweigend abgezogen. Was war davon
zu halten? Die Oberschwester sollte umgehend erkunden, ob und
wie viele medizinische Mitarbeiter der Poliklinik eventuell im
Krankenhaus einen Arbeitsplatz bekommen könnten. Mit den Fürsorgerinnen und Gemeindeschwestern mussten Gespräche geführt
werden, um eine Übernahme durch die Stadtverwaltung oder
andere Einrichtungen vorzubereiten. Außerdem wurde festgelegt,
dass Chef, Oberschwester und Betriebsrat mit jedem Arzt ein persönliches Gespräch über das weitere Vorgehen zu führen haben.
Obermayers Protest beim Krankenhausdirektor über die still-
schweigende Umsetzung der Verwaltungsleiterin der Poliklinik ins

Krankenhaus fand Verständnis. Angeblich wusste dieser nichts davon, die Personalabteilung habe hier eigenmächtig und nicht in seinem Sinne gehandelt. Immerhin wurde umgehend eine Frau Jahn, bislang Mitarbeiterin beim Ärztlichen Direktor des Klinikums, als Ersatz zur Verfügung gestellt.

Für Obermayer und seine Leute begann eine arbeitsintensive Zeit. Beratungen, Besprechungen, Konferenzen, persönliche Gespräche, Telefonate. Er selbst kam kaum dazu, Sprechstunde in seiner Abteilung abzuhalten. Zum Glück versorgte seine Kollegin, Frau Ehrlicher, viele seiner Patienten mit. Sogar von der Sprechstunde Dr. Ebermann wurde solidarisch hin und wieder ein Chef-Patient vertretungsweise behandelt, womit man gar nicht gerechnet hatte. Seit Obermayer zum Chef der Poliklinik gewählt worden war, nahm sich die Ebermann überhaupt sehr zurück und erzählte allen, sie habe sich schon immer blendend mit Obermayer vertragen und sie sei heilfroh, dass dieser zum Chef gewählt worden sei.

Der Ablauf in den Sprechstunden hatte sich seit Zugehörigkeit zur Bundesrepublik geändert. Bislang musste die Sprechstundenschwester lediglich einen Stempel in den Sozialversicherungsausweis des Patienten drücken, ihn auf ihrer Zählliste aufführen und damit waren alle versicherungsrechtlichen Maßnahmen erledigt. Jetzt musste jeder Patient einen Behandlungsschein vorlegen, auf dessen Rückseite die durchgeführten Leistungen in Form von Leistungsziffern dokumentiert wurden. Am Schluss des Quartals wurden sämtliche Behandlungsscheine gesammelt, nach Krankenkassen sortiert, gebündelt und mit einer zu beschriftenden Banderole versehen zur Abrechnungsstelle der Kassenärztlichen Vereinigung (KV) gebracht. Die KV war Sammelpunkt aller Behandlungsscheine und Mittlerstelle zu den gesetzlichen Krankenkassen. Es gab mehrere Hundert Krankenkassen, Primärkassen und Ersatzkassen, sonstige Versicherungsträger und extra noch Privatkrankenkassen.

Mit den Letzteren mussten die Praxen eigenständig abrechnen, das heißt, der Privatpatient musste eine Rechnung bekommen.

Die Sprechstundenschwestern, die sich jetzt Arzthelferinnen nannten, hatten in den letzten Monaten Lehrgänge besucht, um das neue System beherrschen zu lernen. Inge, die langjährige Sprechstundenschwester von Dr. Obermayer, hatte alle Hände voll zu tun, um den Überblick zu behalten. Glücklicherweise hatte sie schnell das neue System erfasst. Verwaltungsaufgaben hielten ihren Chef jetzt oft von der Sprechstunde ab, so dass sie sogar Zeit zur Unterstützung ihrer Kolleginnen fand. In allen Abteilungen gab es Anlaufschwierigkeiten mit dem neuen Abrechnungssystem. Manche Ärzte dokumentierten ihre Leistungen auf den Behandlungsscheinen sofort während der Sprechstunde, manche erst am Ende der Sprechstunde aus dem Gedächtnis. Bei letzteren war ein gewisser „Schwund" vorprogrammiert, denn bei 50 oder mehr Patienten konnte schon mal eine Leistungsziffer vergessen werden. Es konnte dabei natürlich auch vorkommen, dass eine Leistung abgerechnet wurde, die gar nicht erbracht worden war. Der Zusammenhang zwischen dokumentierter Leistung und entsprechender Vergütung wurde in seiner großen Bedeutung von den Mitarbeiterinnen und manchen Ärzten noch gar nicht so richtig eingeschätzt. Finanziell bestand jetzt in der Poliklinik die untragbare Situation, dass die vorgeschriebene Vergütung der Mitarbeiter nach Bundesangestellten-Tarif, der deutlich über den bisherigen Gehältern lag, durch die variable, keinesfalls ausreichende Leistungsvergütung der Krankenkassen gedeckt werden mussten. Kompensiert und kaschiert wurde diese Schieflage durch das Krankenhaus, zu dem die Poliklinik formell noch gehörte. Die Angestellten der Poliklinik bezogen jetzt ein gut dotiertes festes Gehalt, in dem der Leistungsumfang ohnehin keinen Niederschlag fand. Letztlich war nach Ansicht der Poliklinik-Angestellten das Krankenhaus immer noch Träger der Einrichtung, die das Gehalt zu zahlen hatte. Deshalb hatte auch Frau Dr. Ebermann ihre mittäglichen Pausenfahrten nach Hause wieder aufgenommen, zumal die Tätigkeit der sonst um diese Tageszeit zusammentretenden Ärzteberatungskommissionen eingestellt worden war. Ob mit oder ohne lange Mittagspause – das Gehalt blieb das Gleiche.

Da konnte man auch die vielfältigen Störungen des Sprechstundenablaufes verkraften, wie sie Vertreter von Pharmaunternehmen, von Versicherungen, von Medizintechnikfirmen, von Geldanlagen-Beratern und Sicherheitsfirmen hervorriefen, die sich täglich während der Sprechstundenzeiten in großen Scharen präsentieren wollten.

Ein enormes und unüberschaubares Angebot an Medikamenten stand neuerdings zur Verfügung. Die Pharmareferenten ließen regelmäßig eine ganze Reihe von „Musterpräparaten" zurück. Wenn dann pro Tag zwei bis drei Vertreter ihre Packungen mit Tabletten und Ampullen, Tropfen und Zäpfchen, Pulvern und Salben als „Gedächtnisstütze „zurückließen, so füllten sich bald die vorhandenen Medikamentenschränke bis zum Rande. Die Medikamente sollten zwar als Erstversorgung den Patienten mitgegeben werden, wenn diese bei einer Therapieänderung eingesetzt werden sollten. So oft bestand aber nicht die Notwendigkeit einer Therapieänderung. Der Zugang dieser Muster-Präparate war stets größer als ihr Verbrauch.

„Diese Unmenge an neuen Präparaten überblicke ich einfach nicht mehr", beklagte sich Frau Ehrlicher bei ihrem Chef.

„Die ein bis zwei Präparate, die es in der DDR für jede Indikation gab, hatte ich gut im Gedächtnis. Da wusste man Wirkung, Nebenwirkung und Interaktionen mit anderen Medikamenten exakt einzuschätzen, aber jetzt? Jeden Wirkstoff gibt es mehrmals von diversen Firmen unter unterschiedlichen Namen auf dem Markt. Von den unterschiedlichen Abpackungen, Dosierungen und Preisen ganz abgesehen. Es ist zum Verzweifeln, vom Nichts zum Überfluss!"

„Ich konzentriere mich bei den einzelnen Indikationen auch jetzt auf nur zwei bis drei Wirkstoffe, mit denen ich Erfahrung habe oder noch sammeln muss. Viele der Arzneistoffe gab es unter anderem Namen ja auch schon in der DDR, zahlreiche waren uns leider nur aus der Fachliteratur bekannt. Die neuen Präparate-Namen und Firmen müssen wir halt lernen. Es besteht auch kein

Grund, problemlos laufende Therapien mit ehemaligen DDR-Medikamenten zu verändern. Es sei denn, die Firmen gibt es nicht mehr."

„Wenn sie immer nur zwei bis drei Medikamente verwenden, da quellen aber über kurz oder lang ihre Medikamentenschränke über! Jeden Tag lassen mindestens zwei Pharmareferenten ihre Musterpackungen zurück."

„Ja, aber ich kann ja meine Behandlung nicht nach dem Füllungsstand meines Medikamentenschrankes gestalten. Im Moment habe ich zum Beispiel jede Menge Blutdruckmittel und Schlafmittel. Theoretisch könnte jeder Patient bei mir ein Schlafmittel mitbekommen", lachte Obermayer.

„Meist versuchen die Pharmavertreter uns auch mit ganz reizvollen und praktischen Kleinigkeiten zu ködern, die man gar nicht abschlagen kann, zum Beispiel Schreibutensilien, Fachbücher oder gar Leckereien. Leider ist man empfänglich für diese Dinge und freut sich darüber. Und dann die vielen Einladungen zu Fortbildungen und Kursen, manchmal sogar auswärts und über ein ganzes Wochenende. Letztendlich fühlt man sich aber dadurch in gewisser Weise den Firmen verpflichtet."

„Sie haben recht. Wir sind das nicht gewöhnt und müssen sehr aufpassen, dass unsere Therapiegepflogenheiten nicht solchen Einflüssen unterworfen werden. Im Übrigen können sie gern in meinen Räumen ihre Sprechstunde abhalten, wenn ich abwesend bin, zumal sie freundlicherweise oft meine Patienten mitversorgen. Es ist für sie und den Patienten angenehmer, wenn keine Sprechstundenschwester mit im Raum sitzt oder bei bestimmten Gesprächen extra hinausgeschickt werden muss. Schwester Inge weiß schon Bescheid. Entschuldigen sie mich jetzt bitte, denn ich habe heute noch zwei wichtige Termine. Außerdem erwartet mich heute noch der Nachtdienst."

Auch die Notfallversorgung in der Stadt hatte sich geändert. Anstelle des früheren Dringlichen Hausbesuchsdienstes war der kassenärztliche Notfalldienst eingerichtet worden. Außer Chirurgen, HNO- und Augenärzten, die weiterhin separate Dienste zu

besetzen hatten, mussten alle Kassenärzte an diesem Dienst teilnehmen. Gesundheitlich beeinträchtigte Ärztinnen und Ärzte
hatten in einer zentralen Notfallpraxis Sprechstunde abzuhalten.
Befreiungen vom Dienst gab es nur ganz selten. Auch Obermayers
Antrag auf Befreiung vom Dienst, da er durch die Umstrukturierung der Poliklinik sehr in Anspruch genommen wurde, hatte die
KV abschlägig beschieden. Wer nicht in der Lage sei, einen Hausbesuch im Notdienst durchzuführen, könne auch keine Kassen-
praxis führen, lautete die Stellungnahme der KV.

Es war wieder einmal ein Tag, an dem die Zahl der akut Erkrankten ohne ersichtlichen Grund in die Höhe geschnellt war. Die
drei Wartebereiche der Inneren Abteilung waren vollbesetzt. Der
Geräuschpegel – erzeugt von gedämpften Gesprächen, Knistern
von Zeitungen, Räuspern, Schniefen und Husten – schwoll von
Zeit zu Zeit an und ebbte wieder ab. Einzelne Patienten lasen in
den Zeitungen, die im Wartezimmern auslagen, andere blickten
einfach vor sich hin. Eine in der Ecke sitzende ältere Frau wurde
immer wieder von Hustenattacken gepackt. Gegenüber saßen
zwei Dicke, offensichtlich ein Ehepaar, die miteinander flüsterten
und gelegentlich genervt zu der hustenden Frau schauten. Eine
Schwester holte zwei Patienten zum EKG, so dass eine neuankom-
mende, elegant gekleidete Dame sofort einen Sitzplatz fand. Die
Dame löste ihren Schal vom Hals und hängte ihren Mantel an den
Garderobenständer. Ein aufreizender, kräftiger Parfümduft durch-
flutete kurz den Raum. Der neben ihr sitzende ältere, graumelierte
Herr schaute neugierig auf.

„Ich glaube, wir kennen uns", machte er sich bemerkbar.

„Ich wüsste nicht, woher", lautete die kurze Antwort.

„Doch! Wir haben zusammen im Maschinenbaukombinat gearbeitet. Sie waren in der Verwaltung tätig. Natürlich, jetzt fällt
mir's wieder ein: Sie sind die Sekretärin vom Kombinatsdirektor,
Frau ...?"

„Lerchner."

„Richtig, die Frau Lerchner!"

„Ja, ja. Ich war die Sekretärin dort. Das Direktorat gibt es nicht mehr. Das Kombinat ist in mehrere Betriebe aufgeteilt und von verschiedenen Leuten übernommen worden."

„Ich weiß. Ich bin ja auch nicht mehr dort. Als Betriebshandwerker war ich einer der Ersten, die überflüssig und entlassen wurden. Was sollte auch in einem Betrieb noch repariert werden, der ohnehin demontiert wurde. Die Maschinen und Anlagen waren meist verschlissen. Es wurde doch jahrelang nur noch Raubbau mit den Anlagen getrieben. Früher gab es da für Betriebshandwerker immer viel zu tun. Wir waren zu fünft in der Abteilung! Jetzt bin ich arbeitslos. In meinem Alter findet man nicht so leicht eine neue Arbeit."

Verlegen betrachtete er seine Schuhspitzen. Die Dame nickte. Sie schien etwas antworten zu wollen, schaute sich dann aber scheu in der Runde um. Es war anzunehmen, dass mindestens zehn stille Zuhörer, gewollt oder ungewollt, mithörten. Um dem Gespräch eine andere Wendung zu geben fragte sie ihren Nachbarn: „Bei wem sind sie denn bestellt?"

„Ich gehe immer zu Dr. Obermayer. Bei dem bin ich schon viele Jahre wegen meines Magens in Behandlung. Der Ärger und die Probleme der letzten Zeit haben mir sehr zugesetzt, mein Magen rebellierte wieder. Ich war schon mehrmals im Krankenhaus zum Magenspiegeln. Der Oberarzt dort machte die Untersuchung ganz prima. Anfangs hatte ich Angst vor der Prozedur, aber das war unbegründet. Ganz früher, als es die Magenspiegelung noch nicht gab und man die Röntgenuntersuchung des Magens mit einem gipsartigen Brei machte, musste ich immer sogenannte Rollkuren machen und Grießbrei essen. Jetzt bekomme ich ein Medikament, da ist man innerhalb von zwei bis drei Tagen beschwerdefrei und kann alles essen. In der DDR gab es dieses Präparat nicht. Die haben uns eben so manches vorenthalten!"

„Ich will zu Frau Dr. Ebermann. Eigentlich war ich noch nie hier, aber eine ehemalige Kollegin hat mich hierher vermittelt. Durch die Ereignisse des letzten Jahres haben sich bei mir auch einige Beschwerden angesammelt!"

„Wenn sie zu Frau Dr. Ebermann wollen, da müssen sie sich in das andere Wartezimmer setzen. Deren Wartezimmer liegt am Ende des Ganges rechts."

„Herr Krautwurst bitte", hörte man Schwester Inge rufen und der graumelierte Herr sprang auf und nickte seiner Nachbarin zu: „Auf Wiedersehen! Alles Gute, Frau Lerchner, vielleicht sehen wir uns wieder mal."

Natürlich! Der Krautwurst war das. Wie konnte sie das nur vergessen. Der war doch im ganzen Betrieb bekannt. Manchmal bisschen distanzlos, aber sonst ganz ordentlich und gewissenhaft. Äußerlich hatte er sich eben doch sehr verändert, so dass sie ihn gar nicht erkannt hatte. Na ja, an ihr waren die Ereignisse auch nicht spurlos vorübergegangen! Sie seufzte, nahm Mantel und Schal über den Arm und ging in das andere Wartezimmer. Wieder wehte ein interessanter Duft durch den Raum. Inzwischen rief die Sprechstundenschwester von Frau Dr. Ehrlicher den nächsten Patienten auf. Die ältere, hustende Frau stand auf und eilte mit schnellen kleinen Schritten zum Sprechzimmer von Frau Ehrlicher. Die Wartenden schauten sich untereinander an.

„War die denn schon dran?", fragte der Dicke seine Frau. Diese wusste es nicht.

„Die arme alte Frau war doch so schlecht dran!", meinte ihr linker Nachbar.

Aus der anderen Ecke des Wartebereiches hörte man jetzt das Gespräch von zwei Frauen, die über ihre Leberwerte diskutierten.

„Schwester Tatjana, können sie mal zu Frau Doktor kommen?", rief es durch den Flur.

Die Angesproche, eine Mittfünfzigerin in weißem Kittel, die immer mal in den Wartezimmern zu sehen war, erklärte gerade einer kleinen alten Frau den Weg zur Augenabteilung. Gerufen hatte Frau Müller, die Sprechstundenschwester von Frau Dr. Ebermann.

„Was gibt es denn?" Schwester Tatjana schritt mit wippenden Schritten auf Frau Müller zu, wobei ihre langen, jugendlich anmutenden, blonden Haare mit wippten. Frau Müller säuselte: „Liebste

Schwester Tatjanja, wir hatten nämlich für nächste Woche Urlaub geplant. Da wollte ich zu meinen Kindern nach München fahren. Nun hat sich Frau Doktor aber anders entschieden und sie will Sprechstunde abhalten. Ich kann aber meine Reise unmöglich absagen, ich habe schon die Fahrkarten und mein Sohn hat extra Urlaub beantragt. Außerdem habe ich mich so darauf gefreut, das erste Mal zu Besuch im Westen bei meinen Kindern! Ob sie mich für diese Zeit mal vertreten könnten? Es sind nicht viele Patienten bestellt, da wir ursprünglich schließen wollten."

Die Sprechstunden-Einheit Dr. Ebermann und Frau Müller bestand schon seit vielen Jahren. Ein ungleiches Gespann: die dominante, selbstbewusste, egozentrische Frau Dr. Ebermann und die angelernte, unterwürfige, gleichaltrige, etwas schmächtige Frau Müller. Ihre Chefin galt für sie als die uneingeschränkt wichtigste Ärztin im ganzen Haus, der sie sich ergeben und aufopferungsvoll unterordnete. Dass diese jetzt von der gemeinsam beschlossenen Urlaubsplanung plötzlich zurücktrat, war natürlich ärgerlich. Dass sie ihrer Chefin nicht folgen konnte, grenzte für Frau Müller schon an sträflichen Ungehorsam. Aber die Sehnsucht nach ihren Kindern hatte ihre Unterwürfigkeit besiegt. Das Einzige, was sie jetzt noch tun konnte, war, den Schaden zu begrenzen und Ersatz für ihren Ausfall zu finden.

Schwester Tatjana lächelte, sie verstand Frau Müllers Not. Aber es war kein einfacher Job, Sprechstundenschwester bei Frau Dr. Ebermann zu sein. Das wusste jeder in der Abteilung. Manchmal konnte sie liebenswürdig sein, manchmal bösartig, mitunter arrogant, aber auch leutselig-herablassend und großzügig, immer aber direkt oder indirekt ihren Willen durchsetzend. Je nach Situation war ihre Sprechstundenhilfe Freundin oder Fußabtreter. Um diesen Posten beneidete keiner Frau Müller, die das trotzdem schon über 15 Jahre ausgehalten hatte. Auch wenn jetzt Schwester Tatjana lächelte – sie lächelte fast immer, weil es sie ihrer Meinung nach jünger machte – so war das kein verlockendes Angebot. Am besten einen Vorwand finden, um von vornherein ablehnen zu können. Andererseits war sie als Abteilungsschwester für den ungestörten Ablauf der drei internistischen Sprechstunden verantwortlich und Frau Müller tat ihr auch leid. Denn es stand jetzt schon fest, wenn sich kein Ersatz fände, würde die Ebermann so lange auf Frau Müller einwirken, bis diese letztendlich tieftraurig ihre Reise absagte. Tatjana folgte Frau Müller ins Sprechstundenzimmer von Frau Dr. Ebermann.

„Da bist du ja, meine Gute." Die Ebermann duzte außer den Ärzten alle in der Abteilung.

Im Sprechstundenzimmer roch es nach Nikotin. Dr. Ebermann schloss schnell den Schreibtisch. Eigentlich überflüssig, denn sowohl Frau Müller als auch Tatjana wussten, dass im obersten Schubfach der Aschebecher stand, in dem die große Blonde vermutlich gerade ihre Zigarette ausgedrückt hatte. Es schien sogar, als ob noch ein kleines Rauchwölkchen aus dem Schreibtischfach entwich.

„Die Müllerin will unbedingt nächste Woche zu ihrem Sohn nach Köln. Mein Urlaub hat sich zerschlagen, ich kann also Sprechstunde abhalten. Es wäre schön, wenn du Frau Müller vertreten könntest. Sonst kann sie nicht zu ihren Kindern fahren."

Tatjana wagte zaghaft einzuwenden. „Frau Doktor, könnten Sie nicht mal alleine Sprechstunde abhalten? Frau Müller sagte, Sie hätten nur wenige Patienten bestellt!"

„Was denkst du dir eigentlich? Ich allein? Bei meiner großen Sprechstunde? Das wäre das Letzte! Da kann eben die Müllerin nicht fahren. Ganz einfach!"

Wütend sprang die Ebermann auf und baute sich in ihrer ganzen körperlichen Fülle und Größe hinter ihrem Schreibtisch auf. Frau Müllers Augen bekamen einen wässrigen Glanz und Tatjanas Lächeln war nun doch verflogen. Sie musste wohl oder übel in den sauren Apfel beißen. Ihre Antwort, da müsse sie aber erst den Chef noch fragen, war nur noch Rückzugsmanöver. Der würde ohnehin nichts dagegen einzuwenden haben.

Es waren wiederum keine erfreulichen Nachrichten, die der Chef aus dem Klinikum mitbrachte. Der Krankenhausdirektor hatte ihm eröffnet, dass die Stadtverwaltung darauf dränge, die Polikliniken aufzulösen. Politisch sei dies gewollt und der neue Gesundheitsdezernent sei ein ganz scharfer Verfechter dieser Idee. Die Krankenhausleitung sehe das natürlich etwas anders, aber man habe die ganze Stadtverwaltung gegen sich und schließlich seien sie ein städtisches Krankenhaus.

„Die Polikliniken werden eben von den meisten als Prototyp des sozialistischen Gesundheitswesens angesehen. Das muss man auch verstehen. Meine Familie bevorzugt jetzt auch nur noch Produkte aus dem Westen und boykottiert Erzeugnisse von hier. Das Zeug aus dem Westen mag vielleicht von der Qualität besser sein, aber der Boykott von Ost-Waren führt natürlich zum Ruin der entsprechenden Betriebe hier. Die dort Beschäftigten werden darüber nicht glücklich sein. Es ist schon paradox, Vertrautes und Gutes aus der DDR vernichten wir willfährig, weil es den Geruch des Sozialismus trägt. Ob das – langfristig gesehen – für uns gut ist, werden wir sehen. Im Moment ist möglichst optimales Anpassen an die neuen Verhältnisse opportun. Und ich rate ihnen, dies zu tun."

Die Umwandlung anderer Polikliniken der Stadt in Einzelpraxen sei bis jetzt ganz erfolgreich verlaufen. Und in der Standespresse könne man doch ständig lesen, wie glücklich die Ärzte in der freien Niederlassung seien. Vielleicht sollten sich die Ärzte der Poliklinik mal kundig machen und einen Erfahrungsaustausch mit neu niedergelassenen Kollegen anstreben. Die wirtschaftlich-ökonomischen und personellen Verflechtungen zwischen Krankenhaus und Poliklinik stünden im Moment auf tönernen Füßen. Er selbst würde schon eine praktikable Lösung finden, aber seine Tage hier seien leider auch gezählt. Demnächst solle kommissarisch ein neuer Verwaltungsdirektor aus den alten Bundesländern kommen, ein Verwaltungsjurist. Er selbst sei eigentlich nur noch ein Relikt aus der verblichenen DDR. Obermayer berichtete von den Aktionen in der Poliklinik. Eine eigenständige Poliklinik könne unter den jetzigen Bedingungen gar nicht wirtschaftlich arbeiten. Die Schaffung einer eigenen Verwaltung in der Poliklinik sei viel zu kostspielig, so dass die jetzige Mitarbeiter-Struktur nicht beibehalten werden könne. Zahlreiche Arbeitsplätze würden wegfallen. Die Ärzte seien im Moment noch unschlüssig, welche Lösung man am besten anstrebe.

Beim Verlassen des Büros des Verwaltungsdirektors wurde Obermayer bewusst, dass er vielleicht das letzte Mal mit diesem gesprochen hatte. Früher ein strammer Parteigenosse, hatte sich der oberste Chef des Krankenhauses in den letzten Monaten als realistischer und kooperativer Vorgesetzter erwiesen. Heute jedoch machte er in Hinblick auf seine Ablösung einen recht deprimierten Eindruck. Vermutlich war es nicht allein seine Parteizugehörigkeit, die ihn den Posten kostete. Aber das war nur Obermayers Vermutung. Jeder Mitarbeiter im öffentlichen Dienst, und dazu gehörte das Klinikum, hatte ein Formular über seine Vergangenheit und eventuelle Zugehörigkeit zur Stasi oder „systemnahen" Institutionen auszufüllen. Vielleicht hatten sich dabei Auffälligkeiten ergeben? Obermayer war auch überrascht, dass jeder Mitarbeiter des Krankenhaues in die Personalabteilung gebeten wurde, dort seine Kaderakte einsehen durfte und die Entfernung politisch untersetzter Vermerke verlangen konnte.

Die erste Quartalsabrechnung im neuen System war ein tagefüllendes Programm, denn die Polikliniken hatten alle Scheine sämtlicher Abteilungen zusammen bei der Kassenärztlichen Vereinigung abzurechnen. Dazu musste ein beträchtlicher organisatorischer Aufwand betrieben werden. Die großen Abteilungen, wie Innere, Chirurgie und Hautabteilung hatten jeweils einen Mitarbeiter für die Sortierung der Scheine zu delegieren. Im Konferenzzimmer, dem größten Raum der Poliklinik, mühten sich diese Mitarbeiterinnen unter Leitung der Oberschwester, tausende von Behandlungsscheinen nach den geforderten Kriterien zu sortieren. Stühle und Tische waren mit Stößen, Häufchen und einzelnen Scheinen belegt. Jede der über zweihundert Krankenkassen und sonstigen Kostenträger erforderte eine separate alphabetische Einsortierung. Eigentlich sollten die Scheine von den einzelnen

Abteilungen schon kassenweise sortiert bei der Oberschwester abgegeben werden, um ein schnelles Einordnen zu ermöglichen. Offensichtlich war diese Festlegung nicht sorgfältig eingehalten worden. Auch lagen manche Scheine nicht korrekt oder nur unvollständig ausgefüllt vor und musste daher in die Abteilungen zurückgegeben werden. Obwohl Jolli, als Vertreterin der Chirurgie, und auch Schwester Inge von der Inneren Abteilung, sehr versiert und schon recht gut mit dem neuen System vertraut waren, ging alles sehr langsam vonstatten. Das gute Gedächtnis von Frau Schulz aus der Hautabteilung war von großem Nutzen: Nach einem für die anderen undurchschaubaren System fand sie stets die Scheine der betreffenden Krankenkassen, nach denen gerade gesucht wurde. Es war fast wie beim Puzzle-Spiel. Als der Chef nachmittags in das Konferenzzimmer kam, waren alle drei mit roten Gesichtern immer noch intensiv beim Suchen und Sortieren. Es war in einem Tag einfach nicht zu schaffen, da auch die zu korrigierenden Scheine von den Abteilungen noch nicht zurückgegeben worden waren.

„Ich hoffe nur, dass wir nicht jedes Quartal einen solchen Aufwand betreiben müssen." Inge strich sich eine Strähne aus der Stirn. „Das ist der reine Wahnsinn!"

„Eigentlich sollte das jede Abteilung selber machen", warf Jolli ein. „In der Chirurgie müssen wir noch extra die Abrechnungen für Unfälle bei den Berufsgenossenschaften machen."

Trotzdem waren die Scheine der chirurgischen Abteilung vorbildlich ausgefüllt und sortiert gewesen. Andere, wie zum Beispiel die Neurologie, hatten es nicht so genau genommen und viele unvollständig ausgefüllte Behandlungsscheine abgegeben.

Nachdenklich meinte der Chef: „Dabei haben wir die vielen Behandlungsscheine der Stomatologischen Abteilung gar nicht mit dabei. Die Zahnärzte rechnen nämlich selbst bei ihrer Abrechnungsstelle ab."

„Im Westen rechnen viele Ärzte schon mit Computern ab." Jolli erinnerte sich an Schilderungen ihrer Chefin vom Besuch in Bamberg. „Aber das wird bei uns wohl noch etwas dauern."

Fast klang es wie eine Frage, so dass Obermayer sich genötigt fühlte, etwas dazu zu sagen.

„Noch wissen wir ja nicht, wie es mit der Poliklinik weitergehen wird. Aber warum sollten wir uns nicht die Arbeit mit Computern erleichtern können? Das wird eine Kostenfrage werden!"

Da hatte er vermutlich noch die Illusion im Hinterkopf, dass die Poliklinik Gewinn erwirtschaften und selbstständig weiterarbeiten könne.

Vom Einreichen der Behandlungsscheine bis zur endgültigen Abrechnung und Auszahlung der Vergütung dauerte es ungefähr drei Monate. Um den laufenden Betrieb in den Praxen und Polkliniken finanzieren zu können, überwies daher die Kassenärztliche Vereinigung in der Zwischenzeit monatliche Abschlagszahlungen und am Ende des dritten Monats die Restzahlung. Die Abschlagszahlungen der Kassenärztlichen Vereinigung an die Poliklinik fielen nicht sehr üppig aus. Es war auch nicht ersichtlich, welche Berechnungen diesen Zahlungen zugrunde lagen. Eine Leistungsabrechnung der ganzen Poliklinik konnte noch gar nicht vorliegen. War es die Anzahl der Patienten oder die Zahl der Mitarbeiter oder beides? Oder war es Willkür? Auf Dauer konnte damit der Poliklinik-Betrieb keinesfalls aufrecht erhalten werden. Im Moment erfolgten der Zahlungsverkehr und die Verrechnung noch über die Buchhaltung des Krankenhauses. Das dürfte nicht mehr lange so gehen, denn es war nicht zu übersehen, welches Ziel die Krankenhausleitung verfolgte.

Die Entscheidung

Sollte die Poliklinik erhalten bleiben? In der Arztkonferenz gab es dazu kontroverse Diskussionen, wobei die einzelnen Meinungen auch nicht konstant blieben. Während der letzten Konferenz hatte noch eine Mehrheit für den Fortbestand der Poliklinik votiert. Diese mehrheitliche Meinung könnte sich vielleicht geändert haben. Brigitte Neumann war es, die sich berufen fühlte, die verschiedenen Vorstellungen in der Konferenz zusammenzufassen.

„Ich für meine Person habe gern in der Poliklinik gearbeitet. Die Wiederherstellung der Gesundheit der Patienten stand für mich immer im Vordergrund, kommerzielle Aspekte spielten keine Rolle. Natürlich waren wir alle hier verschiedenen Zwängen unterworfen, natürlich haben wir alle mit der Mangelwirtschaft zu kämpfen gehabt, natürlich mussten wir zum ständigen politischen Gesülze ja sagen, obwohl sich jeder seinen Teil gedacht hat. Aber Letzteres war doch nicht das Resultat der Poliklinik und unseres gemeinsamen Arbeitens hier, sondern es war den bisherigen gesellschaftlichen Bedingungen in diesem Lande geschuldet. Wir sollten uns jetzt nicht unter Druck setzen lassen, auch wenn man ständig in der Zeitung lesen kann, dass frisch niedergelassene Ärzte froh sind, endlich nicht mehr den Zwängen des staatlichen Gesundheitswesens unterworfen zu sein. Ich selbst würde gern unter den neuen Bedingungen in einer Poliklinik weiterarbeiten, aber wenn die Rahmenbedingungen das nicht mehr zulassen, dann gehe ich eben in die Niederlassung, wenn ich auch schon über 50 bin. Vielleicht gibt es noch andere Möglichkeiten, gemeinsam unter einem Dach arbeiten zu können, ohne das unsichere Konzept und den aufreibenden Kampf um den Fortbestand der Poliklinik. Wir könnten doch Einzelpraxen oder Gemeinschaftspraxen in einem Haus betreiben. Jeder wäre sein eigener Herr und für seine Finanzen selbst zuständig. Geräte und Räume oder auch bestimmtes Personal könnten wir gemeinsam nutzen, an den Gemeinschaftskosten müssten sich alle beteiligen."

Weiter kam sie nicht, weil das Stimmengewirr wieder anschwoll und jeder mit jedem erregt diskutierte. Wiederum musste der Chef mit lauter Stimme um Ruhe bitten. Auch er fand den Vorschlag von Brigitte Neumann gut. Einer der beiden Urologen war kürzlich zu einer Informationsveranstaltung der Urologen gewesen, auf der eine Beraterfirma aus Nürnberg von sich reden gemacht hatte. Sie bot ihre Hilfe bei der Umgestaltung staatlicher Gesundheitseinrichtungen in freie Niederlassungen an. Es sei auf zahlreiche erfolgreiche Beispiele verwiesen worden. Der Kollege schlug vor, diese Firma einfach mal einzuladen. Die meisten waren damit einverstanden. Einige Tage später war bereits ein Termin vereinbart, zu dem ein entsprechendes Konzept für die Poliklinik vorgestellt werden sollte.

Zum festgelegten Zeitpunkt saßen alle Ärzte gespannt im Konferenzraum, als vier in Schlips und Kragen gekleidete Männer den Raum betraten. Vom unerwarteten personellen Aufgebot etwas überrascht, begrüßte sie der Chef. Es war schon ein deutlicher Kontrast zwischen den vier elegant gekleideten Herren und den in ihrer Dienstkleidung – überwiegend weiße Kittel – wartenden Ärztinnen und Ärzten. Es mussten noch einige Stühle geholt werden, damit alle einen Sitzplatz bekamen. Der Jüngste der vier Herren, die alle etwa zwischen dreißig und vierzig waren, stellte sich und seine Kollegen vor. Mit leicht fränkischem Akzent berichtete er über seine Erfahrungen mit der Umwandlung von ehemaligen staatlichen Gesundheitseinrichtungen und Polikliniken. Die Zuhörer waren erstaunt über die mit großer Sachkenntnis vorgetragene, unkomplizierte Darstellung mit vielen praktischen Einzelheiten. Gespannt verfolgten alle die Ausführungen. Nachdem der Vortrag geendet hatte, gab es viele Fragen, die auch meist vom Referenten selbst beantwortet wurden. Vielleicht hatten die Begleiter mehr eine moralisch-unterstützende Funktion, zumindest kamen sie kaum zu Wort. Obermayer bedankte sich im Namen aller für die interessanten Ausführungen. Diese würden zweifellos noch viele Diskussionen innerhalb der Ärzteschaft der Poliklinik hervorrufen. Er sei aber optimistisch, dass gemeinsam eine Lösung für das Haus gefunden würde. Weitere Kontakte wurden vereinbart. Die beiden Neurologen mit ihren zwei Psychologen lehnten es ab, in die eigene Niederlassung zu gehen. Sie sahen für sich im ambulanten Bereich zukünftig überhaupt keine Perspektive. Andere Ärzte wiederum bezweifelten, dass sie mit ihren jetzigen Fachkollegen in der Niederlassung gut zusammen arbeiten könnten. Daher zogen es drei Ärzte beziehungsweise Ärztinnen vor, lieber außerhalb des gemeinsamen Projektes eine Einzelpraxis zu eröffnen. Für Überraschung sorgte die Mitteilung des ehemaligen Chefs, Dr. Habicht, sich ebenfalls niederzulassen, aber außerhalb des Ärztehauses. Obermayer hatte noch am ehesten dafür Verständnis, zumal sich Habicht bei ihm schon mehrfach darüber beklagt hatte, dass er von den Mitarbeitern des Ärztehauses despektierlich behandelt oder gemieden würde. Die Vorgeschichte mit der Abwahl ließ sich nicht mehr aus der Welt schaffen. Ein Arbeitsplatzwechsel könnte eine Lösung sein. Unangenehm berührt war Obermayer allerdings, als die dienstbeflissene Chefsekretärin Frau Trautwein, die schon unter seinem Vorgänger tätig war, ihm ohne Vorankündigung zwischen Tür und Angel mitteilte, dass sie für sich keine Perspektive in einem Ärztehaus sähe. Sie habe eine interessantere Tätigkeit im nichtmedizinischen Bereich gefunden. Obermayer hatte schon lange vermutet, dass zwischen ihr und dem ehemaligen Chef weiterhin enge Kontakte bestanden. Dieser Vermutung war er nicht weiter nachgegangen. Nun also der zeitgleiche Abgang aus der Poliklinik. Vielleicht bestand in dieser Verbindung auch die Ursache dafür, dass manche vertraulichen Informationen aus den Leitungssitzungen umgehend im Haus verbreitet wurden. Aber solange die Poliklinik noch bestand, kam er ohne eine Sekretärin nicht aus. Frau Freudenberg, eine ehemalige Sekretärin aus seiner Abteilung, die schon zwei Jahre ihren Ruhestand genoss, erklärte sich bereit, ihren Rentenstand zu unterbrechen und diese, vermutlich zeitlich begrenzte Funktion zu übernehmen.

Der Vorschlag der Beraterfirma, ein gut etabliertes Ärztehaus in Nürnberg anzuschauen, fand allerseits Zustimmung. Es wurde beschlossen, in jeweils drei kleineren Gruppen dorthin zu fahren, das Ärztehaus zu besichtigen und mit den dortigen Kollegen ins Gespräch zu kommen. Die Fahrzeugbesitzer unter den Ärzten konnten allerdings nur auf Trabis verweisen. Nur zwei besaßen einen Wartburg. Mit dem Trabi wollte eigentlich keiner nach Nürnberg fahren und die zwei Wartburg-Besitzer konnten unmöglich Gruppen von sechs Personen unterbringen. Also fuhr man mit der Eisenbahn nach Nürnberg. Eine interessante und spannende Reise: die Durchfahrt an der ehemaligen Grenze mit den noch vorhandenen Grenzsicherungsanlagen, das vorweihnachtlich geschmückte Nürnberg und das in zwei alten Fachwerkhäusern integrierte, recht komfortabel eingerichtete Ärztehaus. Bewundernswert, wie bautechnisch in dem alten Fachwerkhaus funktional gut aufeinander abgestimmte Sprech- und Wartezimmer-Bereiche integriert worden waren. Moderne Medizintechnik war ausreichend vorhanden, Endoskope, Dopplersonografen, Phonokardiographen, moderne Autoklaven. Sogar ein Computertomograph stand dem Haus zur Verfügung. Seine Installation in das ältere Fachwerkhaus war zweifellos eine technische Meisterleistung gewesen. In Gesprächen mit den hier tätigen Kollegen konnten sich alle davon überzeugen, dass die Einrichtung schon jahrelang gut funktionierte. Viele Fragen zur Zusammenarbeit und Sprechstunden-Organisation, zu Personal und Abrechnungsmodalitäten wie auch zur Gründeridee wurden gestellt. Aber auch hier fiel auf, was Brigitte Neumann schon bei ihrem Besuch in Bamberg feststellen musste: Die vertraute, fachkundig mitarbeitende und mitdenkende, qualifizierte Krankenschwester fehlte. Die meisten medizinischen Tätigkeiten wurden hier vom Arzt selbst wahrgenommen, alle anderen Aufgaben übernahmen Arzthelferinnen, manche mit Zusatzqualifikationen oder Spezialkenntnissen. In erster Linie sei dies eine Frage der Personalkosten, erläuterte der angestellte Geschäftsführer, in zweiter Linie auch eine Frage der Attraktivität dieser Tätigkeit. Die meisten Krankenschwestern würden lieber in der Klinik arbeiten. Dort verdienten sie natürlich mehr und könnten zudem qualifiziertere Tätigkeiten ausüben als in einer ambulanten Arztpraxis. Nach den vielen Eindrücken von Nürnberg und mit der Bürde, nunmehr eine Entscheidung über die eigene Zukunft treffen zu müssen, verlief die Heimfahrt recht still. Jeder saß in sich gekehrt auf seinem Platz und überdachte die Erlebnisse dieses Tages.

Nach dem Besuch in Nürnberg war der Entscheidungsprozess so weit gediehen, dass die überwiegende Zahl der Ärzte einer Umwandlung der Poliklinik in ein Ärztehaus positiv gegenüber stand. Jede Abteilung bekam den Auftrag, eine Übersicht zu erarbeiten, welche Ärzte eine Praxis in diesem Ärztehaus gründen würden, wer lieber ausscheiden möchte, welche Mitarbeiter übernommen werden könnten und welche an anderer Stelle unterzubringen wären. Die Krankenhausleitung erwies sich bei der Übernahme von medizinischem Personal als sehr kooperativ und hilfreich. Krankenschwestern, die bislang als Sprechstundenhilfe oder in den Funktionsbereichen der Poliklinik gearbeitet hatten, konnten sofort im Krankenhaus übernommen werden. Die betreffenden Mitarbeiterinnen sahen es mit einem lachenden und einem weinenden Auge. Man musste ein mehr oder weniger gut zusammenarbeitendes Kollektiv an einem vertrauten Arbeitsplatz verlassen und sich an ein neues, unbekanntes Umfeld gewöhnen. Das aber brachte den Vorteil eines sicheren Arbeitsplatzes im Öffentlichen Dienst, zudem mit einem höheren Gehalt. Einzelnen langjährigen Mitarbeiterinnen fiel es trotzdem sehr schwer, sich zu einem solchen Arbeitsplatzwechsel zu entschließen. Ihnen wäre die Fortsetzung der Zusammenarbeit mit ihren vertrauten Ärzten lieber gewesen. Andererseits war es auch für die Ärztinnen und Ärzte schwierig, aus ihren bisherigen Mitarbeitern eine beschränkte Zahl für die Niederlassung auszuwählen. So gab es manche Auseinandersetzung und Missstimmung, weil Ärztinnen und Ärzte Mitarbeiterinnen nicht übernehmen wollten oder konnten. Auch das Gegenteil kam vor: Mitarbeiterinnen, mit denen man jahrelang bestens zusammengearbeitet hatte, lehnten es plötzlich ab, sich in ein solches, enges Abhängigkeitsverhältnis zu ihrem Arzt zu begeben, wie es in einer Einzelpraxis zu erwarten war.

Auch Brigitte Neumann kostete es viel Mühe, eine Auswahl unter ihren Mitarbeiterinnen zu treffen, denn alle konnte sie nicht in einer chirurgischen Praxis beschäftigen. Für sie ergab sich eine weitere Schwierigkeit: sie musste mit Frau Rebentisch eine chirurgische Gemeinschaftspraxis gründen. Schon ihre Bamberger Freunde hatten ihr eindringlich zu einer Gemeinschaftspraxis geraten. Eine Einzelpraxis kam auch aus finanziellen Gründen nicht infrage. Sie hätte alle Neuanschaffungen an medizinisch-technischen Geräten, Instrumenten und Mobilar allein finanzieren müssen. Das vorhandene Inventar – soweit es noch gebrauchs-fähig war – würde nur zur Hälfte ihr zufallen, die andere Hälfte stand Frau Rebentisch zu. So richtig wohl fühlte sich Brigitte Neu-mann bei dem Gedanken nicht, eine „berufliche Ehe" mit ihrer langjährigen Mitarbeiterin einzugehen. Würden sich die privaten Probleme der Kollegin etwa in der Praxis bemerkbar machen? Viel-leicht tauchte auch der Ehemann eines Tages hier wieder auf und würde ihre Kollegin beeinflussen. Und würde man sich bei not-wendigen Investitionen einigen können und kämen sie beide bei der Personalauswahl unter einen Hut? Würde die Kollegin auch ihre ganze Kraft in die Praxis einbringen? Die familiäre Problema-tik der Familie Rebentisch schien noch nicht gelöst. Früher war Frau Rebentisch als ruhige und ausgeglichene Kollegin in Erschei-nung getreten, manchmal aber auch etwas umständlich und lang-sam. Das Risiko dieser Unsicherheiten musste sie eingehen. Es blieb ihr nichts weiter übrig. Ihre Kollegin war immerhin einige Jahre jünger als sie und damit vielleicht auch belastbarer. Brigitte nahm sich vor, in den nächsten Tagen zu ihrem Bruder zu fahren, um mit ihm und der Schwägerin die Situation zu erörtern und sich erst dann zu entscheiden.

Frau Dr. Ebermann stellte von vornherein klar, dass sie in einem Ärztehaus nicht mitarbeiten wolle. Sie würde gerne mit den ehemaligen Kollegen weiter zusammenarbeiten, aber nur von zu Hause, wo sie bereits Privatsprechstunden durchführe. Sie werde ihre bislang eingeschränkte Niederlassungserlaubnis erweitern lassen, erklärte sie. Ihre treuergebene Frau Müller nehme sie natürlich als Sprechstundenhilfe mit. Ohne viele Diskussionen erklärte Schwester Inge, sie ginge gern mit ihrem Chef in die neue Praxis. Schwester Luise, die patente, hübsche Funktionsschwester der Inneren Abteilung, die Obermayer gerne in die Niederlassung mitgenommen hätte, zog es vor, eine Stelle in der Klinik anzunehmen. Diesen Weg wählte auch Schwester Tatjana, die Abteilungsschwester.

„Das Krankenhaus ist wie ein trockener Schwamm, der viel aufnehmen kann", lästerte die Oberschwester, denn zahlreiche Mitarbeiterinnen wurden dort problemlos übernommen.

„Die waren ja auch ganz schön ausgetrocknet", entgegnete der Chef.

Frau Ehrlicher, die ursprünglich ebenfalls eine Internistische Einzelpraxis eröffnen wollte, hatte sich eines Tages plötzlich anders entschieden.

„Mein Mann hat seit Kurzem eine Oberarzt-Funktion in der Klinik bekommen und ist damit sehr beansprucht. Wenn ich jetzt eine Praxis gründe und damit viel Zeit investieren muss, geht das mit meiner Familie auf Dauer überhaupt nicht. Schließlich haben wir drei kleine Kinder zu Hause", erklärte sie. „Ich habe bisher deswegen auch nur verkürzt gearbeitet."

Der Chef hatte dafür Verständnis, obgleich sein ganzes Konzept damit durcheinander geriet. So würde es in Zukunft statt drei nur noch eine internistische Praxis geben!

„Es war eben nur ein Traum", klagte die Ärztin. „Eigentlich hätte ich das vorher wissen müssen", fügte sie schuldbewusst hinzu.

Neben der eigentlichen Arbeit mit den Patienten in den Sprechstunden waren täglich Entscheidungen zu treffen, bei denen man nicht recht wusste, ob sie die richtigen waren. Eine aufregende, spannende, aber auch anstrengende Zeit. An manchen Tagen, wenn nach der Sprechstunde noch Hausbesuche zu fahren waren, kam Obermayer auf 14 bis 15 Stunden Arbeitszeit pro Tag. Dazu kamen noch Fortbildungs- und Informationsveranstaltungen an den Wochenenden. Ein Glücksumstand in dieser Situation, dass seine Frau Gisela nicht berufstätig war. Sie stellte den häuslichen Ruhepol dar. Seit über zehn Jahren war sie wegen der beiden Kinder nicht mehr berufstätig gewesen. Als studierte Ingenieurin gab es jetzt für sie nach mehrjähriger Berufspause kaum eine Chance, in den wenigen noch funktionierenden Betrieben vor Ort eine geeignete Arbeit zu finden. Ihr vormaliger Betrieb existierte nicht mehr. Als Jugendliche hatte sie immer von einem Medizinstudium geträumt. Dieser Traum ließ sich für sie in der DDR nicht realisieren. Ihre wiederholten Bewerbungen um ein Medizinstudium wurden immer wieder abgelehnt. Über die Gründe hatte sie schon viel spekuliert. Vielleicht sollte sie als Handwerker-Tochter im Arbeiter- und Bauernstaat nicht zum Studium zugelassen werden, vielleicht lag es auch daran, dass sie kritische Ansichten zu gesellschaftlichen Problemen geäußert hatte. Schließlich hatte sie ein Studium an einer Ingenieurhochschule absolviert und in einem Dresdener Betrieb ihre Tätigkeit aufgenommen. Nach der Geburt des zweiten Kindes blieb sie zu Hause. So konnten die Obermayers abends gemeinsam die besonderen Ereignisse des Tages besprechen. Dabei ging es nicht nur um die Poliklinik, sondern natürlich auch um die Probleme zu Hause, bei der Jobsuche der Frau oder mit den Kindern. Abwechslung und Entspannung brachten gelegentliche Opern- und Schauspielbesuche. Obermayers besaßen schon seit über zehn Jahren ein Anrecht für die Staatstheater Dresden, wozu Schauspiel und Oper gehörten. Anfangs noch beides im Großen Haus der Staatstheater, hatten sie seit 1985 das Vergnügen, Oper und Ballett in der 1945 zerstörten, wiedererrichteten, glanzvollen Semperoper erleben zu können. Obermayer erinnerte sich noch recht gut daran, als er mit seiner Frau das erste Mal das wiedererbaute Haus betrat. Welch eine Pracht überwältigte sie im Vestibül, in den Treppenaufgängen und in den Foyers, die im pompejanischen und genuesischen Stil wieder errichtet worden waren. Beeindruckend der große Zuschauerraum mit dem 258-flammigen Kronleuchter und dem riesigen Prachtvorhang, auf dem eine Allegorie auf Phantasie, Dichtkunst und Musik dargestellt war. Mit Hilfe eines Patienten war es ihm geglückt, zwei Karten für eine der ersten Opernaufführungen zu bekommen. Es handelte sich damals um eine Voraufführung des „Rosenkavaliers" für die Erbauer der Semperoper. Auch spätere Besuche der Oper im Rahmen des Anrechtes waren immer ein besonderes Erlebnis, das man nicht so schnell vergaß. Musik und Schauspiel brachten willkommene Abwechslung und Entspannung für beide.

In fast allen Abteilungen der Poliklinik hatten sich Ärztinnen, Ärzte, Mitarbeiterinnen und Mitarbeiter über ihren zukünftigen Tätigkeitsbereich geeinigt. Wo keine Einigung erzielt werden konnte, musste das Leitungskollektiv der Poliklinik nachhelfen. Dieses bestand noch aus dem Chef Obermayer, dem neuen Oberarzt Haubold, der Oberschwester der Poliklinik und der neugewählten Vertreterin des Betriebsrates. Nach dem aktuellen Plan würde ein Ärztehaus mit vier Gemeinschaftspraxen (Chirurgie, Stomatologie, Urologie und Dermatologie) und sieben Einzelpraxen die Nachfolge der Poliklinik, die noch vor wenigen Monaten dreizehn Fachabteilungen und über 140 Mitarbeiter zählte, antreten. Einige Fachabteilungen gab es zukünftig gar nicht mehr, andere Abteilungen musten deutlich verkleinert werden. Nachdem die personelle Struktur im Wesentlichen feststand, mussten die vorhandenen Räumlichkeiten aufgeteilt werden. Auch hier gab es einige Schwierigkeiten zu überwinden, denn für manchen Raum gab es mehrere Interessenten. Man musste sich wohl oder übel abstimmen. Von Vorteil erwies sich hier, dass einige Fachabteilungen perspektivisch gänzlich aus dem zukünftigen Ärztehaus verschwinden würden. Deren Räume konnten mit verteilt werden. Trotzdem stellte es schon ein kleines Wunder dar, dass am Schluss jeder zufrieden schien. Nun galt es, an den Konzeptionen für die Praxen, an der Gestaltung und Ausstattung der Räume, zu arbeiten und sich Gedanken über notwendige Investitionen und deren Finanzierung zu machen. Der Weg in die Freiberuflichkeit für die bisherigen Angestellten war nicht einfach und recht arbeitsintensiv. Die vorhandene Ausstattung der Poliklinik-Praxen, soweit noch verwendbar, wurde bei der Planung mit berücksichtigt. Viele der bislang verwendeten Instrumente, Geräte und auch Möbel hatten ihre Nutzungsdauer längst überschritten, trotzdem wurde vieles zur weiteren Nutzung von den zukünftigen Praxisinhabern ausgewählt. Die Wertbestimmung der zu übernehmenden, gebrauchten Gegenstände erfolgte von Vertretern des Krankenhauses gemeinsam mit den jeweiligen Ärzten. Hier zeigten sich die Krankenhausvertreter sehr großzügig. Man merkte, die Krankenhausleitung war an einer zügigen und erfolgreichen Realisierung der Umstrukturierung interessiert. Bei den Planungen notwendiger Investitionen gingen die meisten Ärzte recht zurückhaltend und bescheiden vor. Einzelne versuchten sogar ganz ohne Kredite auszukommen, nur einige wenige ließen sich ganz von ihren Träumen und Wünschen leiten und planten hohe Finanzhilfen ein. Obermayer hatte Vertreter einer Bank in die Poliklinik gebeten, da voraussichtlich die meisten Ärzte Kredite in Anspruch nehmen würden, sei es für Investitionen, sei es für Betriebsmittel. Finanzielle Rücklagen, um alles finanzieren zu können, schien keiner zu haben. Woher sollten die auch kommen? Das Gehalt eines Mediziners im Arbeiter- und Bauernstaat lag nicht so hoch, um ein Vermögen ansparen zu können. Die Bank für Mediziner, die erst seit kurzem in den neuen Bundesländern ihre Filialen eröffnet hatte, stellte extra eine Mitarbeiterin für die Poliklinik zur Verfügung. Sonst saß Frau Wiesenbach, so hieß die Sonderbeauftragte der Bank, in ihrer Filiale in Rheinland-Pfalz. Eine dreißigjährige Brünette, groß und schlank, gepflegtes Äußeres, sehr bestimmend, sehr versiert, nicht überheblich oder arrogant, und vor allem vertrauenserweckend. Ihrem modulierenden Einfluss war es zu verdanken, dass die Kredite den Praxiskonzeptionen und der voraussichtlichen zukünftigen Ertragslage angepasst wurden. Immerhin hatten die zukünftigen Kreditnehmer kaum irgendwelche Sachkenntnis von der ganzen Materie, am ehesten nur ein ungutes Gefühl bei den veranschlagten hohen Summen. Für Praxisgründungen gab es eine Reihe zinsgünstiger Kredite des Bundes, die

Frau Wiesenbach routiniert erläuterte und sachkundig ins Spiel brachte.

Obermayer, der für die Bank-Gespräche das Chefarztzimmer zur Verfügung gestellt hatte, fand Frau Wiesenbach ganz sympathisch. Neugierig fragte er sie nach ihrer Herkunft und ihrer jetzigen Tätigkeit. Sie stamme aus dem Rheinland und arbeite zur Zeit in der Koblenzer Filiale der Bank. Sie habe sich freiwillig für den Job hier gemeldet. Man müsse immer wieder neue Herausforderungen suchen. Der Einsatz werde auch ganz gut honoriert, ganz abgesehen von dem Bonus für ihre Karriere. Die Bank sei zwar immer schon sehr kundenfreundlich, aber normalerweise würden sie nicht zum Kunden gehen. Zur Zeit würde alles etwas anders beurteilt, um den neuen Bundesländern zu helfen. Das sei nicht nur beim Personal oder Geld so, sondern auch in anderen Bereichen des täglichen Lebens, zum Beispiel bei Konsumgütern. Ob das Kühlschränke, Waschmaschinen, Möbel oder Fernseher seien, immer höre man bei ihnen zu Hause, das gebe es momentan nicht, das gehe alles in die neuen Bundesländer. Obermayer blickte etwas ungläubig, so dass Frau Wiesenbach sich genötigt fühlte, alles noch einmal zu bekräftigen. Dann kam man zur Sache. Nach Obermayers vorliegendem Konzept machte sich eine niedrige sechsstellige Kreditsumme erforderlich. Mit solchen Summen hatte der Chefarzt noch nie im Privaten hantiert!

„So großzügig müsste der Kredit vielleicht gar nicht sein?"

Frau Wiesenbach schüttelte den Kopf. „Lieber etwas mehr als zu wenig. Schließlich ist doch der größte Teil der Kredite zinsgünstig und wird staatlicherseits subventioniert."

„Schaffe ich denn die Rückzahlung? Mit meiner nichtberufstätigen Frau und zwei Kindern? Ich bin jetzt Anfang Fünfzig! Meine Rückzahlungszeit ist auch begrenzt!"

Viele Sicherheiten und Bürgen hatte Obermayer nicht zu bieten. Trotzdem betrachtete Frau Wiesenbach die Angelegenheit optimistisch. Letztendlich baute die Bank schon genügend Sicherheiten ein: Obermayers Frau musste eine Bürgschaft übernehmen, er selbst bürgte mit seinen zukünftigen Einnahmen aus der kassenärztlichen Tätigkeit und einer zusätzlichen Risikolebensversicherung dafür, dass die Bank kein zu großes Risiko einging. Frau Wiesenbach war eine versierte Vertreterin der Bank und konnte Notwendigkeit und Zweckmäßigkeit aller Maßnahmen gut erklären. Am Ende war Obermayer sogar Genossenschaftsmitglied in der Bank geworden.

Nach dem Chefarzt kamen Frau Albrecht und Brigitte Neumann zum Gespräch mit Frau Wiesenbach.

„Man merkt, dass die Dame von der Bank gut mit der Materie vertraut ist", äußerte sich Frau Albrecht anerkennend, als sie später Brigitte Neumann traf.

„Ich bin da eher misstrauisch. Der typische Banker, eine Ausgeburt des Kapitalismus, wie wir das in der Schule und im Studium immer gelernt haben. Die geben keinen Kredit ohne Sicherheiten. Die Dame hat mich recht intensiv nach Vermögen und möglichen Bürgen gefragt. Schließlich habe ich weder Haus noch Grundstück. Außerdem durfte ich nicht nur die zinsgünstigen Kredite des Bundes nutzen, sondern musste auch einen Teil zu ungünstigeren Bedingungen bei ihrer eigenen Bank in Anspruch nehmen. Das war die Voraussetzung!"

Erstaunt blickte Frau Albrecht die schimpfende Brigitte Neumann an. Was war denn in die gefahren?

„Ich bin dieser Dame für ihre Beratung sehr dankbar. Wir hätten doch überhaupt nicht Bescheid gewusst. Ich zum Beispiel hätte gar keine Ahnung von all den Möglichkeiten für zinsgünstige Kredite gehabt. Da bin ich doch froh, einen Fachmann beziehungsweise eine Fachfrau gefunden zu haben. Denken sie vielleicht, bei der hiesigen Sparkasse wären sie besser gekommen?"

Brigitte Neumann ärgerte sich über sich selbst. Als Kapitalismus-Kritiker und unverbesserlicher Anhänger des alten Systems wollte sie überhaupt nicht in Erscheinung treten. Ihren Ärger konnte sie im Moment einfach nicht kompensieren. Die Ursache für ihre Gereiztheit stellte nicht nur der belastende Kredit dar, sondern vermutlich auch die Rebentisch. Mehrere Jahre schon arbeitete diese bei ihr in der Abteilung, gewissermaßen als ihr

Adlatus. Zukünftig würden sie sogar gleichberechtigt nebeneinander in einer Gemeinschaftspraxis arbeiten, und dennoch unter ungleichen Bedingungen, denn die Rebentisch hatte offenbar Vermögen. Sie konnte ihren Teil der Investitionen direkt bezahlen und brauchte keinen Kredit aufzunehmen. Und sie als ehemalige Chefin musste in ihrem Alter noch bei einer Bank Schulden machen, deren Abzahlung das Weiterarbeiten als Rentnerin für sie unumgänglich machte. Das machte sie einfach wütend. Wer weiß, woher Rebentischs Vermögen stammte. Man müsste Nachforschungen anstellen. Aber was brachte das? Wut war ein schlechter Ratgeber. Die Gemeinschaftspraxis sollte unter keinem schlechten Stern stehen. Auf dem Gang begegnete ihr Habicht. Der ehemalige Chef ging eilig vorbei und nickte ihr nur flüchtig zu. Es wurde erzählt, dass er seine eigene Praxis schon einrichte und voraussichtlich im nächsten Monat bereits als Erster aus der Poliklinik ausscheide.

Die Internisten

Noch existierte die Poliklinik. Trotz Personalabgängen gab es bei der Patientenbetreuung keine Einschränkungen. Auch in der Inneren Abteilung wurden die drei Sprechstunden unverändert in Anspruch genommen. Dennoch hatten sich die Arbeitsbedingungen verändert.

Zur Behebung der unzureichenden und antiquierten medizintechnischen Ausstattung in den neuen Bundesländern erfuhren Krankenhäuser und auch Praxen unerwartete Hilfe aus dem Westen. Aus den alten Bundesländern wurden neue oder gebrauchte, aber noch funktionstüchtige Geräte und Instrumentarien kostenlos zur Verfügung gestellt. Kommunen, Firmen, Organisationen, aber auch Ärzte, initiierten diese Solidaritätsaktionen. Auch die Innere Abteilung zählte zu den Nutznießern dieser Maßnahmen und erhielt ein neues EKG-Gerät, mit dem man sechs Ableitungen gleichzeitig aufzeichnen konnte. Damit konnte der bisher genutzte Ein-Kanal-Schreiber endlich ausgemustert und die EKG-Schreibung verbessert werden. Auch Einwegmaterial gab es jetzt ausreichend. Man konnte sich gar nicht vorstellen, dass noch vor kurzem die benutzten Gummihandschuhe wieder aufbereitet wurden oder Spritzen manuell gesäubert und sterilisiert werden mussten. Der Wechsel vom Mangel zum Überfluss brachte aber auch Probleme mit sich. Die Ärzte hatten ihre Not mit der unüberschaubaren Zahl verschreibungspflichtiger Medikamente. Viele der alten Präparate, mit deren Wirkung und Nebenwirkungen man gut vertraut war, gab es nicht mehr. Häufig mussten die erfahrenen Ärzte wie Berufsanfänger im dicken Arzneimittelverzeichnis blättern, um ein geeignetes Präparat des gesuchten Wirkstoffes zu finden. Die Patienten blieben allerdings die gleichen, wenn sich auch das Spektrum der Beschwerden und Probleme verändert hatte.

Die Mitarbeiter der Inneren Abteilung saßen zu einer Dienstberatung im Zimmer ihres Chefs zusammen. Die seit Wochen bestehende Aufregung über die zukünftigen Veränderungen in der Abteilung hatten sich etwas gelegt. Der Chef berichtete von einer Fortbildungsveranstaltung, die er kürzlich besucht hatte. Neuester Stand der Ersten-Hilfe-Maßnahmen bei Bewusstlosen. Jeder wusste da etwas, aber in praxi sah es meist anders aus. Der Chef schlug vor, doch mal eine praktische Übung in der Abteilung durchzuführen. Frau Müller seufzte tief und auch Schwester Luise, die Funktionsschwester, schien nicht begeistert zu sein. Die Ebermann lächelte still vor sich hin. Ihre Augen blitzten jedoch böse auf, als Schwester Tatjana sich unterstützend meldete:

„Ich finde das richtig, dass wir das mal wieder üben. Ich erinnere nur daran, dass es auch bei uns schon Todesfälle im Wartezimmer oder im EKG gegeben hat. Wir Schwestern sind dann immer zuerst beim Patienten und müssen schnell handeln. Mitunter ist es schwierig, dann einen Arzt schnell zu finden! Ich bin sehr dafür, die Maßnahmen durchzuproben. So firm sind wir alle nicht, zumal sich in der letzten Zeit Einiges geändert hat."

Ein zustimmendes Raunen war von den Anwesenden zu hören. Schwester Inge holte den Terminkalender und der Chef schlug einen Zeitpunkt vor. Außer Frau Ebermann, die gerade an jenem Tag bedauerlicherweise verhindert war, stimmten alle dem genannten Zeitpunkt zu.

Pikiert, dass man sich ohne ihre Zustimmung auf einen Termin, den sie eigentlich verhindern wollte, geeinigt hatte, bemerkte Dr. Ebermann: „Na ja, für mich ist das ohnehin alles nichts Neues! Frau Müller kann mich ja informieren!"

Obermayer runzelte ärgerlich die Stirn. Eigentlich konnte er das nicht akzeptieren, aber auf eine Auseinandersetzung mit der Ebermann vor versammelter Mannschaft wollte er sich jetzt nicht einlassen. Ohnehin würde die Kollegin bald hier ihre Tätigkeit beenden. Außerdem musste er noch bekanntgeben, dass jeder in der Personalabteilung seine Kaderakte einsehen könne, um auf ungerechtfertigte Beurteilungen und Einträge aufmerksam zu machen. Diese würden dann entfernt. Erstaunlicherweise gab es auf diese Mitteilung kaum eine Reaktion.

Inge öffnete leise die Tür und legte ihrem Chef zwei Visitenkärtchen auf den Schreibtisch. Dr. Obermayer stand gerade an der Untersuchungsliege und palpierte den dicken Bauch eines Patienten.

„Sie können sich jetzt wieder anziehen", sagte er zu diesem und drehte sich um.

Während sich der untersetzte, glatzköpfige Mann etwas unbeholfen Hemd und Pullover wieder anzog, setzte sich der Chef an den Schreibtisch und notierte den Befund. Er bat den Patienten, ebenfalls Platz zu nehmen. Vermutlich sei mit der Leber etwas nicht in Ordnung, sie sei vergrößert und auch derber als normal. Möglicherweise hänge das mit seinem Bierkonsum zusammen, aber es könnte auch etwas anderes dahinter stecken. Der Patient nickte. Seine Frau habe das auch schon vermutet, meinte er.

Einige weitere Untersuchungen seien noch erforderlich: Labor, Ultraschall und auch eine Magenspiegelung.

„Muss das denn sein?", rief der Patient verängstigt.

Der Chef erklärte ihm, dass man auch mit der Magenspiegelung Hinweise auf eine Lebererkrankung finden könne oder das manchmal sogar der Magen die Ursache der Lebervergrößerung sei. Wenn alle Befunde vorlägen, würde er gern diese mit ihm besprechen. Dann würden sie gemeinsam beraten, was weiter zu tun sei.

„Ein Medikament können sie mir nicht jetzt schon aufschreiben?"

Das alte Klischee, kein Arztbesuch ohne ein Rezept mit einem Medikament, dachte Obermayer.

„Jetzt kann ich ihnen erst einmal kein Medikament aufschreiben. Sie haben ja kaum Beschwerden, und die Ursache wollen wir erst noch klären. Einen Labortermin vereinbaren sie bitte mit Schwester Inge. Von ihr bekommen sie auch den neuen Sprechstundentermin."

Der Arzt schrieb noch einiges in die Unterlagen, nicht nur die Befunde, sondern auch Verdachtsdiagnose und differentialdiagnostische Erwägungen sowie die veranlassten Untersuchungen. Die Arbeit mit dem Patienten, das Gespräch mit ihm, die Untersuchung, die Diagnosestellung und Differentialdiagnose – das waren Tätigkeiten, die er sehr gern ausübte. Leider forderte die Chefarzttätigkeit im Moment viel Zeit für Verwaltungsarbeiten. Ständig mussten deswegen die Sprechstunden eingeschränkt werden. Natürlich würde er auch gern endoskopische oder sonografische Untersuchungen selbst durchführen. Dazu aber fehlten an der Poliklinik die notwendigen Geräte, im Moment bei ihm auch die Zeit. Aber inzwischen gab es schon einen niedergelassenen Kollegen in der Stadt, der endoskopische Untersuchungen in der eigenen Praxis durchführte. Wenn die Umwandlung in ein Ärztehaus gelingen sollte, plante er auch die Anschaffung moderner Medizintechnik. Einstweilen war man noch auf die Klinik angewiesen.

Obermayer seufzte, als er die zwei Visitenkärtchen liegen sah, die ihm Inge auf den Schreibtisch gelegt hatte. Es wartete noch eine ganze Reihe von Patienten, aber Pharmareferenten wollten auch nicht gerne lange im Wartezimmer sitzen. Sie wurden in der Sprechstunde zwischendurch vorgelassen. Glücklicherweise fassten sie sich meist kurz, so dass die zeitlichen Auswirkungen auf die wartenden Patienten nicht zu groß wurden. Die Pharmavertreter, ein in der DDR nahezu unbekannter Personenkreis, gehörten jetzt zum Alltag in der Sprechstunde. Manche warteten bescheiden im Wartezimmer, bis sie aufgerufen wurden, obwohl sie sicherlich auch ihren Zeitplan hatten. Andere wieder bedrängten die Sprechstundenschwestern. Um schneller dran zu kommen oder um einen positiven Eindruck zu hinterlassen, brachten die Pharmavertreter den Arzthelferinnen Kugelschreiber, Notizbücher oder andere Büromaterialien mit. Manche Vertreter der Branche kamen aus der alten Bundesrepublik, denen merkte man ihre Routine im Umgang mit den Arzthelferinnen an. Andere waren Neulinge, die als Chemiker, Biologen, ja auch als Informatiker oder sogar Arzt ihren Arbeitsplatz im Osten verloren hatten und sich im neuen Berufsfeld versuchten. Im Gespräch mit dem Arzt stellten sie ihre Firmen und deren Präparate vor und hinterließen Berge von Musterpräparaten und Broschüren, Anschauungsmaterial oder auch

Einladungen für Fortbildungsveranstaltungen. Letztere wurden von den Firmen organisiert und fanden manchmal in nüchternen Hörsälen statt, mitunter aber auch in Tagungsräumen luxuriöser Hotels. Nicht zufällig befand sich der Veranstaltungsort mitunter in besonders attraktiven Gegenden der alten Bundesrepublik. Für die reisesüchtigen Neu-Bundesbürger eine große Versuchung, der sie nur schwer widerstehen konnten. Obwohl das natürlich immer sehr verlockend war, sah Obermayer diese Einladungen mit gemischten Gefühlen. Das Verordnungsverhalten des Arztes unterlag einzig und allein seinem Wissen und seinen Überlegungen beziehungsweise Erfahrungen, aber die Firmen erwarteten schon, dass man sich bei Inanspruchnahme ihrer Veranstaltungen auch ihrer Präparate erinnerte. Sein Verordnungsverhalten wollte er durch diese Verknüpfung ungern beeinflusst wissen. Die meisten der unzähligen Vertreter pharmazeutischer Betriebe waren noch unbekannte Personen und erst im Laufe der Zeit kannte man den einen oder anderen und konnte ihn einer bestimmten Firma zuordnen. Einer aber blieb Obermayer und Schwester Inge lange im Gedächtnis. Dieser erschien einmal im Hochbetrieb der Vormittags-Sprechstunde und verlangte, sofort vorgelassen zu werden.

„Das geht heute leider nicht. Wir haben noch sehr viel Patienten, darunter zwei Notfälle, und der Chef muss mittags zu einer Beratung", versuchte Inge ihn abzuwimmeln.

Wütend baute sich der Vertreter vor dem Tresen auf. Er erwarte, erklärte arrogant der elegant gekleidete junge Mann, dass er vorgelassen werde. Schließlich sei ihr Chef auch mit seiner Firma nach München gefahren. Die verunsicherte Inge hatte Obermayer geholt. Es gab eine kurze Auseinandersetzung. Der besagte Vertreter kam nicht wieder und diese Firma wurde bei den Medikamenten-Verordnungen fortan gemieden. Es sprachen auch noch andere Vertreter in der Sprechstunde vor: von medizintechnischen Firmen, Praxiseinrichtungsfirmen und Lebensversicherungen bis zu Vermögensverwaltern und Anlagenberatern. Alle glaubten, in den hiesigen Ärzten ihre neue Klientel gefunden zu haben. Hier in einer Poliklinik bot sich eine besondere Konzentration potentieller Kunden an. Telefon- und Sicherheitsfirmen priesen ihre Dienste der Poliklinik an. Hinzu kamen noch die Besuche der neugegründeten Laborgemeinschaften in der Stadt, die ihre Partnerschaft anboten und um Mitgliedschaft warben. Schließlich stellten die laborchemischen Untersuchungen von Blut und anderem Körpermaterial eine wichtige Ergänzung medizinischer Diagnostik dar. Unter diesen Umständen war es schwierig, an manchen Tagen einen störungsfreien Sprechstundenablauf zu gewährleisten.

Die Metamorphose beginnt

Die fränkische Beraterfirma hatte den Entwurf eines Gesellschaftervertrags vorgelegt, in dem Regelungen der Zusammenarbeit im zukünftigen Ärztehaus und des Auftretens nach außen als Gesellschaft bürgerlichen Rechtes enthalten waren. Das Vertragswerk war in Anlehnung an den Gesellschaftervertrag des Nürnberger Ärztehauses zusammengestellt worden. Für die Ärzte der Poliklinik ergab sich reichlich Änderungsbedarf, da hier eine völlig andere Ausgangslage bestand. So manche benutzte Formulierung in dem Vertragswerk kam den Ärztinnen und Ärzten fremd und wirklichkeitsfern vor, man hatte ja bislang keine Gesellschaften oder Vereine gegründet oder juristisch unanfechtbare Formulierungen finden müssen. Beratung und Begleitung der Beraterfirma war nicht kostenlos. Man vereinbarte mit den Nürnbergern einen moderaten Preis. Hier sprang hilfreich das Krankenhaus ein und trug alle anfallenden Kosten. Auch sonst hing die Poliklinik natürlich immer noch am Tropf des Krankenhauses, sei es bei den Lohnkosten, sei es bei den Verbrauchsmaterialien oder den Reinigungs- und Hausmeisterarbeiten. Die Einkünfte über die Kassenärztliche Vereinigung reichten zur Kostendeckung der Poliklinik in der noch bestehenden Form nicht aus.

Das erste Frühjahr in der vereinten Bundesrepublik Deutschland hatte begonnen. Das war die Zeit, in der man früher seinen Urlaubsplatz schon in der Tasche haben musste, sonst wurde nichts mehr daraus. Jetzt war die Vielfalt der Reisebüro-Angebote und Reiseorte unüberschaubar geworden. Wenn die nötigen finanziellen Voraussetzungen bestanden, waren den Reisezielen kaum Grenzen gesetzt. Ostsee und Thüringer Wald waren jetzt weniger gefragt, es sei denn, man wollte Freunde oder Verwandte besuchen. So mancher hatte durch die Westflucht seit kurzem Verwandte in Hessen, Baden oder einem anderen alten Bundesland wohnen und wollte diese gern besuchen, am besten mit dem eigenen, vielleicht sogar neuen PKW. Obwohl die Zahl der flotten West-Autos mit Ost-Kennzeichen auf den Straßen der Stadt, über Land und auf den Autobahnen enorm zugenommen hatte, fuhren die meisten Ärzte der Poliklinik noch immer ihren alten vertrauten Trabant oder Wartburg. Dr. Wendler, der HNO-Arzt, war der Erste, der einen roten VW-Passat vor dem Krankenhaus parkte. Dieser stach natürlich aus der Masse der Trabanten, Wartburgs und Skodas heraus. Bald sprach sich auch herum, wer der Besitzer war. Etwas neidisch schauten Kollegen, Kolleginnen und Mitarbeiterinnen auf das schicke Auto mit dem Dresdener Kennzeichen. Wegen des ungewohnten und reichhaltigen Angebotes in sämtlichen Lebensbereichen war bei den meisten Ärztinnen und Ärzten die finanzielle Situation sehr angespannt, so dass ein schnittiger, neuer PKW westlichen Fabrikates – auch wenn er noch so verlockend schien – nicht das Dringendste auf der Anschaffungsliste darstellte. Mit den Gehältern, die zwar gegenüber DDR-Zeiten deutlich höher lagen, konnte nicht auch noch im ersten Jahr ein neues Auto finanziert werden. Außerdem stellte die Last der Schulden durch die aufzunehmenden Praxiskredite eine weitere Kauf-Bremse dar. Finanzierung auf Pump gehörte nicht zu den gut entwickelten Eigenschaften eines ehemaligen DDR-Bürgers. Trotzdem spielte sich ständig der innere Kampf zwischen Kauf und Nichtkauf in den Köpfen ab.

Schwester Inge war morgens immer eine der Ersten in der Inneren Abteilung. Meist traf sie schon in der Straßenbahn Frau Müller, Dr. Ebermanns Sprechstundenschwester. Da wurden schon unterwegs die ersten Informationen ausgetauscht. Später, während der Sprechstunde, kam man nicht mehr dazu. Bis Beide die zweite Etage erreicht hatten, waren dann die meisten Neuigkeiten besprochen. Jede ging in ihr Zimmer, kleidete sich um und bereitete die Sprechstunde vor. Stempel und Formulare auf den Schreibtisch legen, Patientenunterlagen anhand des Bestellbuches heraussuchen, Labor- und Röntgenbefunde einsortieren. Die Haupteingangstür zur Abteilung wurde erst gegen sieben Uhr aufgeschlossen, so dass noch keine Patienten in den Wartezimmern saßen. In dieser morgendlichen Stille standen die Türen der Sprechstundenzimmer zum Wartebereich weit offen und durch die geöffneten Fenster drang die frische Morgenluft aus der Parkanlage des Krankenhauses in die Räume. Da beider Sprechstundenzimmer nebeneinander lagen, konnten Frau Müller und Schwester Inge – zwar etwas lautstark – noch etwas miteinander kommunizieren. Nebenbei wurde Kaffee beziehungsweise Tee auf den kleinen Elektrokochern, die in irgendeiner Ecke der Räume standen, gebrüht, so dass kurzzeitig auch den Wartebereich ein angenehmer Kaffeeduft durchzog. Allerdings währte diese morgendliche Stille nicht lange, denn bald konnte man die Schritte der anderen Mitarbeiter hören. Die Ärzte kamen meist erst, wenn die Haupttüren schon geöffnet waren und die ersten Patienten bereits im Wartezimmer Platz genommen hatten. Von ihrem Schreibtisch konnte Inge einen Teil des Parkplatzes im Krankenhausgelände einsehen. Eben sah sie Dr. Wendler einparken. So ein eleganter roter Wagen, das war schon etwas Besonderes!

„Wollen Sie sich nicht auch einen so schicken Westwagen kaufen?", fragte sie ihren Chef, der soeben das Zimmer betrat, und deutete auf den Parkplatz.

Der lachte: „Wovon?"

„Na, Dr. Wendler hat doch auch einen gekauft. Dessen Gehalt ist bestimmt nicht höher als ihres."

„Schwester Inge, da sind so viele Gesichtspunkte zu beachten. Die bevorstehende Praxisgründung wird eine Menge Geld kosten. Ich habe Familie, zwei Kinder, meine Frau geht nicht arbeiten. Da steht das Auto nicht an erster Stelle. Außerdem habe ich mich an meinen Wartburg so gewöhnt, er ist geräumig, fährt noch ganz gut und ich habe eine zuverlässige Werkstatt."

„Das stimmt schon. Ihr Auto sieht noch ganz gut aus. Aber wenn ich am Schreibtisch sitze, und ich höre ein helles lautes Knattern und Tuckern, da weiß ich, Frau Dr. Neumann kommt. Wenn das Fenster offen ist, kommen die Abgase bis hierher. Bei geschlossenem Fenster sehe ich die blaugrauen Wölkchen vor den Scheiben. Da sollte man sich doch nach einem neuen Auto umsehen. An jeder Ecke können sie jetzt eines kaufen. Glücklicherweise haben sie nicht so ein Auto wie Frau Doktor Neumann, aber beim Chef erwartet man einfach ein besseres Auto."

„Wie kommen Sie denn darauf?"

„Mein Mann, der seit kurzem eine Stelle als Außendienst-Mitarbeiter einer Metallfirma übernommen hat, fährt jetzt einen großen neuen schwarzen Audi mit vielen Raffinessen. Das ist sein Dienstwagen. Wir dürfen ihn auch privat nutzen. Natürlich müssen wir dann den Sprit bezahlen. Das ist ein ganz anderes Fahrgefühl. Ein solches Auto macht natürlich Eindruck! Der Chef meines Mannes sagt immer, das sei eine Prestige-Frage, mit welchem Auto der Firmenvertreter vorfahre. Unseren Trabi haben wir gleich verkauft. Viel haben wir nicht mehr dafür bekommen."

Der Chef musste lachen.

„Vielleicht haben Sie recht! Vielleicht ändere ich noch meine Meinung. Aber im Moment bleibe ich noch bei meinem Wartburg."

Als Frau Müller von der Reise zu ihrem Sohn zurückgekehrt war, schwärmte sie noch lange von dem Besuch in München. Stolz erzählte sie ihren Kolleginnen, wie gut es ihren Kindern ginge. Ihr Sohn habe Arbeit in einer großen Reifenfabrik gefunden und verdiene das Doppelte von dem, was er hier erhalten hatte. Und ihre Schwiegertochter (eigentlich waren sie nicht verheiratet, aber für Frau Müller spielte das keine Rolle) arbeite als Angestellte bei einer Versicherung. Nach ihrer Ausreise in die BRD über Ungarn vor zwei Jahren hätten sie nur ein Zimmer gehabt, jetzt wohnten sie in einer modernen Zweiraumwohnung mit Küche und Bad. Schöne Möbel, neues Auto.

Wenn das so sei, da müsse sie doch nicht mit dem Zug nach München fahren. Da könne doch der Sohn mit dem Auto herkommen, meinte Dr. Ebermann.

„Das macht der auch. Wahrscheinlich schon in diesem Sommer", entgegnete die Müllerin.

Tatjana war froh, als ihre Vertretung von Frau Müller zu Ende war. Sie hatte alle Hände voll zu tun gehabt, um den Wünschen und Forderungen in der Ebermannschen Sprechstunde gerecht zu werden. Die Ärztin hatte sich allerdings auch sehr bemüht, nicht ihre schrullige oder arrogante Seite zu zeigen. Zumindest gab es während Frau Müllers Abwesenheit keine nennenswerten Auseinandersetzungen in der Sprechstunde. Nicht ohne Absicht lobte daher Frau Dr. Ebermann die hervorragende Zusammenarbeit mit Schwester Tatjana in höchsten Tönen. Sie wollte damit offenbar ihrem Groll über Frau Müllers „eigenmächtige" Reise zu ihren Kindern Ausdruck verleihen. Es schien tatsächlich so, dass sich Frau Müller durch diese Äußerungen gekränkt fühlte. Auch sie hielt sich – wie ihre Chefin – nämlich für unersetzbar.

In den Entwurf des Gesellschaftervertrages hatten die Ärzte des zukünftigen Ärztehauses in der letzten Woche ihre eigenen Vorstellungen und Wünsche eingearbeitet. Nun lag die erste Fassung, die auch ein Jurist in Nürnberg durchgesehen hatte, vor. Trotzdem gab es immer noch Diskussionsbedarf dazu, so dass nochmals alle zusammenkommen mussten. Außerdem bestanden in einer Abteilung plötzlich Unstimmigkeiten über die Aufteilung von alten Einrichtungsgegenständen und Medizingeräten der Poliklinik. Einer der Ärzte wollte im Ärztehaus bleiben, der andere beabsichtigte an einem anderen Ort seine Praxis zu eröffnen. Beide beanspruchten plötzlich bislang gemeinsam genutzte Geräte und Möbel. Auch bei der Raumverteilung hatten in der Zwischenzeit einige Ärzte ihre Pläne geändert. Die Leitung der Poliklinik, die inzwischen durch eine vom Krankenhaus abgestellte kommissarische Verwaltungsleiterin ergänzt worden war, hatte alle Hände voll zu tun, um gütliche Einigungen mit den Kontrahenten zu erzielen und die einzelnen Sonderwünsche mit den Realitäten in Übereinstimmung zu bringen.

Die neue, interimsmäßig eingesetzte Verwaltungsleiterin erwies sich als Glücksfall. Frau Kaloweit, die bisher in der Krankenhausverwaltung als Abteilungsleiterin beschäftigt war und sich dadurch recht gut in den Strukturen des Krankenhauses auskannte, nahm ihre Aufgaben energisch und umsichtig wahr. Die junge hübsche Frau mit rotbraunem Haar, deren Hände immer gestikulierend ihre Aussagen unterstrichen, hatte vor einem Jahr zusätzlich ein juristisches Fernstudium aufgenommen, weswegen sie nur drei Tage in der Woche in der Poliklinik anwesend war. Mit ihrer schnellen Auffassungsgabe und außerordentlichen Sachkenntnis gelang es ihr, in kürzester Zeit die vorliegenden Pläne für die Zimmerbelegung und Inventarverwendung zu überarbeiten. Der Chef war sehr zufrieden, weil er dadurch entlastet wurde. Aber er kam auch ins Grübeln darüber, warum wohl die Krankenhausleitung auf eine solche versierte Mitarbeiterin verzichtete.

Die Zahl der Poliklinik-Mitarbeiter und Mitarbeiterinnen ging in den letzten Wochen weiter zurück. Die neurologisch-psychiatrische Abteilung war bereits ausgegliedert worden und gehörte jetzt zum Krankenhaus. Einer der beiden Psychologen hatte Kontakt zu einem niedergelassenen Psychiater gefunden und dort seine Tätigkeit aufgenommen. Der andere Psychologe klagte vor der Konfliktkommission des Krankenhauses auf Erhalt seines Arbeitsplatzes, nicht ohne Erfolg. Immerhin brachte ihm dies eine Stelle im Krankenhaus ein. Alle fürsorgerisch tätigen Angestellten in der Poliklinik, zum Beispiel aus der neurologisch-psychiatrischen Abteilung und der Hautabteilung, wurden von der Stadtverwaltung übernommen und dort in die entsprechenden Sozialbereiche eingegliedert. Die Gemeindeschwestern, bisher Mitglieder der Allgemeinen Abteilung, setzten ihre Tätigkeit in neugegründeten, privaten Sozialstationen fort. Sie betreuten dort weiterhin die gleichen Patienten und arbeiteten wie bisher mit ihren Hausärzten zusammen. Der frühere Chef der Poliklinik hatte endgültig seine ehemalige Arbeitsstätte verlassen und eine eigene Praxis eröffnet. Genossin Dr. Gärtner, die ehemalige Parteisekretärin, hatte es vorgezogen, aus ihrem bisherigen Wirkungskreis zu entschwinden. Es hieß, sie habe sich von ihrem Mann getrennt und sei weggezogen. Einer anderen Allgemeinpraktikerin wurde eine Stelle als Gutachterin beim neugeschaffenen Medizinischen Dienst der Krankenkassen angeboten. Letztendlich blieben nur noch zwei Ärztinnen mit ihren Sprechstundenhilfen als Reste der ursprünglich großen Allgemeinen Abteilung übrig. Auch in der chirurgischen Abteilung gab es Veränderungen in der personellen Zusammensetzung. Brigitte Neumann hätte gern ihre bisherige Abteilungsschwester in der chirurgischen Gemeinschaftspraxis mit Frau Dr. Rebentisch weiterbeschäftigt. Jedoch wollte Anke im Sommer mit ihren beiden Kindern nach Baden-Württemberg übersiedeln. Ankes Mann, Tobias, wohnte und arbeitete nämlich schon jetzt dort. Seine ehemalige Arbeitsstätte in einem Maschinenbaubetrieb in Dresden würde voraussichtlich zum Jahresende aufgelöst werden, da der vom Alteigentümer inzwischen übernommene Betrieb entgegen allen Ankündigungen geschlossen werden sollte. Der Betrieb bot aber qualifizierten Mitarbeitern zu günstigen Bedingungen einen Arbeitsplatz im Stammwerk bei Stuttgart an. Die Entscheidung, dieses Angebot des Betriebs anzunehmen, war Tobias nicht leicht gefallen. Zunächst hatte er gedacht, als Auswärtiger von Montag bis Freitag dort arbeiten zu können, um am Wochenende wieder bei der Familie zu sein. Aber die Entfernung Dresden–Stuttgart war einfach zu weit, um dies auf die Dauer durchzuhalten. Anke war ebenfalls strikt dagegen. Sie wolle wochentags keine alleinerziehende Mutter sein, schließlich brauchten die Kinder ihren Vater nicht nur am Wochenende. So beschlossen beide, zusammen nach Esslingen bei Stuttgart zu übersiedeln. Die Kinder konnten dann auch dort eingeschult werden, schließlich kam Wiebke im September diesen Jahres schon in die Schule. Der Esslinger Betrieb hatte Tobias sogar schon eine geeignete Wohnung vermittelt. Trotzdem waren Tobias und Anke nicht so recht glücklich über den geplanten Ortswechsel: Anke musste ihre Arbeit in der Chirurgie, die ihr viel Freude bereitet hatte, aufgeben. Nicht nur die Kinder, sondern auch Anke und Tobias verloren ihren Freundeskreis. Außerdem mussten sie schweren Herzens Tobias' Mutter in Dresden zurücklassen. Für letzteres Problem bestand zwar die Option, sie später nachkommen zu lassen. Aber ob die alte Frau dies mitmachen würde, war sehr ungewiss. Im Moment lehnte sie es ab. Nicht nur Anke ging auf diese Weise der Chirurgie verloren. Cornelia, die junge, aufgeschlossene Krankenschwester, die universell einsetzbar war, hatte es von Dresden weggezogen. Ihre bislang unterdrückte Reiselust hatte sich Bahn gebrochen. Während eines Sommerurlaubes an der Costa Brava lernte sie einen jungen spanischen Arzt kennen, der sich in sie verliebte. Er nahm sie mit nach Barcelona, besorgte ihr einen attraktiven Arbeitsplatz in einem dortigen Krankenhaus und, wenn die letzten Mitteilungen noch aktuell waren, wohnten sie inzwischen auch zusammen. Brigitte Neumann bedauerte Ankes und Cornelias Abgang sehr. Neben Jolli waren ihr beide die liebsten Mitarbeiterinnen gewesen.

Der Besuch eines Pharmareferenten gehörte jetzt mit zur Sprechstunde. Bei den Internisten hatte es sich eingebürgert, dass die Vertreter meist gegen Mittag, wenn ein Ende der Sprechstunde abzusehen war, empfangen wurden. Diejenigen von ihnen, die in regelmäßigen Abständen kamen, hatten schon ein gewisses Vertrauensverhältnis zu den Arzthelferinnen aufgebaut. Es kamen aber auch immer wieder neue Vertreter von Firmen, die noch nicht vorgesprochen hatten oder deren Betriebe mehrere sogenannte Linien, das heißt spezielle Außendienste für bestimmte Präparate, besaßen. Es mischten sich aber auch immer wieder Versicherungsvertreter und Anlagenberater unter die Pharmaberater.

Ärgerlich las Dr. Ehrlicher das Visitenkärtchen und warf es in den Papierkorb.

„Ich weiß gar nicht, was diese Leute bei uns immer für ein Vermögen vermuten. Das ist schon der dritte Vermögensberater in dieser Woche. Sagen sie ihm bitte, ich habe kein Interesse an einem Gespräch", sagte sie zu ihrer Sprechstundenschwester.

Beim Mittagessen im Speisesaal des Krankenhauses berichtete Frau Ehrlicher einer Kollegin aus dem Krankenhaus, mit der sie früher gemeinsam auf einer Station tätig war, über die vielen Besuche von Anlagen- und Vermögensberatern, die ihr nicht vorhandenes Vermögen managen wollten.

Die Kollegin lachte: „Glücklicherweise empfangen die Pharmareferenten und Versicherungsvertreter meist der Chef und die
Oberärzte. Da besteht an uns Stationsärzten kein so großes Interesse. Anlagen- und Vermögensberater verirren sich bei uns in
der Klinik selten. Die niedergelassenen Ärzte sind eben eine mehr
begehrte Klientel! Wahrscheinlich geht man von den alten Bundesländern aus. Dort zählen die Niedergelassenen zu den Gutbetuchten."

„Wir haben kein Vermögen, weder mein Mann noch ich. Man
kann uns doch nicht mit den West-Kollegen vergleichen, die
schon Jahrzehnte gut verdienen konnten. Schon gleich gar nicht
uns Poliklinik-Ärzte." Dr. Ehrlicher legte ihr Besteck beiseite und
schaute ihre Kollegin an.

„Übrigens kann ich leider nicht mit in die Niederlassung
gehen. Ich höre ganz auf."

„Wieso? Seit wann denn das?"

„Drei Kinder und der Mann ständig im Dienst. Da kann ich
mich nicht auch noch in einen Vollzeit-Job stürzen. Vielleicht wird
das anders, wenn die Kinder etwas größer sind."

„Wird dadurch in der Poliklinik nicht ein Internist gebraucht,
der mit in die Niederlassung geht?"

„Ja", antwortete Dr. Ehrlicher. „Im Moment ist es nur der Chef,
der von uns Internisten in die Niederlassung geht. Die Ebermann
will zukünftig nur noch zu Hause ihre Privatsprechstunde abhalten. Im Ärztehaus wird bestimmt noch ein zweiter Internist
benötigt."

„Das wäre doch eine Option für mich. Ich bin im Moment in der
Klinik mit vielen Dingen unzufrieden. Was meinst du?"

„Vielleicht. Versuch es doch einfach"

Während sie ihr Dessert löffelte, schimpfte die Kollegin: „Die
vielen Bereitschaftsdienste in der Klinik empfinde ich so nervig.
Außerdem ist man als Stationsarzt in der Klinik der letzte Dreck!
Manchmal habe ich es einfach satt!"

„Sprich doch einfach mal den Obermayer an."

„Das werde ich tun."

Das kleine Büro des Technischen Leiters des Krankenhauses, eines etwas untersetzten, dicklichen Mittvierzigers mit teigigem, blassem Gesicht, lag in einem verwinkelten Nebengebäude des Wirtschaftstraktes. Lage und Ausstattung des Büros spiegelten den Stellenwert wider, den die nichtmedizinischen, technischen Bereiche des Krankenhaueses bislang besaßen. Ein großer Schreibtisch beherrschte den engen Raum, der nur ein kleines Fenster besaß. Neben ihm saß Herr Nachbar, der die Bauabteilung des Hauses leitete und für die Rekonstruktionsmaßnahmen in der Poliklinik verantwortlich war. Ihm gegenüber an einer Art Beistelltisch hatten mehrere Ärzte der Poliklinik, die zukünftigen Betreiber des Ärztehauses, Platz genommen. Vor ihnen ausgebreitet lagen auf dem Schreibtisch die Baupläne der Poliklinik. Man hatte sich getroffen, um vor den Mietverhandlungen Unzulänglichkeiten an der Bausubstanz und bestimmten Medien zu besprechen sowie die Durchführbarkeit räumlicher Veränderungen, die in den einzelnen Praxen durch die Niederlassung nötig wurden, zu prüfen. Die Erwartungen der Ärzte als zukünftige Mieter, ausreichend sanierte Räume mit rekonstruierten Medien und funktionell angepassten Räumen zu übernehmen, erwiesen sich als ziemlich überzogen. Es stellte sich nämlich bald heraus, dass die eigentlich abgeschlossene Rekonstruktion der Poliklinik nur partiell erfolgt war. Einzelne Bereiche waren von jeglichen Baumaßnahmen unberührt geblieben, da sie noch funktionierten, andere Bereiche wiederum grundhaft verändert worden und manches konnte nur provisorisch funktionstüchtig gehalten werden. Geld und Material stellten die begrenzenden Faktoren dar. Der ständige Mangel war es auch, der die Position des Bauleiters im Krankenhaus in den letzten Jahren ungeheuer aufgewertet hatte. Verschleißerscheinungen und bauliche Defekte an den alten Klinikgebäuden – die Häuser bestanden immerhin seit über 100 Jahren – traten immer häufiger auf, zumal in den vergangenen Jahrzehnten kaum Erneuerungen stattgefunden hatten. Die erforderlichen Maßnahmen waren daher oft sehr dringlich, um den Arbeitsablauf des Klinikums überhaupt noch zu ermöglichen. Alle baulichen Anliegen,

und das wurden im Laufe der Jahre immer mehr, landeten letztendlich auf den Schreibtischen der Bauabteilung. Die Prioritäten
der Baumaßnahmen legte zwar ein Bauausschuss des Krankenhauses fest, aber die Praktikabilität der jeweiligen Maßnahmen
und den geeigneten Zeitpunkt dafür, den bestimmte Nachbar, der
Chef der Bauabteilung. Bei einem ständigen Mangel an Materialien, Fachkräften und finanziellen Mitteln war es für den gewieften
Fachmann kein Problem, entsprechende, scheinbar objektive
Begründungen zu liefern, warum erst das eine Vorhaben umgesetzt werden konnte und das andere erst später. So wurde aus der
Funktion des Leiters der Bauabteilung eine bedeutsame Macht-
position im Krankenhaus, der nicht nur die Klinikleiter, sondern
auch der technische Leiter und letztendlich die gesamte Krankenhausleitung ihre Referenz erweisen mussten. Herr Nachbar bestimmte, wann, was und wie gebaut wurde. Herrmann, der Technische Direktor, der als Nachbars Chef am ehesten die fachliche
Kompetenz besaß, Nachbars Arbeit einzuschätzen und zu korrigieren, verließ sich völlig auf seinen Abteilungsleiter. Ein Klinikleiter, der unvorsichtigerweise Nachbars Arbeit kritisiert hatte,
konnte sein Anliegen für die nächste Zeit erst einmal abschreiben.

„Der kann warten, bis er schwarz wird!", ließ Nachbar dann
verlauten, was natürlich nicht wörtlich gemeint war.

Nun also saß man beengt in dem kleinen Büro des technischen
Leiters. Die Luft war stickig. Nachbar blätterte in seinem Notizbuch. Dann hob er sein bläulich-livides Gesicht, bei dem man nicht
wusste, ob es Ausdruck einer Herzerkrankung war oder vielleicht
nur Folge eines übermäßigen Alkoholkonsums, und polterte los:
„Das Gebäude der Poliklinik ist nun mal ein jahrhundertealtes
Bauwerk mit zahlreichen Mängeln. Mit der Rekonstruktion ist nur
die Funktionstüchtigkeit einigermaßen erhalten worden, aber
mehr auch nicht. Und wenn sie so ein altes Gebäude übernehmen
oder mieten wollen, dann müssen sie auch diese Mängel übernehmen. Ihre Forderungen nach tausend Veränderungen sind völlig
unrealistisch und können von uns überhaupt nicht umgesetzt
werden. Wir wollen das auch gar nicht, denn wir haben so viele

andere Schwerpunkte im Krankenhaus, die dringender bestimmter Baumaßnahmen bedürfen. Da rangiert die Poliklinik ganz, ganz hinten. Wenn ihnen das nicht passt, dann müssen sie sich ein anderes Gebäude außerhalb des Krankenhauses suchen. Wir sind nicht darauf angewiesen, dass sie dieses Gebäude mieten."

Sein Gesicht war eine Nuance dunkler angelaufen. Herrmann, der technische Leiter, nickte nur stumm mit dem Kopf. Es war ganz offensichtlich, Nachbar war hier der starke Mann. Dazu noch auf der Gegenseite! Die Ärzte schauten sich ratlos an. Obermayer fand als erster Worte.

„Herr Nachbar, bleiben Sie doch sachlich. Es ist nicht nur in unserem Interesse, dass die Poliklinik als Ärztehaus fortbestehen kann, sondern auch im Interesse des Krankenhauses. Wir bringen dem Krankenhaus die Patienten und übernehmen die Nachbetreuung entlassener Patienten. Und auch für die Mitarbeiter des Krankenhauses sind wir gern und viel genutzte Behandlungseinrichtung. Ich glaube, Sie selbst gehören sogar auch dazu. Ganz davon abgesehen, muss in meinen Augen schon der Vermieter auch gewisse Verpflichtungen übernehmen, sonst kann er ein Objekt nicht vermieten. Die Krankenhausleitung hat uns dies zugesichert."

Unbeeindruckt gab Nachbar zurück: „Wer eine halbe Ruine mietet, muss sich mit den Gegebenheiten abfinden und kann nicht vorher alles erneuern lassen. Wenn es nach mir ginge, würde ich ihnen dieses Gebäude überhaupt nicht vermieten."

„Herr Nachbar, Ihr Verhalten ist wirklich impertinent," empörte sich Brigitte Neumann, die schon so manche Fraktur oder Verletzung des Bauleiters und seiner Familie behandelt hatte. „Ihr ablehnendes Verhalten, das überhaupt nicht mit der Haltung der Krankenhausleitung übereinstimmt, macht Sie für uns als Verhandlungspartner schwer ertragbar. Krankenhaus und Poliklinik sind schließlich nicht Ihr Privatbesitz, mit dem sie nach Gutdünken verfahren können!"

Hermann, der bei einem Scheitern der Verhandlungen mit unangenehmen Reaktionen der Krankenhausleitung zu rechnen hatte, versuchte vorsichtig zu vermitteln. Nach seinen Worten hatte natürlich Kollege Nachbar Recht, aber man sei gezwungen, eine Einigung zu finden, die dann nur in einem Kompromiss liegen könne. Dabei blickte er mehrmals verstohlen zu Nachbar, der brummelnd in seinem Notizbuch blätterte. Am Ende kamen doch Vereinbarungen über einige technische Veränderungen, welche die Bauabteilung vor der Vermietung noch vornehmen wollte, zustande. Einige Ärzte waren mit dem Erreichten nicht zufrieden.

Dr. Albrecht meinte lapidar: „Bei einer solch miesen Bausubstanz und dieser unzureichenden Ausstattung, die uns gerade der Herr Bauleiter bestätigt hat, kann man eigentlich nicht viel Miete verlangen!"

Das war auch ein Argument, das nicht von der Hand zu weisen war!

„Für eine halbe Ruine kann man eigentlich gar keine Miete verlangen", zischte Frau Möwe, die Zahnärztin.

Nach nochmaliger juristischer Durchsicht lag der mehrfach geänderte Entwurf des Gesellschaftervertrages des Ärztehauses nun vor. Die Ärzte der Poliklinik als zukünftige Gesellschafter des Ärztehauses hatten keine Änderungswünsche mehr, so dass Frau Kaloweit für jeden ein Exemplar abschreiben ließ. Vorgesehen war, eine Gesellschaft bürgerlichen Rechts zu gründen, wobei alle zukünftigen Gesellschafter in Einzel- und Gemeinschaftspraxen arbeiten würden. Die Leitung des Ärztehauses sollte ein Gremium aus drei gewählten Ärzten beziehungsweise Ärztinnen und einem hauptamtlichen Geschäftsführer bilden. Der Zeitraum der ehrenamtlichen Tätigkeit dieser drei Ärzte umfasste in der ersten Periode gestaffelt ein bis drei Jahre. Dann sollte jährlich jeweils ein Mitglied durch Neuwahl ersetzt und für drei Jahre bestätigt werden. Der hauptamtliche Geschäftsführer sollte von allen per Umlage bezahlt werden, wie auch die Kosten für gemeinschaftlich genutzte Räume, Geräte oder sonstiges Personal von allen zu tragen waren. Verschiedene Paragraphen im Gesellschaftervertrag regelten die innerbetriebliche Zusammenarbeit und Organisation.

Das Ausscheiden aus der Gesellschaft war absichtlich kompliziert gestaltet worden, um einem möglichen schnellen Auseinanderfallen des Ärztehauses in der schwierigen Anfangsphase zu begegnen. Der zukünftige Erfolg hing schließlich vom Zusammenhalt der Ärzteschaft ab.

„Auf Gedeih und Verderb! Nur gemeinsam sind wir stark!", formulierte es Frau Kaloweit treffend.

Jeder Beteiligte bekam ein Exemplar des Vertrages, das auch jeder unterschreiben musste. Die meisten Ärzte waren mit dem Gesellschaftervertrag zufrieden, glaubten doch alle, damit die nahe Zukunft sicher gestaltet zu haben. Ursprünglich war der Abschluss eines gemeinsamen Mietvertrages der Gesellschafter des Ärztehauses vorgesehen, aber die Stadtverwaltung bestand auf Einzel-Mietverträgen mit jedem Praxisinhaber. Der Hartnäckigkeit von Obermayer, Neumann, den Urologen und Zahnärzten war es zu verdanken, dass die Stadt zumindest alle Mietverträge für die Praxen und die gemeinschaftlich genutzten Räume den gleichen Bedingungen unterwarf. Am Ende waren es sogar recht moderate Mietpreise, die mit der Stadt vereinbart werden konnten.

Unerwartete zusätzliche Schwierigkeiten

Die Katastrophe ereignete sich an einem Freitagabend. Es ging auf Mitternacht zu, als im Dachgeschoss der Poliklinik ein Feuer ausbrach. Diensthabende Mitarbeiter des Krankenhauses hatten erste Rauchwolken bemerkt und Alarm geschlagen. Binnen kürzester Zeit standen die jahrhundertealten, ausgetrockneten Balken und Sparren der Dachkonstruktion in Flammen. Daran vermochten auch die von verschiedenen Standorten herbeigerufenen Feuerwehren nichts mehr zu ändern. Das Ausbreiten des Feuers auf weitere Gebäudeteile konnte jedoch verhindert werden. Erst am Morgen gelang es, die Flammen zu löschen. In der Nähe wohnende, alarmierte Mitarbeiter der Poliklinik hatten noch während der Löscharbeiten, unter Aufsicht der Feuerwehr begonnen, medizinische Geräte und Patientenunterlagen aus den darunterliegenden Etagen in ein benachbartes Gebäude zu retten. Rauch und Dunkelheit verhinderten, dass die zerstörte Silhouette des alten Gebäudes sofort zu sehen war. Erst am nächsten Morgen, bei blauem Himmel und herrlichem Sonnenschein, wurde das ganze Ausmaß der Zerstörung sichtbar. Der bisher ungenutzte Dachboden existierte nicht mehr. Verkohlte Balkenstümpfe, die in den Himmel ragten, deuteten an, wo die Decke der zweiten Etage gewesen war. In der Mitte des Gebäudes gähnten leere, verrußte Fensterhöhlungen, die Scheiben an den benachbarten Fenstern waren zerborsten. Der Geruch verbrannten Holzes umhüllte das ganze Krankenhaus und zog in die Umgebung. Einzelne Mitarbeiter der Poliklinik suchten unter Kontrolle von Feuerwehrleuten ihre Abteilungen auf, um sich einen Überblick über die Schäden zu verschaffen. Am stärksten hatte es die in der zweiten Etage gelegene Innere Abteilung getroffen. Schreibtische und andere Möbel der Sprechzimmer wie auch die Stühle im Wartebereich waren angekohlt oder verrußt, der Fußboden vom Löschwasser nass und glitschig, voller Schutt und Geröll. Das EKG-Gerät und einige Instrumentarien hatten die Oberschwester und einige Mitarbeiter, die als Erste vor Ort eingetroffen waren, noch in der Nacht in Sicherheit bringen können. Schwester Inge und Dr. Obermayer, die am Morgen erschienen, stiegen über angekohlte Möbelstücke und Aschehäufchen in ihre erst kürzlich renovierten und wieder bezogenen Arbeitsräume. Die Türen standen offen, man konnte von einem Raum in den anderen sehen. Oben leuchtete jetzt der blaue Himmel, umrahmt von verkohlten Balkenresten, in die Zimmer. Inge liefen ein paar Tränen über die Wangen. Ihren Arbeitsplatz gab es nicht mehr. Glück im Unglück: Der Sprelacart-Karteischrank mit den meisten Patientenunterlagen der Sprechstunde hatte den Flammen standgehalten. Die Schubkästen waren zwar vom Löschwasser etwas verquollen und das Papier roch wie frisch geräuchert, aber Eintragungen und Befunde waren erhalten und gut lesbar. Der Rest der Einrichtung musste entsorgt werden. In den Abteilungen der darunterliegenden Etage gab es vor allem Wasserschäden zu beklagen. Die Medien waren abgestellt worden, so dass weder Heizung, Wasser, Strom oder Telefon funktionierten. An eine geregelte Arbeit in diesen Räumen war nicht zu denken. Vor dem Hintereingang des Gebäudes versammelten sich einige Mitarbeiter der Poliklinik und sahen mit traurigen Blicken auf ihre bisherige Arbeitsstätte. Immer wieder kursierte die Frage „Wie konnte das passieren?"

Weder der Sicherheitsinspektor noch der Technische Direktor konnte darauf eine befriedigende Antwort geben. Die wildesten Gerüchte kamen in Umlauf. Ein frustrierter Patient sollte angeblich den Brand gelegt haben. Dieser habe am Freitagabend wütend den in der chirurgischen Abteilung stattfindenden Notdienst verlassen, weil er mit der Behandlung unzufrieden gewesen sei. Er habe davon gesprochen, die ganze Bude abzufackeln. Aber wie sollte dieser Mensch in das sonst verschlossene Gebäude und auf den Dachboden gekommen sein? Dort hatte offenbar der Brand seinen Ausgang genommen, so viel konnte jetzt schon gesagt werden. Obermayer hörte von einem Mitarbeiter der Technischen Abteilung, dass am Freitag noch einige Schweißarbeiten an den Kupfer-Dachrinnen des Gebäudes durchgeführt worden seien, die durchaus auch eine Brandursache gewesen sein könnten.

„Vielleicht war es auch unser früherer Chef, der sich an allen für seine Abwahl rächen wollte!" Es war nicht auszumachen, wer diese Verdächtigung in die Welt gesetzt hatte. Aber auch diese machte die Runde. Das Aufräumen und die Entsorgungsarbeiten begannen gleich am nachfolgenden Montag. Wasser und Strom sowie Telefon wurden für die nicht betroffenen Abteilungen, wie zum Beispiel die chirurgische Abteilung im Erdgeschoss, wieder angestellt, so dass dort der Betrieb aufgenommen werden konnte. Die beiden oberen Etagen blieben jedoch gesperrt. Das bedeutete, dass für die Urologische und die Innere Abteilung ein neues Domizil gesucht werden musste. Die Hautabteilung hatte sich mit reduzierten Räumlichkeiten zufrieden gegeben. Solidarisch zeigten sich die beiden Kinderärztinnen, deren Abteilung sich in einem anderen Gebäude befand. Sie boten der Inneren Abteilung vorübergehend einen Teil ihrer Räume an, damit Unterlagen und Geräte untergebracht werden konnten. Die Urologen kamen nodürftig in Räumen des Klinikums unter.

Ebenfalls am Montag trafen sich die Ärzte zu einer Besprechung im Wartezimmer der Hautabteilung, das als größter, unbeschädigter Raum der Poliklinik dafür am besten geeignet schien. Die Stimmung war gedrückt. Der noch amtierende Verwaltungsdirektor des Klinikums war selbst gekommen, um den Ärzten Mut zu machen und die Unterstützung des Krankenhauses anzukündigen. Obermayer, dessen eigene Abteilung am meisten betroffen war, dankte ihm für diese Hilfe. Er selbst fühlte sich nicht in der Lage, in dieser Situation Aufbruchsstimmung zu verbreiten und Optimismus auszustrahlen. Dank der Unterstützung des Krankenhauses konnten in den nächsten Tagen alle Abteilungen, manche allerdings nur in beschränktem Umfang, im alten Gebäude oder in Räumen des Krankenhauses ihre Arbeit wieder aufnehmen. Ein kompliziertes Wegweiser-System musste installiert werden, um den Patienten unter diesen Bedingungen das Auffinden der gesuchten Abteilungen zu erleichtern. Nachdem die tägliche Arbeit wieder einigermaßen in Gang gekommen war, drängte es alle, über die Zukunft der Poliklinik und des Ärztehauses nach der Katastrophe zu beraten. Am Plan der Niederlassung als auch am Standort wollten alle festhalten, wenngleich durch den Brand der Start ins Ärztehaus erst einmal einen Rückschlag erlitten hatte. Rascher Wiederaufbau hieß die neue Herausforderung.

HNO-Arzt Dr. Wendler formulierte offen, was mancher insgeheim gedacht hatte: „Das ist doch auch eine Chance für uns. Das alte marode Haus, das wir mieten wollten, wird viel besser wieder hergerichtet als es vorher war."

Aber wie konnte man den Wiederaufbau beschleunigen? Die Krankenhausleitung hatte zwar beteuert, die Baumaßnahmen so bald wie möglich in Angriff nehmen zu wollen, aber im Moment fehle das nötige Geld. Bei allen Beteuerungen der Leitung, das bisherige Verhalten des Bauleiters Nachbar ließ nichts Gutes erwarten. So wurde beschlossen, selber aktiv um Unterstützung zu werben. Chefarzt Obermayer und Oberarzt Haubold von der Urologischen Abteilung kamen überein, beim Oberbürgermeister der Stadt vorzusprechen und um Hilfe zu bitten. Auch andere Initiativen wurden gestartet: Vorsprache bei den zuständigen Bundestagsabgeordneten und beim Amt für Denkmalspflege mit der Bitte, Unterstützung zu gewähren. Allmählich breitete sich erneut eine Aufbruchstimmung unter den Ärzten aus, die solche Aktivitäten beflügelte. Die derzeitigen behelfsmäßigen und eingeschränkten Arbeitsbedingungen ließen sich damit leichter ertragen.

Glücklicherweise umfasste die Brandschutzversicherung des Krankenhauses auch die Schäden an der Poliklinik, die ja noch zum Klinikum gehörte. Die Verhandlungen der Krankenhausleitung mit den Versicherungsgesellschaften, die für die Brandschäden aufzukommen hatten, verliefen sogar recht erfolgreich. Frau Kaloweit und Chef Obermayer, die als Vertreter der Poliklinik daran teilnahmen, waren zufrieden. Auch der Krankenhausdirektor äußerte sich befriedigt über die Verhandlungsergebnisse und lud Frau Kaloweit und Obermayer anschließend noch zu einem

Gespräch ein, an dem auch Herrmann, der technische Leiter, und Nachbar, der Bauleiter, teilnahmen. Es ging um die Wiederaufbau-Strategie für die Poliklinik. Da ein Großteil der Versicherungs-gelder sofort zur Verfügung stünde, könne umgehend das Projekt in Angriff genommen werden. Man wolle, um Baufreiheit zu be-kommen, einen Teil des alten Poliklinik-Gebäudes „freilenken". Im Moment suche man nach einer kostengünstigen Variante, um auf der Grünfläche hinter der Poliklinik interimsmäßig einen ein-geschossigen Containerbau zu errichten. Dorthin könnten einige Abteilungen umgesiedelt werden, um dann zügig die notwendigen Abbruchmaßnahmen an dem Gebäude durchzuführen und grund-haft mit dem Teil-Neubau zu beginnen.

Als Obermayer den Maßnahmen-Plan der Krankenhausleitung in der Konferenz vorstellte, stieß er nicht nur auf Zustimmung. Eine größere Abteilung musste demnach in den Container ziehen. Dieser war zwar für ein medizinisches Behandlungszentrum kon-zipiert, aber keiner hatte jemals in einem solchen Container gear-beitet. Würde er den gestellten Ansprüchen genügen? Was war mit dem Schallschutz, mit dem Raumklima? Ein flacher Containerbau in praller Sonne im Sommer, das war doch sicher nicht auszuhal-ten. Nach vielen Diskussionen und Erörterungen wurde schließ-lich die Hautabteilung als die Abteilung befunden, der man dies am ehesten zumuten könne. Die beiden Hautärztinnen waren da-von wenig begeistert, aber schließlich sei es nur vorübergehend.

Im Gegensatz zur Krankenhausleitung zeigte die Stadtverwal-tung nicht viel Interesse an dem Anliegen der Poliklinik. Es gab in der Stadt genügend andere Probleme, die wichtiger schienen. Der Oberbürgermeister lehnte von vornherein ein Gespräch über das Schicksal der Poliklinik ab und verwies an den zuständigen Dezernenten für Soziales und Gesundheit, einem Allgemeinprak-tiker, der nach der Wende in die Gesundheitspolitik geraten war. Dieser hörte sich zwar die Schilderungen, Vorstellungen und Wünsche, die Obermayer und Haubold vortrugen, an, lehnte aber jegliche Unterstützung ab. Eigentlich könne man doch froh sein, meinte er, dass die Poliklinik abgebrannt sei. Das erspare die

Mühen der Auflösung. Diese Einrichtungen gehörten ohnehin schnellstmöglich aufgelöst und abgeschafft. Jeder Arzt könne zur Zeit leer stehende Räume finden, ob das ein ungenutzter Laden, eine verlassene Wohnung oder ein nicht mehr verwendeter Gewerberaum sei, deren gäbe es zur Zeit sehr viele in Dresden. Mit ein paar baulichen Veränderungen könne jeder dort bald seine eigene Praxis eröffnen. Das wäre doch ganz einfach! Andere Ärzte müssten das schließlich auch! Wie die praktische Umsetzung dieser „Umstrukturierung" bei den noch bestehenden 80 Arbeitsverhältnissen erfolgen sollte, kam nicht zur Sprache. Für die beiden Vertreter der Poliklinik war das ein nutzloser Besuch im Rathaus. Das Landesamt für Denkmalpflege versprach Unterstützung, ohne jedoch konkret zu werden. Einer der angesprochenen Bundestagsabgeordneten legte sich sehr für das Anliegen der Poliklinik ins Zeug und schaltete sogar das Bundesbauministerium ein. Dank seiner Hartnäckigkeit und Verbindungen wurden schließlich dem Krankenhaus zusätzliche finanzielle Mittel zur Verfügung gestellt. Die Ärzte nahmen mit Freude diese Mitteilung entgegen. Und auch die Mitarbeiter sahen wieder optimistisch in die Zukunft.

Nach der zügigen Entrümpelung und Abtragung der beschädigten Gebäudeteile wurden die ersten Entwürfe für das neue erste und zweite Geschoss des zukünftigen Ärztehauses vorgelegt. Raumgrößen, Trennwände und Nutzungskonzeptionen wurden neu erstellt. Die alten Pläne waren teilweise hinfällig geworden. Das bot den Vorteil, eigene Vorstellungen zur künftigen Nutzung der Räume besser einbringen zu können. Die Zahnärzte entschlossen sich, ihre Raumaufteilung unter den neuen Gesichtspunkten grundlegend zu verändern. Zwei neue Bauleiter, die für diese Baumaßnahmen verantwortlich gemacht wurden, erwiesen sich als sehr kooperativ und suchten die Zusammenarbeit mit den Ärzten. Dr. Albrecht äußerte sich nach einer Beratung mit Frau Dornfelder, einer jungen Bauingenieurin, die erst seit kurzem in der Bauabteilung arbeitete: „Ich muss schon sagen, der Brand ist jetzt für uns fast schon zum Glücksfall geworden! Wir bekommen eine moderne Elektrik, neue Wasserleitungen, Thermofenster und fachgerechte Fußböden. Bis zur letzten Steckdose und Lampe kann ich meine Vorstellungen einbringen. Das ist ein völlig neues Gefühl, bislang hatten wir doch bei Baumaßnahmen überhaupt nichts zu melden. Bei diesen ungeahnten Perspektiven könnte man schon wieder argwöhnisch werden! Immerhin ist ja Herr Nachbar noch Chef der Bauabteilung."

Frau Dornfelder lachte.

„Bisher hat er uns freie Hand gelassen und keinerlei Einschränkungen geltend gemacht."

Für die zweite Etage war in erster Linie Herr Conelli, der andere Bauingenieur verantwortlich. Ein kleiner, eher zierlicher junger Mann mit einem schmalem Oberlippen-Bärtchen im blassen Gesicht. Man sah ihn stets mit mehreren Mappen unter dem Arm. Er schien gut über Normative und Ausstattungen medizinischer Einrichtungen Bescheid zu wissen. Obermayer fand, dass er ein kompetenter Partner sei. Einstweilen mussten aber die Internisten erneut in Interimsräumen des Krankenhauses ihre Sprechstunden abhalten. Die alten Untersuchungsliegen aus der Poliklinik, die noch verwendbar waren, wurden mitgenommen. Ansonsten waren die Einrichtungen sehr spartanisch: ein Schreibtisch, zwei Stühle und ein Schrank, was das Krankenhaus eben schnell zur Verfügung stellen konnte. Diese Arbeitsbedingungen wollte sich Frau Ebermann nicht mehr zumuten. Sie kündigte dem Chef an, das sie zum Jahresende nun endgültig aufhören wolle. Sie sei ohnehin jetzt im Rentenalter und wolle – wie geplant – nur noch zu Hause in beschränktem Umfang Sprechstunde abhalten. Einerseits war Obermayer froh, die unbequeme und wenig kooperative Kollegin los zu sein, andererseits sah er mit Sorge die Ausdünnung der internistischen Versorgung und die Masse der Ebermannschen Patienten, von denen viele gern in der Poliklinik beziehungsweise später im Ärztehaus weiterbetreut werden wollten. Auch Frau Ehrlicher hatte die Absicht, zum Ende des Jahres ihren Dienst in der Poliklinik zu quittieren und sich ganz ihrer Familie zu widmen. Man merkte ihr an, dass sie ihre internistische Tätigkeit nur ungern beendete. Obermayer versuchte daher, den Zeitpunkt des Ausscheidens der jungen Kollegin noch etwas hinauszuschieben, aber die derzeitig eingeschränkten Arbeitsbedingungen waren auch nicht dazu angetan, Frau Ehrlicher für eine Verlängerung ihrer Tätigkeit zu begeistern. So war Obermayer ganz erfreut, als er vom Interesse der Kollegin Heinrich aus dem Klinikum an einer internistischen Praxis hörte. Zwei internistische Praxen müsste das zukünftige Ärztehaus unbedingt haben. Er war sich schnell mit Frau Heinrich einig und auch in der Ärztekonferenz fand der Beitritt der Internistin zur Gesellschaft Zustimmung. Brigitte Neumann, die über gute Verbindungen zur Klinik verfügte, hatte allerdings herausgefunden, dass die zukünftige Mitarbeiterin von ihren Kollegen als schwierige Persönlichkeit eingeschätzt wurde. Letztendlich war das aber kein ausreichender Grund, gegen eine Aufnahme im Ärztekreis des Ärztehauses zu stimmen. Wer hatte nicht seine Eigenheiten! Probleme könnte es vielleicht in Zukunft geben. Sie behielt jedoch ihre Gedanken für sich, denn sie wollte nicht unkollegial erscheinen. Somit konnten auch Frau Heinrichs Pläne von ihrer zukünftigen Praxis noch in die Bauplanung einfließen.

Bald waren die Entwürfe für die beiden oberen Etagen fertig. Die Bauleiter legten sie den Ärzten vor. Jeder bekam einen Grundriss seiner Praxis und der gesamten Etage. Oberarzt Haubold lobte beide Bauleiter für die gute Zusammenarbeit. In seiner Abteilung und in der Stomatologischen Abteilung waren die meisten Raumveränderungen vorgenommen worden. Oberarzt Haubold, der Urologe, meinte: „Allerdings finde ich, dass überdurchschnittlich viele Toiletten in jeder Etage eingeplant sind. Bislang gab es in jedem Stockwerk ein bis zwei Toiletten, jetzt haben wir zwei bis drei, teilweise auch behindertengerecht."

Der Chef musste lächeln, denn auch er hatte diesen Eindruck.

„Nein, das stimmt nicht!"

Conelli wies diese Vermutung zurück. Es sei genau vorgeschrieben, für wie viel zu erwartende Patienten wie viele Toiletten vorhanden sein müssten. Behinderten-Toiletten, die es bisher gar nicht in der Poliklinik gegeben hatte, mussten jetzt in jeder Etage zusätzlich geschaffen werden. Im Verhältnis zu vorher, bestünden jetzt natürlich mehr Toiletten. Für urologische Patienten könne dies schließlich nur von Vorteil sein! Eins zu Null für Conelli, dachte Haubold und bewunderte die Schlagfertigkeit des Bauingenieurs. Für große Überraschung sorgte die Mitteilung, dass Krankenhaus- und Bauleitung beschlossen hätten, das Dachgeschoss auszubauen und dort zusätzliche Räume zu schaffen. Allerdings wollte das Krankenhaus selbst die Hälfte dieser neuen Räume nutzen. Letzteres tat jedoch der Freude über den unerwarteten Raumgewinn keinen Abbruch, denn jede Praxis hatte noch Bedarf an Nebenräumen, sei es als Personalraum, Archiv oder Schreibzimmer. Mit Freude nahmen die Ärzte auch die ehrgeizigen Bauablaufpläne, die Conelli dann verlas, zur Kenntnis. Schon ab Januar des kommenden Jahres sollten die Praxen im Erdgeschoss und in der ersten Etage bezugsfertig sein. Die zweite Etage, in der alles komplett erneuert werden musste, würde allerdings erst im Frühjahr nutzbar sein. Wenn man zwei gute Nachrichten bekommen hat, wird die dritte, schlechte leichter aufgenommen. So ungefähr mochte Conelli gedacht haben.

„Aus statischen Gründen und im Rahmen der Baufreiheit muss allerdings auch für eine gewisse Zeit ein Großteil der ersten Etage geräumt werden. Wir werden einen zweiten Container für die Zahnabteilung aufbauen."

Die Zahnärzte schauten entgeistert den Bauleiter an. Zahnarzt Ingermann wollte gerade seinem Unmut freien Lauf lassen, als ihn Conelli unterbrach: „Das ist doch für sie nur von Vorteil! Vermutlich hätte es beim Einbau der neuen zahnärztlichen Einheiten in dem alten Gebäude statische Probleme gegeben. Es ist doch besser, wenn wir vorbeugend handeln, als wenn Sie nach einigen Monate in der eigenen Niederlassung schon erste Nachbesserungen vornehmen lassen müssen. Außerdem gibt es sogar spezielle Container für zahnärztliche Praxen, so dass Sie das schon vorübergehend aushalten können."

„Da bin ich aber erstaunt! Wenn nicht der Brand gewesen wäre, hätte uns also das Krankenhaus diese maroden Räume, in denen man eine zahnärztliche Behandlungseinheit nur unter Vorbehalt aufstellen kann, skrupellos für mehrere Zahnarzt-Praxen vermietet?"

Ingermann schaute Conelli fragend an. Dieser antwortete: „Herr Nachbar hat immer betont, wer ein marodes Haus mietet, darf sich dann nicht wundern, dass es tatsächlich marode ist. Wir sind davon ausgegangen, dass sie sich im Laufe der vielen Jahre, die Sie hier schon arbeiten, ein Bild über die vorhandene Bausubstanz machen konnten."

„Wir sind doch keine Techniker!" Ingermann holte tief Luft: „Dazu sind wir doch gar nicht in der Lage. Ich erwarte bei einer komplizierten Zahnbehandlung von Ihnen auch nicht, dass sie über die Zweckmäßigkeit des Eingriffs und mögliche Komplikationen von vornherein im Bilde sind. Dazu muss ich Sie aufklären! Uns hat keiner darüber aufgeklärt! Wie kann man nur so hinterhältig sein!"

Frau Möwe, seine Kollegin, die neben ihm saß, legte beschwichtigend ihre Hand auf seinen Unterarm: „Nicht aufregen! Noch ist ja nichts verloren!"

„Sie profitieren doch davon, wenn alles grundhaft erneuert wird und Sie langfristig sichere Bedingungen haben. Ihre Einrichterfirmen werden bestimmt nicht unglücklich darüber sein, dass die Gebäudestabilität verbessert wird", mischte sich Frau Dornfelder, die zweite Bauleiterin, ein. Auch die beiden sympathischen Bauleiter hatten es nicht geschafft, das tiefsitzende Misstrauen gegenüber Nachbar und seiner Bauabteilung zu beseitigen. Im Gegenteil! Jetzt war es wieder aufgeflammt. Wer wusste schon, was die Bauabteilung im Schilde führte. Frau Kaloweit, die bei der Beratung ebenfalls anwesend war, versuchte die positiven Aspekte herauszustellen: der erreichte Wiederaufbau mit den baulichen Verbesserungen, die ohne Brand gar nicht in Angriff genommen worden wären, der genaue Zeitplan über die vorgesehenen Maßnahmen und die zusätzlich gewonnenen Räume. Obermayer bekräftigte dies ebenfalls und bewunderte insgeheim Frau Kaloweit für die im passenden Moment dargelegte sachliche und nüchterne Einschätzung der Situation. Diese Frau stellte wirklich einen Gewinn für das Ärztehaus dar. In der zukünftigen Geschäftsleitung des Ärztehauses war neben drei zu wählenden Ärzten ein hauptamtlicher Geschäftsführer vorgesehen. Frau Kaluweit wäre die ideale Geschäftsführerin. Gleich anschließend wollte er sie fragen, ob sie das annehmen würde.

Alle hatten sich einigermaßen mit den interimsmäßigen, veränderten Arbeitsbedingungen abgefunden: Zahnärzte und Hautärzte in zwei großen Containern, Urologische und Innere Abteilung in Ersatzräumen des Krankenhauses. HNO- und Augenabteilung, deren Räume im unbeschädigten Randbereich des Gebäudes lagen, konnten einigermaßen unbehelligt weiterarbeiten. Nur die Zugangswege wurden zeitweilig beeinträchtigt. Die chirurgische Abteilung und die Gynäkologie mussten passagere räumliche Einschränkungen in Kauf nehmen und auch viel Baulärm und Dreck ertragen. Überhaupt nicht vom Brand betroffen waren die Kinderabteilung und die Allgemeine Abteilung, die schon seit einigen Jahren in gemieteten Gebäuden am Rande des Klinikums untergebracht waren. Von den ursprünglich vier Hausärzten arbeiteten ohnehin nur noch zwei in der Poliklinik. Die Nutzung der gemieteten Räume außerhalb der Poliklinik wurde durch die Reduzierungen des Personals inzwischen unrentabel. Man einigte sich mit den anderen Ärzten darauf, die beiden allgemeinärztlichen Praxen ebenfalls im zukünftigen „Haupthaus" unterzubringen. Conelli erwies sich als sehr kooperativ und versuchte nachträglich die beiden Praxen im Bauplan zu berücksichtigen, obwohl Nachbar verkündet hatte, die ständigen Änderungswünsche der Ärzte könnten jetzt nicht mehr berücksichtigt werden. Letzteres musste nicht unbedingt als Boshaftigkeit des verhassten Chefs der Bauabteilung verstanden werden, denn mit den Baumaßnahmen sollte nunmehr endlich begonnen werden. Die heißen Hundstage, die für die Mitarbeiter in den Containern ihren Namen zu Recht trugen, waren noch nicht lange vorbei, da hatte man das zweite Geschoss entkernt, die neuen Balken für das Dachgeschoss bereits aufgestellt und das Richtfest gefeiert. Der Ärztliche Direktor des Krankenhauses und Obermayer schlugen die ersten Nägel in die Balken. Zum anschließenden Umtrunk mit den Bauleuten waren viele Ärzte und Mitarbeiter der Poliklinik und des Krankenhauses gekommen. Bei dieser Gelegenheit stellte der scheidende Krankenhausdirektor Obermayer seinen Nachfolger vor. Ein bescheiden wirkender, stiller, hagerer, älterer Herr mit Brille und grau-weißem Haar, das glatt nach hinten gekämmt war. Seine dickrandige dunkle Brille erweckte den Eindruck eines strengen Beamten. Frau Kaloweit erzählte Obermayer später, dass Herr Bergmann – so hieß der neue Direktor – aus Hamburg stamme und eigentlich schon Ruheständler gewesen sei. Da aber in den neuen Bundesländern dringend Fachleute im Verwaltungsbereich benötigt würden, habe er sich freiwillig gemeldet. Allerdings hatte sie nicht in Erfahrung bringen können, in welcher Branche er vorher gearbeitet habe. Er sei schon einige Wochen hier und habe seinen bisherigen Arbeitsplatz neben dem des alten Verwaltungsdirektors gehabt.

Die Quartalsabrechnungen stellten sich immer mehr als enorme, arbeits- und zeitaufwändige Belastungen für die Mitarbeiterinnen der Poliklinik dar. Der Modus, dass dafür immer von mehreren Abteilungen Mitarbeiter abzustellen waren, hatte sich bewährt. Auf diese Weise musste jede Abteilung ihren Beitrag für die Allgemeinheit leisten. Jeder kam dadurch auch zu dem zweifelhaften Vergnügen, die eigenen Fehler oder die der anderen zu suchen, zu finden und zu korrigieren. Dauermitglied bei den Quartalsabrechnungen waren Schwester Inge und die Oberschwester, die übrigen Mitglieder aus den anderen Abteilungen wechselten von Abrechnung zu Abrechnung. Inge hatte damit schon eine gewisse Perfektion bei diesen Großeinsätzen entwickelt. Trotzdem stöhnte sie jedes Mal: „Ich werde aber froh sein, wenn diese Mammutarbeit für das ganze Haus vorbei sein wird."

Im Herbst gab es zwei Überraschungen. Die Oberschwester kündigte, was einer bestimmten Logik entsprach. Im zukünftigen Ärztehaus wurde eine Oberschwester nicht mehr benötigt und die Hoffnung, dass die Oberschwester in einer großen Praxis, wie zum Beispiel in der Chirurgie als leitende Schwester einsteigen würde, hatte sich zerschlagen. Offenbar wollte sie dort nicht arbeiten und auch Brigitte Neumann lehnte ab. Viele empfanden es als eigenartig, dass die Oberschwester keinem verriet, wo ihr zukünftiger Arbeitsplatz sein würde. Zumindest sei er nicht im Krankenhaus, soviel hatte Frau Kaloweit herausgefunden. Obermayer bedauerte es, dass die Oberschwester das Haus verließ. Er hatte sie als loyale Mitarbeiterin empfunden. Sie hatte viele komplizierte, organisatorische Aufgaben bei der Neuordnung der Poliklinik übernommen und ihn dadurch oft entlastet. Auch bei der Arbeitsplatzvermittlung von Mitarbeitern, die nicht im Ärztehaus bleiben wollten oder konnten, hatte sie viel Geschick und Einfühlungsvermögen bewiesen und manche Schwierigkeit bei der Suche nach einem neuen Job überwunden. Sie würde bestimmt sehr fehlen, zumindest bis zur endgültigen Etablierung des Ärztehauses. Zum Glück übernahm Frau Kaloweit viele Aufgaben, die bislang zum Ressort der Oberschwester gehörten. Das kam Obermayer sehr entgegen, denn er musste sich schließlich auch um seine eigene Praxisgründung kümmern.

Abbau und Aufbau

Der erste Jahrestag der neuen Bundesrepublik war vorüber. Im Osten hatte sich sehr vieles geändert. Der tägliche Konsum nahm jetzt einen hohen Stellenwert im Leben der Menschen ein. Allerorten wurden neue Märkte und Discounter errichtet. Der früher überall zu hörende und zu riechende Trabi dominierte nicht mehr den Straßenverkehr. Dafür stand man jetzt öfter morgens im Stau und kam deshalb zu spät zur Arbeit. Die Zahl der Autobesitzer stieg enorm an. Ob Neuwagen oder Gebrauchtwagen, die Autoverkäufer hatten Hochkonjunktur. Häufig mieteten sich die Gebrauchtwagenhändler einfach ein freies Stück Land, behängten es mit bunten Wimpeln und stellten hier die anzubietenden Autos auf. Da sich nicht jeder gleich einen Neuwagen leisten konnte, florierte besonders das Geschäft mit Gebrauchtwagen. Händler der bekannten Automarken standen ihnen nicht nach und boten in neu errichteten modernen Glas-Beton-Bauten neue und alte Fahrzeuge an. Aber nicht nur Autohäuser und Supermärkte entstanden vielerorts, auch moderne Wohnhäuser, neue, imposante Bauten für Banken und Krankenkassen, Seniorenheime, Hotels und Gaststätten. Alte Häuser wurden abgerissen oder saniert. Es herrschte ein richtiger Bau-Boom. Es gab aber auch Stadtteile, an denen diese Entwicklung bisher vorbeigegangen war, in denen Fabriken und Einrichtungen verschlossen und verriegelt vor sich hin dümpelten, in denen die Zeit stehen geblieben schien. Die Fabriktore blieben geschlossen, die Pförtnerhäuschen verlassen, zwischen den Pflastersteinen wuchs Gras. Da hieß es oft, der Betrieb ist geschlossen worden und konnte nicht verkauft werden, da die Eigentumsverhältnisse noch ungeklärt seien. Die großen volkseigenen Betriebe, in denen Tausende beschäftigt waren, gab es auch nicht mehr. Manche der Alteigentümer oder deren Nachkommen, die in der alten Bundesrepublik lebten, waren zurückgekehrt und hatten die Betriebe übernommen, manchmal nur vorübergehend, um staatliche Unterstützung für den Erhalt von Arbeitsplätzen in Anspruch zu nehmen. Nach entsprechender Schonfrist wurden dann die schrottreifen Betriebe abgerissen, um preiswertes Bauland zu gewinnen. Manches Werk wurde gleich verkauft. Es gab jedoch auch Unternehmer, die investierten in die maroden Werke und versuchten, die Betriebe zu modernisieren und zu rationalisieren. Eines aber bewirkten alle: die Masse der Arbeitsplätze verringerte sich drastisch und die Zahl der Arbeitslosen stieg enorm. Die Arbeitsämter fühlten sich überfordert. Sie versuchten mit Umschulungen und anderen Qualifizierungsmaßnahmen die Zahl der Arbeitslosen zumindest zeitweise zu reduzieren. Die Jungen und Flexiblen zogen gleich nach dem Westen, die hier Gebundenen arbeiteten oft als Auswärtige in den Altbundesländern, montagfrühs zum Arbeitsplatz, freitagabends zurück nach Hause oder gar als Pendler mit täglich langen Arbeitswegen. Kreative Leute versuchten sich im Heimatort als Selbstständige, manchmal sogar in völlig neuen Branchen. Die weniger Belastbaren und die Alten aus den aufgelösten Betrieben blieben am Ort und vermehrten die Zahl der Arbeitslosen. Das passierte nicht schlagartig, sondern allmählich. Die Betriebe wurden „abgewickelt", das heißt, die vorhandenen materiellen Werte wurden noch optimal verwertet, Brauchbares entfernt und die Zahl der Beschäftigten fortlaufend reduziert, bis nichts Verwertbares mehr übrig blieb. „Abwickelung" wurde zu einem häufig gebrauchten Wort. Im Gegensatz dazu gab es in den Krankenhäusern, Pflegeheimen und Arztpraxen viele freie Arbeitsplätze, die unbesetzt blieben. Es war nicht zu übersehen: eine neue, eine andere Zeit war angebrochen, die alle Bereiche des täglichen Lebens durchdrang. Auch die Verwaltungsstrukturen der alten Bundesrepublik wurden in den neuen Bundesländern errichtet oder hatten sich bereits etabliert. Natürlich mussten die Leitungsfunktionen mit erfahrenen Beamten besetzt werden und diese gab es nur im Westen. Viele Menschen aus den alten Bundesländern übernahmen Funktionen im Osten und zogen mit ihren Familien hierher. Die meisten Verwaltungsstrukturen in den Kreisen und Bezirken des

alten DDR-Systems existierten nicht mehr. Auch das Gesundheitswesen in den neuen Bundesländern passte sich den Strukturen
der Bundesrepublik an. Das betraf nicht nur die ambulante medizinische Betreuung. Für die medizinische Versorgung der Bevölkerung waren jetzt Krankenkassen, Kassenärztliche Vereinigung
und Ärztekammern maßgebend. Besonders in den letzten beiden
Körperschaften versuchten engagierte Ärzte, sich aktiv an der Gestaltung und Entwicklung des Gesundheitswesens im Osten zu
beteiligen. Die Kassenärztliche Vereinigung (KV), als Körperschaft
des öffentlichen Rechts, hatte in erster Linie die flächendeckende
ambulante ärztliche Versorgung sicherzustellen, regelte gemeinsam mit den Krankenkassen die Vergütung der ambulant tätigen
Ärzte und hatte die Überwachung der Ausgaben für Medikamente
und andere medizinische Leistungen zu gewährleisten. Den Ärztekammern oblag die Erarbeitung der notwendigen neuen Regeln
zur Berufsausübung, zur Aus- und Weiterbildung, die Durchführung der Facharztprüfungen wie auch die fachliche Überwachung
der ärztlichen Tätigkeit in Klinik und Praxis. Sie waren auch für
die Ausbildung der Arzthelferinnen verantwortlich. Viele, bislang
in kleinen staatlichen oder betrieblichen Ambulanzen tätige Ärzte
hatten seit dem Beitritt zur Bundesrepublik schon frühzeitig ihre
Praxen in freie Niederlassungen umstrukturiert und ihre bisherigen Mitarbeiterinnen übernommen. Die schon gut Etablierten
arbeiteten bereits in den Gremien von KV und Ärztekammer mit.
Daher sah Obermayer mit Bedauern, dass von seinen ärztlichen
Mitstreitern keiner an einer solchen ehrenamtlichen Tätigkeit, in
der mitgestaltet und Einfluss genommen werden konnte, beteiligt
war. Brigitte Neumann, die er ansprach, ob sie nicht für die Ärztekammer kandidieren wolle, lehnte unter Hinweis auf ihr Alter ab.
Umso mehr freute er sich, dass die Chirurgin ihre Kollegin Rebentisch zu einer solchen Kandidatur überredete. In der Arztkonferenz
erfuhr Frau Rebentisch viel Beifall von ihren Kollegen für ihre Bereitschaft zu dieser ehrenamtlichen Tätigkeit. Bis zu den nächsten
Wahlen war allerdings noch viel Zeit. Schließlich gelang es auch,
Oberarzt Haubold als Kandidat für die Vertreterversammlung der

KV zu gewinnen. So habe man wenigstens in den wichtigsten Gremien der Ärzteschaft einen Vertreter des Ärztehauses etabliert, stellte Obermayer befriedigt am Ende einer Konferenz fest.

Die Baumaßnahmen an der Poliklinik gingen voran, obwohl Frau Kaloweit meinte, die Dynamik habe etwas nachgelassen. Conelli, den sie deshalb befragt hatte, räumte technische und finanzielle Probleme ein. Hatte etwa Nachbar wieder seine Hände im Spiel? Conelli verneinte zwar, dass Gelder, die für den Wiederaufbau der Poliklinik zur Verfügung gestanden hatten, im Krankenhaus anderweitig verbaut worden seien. Aber Argwohn machte sich wieder breit, ohne dass die Vermutungen bestätigt werden konnten. Bei der nächsten Beratung der beiden Bauleiter mit den Ärzten wurde tatsächlich mitgeteilt, dass sich der Bauablauf verzögern würde. Es sei alles teurer geworden als ursprünglich kalkuliert, manches technische Problem sei erst im Laufe des Baugeschehens entstanden oder entdeckt worden. Eingeschränkte Kapazität der beteiligten Baubetriebe sei ebenfalls eine wesentliche Ursache für Verzögerungen. Der Eröffnungstermin für einige Praxen müsse leider verschoben werden. Die Betroffenen waren natürlich nicht erfreut. Sie kamen in Schwierigkeiten, denn man hatte vertraglich Termine mit Praxiseinrichtern und Lieferanten von Medizintechnik und Mobilar festgelegt. Diese warteten schon ungeduldig und bedrängten die Ärzte, auf die Einhaltung der vereinbarten Liefertermine zu achten. Die anschließende Diskussion, die recht hitzig verlief, brachte auch nichts Neues. Unzufrieden standen die Ersten schon auf, um zu gehen, als Conelli fast beiläufig fallen ließ: „Herr Herrmann, unser bisheriger technischer Direktor ist von seiner Funktion entbunden worden." Jeder horchte auf.

„Warum? Wieso?"

„Das kann ich im Moment noch nicht sagen, aber sie werden es bald erfahren!"

„Und der Nachbar?"

„Was soll mit dem sein?"

„Ist der auch entlassen worden?"

„Nein", lachte Conelli, raffte seine Mappen zusammen und verließ eilig den Raum. Schlau hatte er sich mit dieser Meldung den Abgang erleichtert, denn die Empörung über das verzögerte Baugeschehen war durch die Meldung über den gechassten Herrmann in den Hintergrund gerückt. Diverse Spekulationen über Herrmanns Abgang wurden geäußert. Vielleicht war er IM bei der Stasi gewesen? Immer wieder hörte man von enttarnten ehemaligen Stasi-Mitarbeitern, die sich noch in leitenden Positionen befanden. Noch mehr hätten sich alle gefreut, wenn auch der Leiter der Bauabteilung von seinen Aufgaben entbunden worden wäre.

Immer mehr ehemalige staatliche Arztpraxen, Stadtambulanzen oder Poliklinik-Außenstellen verwandelten sich in selbstständige Arztpraxen. Die ehemals angestellten Ärzte betreuten als Niedergelassene ihre Patienten weiter, häufig mit den gleichen Mitarbeitern und in den alten Räumen. Letztere wurden ansprechend umgestaltet und je nach Fachbereich mit moderner Medizintechnik kostenaufwändig ausgestattet und attraktiv eingerichtet. Die Ärzte waren über Nacht vom angestellten Gehaltsempfänger zum Freiberufler mit unternehmerischen Ambitionen mutiert. Notwendige Investitionen mussten mit Krediten finanziert werden, denn finanzielle Rücklagen besaß kaum einer der Ärzte. Davon profitierten nicht nur die Banken, sondern auch die Betriebe von Medizintechnik, Möbelfabriken und Praxiseinrichtern. Je mehr Ärzte in die Niederlassung gingen, desto mehr reduzierte sich die Zahl der Polikliniken. Einige dieser Einrichtungen gab es schon gar nicht mehr, andere waren stark geschrumpft oder firmierten bereits als Gesellschaften bürgerlichen Rechts in Form von Ärztehäusern oder Praxisgemeinschaften. Eröffnungen von freien Arztpraxen gehörten daher zur Tagesordnung und verliefen meist nach einem bestimmten Schema. Zur Eröffnungsfeier wurden neben Fachkollegen aus anderen Praxen und Kliniken Freunde und frühere Weggefährten, aber auch Pharmareferenten und langjährige oder außergewöhnliche Patienten geladen. Wie bei einem Empfang nahm der Praxisinhaber zuerst die Gratulationen und guten

Wünsche entgegen, die meist von beeindruckenden, üppigen Blumensträußen untersetzt wurden. Dem schloss sich eine Besichtigung der eröffneten Praxis an. Ein kaltes Buffet mit Häppchen und diversen Getränken, bei dem lockere Gespräche geführt wurden, rundete die Eröffnungsfeiern ab. Damit war man über die Praxisausstattung des Kollegen im Bilde, hatte andere Ärzte aus der Nachbarschaft kennengelernt und manche alte Verbindungen wieder aufleben lassen oder neue geknüpft. Zu Monats- oder Quartalsanfang erreichte die Zahl der Praxiseröffnungen meist einen Höhepunkt, so dass manchmal mehrere Einladungen für einen Tag vorlagen. Im Laufe der Zeit verlor sich der Reiz des Neuen, so dass die Zahl der Gäste zu den Eröffnungsfeiern zurückging. Die vielen mit moderner Medizintechnik bestückten Praxen und ihre optimistisch in die Zukunft blickenden Inhaber führten den Ärzten der Poliklinik immer mehr ihre eigene Misere vor Augen. Unbequeme, spartanisch eingerichtete Interimsräume, jahrzehntealtes, verschlissenes Mobilar und der ungewisse Baufortschritt stellten sie vor eine harte Geduldsprobe. Obwohl viele Abschnitte des Hauses noch nicht fertiggestellt waren, teilte daher eines Tages Frau Dr. Albrecht dem Chefarzt mit, sie wolle mit Beginn des neuen Jahres aus der Poliklinik ausscheiden und ihre eigene Praxis in den noch nicht ganz kompletten Räumen bereits eröffnen. Auch die Kinderärzte, die ohnehin in einem anderen Gebäude praktizierten und nur auf den gemeinsamen Eröffnungstermin gewartet hatten, wollten ebenfalls nicht mehr zurückstehen, bis die Baumaßnahmen abgeschlossen sein würden. Dies könne ja noch ewig dauern. Die ursprüngliche Vorstellung, dass alle gleichzeitig und gemeinsam ihre Praxen im Ärztehaus eröffnen könnten, sei doch wohl illusorisch geworden. Das war nicht zu widerlegen. Die Entscheidung der Frauenärztin wie auch die der Kinderärztinnen blieb nicht ohne Reaktion auf die übrigen Kollegen, denn bald entschlossen sich auch die Zahnärzte, im neuen Jahr in die Selbstständigkeit zu gehen, obwohl sie noch interimsmäßig im Container arbeiteten.

Zum Jahreswechsel herrschte absolute Stille auf der Baustelle. Die im Haupthaus verbliebenen Abteilungen empfanden dies als wohltuende Ruhe, obwohl die Zahl der Patienten unvermindert hoch blieb. Sonst hatten alle unter Lärm, Dreck und passageren Unterbrechungen der Strom- und Wasserzufuhr zu leiden. Ärzte und Mitarbeiter in den Containern beklagten hingegen mehr die klimatischen Bedingungen. Mal war es zu kalt, mal zu heiß. Aber auch die Hellhörigkeit der Räume stellte sich – wie befürchtet – als sehr unangenehm heraus. Die Patienten klagten nur gelegentlich über die Baumaßnahmen, obwohl wechselnde Beschränkungen der Zugänglichkeit und interimsmäßige Wartemöglichkeiten keine gute Rahmenbedingungen darstellten.

„Ich werde aber froh sein, wenn dieses Chaos ein Ende hat," seufzte Jolli, deren vorübergehender Arbeitsplatz sich in einem kleinen Zimmerchen befand, das sich eher als Abstellraum denn als Anmeldung für eine chirurgische Abteilung eignete. Zwei große Schränke und ein abgenutzter Schreibtisch, der neben der Tür platziert war, füllten den Raum. Während der Sprechzeiten der Abteilung musste die Tür offen stehen, damit genügend Platz für die sich anmeldenden Patienten vorhanden war.

„Die letzten Jahre meiner Berufstätigkeit habe ich mir auch anders vorgestellt!", stellte sie resigniert fest.

Eine junge Frau, die einen dick umwickelten Daumen ihr entgegenstreckte, beklagte sich: „Es ist wirklich schwierig, über die vielen Gänge und durch Baugerüste zu ihnen zu gelangen. Was machen sie denn mit Patienten, die mit Rollstuhl oder Trage kommen?"

„Transporte werden gleich in die Klinik umgeleitet. Rollstühle können über eine Rampe vom Krankenhausgelände aus zu uns geschoben werden."

„Ich bin froh, dass sie uns trotz widriger Umstände so gut versorgen", mischte sich ein älterer, kleiner Mann in das Gespräch.

„Ich müsste sonst erst mehrere Haltestellen mit der Straßenbahn fahren, um eine andere Behandlungsstelle zu erreichen. Aber der Arzt meines Vertrauens sitzt hier! Und dafür danke ich ihrer Frau Doktor und ihnen, liebe Frau Hutschenreuter! Über zehn Jahre komme ich schon hierher zu ihnen."

Die junge Frau drehte sich um und auch Jolli blickte erstaunt auf. So etwas hörte sie nicht so oft!

„Nanu! Herr Pawlitta, was führt sie denn zu uns?"

„Das alte Leiden", sagte er verschlüsselt, denn die junge Frau stand noch daneben und hörte alles mit. Dann legte er etwas verlegen auf den Rand des Schreibtisches eine große Packung Pralinen, Piemont-Kirschen mit Schokolade und Alkoholfüllung, um die eine rote Schleife gebunden war.

„Vielen Dank, das ist aber nett!", säuselte Jolli. „Ich weiß Bescheid, ich lege der Frau Doktor die Behandlungsunterlagen rein. Sie können inzwischen dort an der Ecke Platz nehmen. Und sie bitte auch", an die junge Frau gewandt. Es gibt eben auch nette Patienten, die unsere Bemühungen zu würdigen wissen, dachte Jolli. Im kommenden Jahr soll alles fertig werden, da würde dann das Arbeiten auch wieder Spaß machen. Ob es die Kolleginnen und Kollegen in den Containern oder Interimsquartieren besser getroffen hatten, da war sie sich nicht sicher. Auf jeden Fall würde sie zukünftig an einem neuen großen Tresen arbeiten. Die Chefin hatte mit ihr gemeinsam aus dem Katalog einen ausgesucht. Die alten Schreibtische in den Behandlungszimmern wollte die Chefin allerdings weiterhin benutzen. Das war eigentlich übertriebene Sparsamkeit. Natürlich hatten die beiden Ärztinnen, die zukünftig gleichberechtigt die Gemeinschaftspraxis betreiben wollten, genügend andere Anschaffungen, die viel Geld kosteten, zu bewältigen. Schon allein der neue Autoklav oder der neue Operationstisch kosteten ein Vermögen, dann die vielen neuen Instrumente. Da musste sich die Chefin in ihrem Alter ganz schön verschulden. Jolli schreckte aus ihren Gedanken. Drei Patienten hatten sich inzwischen stumm vor ihrem Schreibtisch aufgestellt, ohne dass sie es gemerkt hatte. Während der Arbeit konnte man eben nicht abschalten!

Die Premiere zum Ärztehaus fand nunmehr außerhalb des Haupt-
hauses statt, nämlich in der Kinderabteilung. Die beiden Ärztinnen
eröffneten als Erste ihre Gemeinschaftspraxis in der Etagen-Woh-
nung eines gegenüberliegenden mehrstöckigen Wohnhauses, in
dem sie schon vorher praktiziert hatten. Größere bauliche Veränderungen waren hier nicht erforderlich gewesen, aber die Räume
waren liebevoll neu ausgestattet worden. Die Wände in kräftigen
Farben mit großen Märchenbildern, neues Mobilar, zwei großzü-
gige Spielecken mit einer überschaubaren Auswahl an Spielzeug.
Die Kolleginnen und Kollegen sowie deren Mitarbeiterinnen aus
der Poliklinik, die im Laufe des Eröffnungstages nach und nach
zur Gratulation eintrafen, waren begeistert. Patientenmütter mit
ihren Kindern, Fachkollegen aus anderen Praxen, Familienange-
hörige und Freunde der beiden Ärztinnen strömten in die neuge-
stalteten Räume. Das Direktorium des Krankenhaues hatte ebenfalls einen Vertreter geschickt, um bei der Eröffnung der ersten
freien Praxis, die aus dem Krankenhausverband hervorging, dabei
zu sein. Schließlich etablierte sich hier etwas ganz Neues, was es
bisher nicht gegeben hatte. Die drei Arzthelferinnen, von denen
zwei schon vorher der Kinderabteilung angehörten, hatten alle
Hände voll zu tun, um die mitgebrachten Blumensträuße in Vasen
zu stecken und die Gäste zu versorgen. Frau Dr. Marquart, die
jüngere der beiden Kinderärztinnen, wuselte zwischen den Be-
suchergruppen hin und her. Ihr sonst blasses Gesicht wies eine
leichte Rötung auf, die wohl nicht nur auf die Aufregung zurückzuführen war. Alkohol schien auch eine Rolle zu spielen, denn mit
jedem Gratulanten stieß sie mit einem Glas Sekt an. Auf dem
mit einem weißen Tischtuch bedeckten Schreibtisch von Frau
Marquart waren Platten mit belegten Broten platziert worden. Die
Besucher standen in Gruppen im Wartezimmer, in den Behand-
lungsräumen oder auf dem Flur. Die Zahl der Sitzplätze war sehr
begrenzt und reichte nicht für die vielen Besucher, denn die
kleinen Kinderstühlchen eigneten sich nur für die Schlanken und
Zierlichen. Einen Tag später eröffnete auch Frau Albrecht ihre
gynäkologische Praxis. Die Einweihungs-Rituale liefen ähnlich ab

wie in der Kinderabteilung. Das Gedränge schien hier noch etwas größer zu sein. Immerhin wies die gynäkologische Praxis weniger und kleinere Räume auf und es erschienen auch der Chefarzt und viele Mitarbeiter der Frauenklinik des Krankenhauses, um ihrer Kollegin zum Schritt in die Niederlassung zu gratulieren. Die Zahnärzte, die noch im Container untergebracht waren, kamen bezüglich einer Eröffnungsfeier zu kurz. Ihre Praxisräume konnten durch bauseitig bedingte Verzögerungen nicht zum vorgegebenen Termin fertiggestellt werden. Auf einen Empfang im Container wollte man aber lieber verzichten. Chef Obermayer seufzte, als er von der Eröffnungsfeier der Gynäkologin zurückkam: „Ständig diese Feiern! Man kommt gar nicht mehr zum Arbeiten!"

„Diese Woche wird nochmal hart", erklärte Inge, die unzufrieden im Bestellbuch blätterte. „Viele Patienten wollten gern noch vor ihrem Urlaub in die Sprechstunde kommen. Ich musste einfach mehr bestellen."

Obermayer runzelte die Stirn, da er nicht mochte, wenn Chaos schon vorprogrammiert war. Er hatte es lieber, wenn die Sprechstunde geregelt und nach Plan lief. Störungen gab es ohnehin immer genug!

„Heute Nachmittag musste ich noch einen Patienten einschieben. Er hat sich als leitender Mitarbeiter im Regierungspräsidium vorgestellt. Da schien es mir unklug, ihn abzuweisen. Er habe ein gesundheitliches Problem und wolle sich bei einem guten Internisten vorstellen. Angeblich rief er auf Empfehlung eines Radiologen des Krankenhauses, mit dem er befreundet sei, an. Ich kam gar nicht dazu, ihm zu sagen, dass unsere Sprechstunde ausgelastet sei."

„Das freut mich natürlich nicht gerade." Obermayer verschwand ärgerlich in seinem Sprechzimmer.

Inge konnte auch nichts dafür. Sie musste auf ein korrektes Bestellsystem achten, andererseits aber auch notwendige Konsultationen und Bedürfnisse der Patienten damit in Einklang bringen. Gelassenheit, Sachkenntnis, Verständnis und Loyalität gegenüber ihrem Chef, das erforderte manchmal höchste Kunstfertigkeit und Fingerspitzengefühl!

Ein „Wessi" aus dem Regierungspräsidium! Obermayer erinnerte sich an mehrere nette und bescheidene Patienten, die als sogenannte Leihbeamte aus den alten Bundesländern in der Landesregierung arbeiteten und bei ihm medizinische Hilfe gesucht und gefunden hatten. Aber es fielen ihm auch einige arrogante, fordernde Typen ein, die offen ihr Misstrauen zum Ausdruck brachten, alles besser wussten und sehr herablassend auftraten. Verdächtig war, wenn sich ein Patient telefonisch mit seiner Dienststelle anmeldete, um einen gewissen Druck auf die Arzthelferin auszuüben.

Der besagte Patient, der sich als leitender Mitarbeiter des Regierungspräsidiums gemeldet hatte, trat allerdings ganz bescheiden auf und unterschied sich zunächst nicht von anderen Patienten. Er klagte über Schmerzen im Fingerbereich, ohne dass eine Überlastung angegeben wurde oder ein Trauma stattgefunden hatte. Eigentlich waren das Beschwerden, die jeder Hausarzt hätte abklären können und nicht unbedingt den Rat eines Internisten erforderten. Wahrscheinlich hätte ein Praktiker ohne jede weitere Diagnostik eine symptomatische Behandlung begonnen. Obermayer ließ sich nichts anmerken. Nach der klinischen Untersuchung veranlasste er einige Laboruntersuchungen. Eine Vorstellung beim Chirurgen mit einer röntgenologischen Untersuchung erschien ihm ebenfalls ratsam, immerhin konnten auch eine posttraumatische Störung oder eine Knochenveränderung vorliegen. Er telefonierte kurz mit Brigitte Neumann, um ihr den Patienten vorzustellen.

„Wieso soll ich jetzt zum Chirurgen? Ich hatte doch keinen Unfall."

„Ich habe keinen Hinweis auf eine internistische Grunderkrankung als Ursache ihrer Beschwerden gefunden. Es könnten aber Knochenveränderungen vorliegen oder eine nicht weiter registrierte Gewalteinwirkung stattgefunden haben. Deshalb halte ich eine chirurgische Konsiliaruntersuchung, einschließlich Röntgenuntersuchung, für zweckmäßig. Es ist in ihrem Interesse. Wenn sich auch dann nichts nachweisen lässt, dann behandeln wir einfach symptomatisch mit Analgetika und physikalischer Therapie."

„Das lehne ich ab", entgegnete der Patient. „Ich wollte von Ihnen wissen, was ich habe. Jetzt reichen Sie mich an den nächsten Arzt im Hause weiter, damit dieser auch etwas an mir verdienen kann. Dafür scheint eine Poliklinik gut geeignet zu sein! Das habe ich mir schon gedacht. Diese ausufernde Diagnostik unter Einbeziehung weiterer Ärzte wird doch von Ihnen nur betrieben, um Ihr Honorar zu erhöhen. Kein Wunder, dass die Kostensteigerung im Gesundheitswesen fortschreitet! Ich verzichte auf weitere Untersuchungen!"

Verblüfft blickte Obermayer den Patienten an. Das war noch nie vorgekommen, dass ihm ein Patient kommerzielle Interessen an medizinischen Maßnahmen unterstellte. Finanzielle Erwägungen waren nie Grundlage seiner ärztlichen Entscheidungen gewesen! Er konnte es nicht fassen. Hier prallten zwei fremde Welten aufeinander.

„Das ist dann ihre Entscheidung", lautete seine kurze Antwort.

Die Äußerungen dieses Patienten gingen Obermayer noch lange durch den Kopf. Sein stets praktiziertes Vorgehen, eine Krankheit gründlich und im Sinne des Patienten diagnostisch abzuklären, um eine entsprechende zielgerichtete Therapie einleiten zu können, war kritisiert worden. Offenbar hatten manche einen ganz anderen Blickwinkel auf Prioritäten einer ärztlichen Konsultation. Medizinisch notwendige Maßnahmen aus Kostengründen zu unterlassen oder zur Honorarsteigerung auszuweiten, das gab es auch in der DDR nicht. Da war es eher der Mangel, der zur Unterlassung notwendiger Untersuchungen zwang. Und das barg schon immer die Gefahr, Frühzeichen einer Krankheit zu übersehen, erst verspätet die richtige Therapie einleiten zu können oder gar eine falsche Diagnose zu stellen. Jetzt, in einer Zeit, in der sich die diagnostischen und therapeutischen Möglichkeiten drastisch verbessert hatten, wurden erneut Beschränkungen gefordert? Als erfahrener und verantwortungsbewusster Arzt würde er ohnehin nur im

Sinne des Patienten nötige und sinnvolle diagnostische Maßnahmen veranlassen. Er konnte nicht nachvollziehen, dass dies kritikwürdig sein sollte. Verärgert dachte er an den Patienten, der ihm solche Gedankengänge aufgenötigt hatte.

Die Nachmittagssprechstunde zog sich noch lange hin. Als der letzte Patient das Sprechstundenzimmer verließ, atmete Obermayer tief durch. Er blickte aus dem Fenster. Draußen war es inzwischen finster geworden, trotzdem konnte man sehen, dass es wieder geschneit hatte.

Inge betrat das Sprechzimmer: „Heute Nachmittag war ganz schön was los!"

„So ein Zwölfstundentag ist schon anstrengend. Ein Glück, dass wir nächste Woche Urlaub haben und uns erholen können!"

Obermayer nickte stumm und vermerkte noch fehlende Leistungskennziffern und Diagnose-Nummern auf einzelnen Behandlungsscheinen, die ihm Schwester Inge vorlegte.

Das Ärztehaus etabliert sich

Für den Winterurlaub hatte sich Familie Obermayer vorgenommen, einige Tage ins Gebirge zu fahren. Nicht zu weit, damit wenig Zeit für An- und Abreise verloren ging. Schnee lag auch hier im Erzgebirge und eine preiswerte Unterkunft hatten sie auch schon gefunden. Natürlich fehlten in dem sächsisch-böhmischen Mittelgebirge die steilen Hänge und langen Abfahrten, aber Obermayer und seine Frau waren ohnehin keine passionierten Skifahrer und die beiden Kinder auch nicht. Bewegung an der frischen Luft in romantischer Winterlandschaft, das ging auch hier. Mal ausschlafen und sich bedienen lassen, da freute sich auch Frau Obermayer. 45 Minuten brauchte man mit dem Auto bis in die Winterlandschaft, eigentlich nur ein Katzensprung. Und trotzdem veränderte der Höhenunterschied die Landschaft erheblich. In der Stadt schimmerten die Straßen nass und grau, Temperaturen um den Gefrierpunkt, aber schon einige Kilometer außerhalb, auf den Höhen, waren vereinzelte weiße Flecken an den Straßenrändern zu entdecken. Die letzten Steigungen der Straße führten schließlich in eine durchgehend weiße Winterlandschaft mit dick verschneiten Bäumen, aufgetürmten Schneewällen am Straßenrand und glattgefahrenen weißen Straßen. Das Hotel, ein ehemaliges FDGB-Heim im Zentrum des Ortes, machte äußerlich einen recht passablen Eindruck. Ein großer Eingangsbereich mit einer riemchenverblendeten Wand, vor der hinter einem Tresen die Empfangschefin saß. Es roch nach Küche. Die Inneneinrichtung des Hotels war wohl viele Jahre nicht verändert worden. Knarrende Holztreppen, ein langer nüchterner und dunkler Gang. Zwei Zimmer in der zweiten Etage mit jeweiliger Waschgelegenheit. Gemeinschaftstoiletten und Duschgelegenheit befanden sich am Ende der Etage. Zu DDR-Zeiten fuhren die Obermayers immer an die Ostsee in ein hübsches, von einem Patienten vermitteltes Privatquartier. Sie waren in Bezug auf Urlaubsquartiere nicht verwöhnt, aber so recht ansprechend schienen diese Zimmer hier nicht. Kein Fernseher, kein Radio. Im großen Zimmer, eigentlich ein Durchgangszimmer, standen drei Betten, in dem zweiten und kleineren Zimmer ein Bett und eine Couch. Karola, die Ältere, beanspruchte mit ihren 14 Jahren das separate Zimmer, der zehnjährige Vincent musste notgedrungen bei den Eltern schlafen. Der familiäre Frieden wäre ohnehin in dem kleinen Zimmer nicht lange gewährleistet gewesen, wenn Vincent auf der Couch hätte schlafen müssen. Die Stimmung war etwas gedrückt, so dass Vater Obermayer sich genötigt fühlte, etwas Aufmunterndes zu sagen: „Eigentlich sind wir doch hier nur zum Schlafen. Tagsüber wollen wir uns draußen bewegen, Skifahren, Wandern oder Rodeln gehen. Da werden wir diese Räume schon mal fünf Tage aushalten."

Und wenn man die grauen Stores, die sicher früher mal weiß gewesen waren und leicht nach Nikotin rochen, beiseite schob, entschädigte der herrliche Ausblick auf die winterliche Gebirgslandschaft für alle Unzulänglichkeiten. Gisela Obermayer schaute hinaus und musste ihrem Gatten Recht geben. Seufzend packten sie die ersten Sachen aus, während Vater Obermayer noch einen Koffer aus dem Auto zu holen hatte. Das Restaurant, in dem gefrühstückt und das Abendbrot eingenommen wurde, befand sich im Erdgeschoss und ging direkt vom Foyer ab. Im Gegensatz zu den Zimmern waren mit dem Essen alle vier sehr zufrieden. Gisela und Karola fanden einen jungen Kellner, der morgens bediente, besonders nett und sympathisch. Obermayer hatte den Eindruck, dass dieser auch gern und sehr oft an ihren Tisch kam. Abends jonglierten verschiedene Serviererinnen und Serviere die Speisen zu den Tischen. Leider fehlte unter diesen der junge Frühstückskellner, was Karola sehr bedauerte. Von der Lobby des Hotels ging ein weiterer großer Raum ab, der als Klub- und Lesezimmer diente. Jetzt waren hier Stühle und Sessel vor einem großen Bildschirm aufgestellt. Das Hotel hatte sich ganz auf die XVI. Olympischen Winterspiele eingestellt. Hier konnte man vormittags, ehe es in die Winterlandschaft auf die Piste ging oder abends, wenn man sich erschöpft in den Sessel fallen ließ, die Winterspiele in Albertville auf dem Bildschirm verfolgen. Die Kinder waren begeistert und auch Gisela und Fred Obermayer zeigten sich sehr erfreut, denn so brauchten sie wegen des Urlaubs nicht auf aktuelle Bilder und Nachrichten von der Winterolympiade zu verzichten. Erstaunlicherweise nutzten gar nicht viele Gäste dieses Angebot, so dass sich immer genügend freie Plätze fanden. Allerdings kamen auch Obermayers nur kurz nach Frühstück und Abendbrot, um einiges von den Wettkämpfen zu sehen. Die meiste Zeit bewegte sich die Familie draußen an der frischen Luft. Manchmal schneite es ein paar Flocken, aber überwiegend strahlte bei blass-blauem Himmel die Sonne. Gemeinsam wurden zwei längere Skiwanderungen durch diesen Teil des Osterzgebirges unternommen. Auf den Brettern waren Gisela und Fred nicht sehr geübt, glücklicherweise stellten die sanften Berge der Umgebung keine so große Herausforderung dar. Die Kinder – ebenfalls im Skifahren unerfahren – schimpften und zeterten anfangs noch recht häufig, wenn sie auf dem Hosenboden saßen oder die Bindung nicht hielt. Ihnen fehlte ganz einfach die Übung. Zu DDR-Zeiten war es ohnehin nicht ganz einfach gewesen, für alle die passenden Skiausrüstungen zu bekommen. So hatten sie sich nur auf Langlauf, der auch ohne spezielle Ausrüstung möglich war, konzentriert, und das auch nur ein- bis zweimal im Jahr. Jetzt aber, schon ein paar Tage regelmäßiges Skifahren, und die Kinder hatten ihre Eltern in Geschick, Ausdauer und Geschwindigkeit eingeholt und sogar überholt. Die abgehängten Eltern freuten sich natürlich über die Fortschritte ihrer Kinder, wenngleich Obermayer sich über seine eigene unzureichende Kondition ärgerte. Gisela und er mussten sich gehörig anstrengen, um bei den täglichen Ski-Wanderungen nicht zurückzubleiben. Nach den Ausflügen spazierten Gisela und Fred manchmal noch durch den beschaulichen kleinen Ort, meist von Karola begleitet. Vincent hatte immer noch freie Energie und nutzte den kleinen Rodelhang unweit des Hotels. So verging die Zeit sehr schnell. Bald war der Urlaub zu Ende. Zu Hause schwärmten sie noch lange von den schönen Skitouren und neckten die Eltern, ob ihrer unzureichenden Kondition.

„Aber an das keimige Zimmer erinnere ich mich nicht gern", meinte Karola.

Die Räume der ehemaligen inneren Abteilung waren kurz vor der Fertigstellung. Zukünftig würde es nur noch zwei internistische Praxen geben, eine von Frau Dr. Heinrich und die von Dr. Obermayer. Die neue Kollegin, Frau Heinrich, eine schlanke, groß gewachsene Ärztin mit einem schmalen Gesicht, die für Frau Ehrlicher eingestiegen war, interessierte sich besonders für Herz-Kreislauf-Krankheiten. Sie hatte die Absicht, in ihrer Sprechstunde hauptsächlich Patienten mit diesen Krankheiten zu behandeln und zu betreuen. Frau Ehrlichers ehemalige Sprechstundenhilfe hatte es vorgezogen, in die Krankenhausaufnahme zu wechseln, nachdem die beliebte Ärztin das Ende ihrer Tätigkeit in der Poliklinik angekündigt hatte. Frau Dr. Heinrich musste sich daher zwei neue Mitarbeiterinnen suchen. Sie stellte zwei junge hübsche Frauen ein, von denen eine bislang als Kellnerin gearbeitet hatte und erst vor kurzem eine Ausbildung zur Arzthelferin begonnen hatte, die andere sich in der Poliklinik ganz gut auskannte, da sie bisher in der Zentralkartei des Hauses tätig war. Schwester Inge hatte sich schon lange festgelegt, weiterhin bei Dr. Obermayer in der Praxis zu bleiben. Dazu wurde noch eine Funktionsschwester namens Gaby aus einer anderen, ehemaligen Poliklinik übernommen. Gisela Obermayer hatte vor, mit der Praxisgründung ihres Mannes den Wiedereintritt in die Berufstätigkeit zu wagen und an drei Tagen pro Woche in der Sprechstunde mitzuarbeiten. Vor ihrem Studium hatte sie zwei praktische Jahre in einem Krankenhaus abgeleistet und nötige medizinische Grundkenntnisse erworben. Wenn diese Tätigkeit ihr damals auch nicht das erhoffte Medizinstudium ermöglicht hatte, so war sie jetzt für die geplante Arbeit von Nutzen. In einem Kurzlehrgang aktualisierte Gisela Obermayer ihre Kenntnisse und machte sich mit den Aufgaben einer Arzthelferin vertraut. Der Wiedereinstieg in ihren alten Beruf erschien nach der politischen Wende aussichtslos, da die meisten einschlägigen Betriebe keine neuen Mitarbeiter einstellten oder gar nicht mehr existierten. Ab September sollte noch ein Azubi zum Praxis-Team hinzukommen. Obermayer konnte mit der geplanten personellen Besetzung zufrieden sein. In einer Mittagspause gingen Inge und er kurz in die neue Praxis, um sich vom Fortgang der Ausstattungs-Arbeiten zu überzeugen. Der Tresen, der den Mittelpunkt der Anmeldung darstellen sollte, war bestellt und sollte in den nächsten Tagen aufgestellt werden. Zur rationellen Nutzung des großen Raumes hatte ihm die Einrichtungsfirma empfohlen, zwei durch Vorhänge abgetrennte Behandlungskabinen zu schaffen. Man könne dort die Patienten zum Ausruhen nach der Behandlung hinlegen, oder auch Infusionstherapien durchführen. Im Behandlungszimmer nebenan sollten zukünftig die Magenspiegelungen oder Gastroskopien durchgeführt werden. Es war bereits gefliest worden und wies mehrere Wasseranschlüsse auf, um Säuberung und Desinfektion der Endoskope und des Zubehörs durchführen zu können. Die dazugehörigen Schränke wie auch die Geräte selbst würden erst in der Eröffnungswoche kommen. Natürlich hätte man auch eine vollautomatische Waschmaschine oder eine moderne Videokamera mit Monitor anschaffen können, wie das zur Standardausrüstung vieler Kollegen in den alten Bundesländern gehörte. Aber das hätte – wie auch alles andere – nur mit noch höheren Krediten finanziert werden können. Der Gedanke, dass mit höheren Krediten exklusive Geräte angeschafft und damit bessere Arbeitsbedingungen und vielleicht sogar eine höhere Qualität erreicht werden könnten, war sehr verführerisch, zumal damit vielleicht auch eine höhere Honorierung zu erzielen wäre. Aber die Kredite mussten auch bedient werden. Immerhin war Obermayer bereits über Fünfzig und hatte noch zwei schulpflichtige Kinder, deren kostenreiche Ausbildung noch bevorstand. Außerdem träumten seine Frau und er von einem eigenen Haus, für das dann möglicherweise weitere Schulden gemacht werden müssten. Das alles galt es erst zu erarbeiten. In der Standespresse angemahnt, von Versicherungsvertretern ständig eindringlich wiederholt, musste auch an die zusätzliche Altersversorgung gedacht werden. Schließlich war die verbleibende Lebensarbeitszeit begrenzt. Und Kreditfinanzierung war für alle aus der ehemaligen DDR ein wenig bekanntes Terrain, auf dem man sich vorsichtig bewegen musste. Wie oft hatte er solche Überlegungen angestellt, mit seiner Frau diskutiert oder mit Kollegen besprochen. Jetzt, auf dem Weg in die Selbstständigkeit, war man Arbeitgeber, Kaufmann und Mediziner in einer Person. Da konnte er unmöglich ein unkalkulierbares, zusätzliches Risiko eingehen.

Inge betrat den zukünftigen Behandlungsraum und riss ihren Chef aus seinen Gedanken: „Das ist alles sehr schön geworden, die zart orangefarbenen Wände und im kräftigeren Farbton gehaltenen Türen. Mir gefällt es sehr gut. Ich bin gespannt, wie das Zimmer aussehen wird, wenn der grau-braune Tresen in der Mitte steht. Der Raum erscheint mir etwas größer als er vorher war. Kann das sein?"

Der Chef nickte: „Die Trennwände zwischen den Räumen sind verändert worden. Anmeldung und Behandlungszimmer sind zu Lasten des Sprechzimmers vergrößert worden."

Sie schauten durch die Tür in das zukünftige Sprechzimmer. Das erschien im Verhältnis zu den anderen beiden Räumen tatsächlich etwas klein.

„Ich finde, dass es zu klein ist", bemerkte Inge vorsichtig.

„Das stimmt schon. Aber mir genügt es! Ich will hier doch keine großen Konsilien abhalten, nur mit dem Patienten sprechen und ihn untersuchen."

Die drei nebeneinander liegenden Räume der Praxis, Anmeldung, Behandlungsraum und Sprechzimmer, waren durch Türen miteinander verbunden. Auch zum Wartebereich führte aus jedem Zimmer eine schallgedämpfte Türe.

„Das nächste Zimmer gehört schon zu Frau Heinrichs Praxis. Unser Koloskopieraum musste daher auf der anderen Seite des Wartebereiches eingerichtet werden."

Beide warfen noch einen Blick in dieses Zimmer. Das Toilettenbecken und zwei Spülbecken waren schon montiert.

„Ich freue mich auf die Praxiseröffnung".

Schwester Inge war eben eine vortreffliche Mitarbeiterin.

Alles war rechtzeitig installiert, aufgestellt und angebracht worden. Frau Heinrich hatte bis zuletzt frustriert nach geeigneten Lampen für ihre Anmeldung gesucht und war schließlich in einem abgelegenen Elektrohaus fündig geworden. Conelli hatte zugesagt, zwei Handwerker vorbeizuschicken, um die Lampen noch anbringen zu lassen. Wenige Stunden vor der Eröffnung der Praxis wurden sie von zwei Elektrikern des Krankenhauses montiert. Herr Motthes, der jüngere der beiden, scherzte mit den neuen hübschen Sprechstundenhilfen, Rosi und Frau Auerswald. Beim Steigen auf die Leiter simulierte er Unsicherheit und Gleichgewichtsstörungen, so dass die beiden Helferinnen aufschrien und besorgt auf sein rotes Gesicht schauten. Das bestärkte den jungen Mann eher, seine Späße fortzusetzen als damit aufzuhören.

„Mensch, pass auf!", rief ärgerlich sein Kollege, der die Leiter hielt. Aber Motthes war heute übermütig drauf.

„Wenn ich jetzt einen Stromschlag kriege, schreiben Sie dann gleich ein EKG?"

„Natürlich", versicherte Rosi. „Das Gerät steht gleich nebenan."

„Können Sie denn das schon? Sie sind doch neu. Ich habe Sie hier noch gar nicht gesehen."

„Ja. Ich bin erst seit einigen Tagen hier in der Praxis, vorher war ich Serviererin. Eigentlich wollte ich schon immer etwas mit Medizin zu tun haben. Jetzt habe ich meinen erlernten Beruf an den Nagel gehangen. Das EKG-Schreiben hat uns die Frau Doktor schon gezeigt. Das ist überhaupt nicht schwierig."

Motthes war zufrieden, der Kontakt war geknüpft.

„Da kann ich doch zukünftig weiter zu Ihnen in die Sprechstunde kommen. Ich war nämlich schon vorher bei Frau Ehrlicher und noch vorher bei Herrn Obermayer. Aber der ist doch so oft nicht da und jetzt will er sich auf Magen-Darm-Krankheiten spezialisieren. Da bin ich nicht mehr der richtige Patient. Bei mir gibt's nicht viel zu machen, bloß mein Blutdruck muss ab und zu kontrolliert werden. Ich kann auch zwischendurch mal kommen, wenn Sie das wollen."

Beflissen schrieb ihm Rosi ein Kärtchen aus. „Ich habe Ihnen mal einen Termin aufgeschrieben. Wenn es nicht klappen sollte, rufen Sie an."

„Na klar", sagte Motthes. „Das mache ich!"

„So. Die Lampen sind fertig! Und das Licht brennt auch. Die Eröffnung kann losgehen."

Rosi brachte auf zwei Tellern für die Elektriker Snacks vom Eröffnungsbuffet. Eine nette Geste!

„Da kommen wir bald wieder!", riefen die Handwerker mit vollem Munde, packten ihren Koffer, hingen die Leiter über die Schulter und verließen die Praxis.

Gemeinsam mit den beiden internistischen Praxen wurde die urologische Gemeinschaftspraxis eröffnet. Wie üblich gab es Snacks und Getränke, man plauderte und ließ sich die Praxen zeigen. Auch viele Kollegen aus dem Klinikum, die früher mit Frau Heinrich zusammengearbeitet hatten, wollten den neuen Arbeitsplatz ihrer Kollegin kennenlernen. Gute Wünsche, herrliche Blumen oder kleine Accessoires wurden mitgebracht. Die Leitung des Krankenhauses schickte einen Vertreter und auch der Bundestagsabgeordnete Kannegießer, der sich sehr für den Wiederaufbau des Ärztehauses eingesetzt und die Beschaffung finanzieller Mittel in die Wege geleitet hatte, war erschienen. Obermayer freute sich, ihm angesichts der neuen, modern eingerichteten Praxen für sein Engagement für den Wiederaufbau des Hauses danken zu können. Viele Kollegen aus benachbarten Praxen erschienen, um die weitere Zusammenarbeit zu vertiefen, altbekannte Patienten, um ihren Ärzten zu gratulieren, Pharmareferenten, Herr Conelli und Frau Dornfelder, persönliche Bekannte und Medizintechnik-Verkäufer. Auch Bauabteilungsleiter Nachbar mischte sich recht unbefangen unter die Gäste, obwohl er mit den meisten Ärzten des Ärztehauses auf Kriegsfuß stand. Manche Gratulanten kamen auch nur, um sich das Innere der wiederaufgebauten ehemaligen Poliklinik anzusehen.

Fortan gab es zwei Bereiche im Haus, das neugegründete und noch unvollständige Ärztehaus sowie die „Rumpf-Poliklinik", zu der die restlichen Poliklinik-Abteilungen gehörten. Die Eröffnung der beiden internistischen Einzelpraxen und der urologischen Gemeinschaftspraxis hatten die Mehrheiten von der Poliklinik zugunsten des Ärztehauses verschoben. Die Kollegen und Kolleginnen mit ihren Mitarbeiterinnen in der Rest-Poliklinik warteten ungeduldig auf die bauliche Fertigstellung des Hauses, um auch ihre Praxen eröffnen und diesen Interimszustand beenden zu können. Mit seiner Unterschrift unter einem einfachen Formular beendete Obermayer seine Tätigkeit als Angestellter der Poliklinik und des Krankenhauses. Ein schlichter Händedruck einer unbekannten jungen Dame von der Personalabteilung besiegelte unspektakulär das Ende eines 25-jährigen Arbeitsverhältnisses mit dem Krankenhaus. Es war ein eigenartiges Gefühl, plötzlich nicht mehr zum Krankenhaus zu gehören. Den anderen Kolleginnen und Kollegen des Ärztehauses erging es ähnlich. Die Euphorie über die erfolgreiche Praxiseröffnung überdeckte jedoch die Enttäuschung über die sang- und klanglose Beendigung einer jahrelangen Tätigkeit in der Poliklinik des Krankenhauses.

„Ich hatte sogar den Eindruck, die sind froh, dass sie uns endlich los sind!", meinte Dr. Haubold.

Er fühlte sich noch immer seiner Klinik verbunden, zumal er in der Zeit nach der Katastrophe die Urologische Poliklinik interimsmäßig in der Urologischen Klinik weiterführen konnte. Er wolle auch zukünftig mit der Urologischen Klinik kooperieren, aber jetzt müsse erst einmal die Praxis richtig in Schwung kommen. Die Ärzte des Ärztehauses, durch den Gesellschaftervertrag als Gesellschafter in einer GbR verbunden, hatten nach den Festlegungen des Vertrages eine Geschäftsleitung gewählt. Bestätigt wurden die Kandidaten Dr. Obermayer, Dr. Wendler und Frau Dr. Möwe. Frau Kaloweit avancierte zur Geschäftsführerin des Ärztehauses. Für die interimsmäßige Cheffunktion der Rest-Poliklinik, zu der neben der chirurgischen noch die Dermatologische Abteilung sowie die Einzelpraxen von HNO-Heilkunde, Ophthalmologie und

Allgemeinmedizin gehörten, hatte Obermayer Brigitte Neumann vorgeschlagen. Diese schien ihm am ehesten geeignet zu sein, das nunmehr träge verlaufende Baugeschehen wieder zu beschleunigen und die übrigen Kollegen möglichst bald in das Ärztehaus zu führen. Die Chirurgin war zwar nicht begeistert, gab aber dennoch ihre Zustimmung. Von Seiten der Krankenhausleitung gab es dagegen keine Einwände. Allerdings hatten sich in den letzten Monaten die Kontakte von Ärztehaus und Rest-Poliklinik zur Leitung des Krankenhauses stark reduziert. Vielleicht lag das an der veränderten Zusammensetzung des Krankenhausdirektoriums. Neben dem neuen Verwaltungsdirektor fungierte jetzt eine andere Pflegedirektorin, die für die pflegerischen Kräfte im Klinikum zuständig war. Der ärztliche Direktor des Krankenhauses als dritter im Bunde war erst kürzlich von den Chefärzten des Klinikums gewählt worden. Wie auch schon Obermayer nicht den rechten Draht zum neuen Verwaltungsdirektor finden konnte, so erging es auch Brigitte Neumann. Wenn es ihr gelang, mit ihm Kontakt aufzunehmen, kamen von ihm nur wenig hilfreiche Ratschläge oder nichtssagende Auskünfte. Die beiden Bauleiter blieben für die Chirurgin die wichtigsten Ansprechpartner, wenn es um das Baugeschehen ging. Auch Frau Kaloweit beklagte die nachlassende Kooperation mit der Krankenhausverwaltung. In vielen Bereichen des Klinikums arbeiteten jetzt neue und unbekannte Mitarbeiter, von denen man wie ein Fremder behandelt würde. Sie habe das Gefühl, die Krankenhausleitung wolle möglichst schnell in allen Bereichen eine strenge Abgrenzung zum Ärztehaus erreichen. Im Gegensatz dazu stand der gute, teilweise freundschaftliche Kontakt mit den Ärztinnen und Ärzten des Krankenhauses und die intensive fachliche Zusammenarbeit mit ihnen. Schließlich profitierten beide Seiten von diesem Zusammenwirken. Patienten, die einer stationären Behandlung oder Operation bedurften, wurden ins hiesige Klinikum eingewiesen. Im Ärztehaus wusste man, welche Behandlungen im Klinikum durchgeführt wurden und konnte die Patienten entsprechend darauf vorbereiten wie auch erforderliche Voruntersuchungen veranlassen. Den Klinikärzten wiederum waren ihre ambulanten Kollegen gut bekannt, meist stammten sie aus der eigenen Klinik. Ihnen konnten sie guten Gewissens viele der entlassenen Patienten anvertrauen. Das nächste Ärgernis, das die Beziehungen zur Krankenhausleitung verschlechtern sollte, kam schon einige Tage später. Die Ärzte der Rumpfpoliklinik trafen sich mit Herrn Conelli und Frau Dornfelder. Die Fertigstellung der Gesamtelektroanlage sowie Maurerarbeiten im Randbereich des Hauses stagnierten, wobei die Bauleiter sich nicht festlegen wollten, ob dem ein technisches oder ein finanzielles Problem zu Grunde lag. Als dann Frau Dornfelder nebenbei bemerkte, dass sie demnächst in Schwangerenurlaub gehe, reagierten die anwesenden Ärztinnen leicht gereizt. Dann bliebe doch alles liegen. Der ursprünglich aufgestellte Bauablaufplan sei jetzt schon überholt. Sei man denn überhaupt noch gewillt, zu bauen? Schließlich hätten inzwischen die verbliebenen Ärzte Schwierigkeiten mit den Banken bekommen, die nicht unbegrenzt die Kredite abrufbereit halten wollten. Auch die Praxiseinrichter, die bereits Liefertermine wiederholt verschoben hätten, verlangten die Einhaltung eines Zeitrahmens. Natürlich ginge es weiter, versicherte Frau Dornfelder. Auch Conelli versuchte, die Ärzte zu beschwichtigen. Er werde voraussichtlich die Aufgaben von Frau Dornfelder mit übernehmen. Spätestens im Herbst wolle man auf jeden Fall fertig sein. Brigitte Neumann machte sich skeptisch einige Notizen. Es gäbe aber auch eine positive Mitteilung zu machen: Anfang nächsten Monats sei das ausgebaute Dachgeschoss bezugsfertig. Die Stimmung hob sich sofort und Conelli hatte wieder einmal für einen guten Abgang gesorgt.

Aber die Freude über das fertiggestellte Dachgeschoss währte nicht lange, denn schon am nächsten Tag überbrachte Frau Kaloweit schlechte Nachrichten. Die Krankenhausleitung habe den Belegungsplan für das neue Dachgeschoss plötzlich geändert. Es bestünde im Krankenhaus so großer Eigenbedarf, dass dem Ärztehaus keine Räume zur Verfügung gestellt werden könnten. Ob Conelli davon gewusst hatte oder nicht, war nicht in Erfahrung zu bringen. Er war nicht zu erreichen. Ärztinnen und Ärzte von Poliklinik und Ärztehaus waren empört, weil dieser Beschluss den bisherigen Vereinbarungen mit dem Krankenhaus widersprach und alle Planungen der Ärzte über den Haufen warf. Die Nebenräume unter dem Dach wurden dringend benötigt, denn nach den vorliegenden Konzeptionen hatten alle mit einem oder zwei Nebenräumen gerechnet, sei es als Archiv, sei es als Personalraum oder Schreibzimmer. Die Ärztinnen und Ärzte trafen sich zu einer Beratung im Zimmer von Frau Kaloweit. Nachdem man die allgemeine Ratlosigkeit überwunden hatte, wurde eine ganze Reihe von Möglichkeiten erwogen, wie das Problem gelöst werden könne. Frau Heinrichs Vorschlag, die beiden Räume der Geschäftsleitung als Ersatz für die vorenthaltenen Zimmer im Dachgeschoss aufzuteilen, wurde schnell verworfen.

„Wo soll dann Frau Kaloweit ihren Arbeitsplatz aufschlagen? Das ist doch unrealistisch!"

Zahnarzt Ingermann schüttelte ärgerlich den Kopf, das war doch wohl ein ausgesprochen unrealistischer Vorschlag und eine Missachtung von Frau Kaloweit.

„Außerdem würde das höchstens für zwei Praxen die benötigten Nebenräume schaffen."

Frau Heinrich zog den Kopf ein, das sei ja nur ein Vorschlag gewesen.

Frau Marquart, eine der beiden Kinderärztinnen meinte, in der Kinderabteilung seien eigentlich genügend Räume vorhanden, die man auch umfunktionieren könne. Die Kinderärzte könnten daher auf die für sie vorgesehenen Nebenräume im Dachgeschoss verzichten. Auch Frau Albrecht erklärte, sie benötige nicht unbedingt den ihr zugedachten Raum. Damit war zwar die Zahl der beanspruchten Nebenräume reduziert, aber für alle anderen Praxen das Problem nicht gelöst. Man schimpfte auf die Krankenhausleitung. Schließlich wurde beschlossen, bei der Krankenhausleitung zu protestieren. Obermayer als Vertreter des Ärztehauses und HNO-Arzt Dr. Wendler, der noch in der Rest-Poliklinik tätig war, erklärten sich bereit, der Krankenhausleitung die Empörung der Ärzte persönlich zu übermitteln und einen neuen Belegungsplan für das Dachgeschoss zu verlangen. Aber offensichtlich war Krankenhausdirektor Bergmann nicht gewillt, mit den Ärzten des Ärztehauses zu sprechen. Telefonisch war er unerreichbar. Seine Sekretärin hatte zwar versprochen, sobald Zeit bestünde, sich zu melden. Diese Rückmeldung kam aber nicht, nicht nach Rückfrage und auch nicht nach erneuter Mahnung. Die Zeit drängte, denn den Praxen fehlten die Räume, um einen reibungslosen Arbeitsablauf zu gewährleisten, und das Krankenhaus zögerte nicht, die leeren Zimmer schleunigst zu belegen und damit vollendete Tatsachen zu schaffen. Man beschloss, den Protest schriftlich zu übermitteln. Aber auch darauf erfolgte keine Reaktion. Der Zufall wollte es aber, dass der Ärztliche Direktor, Professor Rechenberger, eines Morgens als stomatologischer Notfall mit dicker Wange bei Zahnarzt Ingermann vor der Türe stand. Das war nichts Ungewöhnliches, denn der Zahnarzt behandelte den Professor schon seit vielen Jahren wie auch viele Mitarbeiter des Krankenhauses Stammpatienten in der Zahnabteilung waren. Natürlich wurde dem leitenden Chefarzt sofort eine entsprechende Vorzugsbehandlung gewährt, aber Ingermann nutzte die Gelegenheit auch, um diesem die Einschränkungen im Praxisbetrieb vor Augen zu führen, die durch den Entzug der Nebenräume im Dachgeschoss entstanden waren. Auch das abweisende Schweigen des Verwaltungsdirektors Bergmann blieb nicht unerwähnt. Prof. Rechenberger versprach, sich der Angelegenheit anzunehmen. Es dauerte keine drei Tage, da überbrachte Frau Kaloweit eine kurze Mitteilung des Verwaltungsdirektors, man habe beschlossen, eine Hälfte des Dachgeschosses dem Ärztehaus zu überlassen. Wie Rechenberger dies geschafft hatte, blieb ein Geheimnis, da weder er noch Verwaltungsdirektor Bergmann sich näher dazu äußerten. Hocherfreut nahmen Ärzte und Mitarbeiterinnen diesen Erfolg zur Kenntnis. Für die Praxen war es eine große Erleichterung, nunmehr alle geplanten Räume nutzen zu können. Zahnarzt Ingermann erhielt von allen Seite anerkennende Worte. Obermayer meinte zu seiner Frau, er sei schon immer mit Sorgen und Bangen zum Zahnarzt gegangen. Wie schnell verspreche man auf dem Zahnarztstuhl unter dem Druck der „Ereignisse" etwas oder plaudere Dinge aus, die man lieber nicht gesagt hätte. In diesem Fall sei das natürlich für alle von Nutzen gewesen.

Die Bauarbeiten gingen in der chirurgischen Abteilung wie auch in der HNO-Praxis und der Augenarztpraxis zu Ende, so dass auch diese Ärzte endlich aus der Rest-Poliklinik ausscheiden und ihre eigene Niederlassung eröffnen konnten. Brigitte Neumann und Frau Rebentisch hatten sich geeinigt, im Gegensatz zu den anderen Abteilungen ein breiteres Sprechstundenangebot aufrecht zu erhalten. Eine maximal von früh bis abends geöffnete chirurgische Sprechstunde stellte ein besonderes Merkmal dar, das von allen Patienten sehr geschätzt und angenommen wurde. Abgesehen von den konkurrierenden Nachbarpraxen, bot sich neuerdings nämlich die Notfallambulanz des Krankenhauses, die früher jeden ambulanten Patienten abgelehnt und an die Poliklinik verwiesen hatte, als ständig bereitstehende Behandlungsstelle für Notfall-Patienten an. Da musste man schon lange Öffnungszeiten anbieten, um mithalten zu können. So wie die beiden Chirurginnen sich früher über die von der Klinik abgewiesenen Patienten, die dann zu ihnen geschickt wurden, geärgert hatten, so wenig freuten sie sich jetzt darüber, dass die meisten Krankentransporte ihre Patienten sofort in die Notfallambulanz der Klinik brachten. Mehrmals hatte Brigitte Neumann schon versucht, mit den Kollegen im Krankenhaus deswegen ins Gespräch zu kommen. Als sie Dr. Schöne, der ihr noch gut bekannt war und den sie schätzte, am Telefon hatte, freute sie sich, endlich einen kompetenten Ansprechpartner gefunden zu haben. Von ihm erfuhr sie, dass die Krankenhausleitung beschlossen habe, die Notfall-Ambulanz des Krankenhauses auszubauen und sogar personell aufzustocken. Die Ärzte des Klinikums hätten zwar nichts davon außer mehr Arbeit, aber für das Klinikum würde das eine zusätzliche finanzielle Einnahmequelle bedeuten. Vom Krankenhausdirektor sei die Formulierung kolportiert worden, die niedergelassenen Ärzte verdienten sich in den Räumen des Krankenhauses eine goldene Nase, das könne man nicht zulassen. Schließlich seien im Klinikum die Räume, die Geräte und das Personal vorhanden, um sich an der lukrativen ambulanten Notfall-Versorgung zu beteiligen. Er, Dr. Schöne, sei nicht dieser Meinung, aber so sei der Tenor in den Leitungsebenen des Krankenhauses. Alles müsse sich rechnen und lukrativ sein. Der Klinikchef, bei dem früher solche Überlegungen überhaupt keine Rolle gespielt hätten, sei neuerdings auch auf diese Linie eingeschwenkt. Brigitte Neumann lud ihren ehemaligen Ausbildungsassistenten ein, gelegentlich mal in ihrer Praxis vorbeizukommen und sich alles anzusehen, da er zur Praxiseröffnung nicht gekommen sei. Ja, er habe Dienst gehabt, und deshalb nicht kommen können. Dann legte sie auf. Ein junger fähiger Kollege, den sie sehr schätzte. Aber seine Informationen stimmten sie schon recht nachdenklich.

Die Räume der Hautabteilung harrten immer noch ihrer Fertigstellung. Die beiden Ärztinnen mussten seit über einem Jahr im Container, der im Krankenhausgelände stand, ihre Sprechstunden abhalten. Keiner konnte recht sagen, woran es lag. Auch eine der beiden Allgemeinpraktikerinnen wartete noch immer in Interimsräumen auf die Fertigstellung ihrer Praxis. Briefe an den Verwaltungsdirektor und an die Stadtverwaltung brachten keinen Erfolg. Allmählich sickerte durch, die tatsächlichen Baukosten bei dem maroden Gebäude der ehemaligen Poliklinik hätten die geplanten Kosten weit überschritten. Auch Conelli, der inzwischen zusätzlich eine neue Baustelle im Klinikum zu betreuen hatte und nur noch nebenbei für die Baumaßnahmen am Ärztehaus zuständig war, sagte, es läge am Geld. Die Stadtverwaltung habe wohl sogar einen Baustopp für den Rest des Jahres erwogen.

Inzwischen hatten die Ärzte des Ärztehauses ihre Mietverträge von der Stadtverwaltung bekommen. Das Klinikum fungierte nicht als Eigentümer und Vermieter, sondern als Verwalter der Stadt. Die Ärzte waren ganz zufrieden, denn es galten die ursprünglich verhandelten Mietpreise, wenn auch einige Kolleginnen und Kollegen argwöhnisch ihre Mietverträge miteinander verglichen.

Wie aber aus anderen Einrichtungen, die ebenfalls von der Stadt vermietet wurden, zu erfahren war, hatten gerechterweise alle einheitliche Mietpreise zu zahlen.

Obermayer meinte: „Das hätte ich der Stadtverwaltung gar nicht zugetraut, dass sie die verhandelten Mietpreise tatsächlich übernimmt. Da sind wir doch recht gut bedient!"

Auch Frau Kaloweit war dieser Meinung.

Die Inanspruchnahme des Ärztehauses durch die Patienten nahm zu. Die Praxen konnten sich nicht über mangelnden Zuspruch beklagen, wenn man von gewissen Verlusten in der Notfall-Betreuung der Chirurgie absah. Die meisten Ärztinnen und Ärzte hatten versucht, finanziell angemessen und mit Augenmaß ihre Praxen mit neuen medizinischen Geräten auszustatten. Während in der DDR nur für das gesamte Klinikum und die Poliklinik ein einziges Ultraschallgerät zur Verfügung stand, hatte jetzt fast jede Praxis eines.

Auch ein ordentlicher Tresen, das obligate Kennzeichen einer Anmeldung, zierte jetzt jede Praxis, je nach Praxisgröße für ein bis drei Mitarbeiterinnen ausgelegt. Es war schon ein gewaltiger Unterschied, wenn der Patient jetzt nicht mehr in leicht gebückter Haltung wie im Kino vor einem Kassenfenster, an einem alten, weißgestrichenen Schreibtisch oder gar auf dem Gang zwischen Vorbeigehenden der Sprechstundenschwester sein Problem vortragen musste, sondern sich am Tresen abstützen konnte, um sich anzumelden und seinem Gegenüber Vertrauliches mitzuteilen. Dazu neue Stühle, moderne Leuchten, Grünpflanzen und mehr oder weniger ansprechende Bilder. Das bestärkte bei vielen Patienten, die lange nicht im Hause waren, den Eindruck, hier hatte sich etwas Grundlegendes verändert. Manche meinten, das sei verschwenderisch und luxuriös. Inge fand die neuen Arbeitsbedingungen angemessen. Sie war ganz zufrieden damit. Verärgert registrierte sie, als kurz nach der Eröffnung ein langjähriger Patient beim Betreten der Anmeldung erstaunt ausrief: „Mensch, ham die Ärzte ein Schweinegeld! Dass die sich das leisten können! Ich könnte das nicht!"

Sie kannte den Patienten, Herrn Oemichen, schon lange. Es hatte keinen Zweck, ihm etwas von Schulden und Krediten zu erklären. Für ihn gab es nur Reiche und Arme, und die Ärzte gehörten jetzt für ihn zu den Reichen.

Die erste separate Quartalsabrechnung für die eigene Praxis war ganz zufriedenstellend ausgefallen, obwohl vermutlich die Abrechnung vieler Leistungen in der Hektik des Alltags einfach vergessen worden war. Im Fachjargon hieß das, diese Leistungen wurden verschenkt.

Unter den ersten Patienten, die zu Obermayer in die neue Praxis kamen, war auch Frau Wenckebach, die schon viele Jahre wegen Stuhlgangsproblemen und erhöhtem Blutdruck in regelmäßigen Abständen in der Sprechstunde erschien. 51-jährig, groß und kräftig, grau-schimmerndes Haar, welches sie streng nach hinten zu einem Knoten zusammengebunden hatte. Ihr aufrechter Gang mit den breit gesetzten Schritten, der strenge, aber auch leicht melancholische Blick durch die Goldrandbrille und das angedeutete Doppelkinn gaben ihr einen majestätischen Hauch. Sie hatte in ihrer Jugend Biologie studiert und wegen der Kinder und der Karriere des Ehemannes ihren Beruf aufgegeben. Später, als die beiden Kinder groß waren, fehlte ihr der Mut zum Wiedereinstieg in den Beruf und führte sie schließlich in ein zunehmend unbefriedigendes Hausfrauen-Dasein. Durch gelegentliche Schreibarbeiten, die sie für ihren Mann – einem Professor an der Universität – erledigte, erfuhr ihr monotoner Alltag eine gewisse Auflockerung. Das überwiegende Alleinsein, die unbefriedigenden Hausarbeiten und die wenig anspruchsvollen Schreibarbeiten ließen ihr viel Zeit. So kräftig sie vom äußerlichen Habitus erschien, so feinfühlig und sensibel war sie innerlich. Die Einsamkeit zu Hause, die Unzufriedenheit und eine ausgeprägte Sensibilität, gepaart mit umfangreichen biologischen Kenntnissen, führten bei ihr zu einer gesteigerten Selbstbeobachtung und beförderten letztendlich eine hypochondrische Einstellung. Alles wurde beobachtet, registriert und gedeutet. Ihrem Mann fiel das veränderte Verhalten seiner Frau auf, die Kinder registrierten es vermutlich nicht. Die häufiger auftretenden Befindlichkeitsstörungen überforderten schließlich das Verständnis ihres Mannes und er empfahl ihr, den Hausarzt aufzusuchen, der sie am Ende wegen der Stuhlgangsprobleme zu Obermayer überwies. Bei der durchgeführten gründlichen Diagnostik fand sich kein Hinweis auf eine organische Erkrankung und letztlich kam allmählich die ganze Vorgeschichte zur Sprache. Lange Gespräche konnten die frühere Biologin vom psychosomatischen Charakter ihrer Beschwerden überzeugen. Die Ursachenbeseitigung war wesentlich schwieriger. Eine psychologische Mitbetreuung lehnte die Patientin ab.

Mit Obermayers Hilfe war es Frau Wenckebach vor einigen Jahren gelungen, eine Sekretärinnen-Stelle in der Klinikverwaltung zu finden. Ihre Selbstunsicherheit und die anfängliche Sorge, den Anforderungen im Krankenhaus nicht gewachsen zu sein, erwiesen sich als völlig unbegründet. Die intelligente Frau bewältigte ihre Aufgaben hervorragend, avancierte zur Sachbearbeiterin und nach der Wende sogar zur Abteilungsleiterin. Die alten gesundheitlichen Probleme gingen deutlich zurück und wurden kaum noch registriert. Obermayer freute sich gemeinsam mit ihr über diesen Erfolg. Allerdings stellte Frau W. eine sehr zeitaufwändige Patientin dar. Inge plante immer etwas mehr ein, wenn sich Frau W. anmeldete. Im letzten Jahr allerdings hatte sich bei der nunmehrigen Abteilungsleiterin ein Bluthochdruck entwickelt, der regelmäßige Kontrollen und eine Behandlung erforderlich machte.

Heute hatte sie noch nachträglich ein paar Blümchen zur Praxiseröffnung mitgebracht. Sie freue sich, dass alles so schön geworden sei. Der Blutdruck war allerdings immer noch unbefriedigend hoch, so dass die medikamentöse Behandlung umgestellt werden musste. Vielleicht liege es auch an den vielen neuen Aufgaben, die sie jetzt im Klinikum zu bewältigen habe, meinte Frau Wenckebach. Ihre Vorgesetzten hätten manchmal nicht so den richtigen Durchblick und sie als kleine Angelernte solle dann alles richten und regeln. Der neue Verwaltungsdirektor habe wahrscheinlich gar keine Ahnung, auf wen er sich bei ihr verlasse. Herr Bergmann stamme übrigens aus Hamburg und würde nur dienstags, mittwochs und donnerstags im Krankenhaus arbeiten. Dienstags komme er mit dem Flieger und donnerstags fliege er wieder nach Hamburg zurück. Deshalb habe er bei den Kollegen den Spitznamen Di-Mi-Do bekommen. Obermayer verzog keine Miene, hörte aber mit Genugtuung die Kritik aus den Worten der Patientin. Seine Erfahrungen mit dem neuen Krankenhausdirektor waren auch nicht die besten. Wie immer hatte die Konsultation von Frau Wenckebach wieder einmal den zeitlichen Rahmen deutlich überschritten!

Auch im Ärztehaus trafen sich die Ärzte regelmäßig zu Beratungen, meist einmal im Monat. Da wurden organisatorische Dinge besprochen, die alle betrafen. Ein „Dauerbrenner" in den Diskussionen war die Sicherheit im Ärztehaus. Im Stadtgebiet hatte es zunehmend Einbrüche in Arztpraxen gegeben, auf die von einigen Ärzten besorgt hingewiesen wurde. Frau Kaloweit fand diese Sorge übertrieben. Die schweren, dicken Türen in den Praxen waren nicht so leicht für Einbrecher zu überwinden, zumal zwischen den einzelnen Praxen die Gänge auch noch durch Panzerglas-Türen gesichert wurden. Vorteilhaft sei in dieser Beziehung auch die räumliche Nähe zum Krankenhaus. Im Erdgeschoss des Ärztehauses, neben der chirurgischen Praxis, befand sich nämlich eine Laborabteilung des Krankenhauses, die auch nachts betrieben wurde. Das könne für Einbrecher ein weiteres Hindernis darstellen. Hingegen galt die in Anspruch genommene Reinigungsfirma in punkto Sicherheit wirklich als ein echtes Risiko. Die Raumpflegerinnen, die nach Schließung des Ärztehaues die Räume säuberten, ließen während ihrer Arbeit alle Praxis- und Verbindungstüren offen stehen, so dass Fremde unbemerkt Zugang zu Gängen und Praxen finden konnten. Frau Kaloweit hatte deshalb schon mehrfach mit den Verantwortlichen der Firma gesprochen, ohne dass sich etwas geändert hätte. Aber auch das infolge unterschiedlicher Nutzungen wiederholt umgebaute und rekonstruierte Gebäude der ehemaligen Poliklinik mit seinen vielen Aus- und Eingängen erschwerte die Situation, wozu es einer gesonderten Erläuterung bedarf: Das ehemalige Palais M. bestand aus einem langgestreckten zwei- und dreistöckigen Gebäude mit einem Ost- und einem Westflügel, die durch einen Mitteltrakt miteinander verbunden waren. Auf der Nordseite verlief parallel die Straße, auf der Südseite blickte man in einen großen Park, in welchem sich die Kliniken des Krankenhauses befanden. Das im Ostflügel befindliche Ärztehaus betraten die Patienten in der Regel durch einen straßenseitigen kleinen Eingang. Dieser stellte praktisch den Haupteingang des Ärztehauses dar, der in einem kleinen Foyer des östlichen Seitenflügels mündete. Von dort gelangte man linkerhand in die chirurgische Praxis des Ärztehauses, die im Erdgeschoss lag, oder über eine breite Sandsteintreppe in die oberen Etagen mit den anderen Praxen. Durch einen Verbindungsgang mit Flügeltüren bestand rechts von hier aus aber auch ein Zugang zum Mittelteil des ehemaligen Palais, der von einem großen, hallenförmigen Raum, dem sogenannten Haupt-Foyer des Krankenhauses, gebildet wurde. Dieses Foyer wurde ebenso wie der daran anschließende Westflügel des Hauses ausschließlich vom Krankenhaus genutzt. Dieser Mittelteil besaß sowohl zur Straße hin als auch zum Klinikgelände Türen und diente als Hauptzugang zum Klinikgelände. Darüber, in der ersten Etage, existierte noch ein weiterer Verbindungsgang vom Ostflügel über den Mittelteil zum Westflügel, der allein von der Krankenhausverwaltung genutzt wurde. Auch von der Parkseite gab es weitere Zugänge zu den Seitenflügeln. Sämtliche Eingänge konnten sowohl von Patienten und Besuchern als auch von den Mitarbeitern des Ärztehauses und des Klinikums genutzt werden. Kompliziert wurde die Gebäudenutzung noch durch eine rund um die Uhr genutzte Einquartierung von Krankenhausbereichen in der ersten Etage des Ostflügels, inmitten der Praxen des Ärztehauses. Eine weitere Problemzone würde nun durch die Nutzung des Dachgeschosses im Ostflügel durch das Krankenhaus entstehen. Diese unkontrollierbare Nutzung der Ein- und Ausgänge durch Patienten, Besucher und Mitarbeiter von Ärztehaus und Krankenhaus, veranlasste die Ärzte immer wieder, sich mit dem Thema Sicherheit und Verschließbarkeit des Ärztehauses zu beschäftigen. Die Krankenhausverwaltung stellte hier einen wichtigen Partner dar, dessen Kooperationsbereitschaft nach Meinung der Ärzte aber nicht ausreichte.

„Es sind ja nicht nur die Türen, die bei einem Einbruch beschädigt werden, sondern auch Medizingeräte und Einrichtungen, die dem Vandalismus zum Opfer fallen – besonders, wenn die Täter enttäuscht feststellen müssen, dass es hier nichts Bares zu holen gibt", stellte Dr. Wendler besorgt fest.

„Am besten man legt in den Schreibtisch – leicht zugänglig und sichtbar – etwas Geld, damit die Einbrecher nicht zu sehr frustriert sind und ihren Unmut an den Einrichtungsgegenständen auslassen! Wir machen das so", ergänzte Dr. Haubold.

Die Geschäftsleitung erklärte sich bereit, ein neues Sicherheitskonzept zu erarbeiten, was das Risiko eines Einbruchs zumindest verringern könnte. Eine weitere zusätzliche Gefährdung sah Frau Dr. Albrecht in den plötzlich wieder aufgenommenen restlichen Bauarbeiten. Die Bauarbeiter seien schon vor Praxisöffnung im Hause, die Türen stünden dann alle offen, es könne jeder in das Haus, der das wolle. Davon abgesehen, habe sie deshalb schon den Krankenhausdirektor angeschrieben, da der Baulärm sie in ihrer Sprechstunde erheblich beeinträchtige. Da sie Mietminderung verlangte, habe Bergmann diesmal schnell geantwortet. Sie holte den Brief heraus. Das sei letztendlich eine Unverschämtheit, erklärte sie und las vor. Die Baumaßnahmen, schrieb der Krankenhausdirektor, die zur statischen Sicherung des Hauses notwendig seien, wären auch im Sinne ihrer eigenen Sicherheit. Schließlich sei es in ihrem Interesse ermöglicht worden, in einem erst teilsanierten Bereich des Hauses ihre Praxis zu eröffnen. Dies sei jetzt nur eine Fortsetzung von Baumaßnahmen, die aus finanziellen Gründen unterbrochen werden mussten und von denen sie schon bei Einmietung gewusst habe. Eine Mietminderung käme daher natürlich nicht infrage. Frau Albrecht kochte vor Wut, weil das nach ihren Angaben alles frei erfunden sei.

Ratlos zuckte Frau Kaloweit mit den Schultern. Das Krankenhaus saß am längeren Hebel und tatsächlich lagen die jetzigen Baumaßnahmen im Interesse des Ärztehauses. Allerdings könnte die Krankenhausleitung damit zukünftig alle Einschränkungen mit nachzuholenden Baumaßnahmen begründen. Man musste es ertragen.

Zwei Neuigkeiten lösten das immer wiederkehrende Thema Sicherheit im Ärztehaus ab: Ein Sinneswandel des Gesetzgebers, der Bundesregierung, hatte ab sofort eine Regelung erlaubt, die besagte, dass Ärztinnen und Ärzte über 50 Jahre, die immer noch in einer Poliklinik beschäftigt seien, auch weiterhin als Angestellte dort tätig sein dürfen. Das bedeutete, dass bis zum Renteneintritt dieser Ärzte, die sich bislang noch nicht niederlassen konnten oder wollten, Polikliniken bestehen bleiben würden. Die Hautärztinnen, die beide über 50 Jahre alt waren, hatten sofort erklärt, diese Regelung in Anspruch nehmen zu wollen und lieber in einer Rest-Poliklinik als angestellte Ärzte bis zu ihrem Ruhestand arbeiten zu wollen. Ihre Kollegen im Ärztehaus waren enttäuscht. Man hatte gemeinsam einen Gesellschaftervertrag erarbeitet und abgeschlossen, den auch beide unterschrieben hatten. Die hautärztliche Gemeinschaftspraxis war im Konzept des Ärztehauses fest verankert! Das war auch eine finanzielle Frage, denn Kosten für die gemeinschaftlich genutzten Räume, Geräte und Dienstleistungen einschließlich des Gehaltes von Frau Kaloweit wurden auf alle Gesellschafter umgelegt. Durch Wegfall der beiden Hautärztinnen erhöhten sich die Kosten für die anderen Gesellschafter. Man könne es ihnen andererseits nicht verdenken, meinte Frau Marquart, die Kinderärztin, wenn man ohne Risiko des Freiberuflers weiterhin als Angestellte mit festem Gehalt seinen Job machen dürfe. Ihnen blieben Kreditaufnahme und viele unternehmerische Risiken erspart. Vielleicht hätte der eine oder andere von ihnen, wenn die Möglichkeit seinerzeit schon bestanden hätte, sich auch so entschieden. Die fachliche Zusammenarbeit könne doch unbeeinträchtigt weitergeführt werden. Dr. Haubold widersprach heftig und fand das Verhalten der beiden Hautärztinnen unkollegial und enttäuschend. Auch Obermayer und Brigitte Neumannn waren dieser Meinung. Die anderen Ärzte schwiegen. Ein vorzeitiger Austritt aus dem Gesellschaftervertrag war aus solchen Gründen nicht vorgesehen. In der Geschäftsleitung wurde noch lange darüber diskutiert und man beschloss, die beiden Ärztinnen nicht ohne Weiteres aus dem Gesellschaftervertrag zu entlassen. Es wurde eine Vereinbarung erarbeitet, wonach die ursprünglichen, für die Hautärztinnen vorgesehenen Umlagen vom Krankenhaus, zu dem die Rest-Poliklinik gehörte, übernommen werden sollten. Dafür könnten beide alle vorgesehenen gemeinsamen Räume und Dienstleistungen des Ärztehauses nutzen. Die fachliche Zusammenarbeit bliebe ohnehin davon unberührt. Frau Kaloweit äußerte sich skeptisch, was die Zustimmung der Krankenhausleitung zu dieser Bedingung betraf.

Die Zugehörigkeit der inzwischen bezugsfertigen hautärztlichen Rest-Poliklinik zum Klinikum hatte die Sicherheitsproblematik noch weiter kompliziert, da sich die Hautabteilung ebenfalls inmitten der anderen Praxen des Ärztehauses befand. Es war schon ein Kunststück, dass es Frau Kaloweit gelang, sich mit der Krankenhausleitung über Reinigung und Nebenkosten dieses Bereiches zu einigen.

Eine Woche später bat Frau Kaloweit in der Mittagszeit die Mitglieder der Geschäftsleitung zu sich.

„Eine positive und eine negative Nachricht", rief sie den Ärzten entgegen. „Was möchten sie zuerst?"

„Die negative zuerst", ertönte mehrstimmig die Antwort.

„Die Stadtverwaltung hat uns mitgeteilt, dass sie von den Mitgliedern des Ärztehauses nachträglich einen Baukostenzuschuss verlange."

„Was?"

Mit einer solchen Auflage hatte niemand gerechnet, es war auch nie davon die Rede gewesen.

Frau Kaloweit hatte die adressierten Umschläge der Stadtverwaltung für die einzelnen Ärzte schon mitgebracht. Wendler,
Obermayer und Frau Möwe, die Zahnärztin, rissen ihre Umschläge
auf. Es waren durchweg fünfstellige Summen, welche die Stadtverwaltung für diverse, im einzelnen aufgeführte Baumaßnahmen
und Einrichtungsgegenstände in Rechnung stellte. Obermayer
schluckte. Woher sollte man diese Summe plötzlich nehmen? Man
habe doch nur wenig Einfluss auf das Baugeschehen gehabt. Es sei
auch vorher keine entsprechende Vereinbarung getroffen worden,
weder mit dem Krankenhaus noch mit der Stadtverwaltung. Auch
die anderen beiden Mediziner zeigten sich über die Höhe der
geforderten Summe geschockt.

„Das können wir nicht so einfach hinnehmen. Ich denke, da
brauchen wir juristischen Rat.“ Frau Kaloweits juristische Vor-
bildung zeigte ihre Früchte. Sie erläuterte den Ärzten, warum die
Forderungen in dieser Höhe nicht akzeptabel seien. Frau Möwe,
die einen guten Rechtsanwalt kannte, wurde beauftragt, Kontakt
zu ihm aufzunehmen und die Situation darzulegen.

„Und die gute Nachricht?“

Fast wäre diese in der Aufregung untergegangen.

„Die Krankenhausleitung hat unsere Vereinbarungen mit den
beiden Hautärztinnen akzeptiert und bezahlt sämtliche geplante
Umlagen ohne Abstriche!“

Bei der gedrückten Stimmung kam das Positive gar nicht richtig zum Tragen. Man witterte eher eine Hinterhältigkeit der Krankenhausleitung bei dieser Zustimmung. Frau Kaloweit musste
über so viel Argwohn und Misstrauen bei einem offensichtlichen
Erfolg lachen. Das erinnere sie an die Geschichte vom Ring des
Polykrates.

„Sie sind nicht objektiv, wenn Sie diesen Erfolg nicht anerkennen wollen“, rief sie enttäuscht.

Ärgerlich blickte Obermayer auf die Geschäftsführerin. Man
konnte nicht wissen, ob der Verwaltungsdirektor die Vereinbarung
nur deshalb unterschrieben hatte, um sich weitere Einflussmög-
lichkeiten auf das Ärztehaus offen zu halten. Frau Kaloweit hatte

gut Reden, denn sie musste ja nichts bezahlen. Ihr strahlendes Gesicht und ihr Optimismus, erfolgversprechende juristische Schritte einzuleiten, ließen allmählich den Unmut schwinden. Am Schluss herrschte doch noch eine optimistisch-kämpferische Stimmung.

Frau Möwe hatte Kontakt zu einem Rechtsanwalt Schubert aufgenommen. Zu einem ersten Treffen mit der Geschäftsleitung hatte sich der Anwalt eingefunden. Herr Schubert, ein Mittvierziger mit dunklem, vollen Haar und einem leicht melancholischen Gesichtsausdruck, der allerdings sehr vertrauensvoll wirkte, lauschte aufmerksam den Darlegungen der Ärzte. Bedächtig legte er seine Position dar: Man könne sich darauf berufen, dass die Gesellschafter nur selten in das Baugeschehen einbezogen worden seien. Eigentlich hätten sie keinen Einfluss auf die Baumaßnahmen gehabt und könnten demnach auch nicht anschließend zur Kasse gebeten werden. Denn, wer die Musik bestelle, müsse sie auch bezahlen. Die Ärzte und auch Frau Kaloweit schwiegen, obwohl diese Einschätzung nicht ganz stimmte. Der Anwalt beabsichtigte, zunächst einen Schriftsatz an die Stadtverwaltung zu schicken und die Forderungen zurückzuweisen, meinte aber, dass dies nur aus taktischen Gründen erfolge. Ganz werde man die Forderungen der Stadtverwaltung ohnehin nicht vom Tisch bekommen, aber man könne verhandeln. Eine gewisse Erleichterung war bei den Ärzten zu spüren. Anwalt Schubert wurde das Mandat erteilt. Man hoffte, dass allen die Zahlung der enormen Summen an die Stadtverwaltung erspart bliebe.

Die ganze Sache ging jedoch aus wie das Hornberger Schießen. Wie der Rechtsanwalt vorausgesagt hatte, erklärte sich die Stadtverwaltung bereit, über den Kostenbeitrag zu verhandeln. Im Zimmer der Geschäftsleitung trafen sich Rechtsanwalt Schubert, eine Vertreterin der Stadtverwaltung, Bauleiter Nachbar, Frau Kaloweit und der jeweilige Praxisinhaber. Alle Ärzte erreichten in den Verhandlungen einen deutlichen Preisnachlass gegenüber der ursprünglichen Forderung der Stadtverwaltung. Letztendlich aber fraßen die Anwaltskosten den Großteil der erzielten Kostenersparnis auf, so dass alle, obwohl erfolgreich, keinen Anlass zu großem Jubel hatten.

Der Wechsel der Geschäftsführerinnen

Um die Orientierung für Patienten in dem unübersichtlichen Gebäude zu erleichtern, ließen die Ärzte außen, neben der Eingangstür zum Ärztehaus, ein Schild mit allen Praxisnamen anbringen und auch innen eine entsprechende Orientierungstafel neben dem Treppenaufgang zu den Praxen aufhängen. Eigentlich wäre diese Maßnahme nicht erwähnenswert, wenn sie nicht Anlass für eine unfreundliche Reaktion der Klinikleitung geworden wäre. Völlig überraschend für alle, hing nämlich eines Tages auf der anderen Seite des Eingangsbereiches zum Ärztehaus eine gleichgroße, ähnlich gestaltete Tafel, auf der die einzelnen Kliniken und Klinikchefs mit ihren Sprechzeiten aufgelistet waren. Dem in das Ärztehaus eintretenden Patienten wurde damit suggeriert, für ihn bestünde die Wahl zwischen den Arztpraxen des Ärztehauses und den Klinikchefs des Krankenhauses. Natürlich sorgte das für Empörung im Ärztehaus: Die Klinikchefs boten sich als Alternative zur Behandlung im Ärztehaus an. Damit sollten hauptsächlich Privatpatienten für das Klinikum abgeworben werden. Und dies im Bereich des Ärztehauses! Die Geschäftsleitung protestierte erfolglos bei der Krankenhausleitung und schließlich auch bei der Ärztekammer. Alle Proteste brachten nichts, das Schild blieb an der Stelle hängen. Wie von der Ärztekammer nämlich zu erfahren war, habe Krankenhausdirektor Bergmann auf Nachfrage schriftlich mitgeteilt, es sei geplant, zukünftig den separaten Eingangsbereich des Ärztehauses gleichzeitig auch als Haupteingang für das Klinikum zu nutzen. Mit Kenntnis über diese Mitteilung wurde die Empörung unter den Ärzten des Ärztehauses noch größer, zumal diese Angabe unrealistisch war. Von einer Verlegung des Haupteinganges des Klinikums durch das Ärztehaus sei nie die Rede gewesen, zumal besagte Räumlichkeit an das Ärztehaus vermietet sei. Außerdem würden die Sicherheitsbemühungen des Ärztehauses damit konterkariert. Frau Kaloweit versuchte zu beschwichtigen. Ein unterschwelliger Groll gegen den Verwaltungsdirektor nistete sich ein und das Verhältnis zur Krankenhausleitung blieb angespannt.

Im Gegensatz zur Leitung des Klinikums pflegten die Ärzte der Fachkliniken – wie schon erwähnt – recht gute Kontakte zu ihren Kollegen im Ärztehaus und umgekehrt. Viele Mitarbeiter aus dem Klinikum ließen sich im Ärztehaus behandeln. Zum einen wurde damit die jahrelange Betreuung des Krankenhauspersonals durch die Ärzte der früheren Poliklinik fortgesetzt, andererseits war es bequem, in der Nähe des Arbeitsplatzes zum Arzt des Vertrauens gehen zu können. Die Ärzte des Ärztehauses setzten diese Symbiose fort. Wer den entsprechenden Klinikkollegen kannte, erlangte schneller ein Bett für einen einzuweisenden Patienten, man konnte unkomplizierter Dokumente und Befunde übermitteln oder sich geben lassen. Die Urologen hatten ihre Operationsmöglichkeit in der Urologischen Klinik wieder eingeräumt bekommen und nutzten dies mindestens einmal in der Woche. Frau Albrecht beteiligte sich an den Fortbildungsveranstaltungen in der Frauenklinik, die beiden Internisten wurden ebenfalls zu den Weiterbildungen in die Medizinischen Kliniken geladen und HNO-Arzt Wendler nahm am Bereitschaftsdienst seiner ehemaligen Klinik teil. Nur bei den Chirurgen hakte es. Die Zahl der Notfälle in der chirurgischen Praxis ging weiter zurück. Wie die beiden Chirurginnen schon vermutet hatten, lag dies in erster Linie an der erweiterten, ganztägig geöffneten Rettungsstelle des Krankenhauses. Wiederholte Rücksprachen mit der Klinik und Hinweise an die Zentrale des Krankentransportes zeigten keinen Effekt. Rettungsfahrzeuge, Krankentransporte und private PKW fuhren ihre Patienten meist gleich in die Rettungsstelle des Klinikums, da hier 24 Stunden eine umfassende Versorgung vorgehalten wurde. Das konnte die chirurgische Praxis nur tagsüber und wochentags bieten. Die beiden Ärztinnen bemühten sich, ihr Sprechstundenangebot so großzügig wie möglich zu halten. Dauerhaft war aber eine 60 Stundenwoche nicht zu schaffen. Auch das vorhandene Personal reichte nicht für ein solches Angebot, das letztlich auch nicht effektiv war. Schließlich kam Frau Rebentisch auf eine Idee, wie vielleicht ein Teil der Notfallpatienten in das Ärztehaus gelenkt werden könnte. Wie bereits erwähnt, hatte die Krankenhausleitung gegen den erklärten Willen des Ärztehauses in dessen Eingangsbereich mit einer großen Tafel auf das Sprechstunden-Angebot im Klinikum aufmerksam gemacht. Die Tafel hing immer noch und würde wahrscheinlich auch dort bleiben, auch wenn die Begründung frei erfunden war. Also beschlossen die beiden Ärztinnen, vor der Autopforte, der Einfahrt zum Klinikum, eine Säule aufzustellen, die auf die vorhandenen Behandlungsmöglichkeiten im Ärztehaus aufmerksam machte. Wenn Krankentransporteure vor der Schranke der Autopforte hielten, musste ihr Blick zwangsläufig auf die Säule fallen, ehe der Pförtner die Einfahrt frei gab. Da der Anfahrtsbereich zur chirurgischen Praxis ebenfalls von hier aus erfolgte, konnten die Fahrzeuge ihren Anfahrtsweg auch noch nach Passieren der Schranke ändern und zur chirurgischen Praxis lenken. Nachdem auch die anderen Gesellschafter ihre Zustimmung gegeben hatten, bemühte sich Frau Rebentisch, die Genehmigung der Stadtverwaltung zum Aufstellen der Säule zu bekommen. Frau Kaloweit gab sie bei einem Handwerker in Auftrag. Man bewegte sich also auf ganz legalem Boden. Die Niederlassungsordnung erlaubte es den Ärzten, an mehreren Zugängen zu ihrer Praxis auf ihre Sprechstunde und Behandlungsmöglichkeit hinzuweisen. Es dauerte nicht lange, da stand die Säule vor der Einfahrt des Krankenhauses, mit weithin sichtbarem und erleuchtetem Logo des Ärztehauses. Schon nach einigen Tagen lag ein Protestschreiben des Verwaltungsdirektors dem Ärztehaus vor. Die Ärztekammer, die der Verwaltungsdirektor dagegen instrumentalisieren wollte, verwies ihn auf die Niederlassungsordnung, wonach eine solche Werbung zulässig war. Die Säule durfte stehen bleiben. Die Spannung zwischen Klinikleitung und Ärztehaus blieb dadurch erhalten. Die beiden Chirurginnen behaupteten danach, die Zahl der Patienten habe sich seither wieder erhöht. Ob dies allein eine Folge der neuen Säule an der Autopforte war, bezweifelten allerdings manche Kollegen.

Nach einem langen Sprechstundentag saßen Kaloweit, Obermayer, Möwe und Wendler im Zimmer der Geschäftsführerin zusammen und besprachen die nächsten Aufgaben. Für alle gemeinsam war ein Kopiergerät angeschafft worden. Die Höhe der Umlagen war zu klären. Eine nutzungsabhängige Kostenverteilung schien allen am sinnvollsten. Für die Konferenz wurde eine entsprechende Vereinbarung vorbereitet. Mit der Reinigungsfirma gab es erneut Ärger. Die Qualität der Reinigung ließ zu wünschen übrig, obwohl Frau Kaloweit schon mehrmals gemahnt hatte. Die Suche nach einer anderen Firma stand zur Debatte. Am Ende eröffnete Frau Kaloweit den drei Ärzten, dass sie demnächst ihre Tätigkeit im Ärztehaus gänzlich beenden werde, denn das Studium nehme sie jetzt voll in Anspruch. Außerdem sei die Umwandlung der Poliklinik in ein Ärztehaus beendet, die Aufgaben der Geschäftsführerin seien nicht mehr so umfangreich. Man müsse sich jetzt eine neue Mitarbeiterin suchen. Natürlich werde sie bis zur Übergabe an die Nachfolgerin bleiben. Die Leitungsmitglieder waren überrascht, obwohl schon immer dieser Augenblick befürchtet worden war.

„Eine solche umsichtige und kompetente Mitarbeiterin wie sie werden wir sicher nie mehr bekommen. Sie haben viel Herzblut in die Umwandlung der Poliklinik geopfert, ganz abgesehen von den vielen Widrigkeiten, bei denen sie uns unterstützt haben, und den Erfolgen, die wir mit ihrer Hilfe errungen haben." Obermayer wollte eigentlich noch mehr sagen, aber im Moment fielen ihm nicht die richtigen Worte ein.

„Sie werden uns sehr fehlen!" Die Anderen nickten nur stumm.

„Sie können mich doch jederzeit anrufen, wenn Fragen auftreten", sagte Frau Kaloweit heiter, um die Situation etwas aufzulockern. „Ich bin doch nicht aus der Welt!"

Jeder wollte in seinem Bekannten- und Patientenkreis nachforschen, ob vielleicht ein geeigneter Nachfolger oder eine Nachfolgerin darunter sei. Man beschloss, außerdem eine Annonce in der größten Tageszeitung der Stadt aufzugeben.

Die öffentliche Anzeige um eine geeignete Nachfolge von Frau Kaloweit hatte sich gelohnt, denn ein Dutzend Interessenten mel-

deten und bewarben sich um die Stelle. Hinzu kamen noch potentielle Bewerber aus dem Bekanntenkreis einzelner Gesellschafter
des Ärztehauses. Die Geschäftsführung, noch mit Frau Kaloweit
an ihrer Seite, sichtete die eingereichten Unterlagen und führte
Gespräche mit den Bewerbern und Interessenten. Es war nahezu unmöglich, sich auf einen Kandidaten zu einigen. Bei viel zu
hohen Gehaltsansprüchen, ungeeigneten Qualifikationen und anderen ungünstigen Begleitumständen blieb infolge unterschiedlicher Sichtweisen der Leitungsmitglieder am Ende kein einziger
Bewerber übrig, der allen geeignet schien. Unter den beiden Interessenten aus dem Bekanntenkreis der Ärzte fand sich jedoch
eine vielleicht passende Kandidatin für die Nachfolge von Frau
Kaloweit. Ingelore Wertheim hieß die Ausgewählte. Bis zum Ende
der DDR hatte sie als Leiterin einer Kinderkrippe gearbeitet. Der
drastische Rückgang der Geburtenraten und immer weniger be-
rufstätige Mütter im ländlichen Bereich nach dem Ende der DDR
hatten dafür gesorgt, dass viele Kinderkrippen nicht mehr ausgelastet waren und schließen mussten. Ingelore Wertheim, die sich
Zeit ihres Lebens mit Kleinkindern abgegeben hatte, fand nach
Schließung ihrer Kinderkrippe keine neue Arbeit in ihrer Gegend.
Klein und zierlich, gepflegtes Äußeres, sicheres Auftreten. Bei
ihrem Vorstellungsgespräch im Leitungsgremium hinterließ sie
einen recht positiven Eindruck. Wendlers Einwand, dass eine ehemalige Krippenerzieherin vielleicht nicht als Geschäftsführerin
eines Ärztehauses geeignet wäre, begegnete Frau Kaloweit mit
dem Hinweis, dass diese immerhin über zehn Jahre die Leiterin
einer Einrichtung gewesen sei und damit Leitungserfahrung habe.
Obermayer fügte scherzhaft hinzu, gewisse pädagogische Fähigkeiten seien bei den sehr unterschiedlichen und ausgeprägten
Charakteren der Ärzte im Ärztehaus auch nicht fehl am Platze.
Schließlich empfahl man der Gesellschafterversammlung, Frau
Wertheim als neue Geschäftsführerin einzustellen. So kam es
auch. Frau Kaloweit blieb noch zwei Wochen, um ihre Nachfolgerin einzuarbeiten. Dann wurde sie mit vielen Dankesworten und
einem großen Blumenstrauß von den Ärzten verabschiedet. An-

fangs gegenüber den Ärzten noch etwas unsicher und gehemmt fand sich Frau Wertheim schnell in ihrer neuen Arbeit zurecht. Das Leitungsgremium bestärkte sie, gegenüber den manchmal sehr bestimmend auftretenden Ärzten sich zu behaupten. Bald lief alles wieder wie zu Frau Kaloweits Zeiten.

In der Zusammenarbeit zwischen den Ärzten hatte sich seit Bestehen des Ärztehauses nicht viel verändert. Von der konsiliarischen Beratungsmöglichkeit innerhalb des Hauses wurde immer noch häufig Gebrauch gemacht, was natürlich für die Patienten von großem Vorteil war. Das wurde von jenen auch honoriert, denn die Praxen konnten sich nicht über mangelnden Zuspruch beklagen. Dr. Heinrich und Dr. Obermayer nutzten seit Eröffnung des Ärztehauses einen gemeinsamen Wartebereich. Diese gemeinsame Nutzung war dem beschränkten Raumangebot im Gebäude geschuldet und erwies sich als eine kostengünstige Variante zweier fachgleicher benachbarter Praxen. Auch ein gemeinsames Funktionszimmer mit einem 6-Kanal-EKG-Gerät und einem Spirometer wurde von den beiden Praxen genutzt und finanziert. Frau Heinrich, langjährig im klinischen Bereich tätig gewesen, hatte sich recht gut in die ambulante Medizin eingearbeitet. Im Gegensatz zu Obermayer, der mit Schwester Inge, seiner Frau Gisela und der neuen Funktionsschwester Gaby über verlässliche, sachkundige und flinke Mitarbeiterinnen verfügte, hatte es seine Kollegin nicht so einfach. Die 29-jährige Frau Auerswald hatte vorher als Angestellte in der Zentralkartei gearbeitet. Erfahrungen in einer Sprechstunde hatte sie noch nicht gesammelt, so dass auf Schritt und Tritt ihre Unsicherheit zu bemerken war. Mehrmals am Tage konnte man von ihr hören: „Dafür übernehme ich aber keine Verantwortung."

Ihre Arbeiten als Sprechstundenhilfe erledigte sie zur Zufriedenheit ihrer Chefin. Bei Hochbetrieb allerdings konnte sie keine Prioritäten setzen und verlor schnell die Übersicht. Wenn sie die Arbeit zu überrollen drohte, suchte sie Zuflucht zu Hause. Ihr asthmakrankes Vorschulkind, mit dem sie bei ihren Eltern lebte, bot ihr dafür immer genügend Gründe. Da war Rosi, die andere

Helferin, ein ganz anderer Mensch. Auch erst Ende Zwanzig und gelernte Kellnerin, hatte sie sich einen Neuanfang als Arzthelferin gewünscht. Flottes Auftreten, gewissenhaftes Arbeiten und stets gute Laune waren ihre Markenzeichen. Mit einer schnellen Auffassungsgabe gesegnet, fitzte sie sich schnell in alle Arbeiten. Das kam ihr und Frau Heinrich sehr zu Gute, zumal Frau Auerswald immer mal ausfiel. Allerdings ging Rosi an drei, später nur noch an zwei Tagen in der Woche in die medizinische Fachschule, um ihre Ausbildung als Arzthelferin ordnungsgemäß zu absolvieren. So musste Frau Dr. Heinrich an solchen Tagen, wenn Frau Auerswald wieder mal die Flucht in die Häuslichkeit angetreten hatte, mitunter allein die Sprechstunde bewältigen, selbst Telefonanrufe entgegennehmen, Termine vergeben oder Rezepte ausstellen. Das wirkte sich wiederum auf die Patientenzahlen aus, die von den Praxen abgerechnet wurden.

Zur Quartalsabrechnung, „der Stunde der Wahrheit", zeigte sich dann der deutliche Unterschied zur Obermayerschen Praxis. Unter den Ärzten wurde zwar meist nicht über Patientenzahlen und Umsätze gesprochen, aber Obermayer und Heinrich tauschten sich bei Gesprächen unter vier Augen häufig darüber aus. Diese gelegentlichen Zweiergespräche wurden auch immer mal genutzt, um sich fachlich zu informieren oder sich über einen bestimmten Patienten zu beraten. Heinrich und Obermayer vertraten sich auch gegenseitig, wenn einer in Urlaub ging oder die Sprechstunde aus anderen Gründen nicht stattfinden konnte. Viele der langjährigen Patienten, die schon früher in die internistischen Sprechstunden der Poliklinik gekommen waren, kannte Obermayer inzwischen. Und auch Frau Heinrich hatte schon den einen oder anderen Patienten Obermayers vertretungsweise behandelt. Da es immer mal vorkam, dass ein Patient von dem einen Internisten lieber zum anderen wechseln wollte, vereinbarten beide, diese Wechsel nur bei gravierenden Gründen zuzulassen. Damit wurde einem Konkurrenzverhalten der beiden Praxen von vornherein begegnet. Obwohl diese Vereinbarung eigentlich einer freien Arztwahl widersprach, gab es deswegen keine Beschwerden. Ausnahmen bestätigten die Regel: Frau Lippmann zum Beispiel, der Frau Dr. Heinrich zu schnippisch war und dazu noch fachlich inkompetent für ihre Magenerkrankung erschien, durfte zu Dr. Obermayer wechseln, oder Frau Henkel, eine Mitarbeiterin im Krankenhaus, die ihre Beschwerden bei Obermayer nicht genügend gewürdigt sah und viel zu selten die Möglichkeit zur Konsultation eingeräumt bekam, wollte lieber zu Frau Heinrich.

Neue Formen von Information und Kommunikation

Obwohl sich schon eine gewisse Routine eingestellt hatte, stellten die Quartalsabrechnungen immer wieder ein sehr zeitaufwändiges Unterfangen dar. Alle Behandlungsscheine mussten auf Gültigkeit und Vollständigkeit durchgesehen werden, das Vorhandensein der Leistungskennziffern und Diagnosenummern geprüft, nach Kassen und Alphabet sortiert und nach Krankenkassen gebündelt werden. Eine enorme Arbeit, die eine Schließung der Praxis für mindestens einen Tag erforderte. Manchmal fehlten Scheine; Angaben und Leistungen konnten nicht rekonstruiert werden oder die Ungültigkeit eines Scheines war übersehen worden. Dann musste telefoniert werden oder die Abrechnung des betreffenden Scheines unterblieb in dem abzurechnenden Quartal. Glücklicherweise durften diese Leistungsabrechnungen noch bei der nächsten Quartalsabrechnung nachgereicht werden. Wie in den Ärztezeitschriften zu lesen war, gab es in den alten Bundesländern schon viele Praxen, die mittels Computer ihre Abrechnung vornahmen und auch einige Kollegen vor Ort hatten schon damit erste Erfahrungen gesammelt. Angeblich dauerte die Quartalsabrechnung dann nur ein paar Stunden. Obermayer beriet sich mit seiner Frau und den Mitarbeiterinnen, ob eine solche Investition in der eigenen Praxis sinnvoll wäre. Alle waren davon angetan und wollten gern diese Neuerung nutzen. Auch andere Praxen im Hause, die Urologen und Chirurgen, hatten ähnliche Ideen. Man beschloss, eine Computerfirma zur Arzt-Konferenz einzuladen. Die Anschaffungskosten der angebotenen Geräte waren aber derart hoch, dass sich keiner der Ärzte entschließen konnte, ein solches Computersystem anzuschaffen. Da aber auch die Vorstellungen in den einzelnen Praxen über Umfang und Nutzung der EDV recht weit auseinanderlagen, versuchte am Ende jeder selbst, sich eine geeignete Firma zu suchen. Eine Vernetzung des gesamten Ärztehauses – wie sie ursprünglich als Vision durch die

Köpfe spukte – war damit vom Tisch. Durch die Kassenärztliche Vereinigung, die der EDV-Ausstattung der Praxen mehr Auftrieb geben wollte, wurde eine umfangreiche Computermesse für die niedergelassenen Ärzte organisiert. Mindestens zwanzig Computerfirmen boten hier ihre Rechner, Programme, Bildschirme und Drucker an. Es war schon recht verwirrend, als Obermayer mit seiner Frau den Ausstellungssaal betrat. Überall standen Tische mit Bildschirmen und Rechnern, davor diskutierende Firmenvertreter und Ärztinnen und Ärzte als potentielle Käufer. Kaum hatten sie den großen Saal des Ausstellungsgebäudes betreten, wurden Obermayers sogleich vom Vertreter einer Computer-Firma angesprochen. Technische Daten, Leistungszahlen, Schnelligkeit, Funktionstüchtigkeit wurden aufgezählt – man konnte gar nicht alles im Gedächtnis behalten. Viele Kenntnisse über die Branche hatte man ohnehin nicht. Im Hintergrund lauerte auch ein gewisses Misstrauen, dass man übers Ohr gehauen würde. Schließlich entschieden sich beide Obermayers für ein Computersystem, dass ihnen einfach und übersichtlich erschien und dessen Vertreter ihnen sogar anbot, alle bereits in der Praxis vorhandenen Patientendaten in den Computer einzugeben, die Mitarbeiter zu schulen und in dieses System einzuführen. Das klang sehr attraktiv und verlockend, zumal der Preis des Computers und der Software noch verkraftbar waren. Nach den später veröffentlichten Listen der KV hatten Obermayers zwar nicht den Favoriten der verkauften Computersysteme erworben, aber immerhin einen unter den ersten fünf häufigsten in Sachsen. Die Schulungen fanden nach der Sprechstunde in der Praxis statt. Die Köpfe rauchten, als Obermayer und seine Mitarbeiter die ersten Eingaben in den Computer machten und recht stümperhaft versuchten, ein Formular auszudrucken. Das sah alles sehr ungeschickt aus. Geduldig korrigierte Herr Fischer, der Vertreter dieser Computerfirma, die Fehler.

„Wie beim Schreibmaschinenschreiben – Marke Ein-Finger-System", lästerte Jaqueline, der Azubi, als Inge versuchte, ein Rezept mit mehreren Medikamenten einzugeben.

„Du hast gut reden. Ihr lernt Computerbedienen und Schreib-maschine-Schreiben in der Schule", ereiferte sich Inge. „Ich habe mich noch nie mit so einem Ding befasst!"

Es war fast eine Katastrophe, als die erste Sprechstunde unter Benutzung des Computers stattfand. Ein Rezept, was sonst per Hand in einer Minute geschrieben war, dauerte eine gefühlte Ewigkeit, weil immer das entsprechende Medikament, die ge-wünschte Größe und die richtige Firma im Computer aufgerufen und bestätigt werden mussten. Manchmal nur ein falscher Klick, und alles ging wieder von vorne los. Wenn ein Patient fünf ver-schiedene Medikamente verordnet bekam, konnte man schnell bei einem Medikament Packungsgröße, Medikamentenstärke oder Hersteller falsch anklicken. Für die Korrektur der fehlerhaften Eingabe benötigte man noch viel mehr Zeit. Der Chef musste jedes Rezept noch einmal durchsehen, ehe es unterschrieben werden konnte. Und das konnte sehr zeitraubend sein. Inge hatte die Pro-bleme geahnt und in diesen Tagen weniger Patienten bestellt. Trotzdem saß sie mit hochrotem Gesicht und geröteten Augen vor dem Computer und auch Gisela Obermayer kam nicht so recht voran. Zum Glück hatte man drei Computer-Arbeitsplätze in der Praxis eingerichtet, an denen parallel gearbeitet werden konnte. Außerdem hatte der Chef festgelegt, dass vorerst noch die bishe-rigen Patientenunterlagen parallel weitergeführt werden. Das be-deutete zwar zunächst Mehrarbeit, aber so konnte man zur Not noch nachträgliche Eingaben oder Nachträge vornehmen, wenn versehentlich etwas gelöscht worden war, was natürlich auch vorkam.

„Ich glaube, ich brauche eine Brille für den Computer", knurrte Inge, als sie wieder ein Rezept unkorrekt ausgestellt hatte.

Frau Obermayer, die einen Schnelllehrgang zum Umgang mit Computern absolviert hatte, glaubte sich erinnern zu können, dass der Bildschirm in Augenhöhe stehen müsse. Also wurde die Höhe der Bildschirme verändert. Ob das etwas nützte, würde sich zukünftig zeigen. Im Moment tränten die Augen weiter.

Immer wieder kam es vor, dass der Computer nicht so reagierte, wie man sich das gedacht hatte oder wie er sollte. Da war es sehr hilfreich, dass Herr Fischer in den ersten Tagen noch häufig in der Praxis anwesend war, um die über Tausend Daten der Stammpatienten oder ehemaliger Patienten in den Computer einzugeben. Das waren anstrengende Tage für alle. Nachdem die vielen Anfangsschwierigkeiten mit der neuen Technik überwunden waren, kehrte wieder Normalität in die Sprechstunde ein. Nach einer Woche arbeiteten alle, bis auf die vorwiegend im Funktionsraum tätige Schwester Gaby, mit dem Computer, als ob er immer schon zum Arbeitsplatz gehört habe.

Die Anzahl der Pharmareferenten, die täglich das Ärztehaus aufsuchten, nahm wieder zu. Der Besuch in einem Ärztehaus lohnte sich für die Pharmavertreter, konnte man hier doch mehrere Praxen gleichzeitig besuchen, ohne zusätzliche Anfahrtswege und Parkplatzprobleme bewältigen zu müssen. Frau Obermayer und Inge, die vorwiegend am Tresen saßen oder standen, versuchten die Zahl dieser Vertreter zu begrenzen, damit keine übermäßige Beeinträchtigung der Sprechstunde erfolgte. Eines Tages überbrachte eine Pharmareferentin eine Einladung zu einem sogenannten Stammtisch. Sie erklärte Obermayer, dass sie vor einigen Monaten einen Stammtisch für die gastroenterologisch tätigen Internisten der Stadt gegründet habe. Man habe sich schon zweimal getroffen und würde sich sehr freuen, wenn auch Obermayer dazu käme. Er fand die Idee, mit anderen Gastroenterologen der Stadt zwanglos bei einem Glas Wein oder Bier ins Gespräch zu kommen, über fachliche oder berufspolitische Dinge zu sprechen, recht verlockend. Getränke und Speisen sponsere natürlich ihre Firma, flüsterte die Referentin beim Abschied. Das Treffen fand in einem Ausflugslokal am Stadtrand statt. Neugierig betrat Obermayer den Raum, denn eigentlich wusste er gar nicht so recht, wie viele und welche Kollegen er hier antreffen würde. Er kannte zwar durch seine langjährige Tätigkeit in der Poliklinik die meisten der früher ambulant beschäftigten internistischen Kollegen der Stadt, aber nach der politischen Wende hatte er den Werdegang der einzelnen Kollegen aus den Augen verloren. So war er doch überrascht, als an einem langen Tisch in der sonst nur spärlich besetzten Gaststätte vier wohlbekannte Kollegen aus der Stadt saßen. Herr Naumann saß an der Stirnseite. Von ihm wusste Obermayer, dass er aus dem Klinikum stammte, wo er erst dieses Jahr plötzlich und unerwartet seine Tätigkeit beendet hatte, um in die Niederlassung zu gehen. Neben ihm gestikulierte Frau Freudenberg, die Pharmareferentin. Als Obermayer auftauchte, unterbrach sie ihr Gespräch mit ihrer Nachbarin zur Rechten, Frau Rühle, einer Internistin, die ebenfalls früher im Klinikum ihre Facharztausbildung absolviert hatte, und winkte ihm zu. Neben Frau Rühle begrüßte Obermayer einen Mittvierziger mit rosigem Gesicht, Brille und schütterem Haar, der sich als Dietrich Mohnicke vorstellte und einen leicht fränkischen Dialekt sprach. Vermutlich war das der Kollege, der aus den alten Bundesländern stammte und eine gastroenterologische Praxis im Süden der Stadt eröffnet hatte. Inge hatte von ihm berichtet. Neben diesem Kollegen, am unteren Ende des Tisches, saß sein alter und gut bekannter Kollege Frenzel, der eigentlich nicht in der Stadt arbeitete, aber früher immer die hiesigen Fortbildungsveranstaltungen besuchte. Dieser hatte die gleichen Probleme wie Obermayer zu bewältigen gehabt. Als Chef einer Poliklinik in einer kleinen Kreisstadt hatte er sein Angestelltenverhältnis aufgeben müssen und eine eigene internistische Praxis eröffnet, die sich besonders Erkrankungen des Magen-Darm-Traktes widmete. An der anderen Tischseite, gegenüber von Mohnicke, thronte Frau Jolantha Gringelmayer, eine Internistin aus der Neustadt, die Obermayer nur namentlich bekannt war. Auf einem der beiden leeren Stühle neben ihr nahm er Platz. Vom Äußeren her erinnerte ihn die Internistin etwas an seine frühere Kollegin Ebermann. Im Gespräch aber erwies sie sich als eine sehr nette und charmante Dame. Schon viele Jahre in einem Vorort-Krankenhaus beschäftigt, mit wenig beruflichen Perspektiven, hatte sie die Gelegenheit genutzt, um Anfang des Jahres eine eigene internistische Praxis zu eröffnen. Sie sei zwar keine Spezialistin für Gastroenterologie, eher eine Generalistin der Inneren Medizin, aber sie habe viele Patienten mit gastroenterologischen Krankheiten und wolle außerdem die Endoskopie in ihrer Praxis betreiben. Die meisten ihrer Patienten kenne sie schon jahrelang von Klinikaufenthalten und aus der Krankenhausambulanz. Diese wolle sie auch weiterhin betreuen und sich nicht nur auf die Gastroenterologie stürzen. Deshalb besuche sie auch noch einen anderen Stammtisch, der für Internisten mit Schwerpunkt für Rheumatologie ins Leben gerufen worden sei. Natürlich werde der von einer anderen Firma ausgerichtet, einer, die Rheuma-Präparate herstelle, lächelte sie hintergründig. Obwohl Frau Gringelmayer in ihrem Redefluss nicht so leicht zu bremsen war, gelang es Obermayer, der gesprächigen Kollegin einiges zu seiner eigenen Entwicklung zu erklären.

Frau Freudenberg hatte dafür gesorgt, dass jeder ein Getränk vor sich stehen hatte und reichte die Speisekarte herum. Die meisten tranken Bier, Frau Gringlmayer und Obermayer tranken Rotwein. Später traf noch Frau Prager auf die Runde, eine jüngere internistische Kollegin, die offensichtlich vor einigen Jahren bei Frau Gringelmayer im Krankenhaus ihre Ausbildung absolviert hatte. Obermayer tauschte seinen Platz mit Frau Prager, um den angestrebten Gesprächen der beiden Damen nicht im Wege zu sitzen.

Der Kellner hatte die Speisenbestellungen entgegengenommen, die Gespräche drehten sich jetzt um Ausstattung und Geräte in den Praxen. Soweit Obermayer bei der angeregten Unterhaltung verstand, hatten die meisten ihre Praxen sehr sparsam und bescheiden eingerichtet. Bis auf Herrn Mohnicke, der sich hauptsächlich endoskopisch betätigte, hatten die meisten nur zwei oder höchstens drei Endoskope. Frau Gringelmayer und Herr Naumann besaßen sogar nur ein Gerät.

„Was machen Sie denn, wenn das Gerät entzwei geht?", fragte Frau Prager.

„Reparieren lassen," antwortete lakonisch die Kollegin aus der Neustadt, was gleich wieder eine Diskussion über den unterschiedlichen Service der einzelnen Endoskop-Hersteller auslöste.

Während des Essens schimpften alle über den miserablen und neulich wieder gefallenen Punktwert für die erbrachten Leistungen. Einhellig war man der Meinung, sich weiterhin in regelmäßigen Abständen in diesem Kreise zu treffen. Dieser Erfahrungsaustausch bereichere jeden. Und auch Mohnickes Vorschlag, zusätzlich ein fachliches Thema – vielleicht immer zu Beginn des Treffens – einzubauen, fand breite Zustimmung. Frau Freudenberg bot sich weiterhin als Organisatorin an. Vielleicht könne sie das nächste Mal etwas zu ihrer Firma, deren Werdegang und ihren Präparaten, sagen. Es war fast 24 Uhr, als man auseinanderging. Obermayer war ganz zufrieden. Die Gespräche waren interessant und beim Erfahrungsaustausch hatte er manche Anregung mitgenommen.

Ein Tag in der gastroenterologischen Praxis

Punkt sieben Uhr schloss Inge die Tür zur Anmeldung auf, vor der schon einige Patienten warteten. Sie alle waren zur Magenspiegelung, einer endoskopischen Untersuchung des Magens, bestellt worden. Einzeln traten sie in die Anmeldung und an den Tresen heran, um sich anzumelden. Inzwischen waren auch Frau Obermayer und Jaqueline eingetroffen. Außer Inges Stimme, die nach Überweisungs- oder Krankenschein fragte, und Jaqueline, die den Patienten einen Aufklärungsbogen und ein kleines Gläschen mit einem weißen, süßen Granulat übergab, herrschte Stille.

„Bitte den Aufklärungsbogen genau durchlesen und dann unterschreiben. Das Granulat bitte kauen und herunterschlucken. Das ist zum Entschäumen des Magensaftes", hörte man mal Frau Obermayer, mal Jaqueline erklären.

Aufgeregte Patienten schütteten manchmal versehentlich den halben Inhalt des Glases gleich neben den Tresen, andere kippten alles gleich auf einmal in den Mund und wieder andere nahmen das Glas mit in den Wartebereich, um erst einmal unbeobachtet vorsichtig daran zu nippen. Im Wartezimmer herrschte häufig eine gespannte Stille. Immerhin erwartete man keinen angenehmen Eingriff und schließlich hatte man nichts gegessen und sich nüchtern auf den Weg hierher gemacht.

„Das schmeckt aber angenehm süß!", ließ sich eine junge Frau vernehmen und kaute genießerisch das Granulat.

Diese positiv klingenden Worte durchbrachen die Stille. Einer lachte, ein anderer sagte zu seinem Nachbarn: „Ich war schon dreimal hier. Das ist gar nicht so schlimm, dauert vielleicht fünf Minuten. Der Doktor macht das prima."

Eine ziemlich korpulente Frau mittleren Alters, die gerade aus der Anmeldung kam, entgegnete: „Ich war auch schon mal hier. Für mich dauerte die Untersuchung eine gefühlte Ewigkeit. Ich hätte gern darauf verzichtet. Man sollte sich unbedingt vorher eine Spritze geben lassen. Da merkt man nicht so viel von der Untersuchung."

Sie seufzte, setzte sich an den Tisch und unterschrieb das Aufklärungsblatt, ohne es durchzulesen.

„Lesen sie sich das gar nicht durch?", fragte ihre Nachbarin.

„Ich kenne das doch und habe es schon bei der ersten Untersuchung gelesen. Ich bin heute das zweite Mal hier. Mich plagt ständiges Sodbrennen und letztlich hat der Doktor an der Speiseröhre Veränderungen gefunden, die kontrolliert werden müssen."

Der erste Patient wurde zur Untersuchung aufgerufen. Die Gespräche im Wartezimmer erstarben. Manche sahen dem Aufgerufenen mit Beklemmung nach, andere brüteten stumm vor sich hin. Vielleicht lauerten auch manche darauf, ob etwa Geräusche von der Magenspiegelung durch die Tür dringen würden.

Patienten, die unmittelbar vor der Untersuchung ein Beruhigungsmittel injiziert bekamen, hatten nach der Untersuchung noch eine sogenannte Nachruhe einzuhalten. Sie mussten sich unter Aufsicht in eine der beiden Kabinen in der Anmeldung legen. Fortlaufend erschienen neue Patienten, dazwischen welche, die sich nur anmelden wollten oder solche mit akuten Beschwerden. Für die im Wartezimmer Sitzenden ging der Überblick über die Reihenfolge und die Befindlichkeit nach der Untersuchung verloren. Nach zehn Uhr wurde der Letzte gastroskopiert und Schwester Gaby, die dem Doktor bei den Gastroskopien assistierte, legte den ersten Patienten für eine Koloskopie, eine Untersuchung des Darmes, auf die Untersuchungsliege. Die Koloskopien wurden in einem anderen Raum durchgeführt. Frau Obermayer hatte mit Jaqueline die dortigen Geräte und das zugehörige Instrumentarium bereits vorbereitet und bereitgestellt. Inzwischen erschienen noch einige unbestellte Patienten, von denen zwei auf nachmittags vertröstet, zwei aber ins Wartezimmer geschickt wurden, um auf den Doktor zu warten. Schwester Inge war der Meinung, dass sich der Doktor diese Patienten mit akuten Beschwerden noch vor der ersten Koloskopie anschauen müsse, damit sie nicht so lange zu warten hatten. Danach ging es – etwas verspätet – mit dem Koloskopie-Programm los. Die zweite Koloskopie bei einem älteren Patienten, der schon mehrfach am Bauch operiert worden war, erwies sich als schwierig und zeitaufwändig. Leider hatten die vorher einzunehmenden Abführmittel nicht ausreichend gewirkt, denn der Darm war nicht sauber, so dass immer wieder gespült werden musste, um einigermaßen gute Sichtverhältnisse zu bekommen. Das Gerät ließ sich nur schwer voranbringen. Nach wiederholter Umlagerung des Patienten und manuellem Druck auf den Bauch durch die Hände der Schwester gelang schließlich die Passage bis zum Blinddarm, sogar in den vorgelagerten Dünndarm, das terminale Ileum. Die Schwester reichte Obermayer die Sonde mit der winzigen Biopsie-Zange, um einige Gewebsproben zu entnehmen. Er drehte am Okular des Koloskopes, das Bild war unscharf geworden. Wieder musste gespült werden.

„Schön wäre es, wenn sie auch alles am Bildschirm mit verfolgen könnten, wie bei den Videogeräten in der Klinik", erklärte Obermayer. Die Schwester nickte.

„Ein Videogerät wäre auf jeden Fall besser. Leider ist das alles eine Kostenfrage. Irgendwann schaffen wir das auch noch!"

Die Untersuchung des letzten Patienten ging schnell. Er kam zur Kontrolluntersuchung. Bei ihm war vor einem Jahr wegen einer bösartigen Geschwulst des Darmes eine Teilresektion des Dickdarmes vorgenommen worden. Die Kolon-Passage durch den verkürzten Darm gelang natürlich schneller. Dadurch konnte der Zeitverlust durch die länger dauernde zweite Koloskopie wieder ausgeglichen werden. „Sind Sie schon fertig?", fragte der Patient den Doktor, als dieser das Gerät herauszog.

„Ja, und es ist alles in Ordnung. Es hat sich nichts Neues gebildet."

„Da bin ich aber froh", seufzte der Patient erleichtert.

„Schwester, ich könnte sie gleich umarmen."

Gaby, die solche Äußerungen nach erfolgter Untersuchung gewohnt war, antwortete: „Das schaffen Sie jetzt nicht! Dazu sind Sie im Moment durch die Praemedikation noch zu müde. Wir legen Sie erst noch ein bisschen zur Nachruhe hin."

Der Vormittag war fast vorüber, ehe Obermayer und Schwester Gaby schnell etwas essen konnten. Die anderen hatten schon gefrühstückt. Inzwischen, so hörte er von Inge, warteten schon wieder einige Patienten im Wartezimmer auf die Sprechstunde. Vor dem Tresen standen ebenfalls Patienten, die Inge mit Rezepten oder Endoskopie-Terminen zu versorgen hatte. Daneben klingelte unentwegt das Telefon: Rezeptwünsche, Terminvergaben, Mitteilungen an den Doktor, erbetene Ratschläge und so weiter. Jaqueline und Gisela Obermayer hatten voll zu tun. In den beiden Kabinen lagen Patienten, die ihre Ruhephase nach der Endoskopie einzuhalten hatten. Unter der aufmerksamen Beobachtung von Schwester Inge schliefen sie hier ihren „Rausch" aus.

„Frau Wenckebach ruft an, ihr gehe es nicht gut. Sie möchte noch heute oder morgen zum Doktor", flüsterte Jaqueline, während sie mit der rechten Hand die Muschel des Hörers abdeckte.

„Wenn es geht, soll sie morgen Nachmittag um 14 Uhr kommen. Der um diese Zeit bestellte Patient hat abgesagt. Im Moment haben wir schon einige zusätzliche Patienten, da klappt es schlecht!"

Jaqueline leitete die Auskunft weiter.

Frau Wertheim, die neue Geschäftsführerin des Ärztehauses, betrat die Anmeldung und brachte die tägliche Post.

„Sie haben ja Ihre Praxis immer noch geöffnet. Es ist doch schon zwölf Uhr."

„Sie haben recht, ich habe die Zeit ganz vergessen", antwortete Inge und schloss hinter Frau Wertheim die Tür zur Anmeldung ab.

„Sonst arbeiten wir noch durchgehend!", erklärte sie etwas verlegen gegenüber Jaqueline.

„Du kannst gleich mal die Post für den Doktor vorbereiten und in eine Mappe legen."

Der Vorhang einer Kabine wurde beiseitegeschoben und mit unsicheren Schritten zeigte sich ein Patient.

„Wollen sie nicht noch ein bisschen liegenbleiben? Sie sind doch noch ganz müde!" Inge sprang auf und stützte den wankenden Patienten. Dieser erklärte jedoch recht resolut, er wolle lieber draußen im Wartezimmer sitzen und warten, er werde abgeholt. „Melden sie sich bitte bei mir, ehe sie gehen. Sie bekommen noch den Befund mit."

Die Schwester schloss die Tür auf und führte den Herrn ins Wartezimmer, in dem noch einige Sprechstunden-Patienten warteten.

Inge nickte jenen freundlich zu: „Es geht gleich weiter. Der Doktor ruft sie selber auf."

Jaqueline hatte inzwischen die Thermobehälter mit dem Mittagessen, das man von einem Menü-Service bezog, in den Personalraum im Dachgeschoss gebracht. Frau Obermayer legte ihrem Mann, der gerade den letzten Patienten untersuchte, die Postmappe auf den Schreibtisch und flüsterte ihm zu: „Wir gehen schon nach oben! Das Telefon ist umgestellt."

Nachdem der letzte Patient gegangen war, blätterte Obermayer die Post-Mappe durch. Viele Arztbriefe und Entlassungsberichte, mehrere Einladungen zu Fortbildungen und Kongressen, Laborbefunde, Röntgenbefunde. Dazwischen lag ein dicker Briefumschlag im DIN A 5-Format, die KV-Abrechnungsunterlagen für das vergangene Quartal. Ein unbehagliches Gefühl befiel ihn. Enthielt der Brief eine gute oder eine schlechte Nachricht? Er riss den Umschlag auf. Die Zusammenfassung der Abrechnung, die immer auf der ersten Seite stand, erleichterte den schnellen Überblick: die Gesamtsumme des Honorars, die abzuziehenden, bereits gezahlten monatlichen Abschlagszahlungen des letzten Quartals und die Restsumme, die diesen Monat noch ausgezahlt würde. Die aufgeführten Summen entsprachen ungefähr Obermayers Berechnungen. Mit dem Computer ließ sich eine grobe Vorausberechnung der Vergütung vornehmen. Da man den jeweiligen Punktwert, der quartalsweise stets neu berechnet wurde, aber nicht kannte, waren das eben nur sehr ungenaue Vorausberechnungen. Der Punktwert war in diesem Quartal erneut gefallen. Durch Mehrleistungen in der Praxis und damit eine höhere Gesamtpunktzahl konnte dies wieder ausgeglichen werden. Aber wie sollte das weitergehen, wenn der Punktwert immer weiter fiel? Einer Leistungsausweitung waren schließlich Grenzen gesetzt. Obermayer steckte die Unterlagen wieder in den Umschlag. Später, wenn dazu die Zeit war, musste er alles genauer durchsehen.

Nach der Mittagspause standen zunächst zwei Koloskopien auf dem Programm. Schwester Gaby hatte die Geräte bereits vorbereitet und den Patienten halbentkleidet auf die Untersuchungsliege gelegt, als der Doktor den Raum betrat. Nachdem er einen kurzen Blick auf die Vorbefunde geworfen hatte, begrüßte er den Patienten mit Handschlag: „Guten Tag, Herr Brausewetter. Hat es denn mit der Vorbereitung geklappt?

„Ja, Herr Doktor, zum Schluss kam nur noch Wasser! Das hatte fast schon Trinkwasserqualität", fügte er hinzu, ohne die Miene zu verziehen. Der Doktor musste schmunzeln. Der Darm war „sauber" und da er keine ungewöhnliche Lage aufwies, ging die Untersuchung schnell vonstatten. Obermayer und Gaby waren zufrieden, denn ungenügend gesäuberte Därme oder eine komplizierte Lage des Organs zogen die Untersuchung manchmal erheblich in die Länge, wie sie erst heute am Vormittag erlebt hatten. Da kam man schnell ins Schwitzen.

„Es war alles in Ordnung. Dank ihrer guten Vorbereitung konnte ich alle Darmabschnitte gut sehen", rief der Doktor mit lauter Stimme am Ende der Untersuchung.

„Ich habe nicht viel gemerkt", antwortete der Patient.

„So soll's ja auch sein. Irgendwann schaffen wir uns ein Videogerät an. Dann können Sie selbst am Bildschirm alles mit verfolgen. Jetzt müssen Sie sich aber noch ausruhen. Schwester Gaby kümmert sich um Sie."

Der Doktor setzte sich an den Schreibtisch und schrieb den Befund, während die Schwester dem Patienten beim Anziehen half und ihn in den Ruheraum brachte.

Während der Doktor und Gaby noch eine weitere Koloskopie durchführten, sammelten sich im Warteraum die Patienten für die Nachmittagssprechstunde. Inge wusste, dass der Doktor großen Wert auf ein exaktes Bestellsystem legte. Trotzdem liefen die

Sprechstunden nicht immer so, wie der Zeitplan es erwarten ließ. Oftmals kamen Patienten mit akuten Beschwerden dazwischen oder das endoskopische Programm dauerte länger. Heute lief die Nachmittagssprechstunde einigermaßen. Keine Notfälle, keine übermäßig zeitaufwändigen Patienten, keine Störungen. In zwei Stunden war der Arbeitstag beendet. Zufrieden druckte Inge ein Rezept für einen älteren Patienten aus, der vor dem Tresen stand.

„Geht es Ihnen gut, Herr Neumann?", fragte die Schwester.

„Eigentlich schon! Und bei Ihnen? Es ist heute recht ruhig bei Ihnen!"

Inge bestätigte das: „Ja, heute klappt unser Bestellsystem! Aber das kann sich schnell ändern! Ich will nur schnell noch dem Doktor das Rezept zur Unterschrift vorlegen. Der gibt es Ihnen dann ins Wartezimmer."

„Ja, ich warte dort. Mein nächster Termin bei Ihnen ist erst in zwei Monaten. Bis dahin machen Sie's gut!"

An der Tür begegnete er drei jungen Männern. Schwarze Haare und dunkler Teint ließen vermuten, dass es Ausländer waren, Inder oder Pakistani vielleicht. Schüchtern, aber auch etwas neugierig betraten sie den Anmelderaum. Schwester Inge, die soeben Herrn Neumanns Rezept dem Doktor gebracht hatte, blickte, als sie zurückkam, überrascht auf die unbekannten Gesichter.

Einer der drei sprach deutsch mit leichtem Akzent.

„Er haben Bauchschmerzen, schon seit viele Tage", und zeigte auf den Kleineren und Schmächtigeren.

„Und ihr Freund?", fragte Inge.

„Das ist nicht mein Freund, sondern sein Freund. Ich bin nur der Übersetzer." Sein Zeigefinger wies auf die benannten Personen.

„Er ist mitgekommen. Ist nicht krank", fügte er erklärend hinzu.

„Wir kommen aus Bangladesch. Wir wohnen jetzt in einem Wohnheim. Unser Doktor ist nicht da."

„Gut", entgegnete Inge. „Aber warum kommen sie dann erst heute Abend, wenn die Beschwerden schon seit vielen Tagen bestehen?"

Die Frage konnte nicht beantwortet werden. Vielleicht war sie auch nicht verstanden worden.

„Haben Sie einen Behandlungsschein?" Asylbewerber mussten sich dieses Papier im zuständigen Sozialamt der Stadt besorgen, was den Betreuern in den Heimen bekannt war.

Er hatte keinen. Das bedeutete, die Schwester musste im zuständigen Sozialamt anrufen und erfragen, ob die Behandlung gestattet würde. Ansonsten durften nur Notfälle behandelt werden. War das denn ein Notfall? Sie wählte die Nummer des Sozialamtes. In regelmäßigen Abständen war das Rufzeichen zu hören, aber kein Mensch meldete sich am anderen Ende der Leitung. Sie schaute auf die Uhr, es war ja auch schon nach 17 Uhr. Da war sicher keiner mehr da. Nach ihren Erfahrungen ließ die Erreichbarkeit des Zuständigen im Sozialamt sehr zu wünschen übrig.

Da musste der Doktor entscheiden, ob er die Behandlung durchführen wollte oder nicht. Sie legte einen Patientenbogen an.

Dann erklärte sie dem Dolmetscher: „Wir benötigen einen Behandlungsschein. Diesen müssen Sie sich im Sozialamt im Rathaus besorgen und mir morgen bringen."

Der Dolmetscher nickte. Dann schickte sie die drei ins Wartezimmer.

Der Doktor untersuchte den kranken Bengali im Beisein des Dolmetschers. Dieser übersetzte Fragen und Antworten. Aus dem Arzneimittelschrank gab Obermeyer dem Kranken eine Packung Tabletten und erläuterte deren Einnahme. Patient und Übersetzer verneigten sich dankbar, als sie gingen.

„Ich bin gespannt, ob wir einen Behandlungsschein für den Bengali bekommen." Obermayer machte eine fragende Geste.

Nach einer Woche tauchte der Patient aus Bangladesch wieder auf – allerdings ohne Dolmetscher – und brachte sogar einen Behandlungsschein mit. Mit einem unverständlichen Kauderwelsch aus unbekannten und englischen Brocken, aus denen mehrfach das Wort „tablets" herauszuhören war, bedeutete er, dass er neue Medikamente haben möchte. Jeanette, die diesmal am Tresen saß, versuchte in Englisch mit ihm zu sprechen. Aber er verstand sie nicht und sie verstand ihn auch nicht. Sicherheitshalber übergab sie daher die ganze Sache dem Doktor. Gerne hätte sie sich noch weiter mit dem interessanten jungen Mann unterhalten, aber der nächste Patient stand schon dahinter und räusperte sich ungeduldig. Vom Doktor wurde der junge Ausländer wieder mit Medikamenten versorgt. Noch zweimal kam der Asylbewerber aus Bangladesch und wollte Medikamente, obwohl er zum Ausdruck brachte, dass es ihm gut ginge. Schließlich gab der Doktor ihm keine Tabletten mehr mit. Sehr zu Jeanettes Leidwesen erschien er dann auch nicht mehr in der Praxis.

Der Arzt als Unternehmer
oder eine kommerzielle Seite der Medizin

Die gemeinsame Niederlassung im Ärztehaus wies einige Vorteile gegenüber einer einzelnen Niederlassung auf. Neben der noch aus Poliklinik-Zeiten gewohnten ärztlich-medizinischen Zusammenarbeit nutzten die Ärzte ihre Kommunikationen auch zum Austausch über betriebswirtschaftliche und unternehmerische Probleme. Der ökonomische Vorteil des Ärztehauses durch gemeinsame Nutzung von Räumen, Geräten und Dienstleistungen konnte immer wieder festgestellt werden. Selbst hier fanden sich immer wieder neue Einsparpotentiale. Das war nicht zuletzt das Verdienst der fleißigen Geschäftsführerin, Frau Wertheim, die sich immer mehr als würdige Nachfolgerin von Frau Kaloweit erwies. Mit ihrer Hilfe war es gelungen, eine andere, preisgünstige Reinigungsfirma für die Raumpflege des Ärztehauses zu finden. Bei der Reinigung hatte es die Geschäftsführerin erreicht, mit dem Krankenhaus eine vorteilhafte neue Regelung für die gemeinsam genutzten Räume und Gänge zu finden. Ihrem Geschick war es auch zu verdanken, dass wieder eine kostengünstige Materialversorgung über die entsprechende Abteilung des Krankenhauses vereinbart werden konnte, nachdem diese Bezugsmöglichkeit seitens der Krankenhausleitung vor einiger Zeit aufgekündigt worden war. Bei all den Verhandlungen machte sich ein weiterer Vorteil des Ärztehauses bemerkbar: als große Gemeinschaft mit vielen Praxen hatte man eine starke und gewichtige Verhandlungsposition. In den Diskussionen während der Arztkonferenzen kam in letzter Zeit immer wieder die Rede auf die unzureichende Leistungsvergütung der Krankenkassen, die jährlich mit der Kassenärztlichen Vereinigung neu verhandelt und umgesetzt wurde, und einen eindeutig negativen Trend aufwies.

Der Punktwert für die abgerechneten Leistungen schwankte von Quartal zu Quartal, seit einiger Zeit kontinuierlich fallend.

Kompliziert wurde das ganze Abrechnungssystem zusätzlich noch dadurch, dass die Punktwerte zwischen den einzelnen Krankenkassen differierten und auch dort noch zwischen normalen Behandlungsleistungen, Präventionen und ambulantem Operieren variierten. Die Primärkassen, wie zum Beispiel die AOK, zahlten in der Regel weniger als die Ersatzkassen. Es war ein kompliziertes, nur schwer durchschaubares System! Planungssicherheit für die Zukunft war damit nicht zu gewährleisten. Die finanzielle Grundlage für die regelmäßigen Kosten wie Mieten und Personalkosten war zwar mit den monatlichen Abschlagszahlungen der KV abgesichert, aber viel weiter konnte man eben nicht planen.

Dr. Wendler brachte es auf den Punkt: „Es ist eigentlich ein untragbarer Zustand, dass wir immer erst bei der Quartalsabrechnung, die ja ohnehin erst rund zwei Monate nach Abgabe der Abrechnungsunterlagen erfolgt, erfahren, wie viel wir für unsere Leistung im zurückliegenden Quartal bekommen. Manchmal sind die Abschlagszahlungen zu hoch angesetzt worden, dann bleibt die Spitzenzahlung völlig aus. Damit lässt sich doch überhaupt nichts planen. Und dann noch die undurchschaubaren, komplizierten, über 20-seitigen Abrechnungen, die man – wenn überhaupt – erst nach längerem Studium versteht!"

Brigitte Neumann nickte. „Das finde ich auch. Das wäre genau so, wenn ich meinen Autoreparateur oder einen Klempner über seine Leistungsvergütung im Unklaren lasse. Und nach drei Monaten gebe ich ihm, was mir zur Verfügung steht. Das würde gar nicht funktionieren. Kein Klempner würde unter diesen Bedingungen für mich Arbeiten übernehmen."

Dr. Haubold, den das Ärztekollegium für die Vertreterversammlung der KV nominiert hatte, versuchte die Situation zu erklären: „Es ist für die Kassenärztliche Vereinigung auch nicht so einfach. Die Leistungsvergütung der Krankenkassen ist das Ergebnis von Verhandlungen zwischen Vertretern der KV und der Krankenkassen, bei den Ersatzkassen zentral auf Bundesebene durch die Bundes-KV, bei den Primärkassen auf Landesebene durch unsere KV. Für dieses Jahr konnte noch gar keine Einigung erzielt werden, da die Kassen weniger zahlen wollen als von der KV gefordert. Das wiederum liegt daran, dass in den neuen Bundesländern ein erheblicher Mitgliederschwund bei den Krankenkassen zu beklagen ist, da junge arbeitsfähige Leute, also wichtige Beitragszahler, nach dem Westen abwandern und dort ihre Beiträge zahlen. Im Osten haben viele Betriebe dicht gemacht. Damit nehmen die Krankenkassen im Osten natürlich weniger Geld ein und haben damit auch weniger zur Verfügung. Dem steht entgegen, dass die KV mehr Geld zum Vergüten der erbrachten und abgerechneten Leistungen bräuchte. Es werden immer mehr Leistungen abgerechnet, da ja jeder die fallenden Punktwerte durch Mehrleistungen auszugleichen versucht. Und je mehr Punkte abgerechnet werden, desto niedriger wird der Punktwert, da von den Kassen ja nicht mehr Geld zur Verfügung gestellt wird. Das ist der sogenannte Hamsterrad-Effekt. Außerdem steigt im Moment immer noch die Zahl der niedergelassenen Ärzte und damit auch das Volumen der abgerechneten Leistungen. Zudem sollte nicht vergessen werden, dass im Osten das Durchschnittsalter gegenüber dem Westen höher ist, und Ältere haben nun mal mehr behandlungsbedürftige Krankheiten"

„Diese Erläuterungen sind zwar verständlich. Nützen mir aber wenig." Frau Albrecht schaute sich im Kollegenkreis um.

„Die Banken verlangen die pünktliche Rückzahlung unserer Kredite. Wir müssen unser Personal bezahlen. Die Krankenkassen sind die Ersten, die mir eine Mahnung schicken, wenn ich die Krankenversicherungsbeiträge meiner Mitarbeiter nicht termingerecht überweise. Ich benötige ein neues Ultraschallgerät, um den gestiegenen Qualitätsanforderungen gerecht zu werden. Und zum Leben brauche ich auch noch etwas. Da nützt mir die Erklärung, dass die Kassen jetzt für unsere Leistung weniger bezahlen können, weil andere Kollegen mehr Leistungen erbringen, überhaupt nichts!"

Jeder hatte das gleiche Problem und jeder wollte dazu etwas sagen. Die mehr oder weniger überzeugenden Argumente der einzelnen Kollegen schwirrten durcheinander, die Emotionen schäumten über. Obermayer schaute Frau Wertheim an und zuckte ratlos die Schulter. Schließlich hob er die Hand und rief mehrmals. „Bitte mal Ruhe!" Nachdem das Stimmengewirr langsam abgeklungen war: „Wir werden das Problem hier nicht lösen."

Dr. Haubold meldete sich trotzdem nochmal: „Vielleicht noch etwas zur Beruhigung. Die KV plant sogenannte Praxisbudgets, das heißt, für jede Praxis wird aus den vorhergehenden Durchschnittswerten ein individuelles festes Leistungsvolumen pro Quartal errechnet und mit einem einigermaßen stabilen Punktwert vergütet. Alles, was darüber hinaus abgerechnet wird, soll mit einem floatierenden Punktwert honoriert werden."

„Vielleicht ist das eine Lösung".

„Der Punktwert ist trotzdem ungewiss!"

Es wurde noch lange über die kritikwürdige Honorierung der ärztlichen Leistungen diskutiert.

Nachdem die Beratung beendet war, gingen die beiden Chirurginnen gemeinsam in ihre Praxis zurück.

„Die Diskussion war ganz schön aufgeheizt! Es ist schon eine Ungerechtigkeit in der Leistungsvergütung. Wenn ich meine Kollegin aus Bamberg höre, dann werden in der alten Bundesrepublik viel höhere Punktwerte gezahlt. Wieso ist unsere Leistung weniger wert?"

„Zum Glück haben wir in der Chirurgie noch die Unfälle, die wir über die Berufsgenossenschaften gesondert abrechnen können. Und Privatpatienten haben wir auch noch."

Brigitte Neumann, die für Honorarangelegenheiten in der Gemeinschaftspraxis verantwortlich war, schüttelte den Kopf: „Die Privaten können Sie vergessen. Das sind vielleicht zwei bis drei Prozent unserer Patienten! Wer ist hier im Osten denn schon privatversichert. Die Beamten aus der Landesregierung und den Behörden, vielleicht noch ein paar Selbstständige. Außerdem müssen wir diesen Patienten oft noch hinterherlaufen, ehe sie bezahlen. Und manche bezahlen gar nicht. Es ist erstaunlich, da sind sogar ganz honorige Leute darunter. Jolli hat erst kürzlich eine Liste der Säumigen zusammengestellt. Da kommt ein ganz schönes Sümmchen zusammen. Sie müssten diese Liste eigentlich auch bekommen haben."

Frau Rebentisch konnte sich nicht erinnern.

„Wir haben in diesem Bereich erhebliche Außenstände!"

„Frau Doktor, ein Notfall", rief Schwester Barbara vom Ende des Ganges und winkte mit dem Arm.

Beide Ärztinnen fühlten sich angesprochen und eilten zu Schwester Barbara, die einen älteren Patienten im Rollstuhl in eines der Behandlungszimmer schob. Eine junge Frau, die Begleiterin des Mannes, wurde ins Wartzimmer zurückgeschickt. Inzwischen waren auch Sybille und Manuela dazugekommen. Angestrengt zogen die Ärztinnen und Schwestern den übergewichtigen und bewusstlos gewordenen Patienten aus dem Rollstuhl und legten ihn auf die Untersuchungsliege.

„Atmung funktioniert, Puls schnell und flach, nicht ansprechbar", konstatierte Dr. Neumann nüchtern.

Inzwischen kam der Patient langsam wieder zu sich und schaute sich verwundert um. Während Schwester Sybille das Sauerstoffgerät anschloss, bereiteten Schwester Barbara und Frau Rebentisch eine Infusion vor. Es stellte sich heraus, dass der Mann in seinem Garten versehentlich in ein Loch getreten war und sich vermutlich eine Unterschenkelfraktur zugezogen hatte. Die Schwiegertochter hatte ihn gefunden und in die Praxis gebracht. Auf Grund der plötzlichen Bewusstlosigkeit bestand der Verdacht, dass dabei eine Lungenembolie ausgelöst worden sein könnte, denn er klagte plötzlich über starke Atemnot, Herzklopfen und Schwindel. Es blieb nichts weiter übrig, als schnellstens den Transport in die Klinik zu organisieren. Schwester Sybille begleitete die beiden Transporteure des Krankenhauses, die den Patienten abholten. Sie lief neben der Trage und hielt mit einer Hand die Infusionsflasche hoch.

Dr. Neumann schaute ihnen nach, während die anderen sich wieder ihrer Arbeit zuwandten.

Zu Beginn des neuen Jahres schieden die beiden Kinderärztinnen als Mitglieder des Ärztehauses aus. Da sich deren Praxen in einem anderen Gebäude befanden, konnten viele der gemeinsam genutzten Dienstleistungen, Räume und Geräte weniger oder gar nicht in Anspruch genommen werden. Was in der Ärzteversammlung ohne Gegenstimmen akzeptiert wurde, hatte vorher im Leitungsgremium für längere Diskussionen gesorgt.

In der Leitungssitzung fasste Frau Wertheim die Fakten zusammen: „Mit dem Ausscheiden der beiden Kinderärztinnen reduziert sich die Zahl der Praxen des Ärztehauses. Das heißt, alle Kosten, die anfallen, werden auf weniger Praxen umgelegt. Da sich die Ausgaben des Ärztehauses trotz Ausscheidens der Kinderarzt-Praxis aber kaum verändern, müssen alle anderen mehr bezahlen. Als Geschäftsführerin des Ärztehauses fühle ich mich natürlich auch nicht mehr für diese Praxis verantwortlich."

„Ohne einen Beitrag für das Ärztehaus zu leisten, profitieren die beiden Kinderärztinnen natürlich trotzdem vom Vorhandensein und der Nähe des Ärztehauses. Letztendlich haben wir aber in unserem Gesellschaftervertrag den Kinderärzten wegen der außerhalb des Hauses liegenden Praxis ein Sonderkündigungsrecht eingeräumt. Da müssen wir das nun auch akzeptieren."

Resigniert guckte Dr. Wendler in die Runde: „Hoffentlich kommen nicht noch andere Kollegen auf die Idee, Vorteile des Ärztehauses ja, aber keine Verpflichtungen. Das wäre der Anfang vom Ende unseres gemeinsamen Projektes."

„Das glaube ich nicht", entgegnete Dr. Möwe. „Alle zusammen haben wir die gleiche berufliche Vergangenheit zu bewältigen gehabt, gegen dieselben Erschwernisse gekämpft und gemeinsam versucht, unsere Vorstellungen von der zukünftigen Zusammenarbeit in diesem Ärztehaus zu verwirklichen. Ich jedenfalls schätze Kollegialität, Verbundenheit und ein gutes Arbeitsklima höher ein als irgendwelche kommerziellen Vorteile."

„Wenn ich an das Verhalten unserer Hautärzte denke, die froh waren, als sie nicht im Ärztehaus mitmachen mussten und lieber weiter als angestellte Ärzte tätig sein konnten", bemerkte Obermayer nachdenklich, „bin auch ich eher skeptisch."

Große Pläne

Familie Obermayer bewohnte eine geräumige Vierzimmerwohnung in einem in den siebziger Jahren erbauten Hochhaus. Siebte Etage, Loggia, mit Fahrstuhl, Hauseingang durch einen gläsernen Vorbau, an dessen Innenwand die einheitlichen Briefkästen der Wohnungsinhaber befestigt waren, 44 insgesamt. Über das eine halbe Treppe tiefer gelegene Kellergeschoss gelangte man zum Fahrstuhl. Die schwer zu öffnende, eiserne Brandschutztür zum Kellergang und der unebene, nackte Betonfußboden wirkten nicht sehr einladend, waren jedoch für alle derartigen Elf-Geschosser im Viertel typisch. Die soziale Zusammensetzung der Mietergemeinschaft zu DDR-Zeiten konnte unterschiedlicher nicht sein, vom Busfahrer bis zum Betriebsdirektor, vom Musiker bis zur Verkäuferin. Bekritzelte und bemalte Keller- und Fahrstuhlwände ließen erahnen, dass hier Lust und Frust zusammen zu Hause waren. Mit der Wohnung selbst waren die Obermayers ganz zufrieden. Beim Öffnen der Wohnungstür trat man in einen langen, schlauchförmigen Korridor, von dem die einzelnen Zimmer abgingen. Jedes Kind besaß ein eigenes Zimmer, das Wohnzimmer war sehr geräumig und wies ein großes Fenster mit Tür auf, die zu einer Loggia führte. Von hier aus konnte man auf die südlichen Höhen der Stadt schauen. Ein mittelgroßes Schlafzimmer mit zwei Fenstern, Bad und Küche fensterlos. Das Wohnzimmer als Mittelpunkt des Familienlebens fungierte gleichzeitig als Arbeitszimmer, denn in einer Ecke stand der große Schreibtisch. Hier brütete Obermayer abends und am Wochenende, wenn er dafür Zeit hatte, über den Fachzeitschriften, über den KV-Abrechnungen und entwarf manche Praxispläne.

„Die Brauers unter uns ziehen nächsten Monat aus", erzählte Gisela Obermayer eines Abends. „Schade! Das waren eigentlich recht ordentliche und nette Leute, etwa in unserem Alter. Die große Tochter ging mit unserer Karola in die Schule. Wie ich hörte, haben sie sich ein eigenes Haus gebaut und ziehen dort ein." Fast wehmütig fügte sie nach einer Weile hinzu: „Hausbauen in unserem Alter ist nicht so einfach, das will eben gut überlegt sein."

Sowohl Giselas als auch Freds Eltern, in unterschiedlichen Orten und Milieus ansässig, hatten in eigenen Häusern gewohnt, deren Ausstattung sich natürlich voneinander unterschied. Ein Leben in den eigenen vier Wänden hatte sie jedoch beide geprägt. Wenn sie sich auch später als Studenten, als Jungverheiratete oder dann als vierköpfige Familie in gemieteten Neubau- oder Altbauwohnungen wohl fühlten, blieb die Vision, in einem eigenen Haus zu wohnen, immer erhalten. Zwischenzeitlich musste der Traum vom eigenen Haus aber begraben werden. Obermayer konnte sich noch gut an ein Gespräch beim Rat der Stadt vor vielen Jahren – zu DDR-Zeiten – erinnern, als er damals einen Bauantrag für ein Einfamilienhaus einreichen wollte.

„Sie sind weder Arbeiter noch kinderreich", hatte der Genosse Abteilungsleiter die Ablehnung des Bauantrages begründet. „Sie bekommen von uns keine Baugenehmigung."

Doch die Bedingungen hatten sich geändert. Jetzt bestimmten im Rathaus nicht mehr die Genossen, wer eine Baugenehmigung bekommt und wer nicht.

„Eigentlich sind wir noch nicht zu alt, zumal das Häuserbauen jetzt viel einfacher geworden ist." Gisela Obermayer nahm das alte Thema wieder auf und versuchte, ihren Optimismus auf ihren Mann zu übertragen. Er setzte sich zu ihr auf die Couch. Beide machten es sich gemütlich und schmiedeten Pläne über die Möglichkeit eines eigenen Hauses. Allerdings hatten sich schon oft solche Überlegungen wieder in Luft aufgelöst. Diesmal wurde es etwas konkreter. Sie nahmen sich vor, eine Baumesse, die zufällig in der nächsten Woche in Dresden stattfinden sollte, zu besuchen. Zuerst musste man sich über die Gegebenheiten informieren. Noch war auch unklar, ob überhaupt solche Kosten zu stemmen waren. Aber zu sehr ins Detail durfte man nicht gehen, sonst würden sich gleich wieder zu viele Hindernisse ergeben.

Obwohl sie sich das gleiche Wartezimmer teilten, sahen sich die beiden Internisten mitunter eine ganze Woche nicht. Im Gegensatz dazu begegneten Rosi und Frau Auerswald den Mitarbeiterinnen der Obermayerschen Praxis sehr häufig. Man tauschte sich über bestimmte Vorgehensweisen aus oder lieh sich mal diese oder jene Verbrauchsmaterialien, die gerade ausgegangen waren. Eines Tages bat Frau Heinrich Obermayer um ein Gespräch unter vier Augen. Sie müsse eine komplizierte Augenoperation durchführen lassen. Voraussichtlich würde dieser Eingriff in einer renommierten Klinik in Berlin erfolgen. Das bedeute aber, dass sie mindestens vier Wochen ausfiele. Ob sie danach wieder gut sehen könne, sei außerdem nicht sicher. In diesem Falle bliebe ihr dann nur die Berufsunfähigkeit und Abgabe der Praxis. Aber ihre Patienten müssten ja versorgt werden. Sie habe daher die Bitte, einige schwerkranke Patienten während dieser Zeit weiter zu betreuen. Rosi und Frau Auerswald würden die Rezeptwünsche der anderen Patienten bearbeiten und ihm zur Unterschrift vorlegen. Obermayer fühlte sich etwas überrumpelt. Einerseits war er über die komplizierte Augenerkrankung seiner Kollegin und die bevorstehende Operation mit ungewissem Ausgang sehr bestürzt, andererseits stellte die Vertretung, deren Ausmaß überhaupt nicht abzusehen war, keinen Grund zur Freude dar. Bislang hatten sie immer die gegenseitigen Urlaubsvertretungen übernommen. Das war stets zeitlich begrenzt. Jetzt aber galt die Vertretung auf unbestimmte Zeit.

Als guter Nachbar und Kollege aber musste er einfach zusagen. Er versprach, die Vertretung der Nachbarpraxis für die Zeit der Abwesenheit zu übernehmen. Die Zusammenarbeit mit den beiden Sprechstundenhilfen der Heinrich'schen Praxis verlief trotz aller ursprünglichen Bedenken recht gut. Wenn allerdings Frau Auerswald mit ihren Wünschen und Vorstellungen bei Obermayer keine Zustimmung fand, war öfter ihre altbekannte Warnung zu hören: „Ich übernehme aber keine Verantwortung dafür." Frau Heinrichs schlimme Befürchtungen hatten sich glücklicherweise nicht bestätigt. Nach vier Wochen war sie wieder da. Das Operationsergebnis sei zufriedenstellend. Möglicherweise müsse sie zu einem späteren Zeitpunkt nochmals einen Eingriff durchführen lassen. Obermayer war froh, dass die Vertretung erst einmal beendet war. Die operierte Kollegin machte einen ganz zufriedenen Eindruck, was nicht nur Obermayer auffiel, sondern auch den Mitarbeitern. Hatte sie vielleicht eine neue Bekanntschaft in Berlin gefunden? Über das Privatleben der Ärztin war nicht viel bekannt, da sie erst nach dem Weggang von Frau Ehrlicher in das Ärztehaus gekommen war. Durchgesickert war lediglich, dass sie Single war, bei ihrer Mutter lebte und diese auch betreute.

Als Obermayer seiner Kollegin über einzelne vertretungsweise betreute Patienten berichtete, erzählte diese eher beiläufig, dass sie in eine Partei eingetreten sei. Sie wolle schließlich auch etwas bewirken und beeinflussen können und nicht nur tatenlos bei der gesellschaftlichen Entwicklung zusehen. Das könne sie am besten im Rahmen einer starken Partei. Während ihres Krankenhausaufenthaltes sei ihr erst so richtig bewusst geworden, wie schnell die Zeit vergehe. Und am Ende habe man gar nichts erreicht oder hinterlassen. Sie habe auch schon überlegt, ob sie im Rahmen irgendeiner humanitären Aktion nach Afrika oder Asien gehen solle. Auf Grund ihres Gesundheitszustandes und der Betreuungsbedürftigkeit ihrer Mutter komme dies aber kaum infrage. Frau Heinrich, die auf Obermayer immer einen etwas unnahbaren und undurchschaubaren Eindruck machte, war tatsächlich eine ungewöhnliche Kollegin, die immer wieder für Überraschungen sorgte. Ob allerdings die Parteimitgliedschaft von Dauer sein würde, bezweifelte er. Einordnen und Anpassen gehörte nicht zu ihren Stärken.

Auch in der chirurgischen Gemeinschaftspraxis hatte die Elektronische Datenverarbeitung Einzug gehalten. Alle mussten sich erst daran gewöhnen, dass an jedem Arbeitsplatz plötzlich ein Monitor stand. Die beiden Ärztinnen beabsichtigten ursprünglich, ein ähnliches EDV-System wie in der Obermayerschen Praxis anzuschaffen, da hier der kundenfreundliche Service von sich reden machte. In Gesprächen mit anderen chirurgischen Praxen war jedoch zu erfahren, dass bisher kein Chirurg dieses System verwendete. Letztendlich fuhr Brigitte Neumann nochmals nach Bamberg und ließ sich bei ihrer Studienfreundin zum Computereinsatz in einer chirurgischen Praxis beraten. Gisela und Frank freuten sich sehr, ihre Freundin Brigitte wieder zu sehen. Sie sprachen hauptsächlich über Berufliches. Punktwerte, Berufsgenossenschaften, Kredite und Computer stellten die Themen dar. Es wurden wieder große Kartons mit chirurgischen Instrumenten, Verbrauchmaterialien und Medikamenten zusammengepackt und mitgegeben. Brigitte hatte große Mühe, alles in ihrem Auto unterzubringen.

„Mit deinem Auto kannst du aber nicht mehr lange fahren", rümpfte die Freundin die Nase. „Das muss doch auf der Autobahn ein komisches Gefühl sein, wenn alle an dir vorbeifahren. Und was sagen denn deine Patienten dazu, dass du noch so eine Pappschachtel fährst?"

„Das wird meine nächste Neuanschaffung sein", entgegnete Brigitte, um jeder weiteren diesbezüglichen Diskussion aus dem Wege zu gehen. „Bis jetzt standen andere Ausgaben auf der Prioritätenliste! Ich denke, die Patienten stört mein Auto nicht."

Aber vielleicht sollte sie doch die Sache ernsthaft angehen. Immerhin hatte sich ihre Praxispartnerin erst kürzlich ein schnittiges Auto westlichen Ursprungs gekauft, wenn auch ein Gebrauchtes. Und ihr alter Autoreparateur Neubert hatte, wenn er wieder mal eine komplizierte Reparatur an ihrem Trabi durchführen musste, schon wiederholt gefragt: „Frau Doktor, wollen Sie sich nicht ein neues Auto kaufen?"

Zurückgekehrt aus Bamberg wurden die angeratenen EDV-Pläne zügig umgesetzt. Frau Rebentisch war einverstanden, dafür einen Kredit aufzunehmen.

Es war erstaunlich, wie schnell die Mitarbeiterinnen sich mit der bislang unbekannten Computer-Technik anfreundeten. Am schnellsten hatte sich Jolli mit dem Computer-System vertraut gemacht, obwohl sie zu den „Alten" zählte. Vermutlich lag das auch daran, dass sie tagtäglich von früh bis abends damit umgehen musste, während die anderen nur hin und wieder etwas einzutippen hatten. Das begründete allerdings nur zum Teil ihre Aufgeschlossenheit und ihre Fertigkeiten.

„Irgendwie bin ich zu früh geboren, sonst wäre ich wahrscheinlich in die Computerbranche gegangen", bekannte Jolli ganz euphorisch.

Faszinierend war, dass alle Arbeitsplätze miteinander verbunden waren. Röntgenbefundspeicherung und Bestellsystem per PC würden demnächst eingeführt werden. Es war einfach unglaublich, was damit zu bearbeiten ging. Brigitte Neumann hatte sich bei dieser Gelegenheit auch für zu Hause einen Computer angeschafft. Es war eine Kleinigkeit, die Daten der Praxis auf eine Diskette zu überspielen. So konnte sie auch zu Hause Abrechnungen und Eingaben überprüfen und ergänzen, womit auch ihre Fertigkeiten verbessert wurden. Die Zeit für das Studium der Fachzeitschriften musste reduziert werden. Schließlich wollte sie in der Praxis sachkundig im Umgang mit der EDV sein und ihren Mitarbeitern tatkräftig Hilfe leisten können. Mit Jollis absoluter Spitzenstellung hatte sie sich abgefunden. Die alte Schreibmaschine, die noch aus ihrer Studentenzeit stammte, wurde in den Keller verfrachtet, denn die Textverarbeitung per Computer war wesentlich einfacher und besser. Allerdings müssten die Finger noch schneller die entsprechenden Tasten finden. Sie hacke zu sehr auf der Tastatur herum, wurde sie von Jolli kritisiert. Als beide wieder einmal am Computer hantierten – die Sprechstunde war schon vorüber – kamen sie auf Adelheid zu sprechen. Ihre Mitarbeiterin berichtete von ihrem letzten Besuch bei der ehemaligen Kollegin. Diese versorge sich so recht und schlecht allein oder mit Hilfe der Nachbarin und ihrer Bekannten. Der Hausarzt habe wohl schon mehrmals anklingen lassen, er hielte eine Heimunterbringung für besser. Aber Adelheid wolle nicht. Als sie das letzte Mal bei ihr war, etwa vor zwei Wochen, habe sie gerade ferngesehen. Man habe es schon an der Wohnungstür gehört. Ansonsten sei alles recht ordentlich gewesen, Nichte Lena sei am Tag vorher bei ihr gewesen.

„Sie tut mir leid. Jahrzehnte hat sie emsig, sachkundig und mitfühlend tausende von Patienten versorgt, ohne auf sich selbst

Rücksicht zu nehmen. Jetzt sitzt sie allein zu Hause und alles ist vergessen. Bloß gut, dass auch sie selbst vieles nicht mehr im Gedächtnis hat. Jetzt bewegen sich ihre Gedanken meist nur in der Gegenwart, zwischen Essen und Schlafen, zwischen Tür und Fenster. Was in den letzten Stunden war, hat sie oft schon bald wieder vergessen. Ihre Zukunft beschränkt sich auf die nächsten Augenblicke. Hin und wieder kommen allerdings Brocken ihres Altgedächtnisses zum Vorscheinen. Dann erzählt sie vom Krankenhaus und von der Poliklinik, manchmal ganz unbedeutende Episoden, die ich gar nicht mehr weiß, sie sich aber gemerkt hat."

„Ich bin lange nicht bei ihr gewesen, obwohl ich es mir immer vorgenommen hatte. Ich muss das jetzt unbedingt realisieren." Brigitte Neumann ging zu ihrem Schreibtisch und blätterte im Kalender.

„Ja, nächste Woche, am Mittwoch. Willst du mitfahren?"

Jolli war einverstanden.

Aus dem geplanten Besuch bei Adelheid wurde wieder nichts. In dieser Nacht musste Brigitte Neumann nämlich wegen heftigster Bauchschmerzen die Schnelle Medizinische Hilfe rufen, die sie unter der Diagnose eines „akuten Bauches" ins Krankenhaus brachte. Am Abend vorher war die Ärztin noch mit ihrer alten Bekannten Lore Kaimann, dem „Krokodil", in der Oper gewesen. Eine wunderschöne Aufführung von Rossinis „Barbier von Sevilla". Die wohlklingende, spritzige Musik, die humorvolle Handlung, die herausragenden Solisten, das war wieder mal etwas fürs Gemüt. Beide hatten das Bedürfnis, nach der Aufführung bei einem Glas Wein ihre Eindrücke auszutauschen. Ob es bei einem Glas Wein geblieben war und ob man noch eine üppige Mahlzeit eingenommen hatte, war nicht zu erfahren. Man hätte Lore Kaimann fragen müssen.

Der diensthabende Arzt der Klinik informierte gleich am nächsten Morgen Frau Rebentisch: Brigitte Neumann sei in der Nacht mit einer schweren akuten Pankreatitis eingeliefert worden. Der dramatische Verlauf habe eine Sofortoperation erforderlich gemacht. Im Moment sei sie auf der Intensivtherapie-Station (ITS). Der Zustand sei stabil. Selbstverständlich könne sie von ihr besucht werden. Zu Mittag eilten Jolli und Frau Rebentisch in die Klinik zu Brigitte Neumann. Sichtlich bedrückt berichtete Frau Rebentisch anschließend ihren Mitarbeiterinnen vom Besuch bei der kranken Kollegin. Sie sei in ein künstliches Koma versetzt worden, ergänzte Jolli mit verweinten Augen. Man habe gar nicht mit ihr reden können. Was würde jetzt werden? Es wurde beschlossen, dass Frau Rebentisch jeden Tag mit einem Mitarbeiter die kranke Brigitte Neumann besuche. In der Praxis musste das Sprechstundenangebot reduziert werden. Schließlich lastete im Moment alles allein auf Frau Rebentisch. Die Kunde von der schweren Erkrankung der Chirurgin verbreitete sich rasch im Ärztehaus. Auch Obermayer, der einen Oberarzt der ITS kannte, stattete der kranken Kollegin einen kurzen Besuch ab. Ein beklemmendes Gefühl befiel ihn, als er die bewusstlose Kollegin unter flimmernden Monitoren, mit Beatmungsschlauch und Infusionssystemen im Bett vor sich liegen sah. Jedem konnte das widerfahren. Auch ihm konnte das passieren. Kurz sprach er noch mit dem diensthabenden Arzt auf der ITS, der den Zustand als unverändert ernst bezeichnete. Leider bestehe eine schlechte Prognose. Zur nächsten Ärztekonferenz berichtete Frau Rebentisch über den aktuellen Zustand ihrer Kollegin. Danach herrschte in der Runde bedrückende Stille. Brigitte Neumann, die dienstälteste Ärztin im Hause, gehörte zum Urgestein der Poliklinik. Wie sollte es nun in der Chirurgie weitergehen? Frau Rebentisch allein würde die Doppelpraxis auf Dauer nicht bewältigen können. Ein Hilferuf bei der Kassenärztlichen Vereinigung fand kein Gehör. Man sah sich nicht in der Lage, einen Chirurgen-Vertreter zu schicken. Der Chef der chirurgischen Klinik, der Brigitte Neumann selbst operiert hatte, versprach, einen Ausbildungsassistenten zur Verfügung zu stellen. Das sei zwar kein Ersatz, aber doch eine gewisse Hilfe.

Der Steuerberater hatte grünes Licht für die Baupläne der Obermayers gegeben. Die ganze Familie wurde von Gedanken und

Ideen zu dem Projekt erfasst. Es wurden Prospekte diverser Häuslebauer besorgt wie auch weitere Bauausstellungen und Musterhäuser aufgesucht. Das Suchen und Prüfen, das Ansehen und Verwerfen ermüdete auf die Dauer und dämpfte die ursprüngliche Euphorie. Das Interesse der Kinder, deren Ideen für ihre Zimmer verwirklicht werden sollten, ließ auch merklich nach. Schließlich fanden Obermayers eine Baufirma aus den alten Bundesländern, die schon seit über 20 Jahren existierte und einen soliden Eindruck machte. Man war argwöhnisch geworden. Wie oft war zu hören, dass die Baufirmen während der Bauphase Konkurs gingen und das investierte Geld verloren war. Da musste vorher schon gründlich geprüft werden. Man hatte sich für ein attraktives Fertighaus entschieden, mit bezugsfertiger Übergabe, denn Obermayers hatten zu wenig Zeit, um ihre eigene Arbeitskraft beim Bau einzubringen. Allerdings musste vorher ein kräftiger Kredit bei der Bank aufgenommen werden. Damit flammte die häusliche Diskussion über die Finanzierbarkeit des Vorhabens erneut auf. Fallende Punktwerte bei der Leistungsvergütung hatten die Praxiseinnahmen entgegen allen Hoffnungen und Erwartungen nicht wesentlich ansteigen lassen. Leistungssteigerung und Mehrarbeit blieben nahezu ohne Effekt. Schließlich mussten die finanziellen Mittel für die Ausbildung der Kinder berücksichtigt und auch an die eigene Altersvorsorge gedacht werden. Dem neugegründeten Ärzteversorgungswerk war Obermayer nicht beigetreten, da die monatlich einzuzahlenden Raten im Verhältnis zu seinen Einkünften zu hoch lagen und auch die finanzielle Absicherung seiner Familie im Todesfall nicht gewährleistet war. Außerdem konnten alle über Fünfzigjährigen durch ihr spätes Eintrittsalter in die Ärzteversorgung und die damit verbundene kürzere Einzahlungszeit nur mit niedrigen Renten rechnen. Daher wurde diesem Personenkreis freigestellt, ob sie beitreten wollten oder nicht. Für alle anderen Ärztinnen und Ärzte bestand eine Pflichtmitgliedschaft in der Ärzteversorgung. Als verantwortungsbewusster Familienvater schloss Obermayer eine alternative private Alters- und Rentenversicherung ab. Hiermit konnten die Beiträge etwas niedriger gehalten werden und eine Absicherung der Familie im Todesfall erfolgen, wenngleich damit später keine üppigen Altersbezüge zu erwarten waren. Akribisch studierte er die Bedingungen der Bank, die Vorgaben über Zinsen und Tilgung für die nächsten Jahre. Mit der Ausbildung der Kinder kamen weitere zu planende Kosten auf sie zu.

„Karola wird in einem Jahr mit dem Studium anfangen und bei Vincent wissen wir noch gar nicht, wohin die Reise geht."

„Wenn Karola auch weiterhin zu Hause wohnen bleibt, hilft das, Kosten zu sparen." Gisela Obermayer sah alles immer etwas optimistischer als ihr Mann.

„Wir müssen aber auch an unsere eigene Altersvorsorge denken. Die staatliche Rente, die wir mal bekommen werden, wird nicht für unser Leben reichen."

„Vielleicht hättest du doch in die Ärzteversorgung eintreten sollen!"

„Das weißt du doch, das ich dafür eine private Renten- und Lebensversicherung abgeschlossen habe. Beides kann ich nicht finanzieren. Bei der privaten Rentenversicherung seid wenigstens ihr, meine Familie, abgesichert, wenn mir etwas zustößt. Bei der Ärzteversorgung ist eine solche Absicherung im Moment noch ungenügend und nicht mal sicher. Wie schnell kann etwas passieren, du siehst es bei Dr. Neumann. Da möchte ich euch schon abgesichert wissen!"

Gisela schmiegte sich an ihn: „Dir möchte nichts passieren!"

Dunkle Wolken am Horizont

Die gastroenterologisch tätigen Internisten trafen sich erneut zum „Stammtisch". Diesmal hatte Frau Freudenberg eine historische Gaststätte, die erst kürzlich wiedereröffnet worden war, ausgewählt. Gegenüber dem letzten Treffen war die Zahl der Anwesenden deutlich gestiegen. Die Tische waren in Form eines U aneinander geschoben worden, um die gegenseitige Kommunikation zu erleichtern. Einige Kollegen, die sich offenbar erst kürzlich in die Niederlassung begeben hatten, waren Obermayer unbekannt. Bei seinem Eintreffen waren die meisten Plätze schon besetzt. Er fand neben dem Kollegen Naumann noch einen freien Sitz. Der Kellner brachte Bier und Wein, einige tranken auch nur Wasser. Obermayer bestellte sich ein Bier. Die Gespräche flossen munter dahin und der Geräuschpegel im Raum schwoll an. Frau Freudenberg musste mehrmals mit dem Löffel laut an ihr Glas klopfen, ehe sie sich Gehör verschaffen konnte. Sie begrüßte alle und stellte ihren Nachbarn, einen noch recht jung wirkenden Mann mit schwarzen, lockigen Haaren, dunklem Teint und Goldrandbrille vor. Dr. Müller-Türeci, so hieß dieser, arbeitete in der Forschungsabteilung der Sponsor-Firma. Er hielt einen kurzen Vortrag über neuartige Säureblocker, deren zukünftige Anwendung die Therapie der Magengeschwüre und der Refluxkrankheit revolutionieren werde. Dann folgten Details zur Chemie und zum Wirkmechanismus des neuen Präparates, untersetzt von zahlreichen Bildern, die er mit einem neuartigen Gerät an die Wand projizierte. Der Vortrag war rhetorisch geschickt aufgebaut und der Redner sprach gesetzt und gut artikuliert. Die Zuhörer folgten gespannt seinen Ausführungen und spendeten am Schluss reichlich Beifall. Frau Freudenberg glühte vor Freude und Aufregung über die positive Resonanz. Einige stellten noch Fragen zum Präparat, viele hatten schon eigene Erfahrungen damit gemacht. Kollege Frenzel bemerkte, dass inzwischen schon ein ähnliches Präparat einer anderen Firma auf dem Markt sei, das sogar deutlich billiger sei. Der Redner hob selbstbewusst die Einmaligkeit und bessere Verträglichkeit des eigenen Präparates hervor, das andere sei wahrscheinlich weniger effektiv. Überzeugende Argumente waren das nicht und auf entsprechende Vergleichs-Studien konnte er auch nicht verweisen. Ein leichtes Raunen durchzog den Raum. Danach meinte Frau Freudenberg, jetzt müsse mal direkt für den Magen etwas getan werden. Die Kellner nahmen die Bestellungen zum Abendbrot auf und in der Zwischenzeit wurden intensive Gespräche zu zweit, zu dritt oder in Grüppchen, die am Fenster, an den Tischen oder an der Tür zusammenstanden, geführt. Reiner Naumann, der smarte Kollege aus dem Klinikum, beklagte sich über den fallenden Punktwert. Er sei pessimistisch und rechne sogar damit, dass die Vergütung noch weiter falle.

„Hoffentlich nicht! Ich kann jetzt schon meine Kosten kaum decken", hörte Obermayer Frau Rühle jammern.

„Mir hat kürzlich ein Patient ein Gerät zerbissen. Für die Reparatur waren gleich mehrere tausend DM fällig. Wenn man dann in der Tagespresse liest, dass die Ärzte zu den Großverdienern gehören, bekomme ich so einen Hals." Sie deutete mit den Händen einen dreifach verdickten Hals an.

„Selbst in meinem Verwandten- und Bekanntenkreis glaubt mir keiner, dass ich gerade so über die Runden komme." Obermayer nickte.

„Sie können doch mit IGEL-Leistungen – den individuelle Gesundheits-Leistungen, die von der Kasse nicht bezahlt werden – Ihre Einkünfte verbessern! Zum Beispiel bei der Gastroskopie, wenn der Patient eine Prämedikation wünscht, zehn DM für diese Sonderleistung verlangen. Oder Sie bieten Vitaminspritzen an oder irgendwelche bakteriologischen Stuhluntersuchungen, die der Patient wünscht und die von der Kasse nicht übernommen werden. Einzelne Kollegen machen das schon jetzt so", warf Naumann ein. Wollte er provozieren?

„Wissen Sie, die Prämedikation hat bei mir bisher jeder Patient umsonst bekommen, wenn er eine Spritze vor der Untersuchung wünschte. Das gehört doch dazu. Schließlich kann man sich als Mediziner doch nicht jeden zusätzlichen Handgriff, der die Untersuchung erleichtert, extra bezahlen lassen."

„In den Ärzte-Zeitungen wird aber immer wieder empfohlen, mit IGEL-Leistungen die schlechte Vergütung zu kompensieren. Die Patienten haben oft Sonderwünsche, die keine Kassenleistungen darstellen. Diese können sie sich doch bezahlen lassen", beharrte Naumann.

Frau Gringlmayer hatte sich zu dem Trio gesellt.

„Wie entscheiden Sie sich denn, Herr Obermayer?", fragte die Gringlmayer plötzlich.

„Was meinen Sie damit?"

„Nach den gesetzlichen Vorgaben müssen wir uns bis Ende 2000 entscheiden, ob wir weiterhin als fachärztliche oder als hausärztliche Internisten tätig sein wollen. Als hausärztlichen Internisten könnte es Ihnen dann spätestens 2002 passieren, dass sie bestimmte fachspezifische Tätigkeiten, zum Beispiel gastro-enterologische, kardiologische oder auch nephrologische, nicht mehr ausüben dürfen, obwohl Sie Internist sind und dazu in der Lage wären. Bei uns wären das zum Beispiel die Endoskopien und der Ultraschall. Dafür erhalten Sie im Moment, wenn Sie als hausärztlicher Internist arbeiten, für alle Leistungen einen höheren Punktwert als Ihr fachärztlicher Kollege. Damit könnte man überleben. Ich muss mich deshalb für eine hausärztlich-internistische Tätigkeit entscheiden, in der Hoffnung, dass ich auch zukünftig weiter endoskopieren und schallen kann. Der Bedarf an diesen Untersuchungen ist doch so groß und die Wartezeiten im Osten sind so lang, dass eine Reduktion der vorhandenen Endoskopie-Kapazitäten unverantwortlich wäre und zu großen Versorgungs-Problemen führen würde. Ich glaube daher nicht, dass diese geplante Regelung wirklich so in Kraft treten kann. Bei großem Bedarf kann dann nämlich laut Gesetz auch eine Sondergenehmigung für einen bestimmten Fachbereich erteilt werden, also zum Beispiel für die Endoskopie und den Ultraschall."

Naumann nickte. „Ich habe auch schon daran gedacht, jetzt als hausärztlicher Internist zu arbeiten und später eine Sondergenehmigung für Gastroenterologie zu beantragen. Das würde meine jetzige Vergütung verbessern, denn im Moment werden dem hausärztlichen Internisten die gleichen Leistungen besser bezahlt als dem fachärztlichen Internisten. Eigentlich absurd! Mit der fachärztlichen Vergütung kann ich einfach nicht überleben. Die fachärztlichen Kollegen können das nur durch große Mengenausweitung kompensieren. Da müsste ich fließbandartig Endoskopien durchführen und dafür habe ich zu wenig Überweisungen, Geräte und Personal."

„Und wenn die Regelung dann doch in Kraft tritt und Sie nach 2002 tatsächlich nicht mehr endoskopieren dürfen? Da wären Ihre Qualifikationen und Investitionen sinnlos geworden", gab Obermayer zu bedenken. Er hatte zwar von dieser gesetzlichen Maßnahme gehört, sich aber darüber selbst noch keine Gedanken gemacht.

„Wie oft sind schon Regelungen und Gesetze wieder gekippt worden, ehe sie richtig zur Wirkung kamen. Ich habe gehört, dass schon in der alten Bundesrepublik – noch vor der deutschen Einheit – eine entsprechende Regelung bestanden haben soll. Bis jetzt ist nichts daraus geworden. Außerdem soll es im Bedarfsfall auch tatsächlich möglich sein, eine Ausnahme zu erwirken."

„Es ist auch noch Zeit bis zur endgültigen Entscheidung. Und dann vergehen nochmals zwei Jahre Übergangszeit bis das Gesetz tatsächlich in Kraft tritt", mischte sich Frau Rühle wieder in das Gespräch ein. „Bis dahin fließt noch viel Wasser in die Elbe!"

„Die bessere Vergütung des hausärztlichen Internisten für die gleiche Leistung gilt aber heute schon. Damit kommen Sie zumindest erst einmal weiter über die Runden!"

„Ich weiß gar nicht, warum eine solche Regelung überhaupt getroffen wurde. Wer hat denn ein Interesse daran, dass überwiegend hausärztlich tätige Internisten keine gastroenterologischen Untersuchungen mehr machen dürfen? Die Kapazitäten der vorhandenen gastroenterologischen Praxen sind doch jetzt schon total ausgeschöpft. Sie werden doch dadurch weiter verringert."

„Ich denke, das sind die großen gastroenterologischen Praxen in der alten Bundesrepublik. Die sind daran interessiert, sich unliebsame Konkurrenz vom Hals zu schaffen. Damit bekommen sie mehr Überweisungen und sie können rationeller höhere Untersuchungszahlen erzielen. Dazu benötigt man viele Patienten! Bei einer Fortbildungsveranstaltung hörte ich kürzlich sogar die Formulierung, man solle bei der Endoskopie ‚fabrikmäßig arbeiten‘. Das steigere den Umsatz! Die Bestrebungen, den hausärztlichen Internisten bestimmte gastroenterologische Untersuchungen wegzunehmen, bestehen in der alten Bundesrepublik wohl schon lange. Da waren wir noch tiefste DDR. Und außerdem spielen wir hier im Osten bei solchen Entscheidungen ohnehin keine große Rolle. Kaum hat man sich in das Abenteuer Niederlassung gestürzt, da kommt schon die nächste Hürde."

Frau Gringlmeier hatte sich in Rage geredet und schob erregt die Brille auf die Stirn.

„Bei uns hier gibt es glücklicherweise noch nicht solches Konkurrenzdenken wie im Westen. Das wäre doch absurd! Aber ich vermute, irgendwann wird das auch hier Einzug halten!"

„Ganz so ist es aber auch nicht, Frau Gringlmeier. Ich vermute, die Frage der Qualität spielt auch eine wichtige Rolle. Wenn Sie als hausärztlicher Internist nur einige wenige Untersuchungen pro Woche durchführen, dann sind Sie natürlich nicht so qualifiziert und routiniert oder verlieren gar allmählich ihre Fertigkeiten. Bei 20 oder 30 Untersuchungen pro Tag wie bei einem fachärztlichen Internisten kann Ihnen das nicht passieren. Letztendlich profitiert davon der Patient!" Obermayer musste Kollegin Rühle Recht geben.

„Ja, mit der Qualitätskeule kann man jeden ausbooten! Ich betrachte das einfach als ein Berufsverbot, wenn ich bestimmte Untersuchungen, die zu meinem Fachgebiet gehören und für die ich ausgebildet worden bin, nicht mehr ausführen darf! Das ist doch ein willkürliches, administratives Vorgehen, eine Berufsgruppe zu zwingen, Teile ihres Fachgebietes nicht mehr auszu-

üben. Als Internistin und Generalistin bin ich auch in der Gastroenterologie ausgebildet und geprüft worden, da darf ich das wohl
dann auch ausüben! Außerdem darf man nicht vergessen, dass
diese Regelung für die Kollegen im Osten besonders schmerzlich
ist, denn zum Ersten sind hier die meisten Praxen erst im Aufbau
und zum Zweiten haben wir eine wesentlich niedrigere Vergütung."

Frau Rühle behagte das Gespräch nicht mehr. Ihr lag ein anderes Problem am Herzen: „Ständig wird etwas Neues eingeführt.
Jetzt wieder diese neuen Chipkarten von den Krankenkassen, für
die man sich extra ein teures Lesegerät anschaffen muss. Auch
wenn es dafür einen finanziellen Zuschuss von der KV gibt."

„Na, ich finde das aber immer noch besser als die Abrechnung
mit den Scheinen. Das war doch unmöglich!"

Schwerbeladene Kellner balancierten volle Teller mit den bestellten Speisen in den Raum. Die Vier mussten ihre Diskussion
unterbrechen. Auch die anderen Teilnehmer beendeten eilig ihre
Gespräche, so dass es auf einmal still wurde.

Das Rufen der Kellner durch den Raum: „Ein Steak mit Bratkar-
toffeln! Wer bekam das? Und eine halbe Ente mit Rotkraut und ein
gemischter Salat?", lenkte die Gedanken in eine andere Richtung.

Ein neuer Kollege aus dem Universitätsklinikum, der erst
kürzlich eine gastroenterologische Praxis eröffnet hatte, war von
der KV beauftragt worden, neue Regelungen zur Fortbildung be-
kanntzugeben. Es sei in aller Interesse, der fachlichen Fortbildung
wieder mehr Gewicht beizumessen. Man sollte daher in Zukunft
den sogenannten Stammtisch als Fortbildungsveranstaltung weiterführen. Um den Empfehlungen seitens der KV Genüge zu tun,
wäre es besser, die Zusammenkünfte zukünftig Qualitätszirkel zu
nennen. Das würde das Anliegen Fortbildung mehr in den Vordergrund rücken. Geplant sei, immer einen Fachvortrag pro Abend in
den Vordergrund zu stellen, am besten von einem kompetenten
Fachmann, anschließend eine Fallvorstellung aus der täglichen
Praxis und dann Diskussionen darüber. Anschließend könnten
dann noch organisatorische und berufspolitische Dinge bespro-

chen werden. Man hoffe natürlich auch weiterhin auf die Unterstützung der Pharmafirmen. Allerdings sei der Teilnehmerkreis inzwischen so groß geworden, dass dies nicht mehr nur von einer Firma geschultert werden könne. Ein beifälliges Murmeln ging durch den Raum.

Als Obermayer nach Hause kam, fielen ihm wieder die Gespräche mit den Kollegen über die zukünftigen Regelungen in der Inneren Medizin ein. Er war jetzt über 25 Jahre ambulant als Internist tätig. Die Gastroenterologie war immer schon sein besonderes Interessengebiet gewesen. Trotz aller Schwierigkeiten und Qualifizierungsprobleme war es ihm gelungen, in der DDR die Anerkennung als Subspezialist für Gastroenterologie zu erwerben. Mehrere Lehrgänge, Hospitationen und sogar eine Prüfung in Berlin waren dafür notwendig gewesen. Diese Anerkennung brachte ihm keinerlei Vorteile, denn eine Betätigung auf diesem Spezialgebiet war damals in der Ambulanz kaum möglich, da die instrumentellen Voraussetzungen für die Gastroenterologie, wie zum Beispiel Endoskopie oder Ultraschall, in den Polikliniken fehlten. Jahrelang war er deshalb zusätzlich in die Klinik gegangen, um sich endoskopisch betätigen zu können. Wie glücklich war er jetzt, als er in der eigenen Praxis die notwendigen Geräte und Instrumente anschaffen und einsetzen konnte. Sollte er das für die Zukunft aufs Spiel setzen? Andererseits hatte er im Laufe der vielen Jahre einen sehr großen hausärztlich-internistisch zu betreuenden Patientenkreis akquiriert, dass nur noch eine beschränkte Kapazität für die Gastroenterologie zur Verfügung stand. Wenn er hingegen nur noch gastroenterologisch tätig sein dürfte, was würde aus diesen vielen langjährig betreuten Patienten werden, die nicht in das vorgegebene Schema Gastroenterologie passten? Sollte er sich von Frau Tannwald trennen, die er schon seit zwanzig Jahren wegen ihres Herzens betreute oder von Familie Hörnig, die seit dem Verlust ihrer Arbeitsplätze den Bluthochdruck bei ihm behandeln ließen oder Frau Purzel, die schon seit 1975 mit ihrem inzwischen verstorbenen Mann zu ihm kam? Eine genauere Analyse würde ergeben, dass mindestens die Hälfte seiner Tätigkeit eine allgemein-internistische war. Aber diese Lösung, wie bisher praktiziert, – sowohl fachärztlich als auch hausärztlich tätig sein – sollte zukünftig nicht mehr zugelassen sein. Dabei war er immer stolz darauf gewesen, als Generalist den Patienten ganzheitlich internistisch behandeln zu können und nicht nur das kleine, wenn auch interessante Teilgebiet Gastroenterologie zu untersuchen. Auch ökonomisch war er hin und her gerissen: Hausärztlich-internistische Tätigkeit bedeutete im Moment die bessere Vergütung für die gleiche Leistung, damit Aufbesserung seiner angespannten Finanzlage, aber eben auch zukünftige Trennung von der Gastroenterologie. Eine fachärztlich-internistische Ausrichtung sicherte ihm weiterhin die Gastroenterologie, aber bei wesentlich geringerer, nicht mehr vertretbarer Vergütung und endgültiger Trennung von vielen Hunderten treuen Patienten. Ganz gleich, welche Entscheidung er traf: Sie war auf jeden Fall schmerzhaft und brachte Nachteile. Das Zauberwort „Sondergenehmigung" für die Zukunft eröffnete allerding noch eine dritte Option: sowohl Beibehaltung der allgemein-internistischen langjährigen und umfassenden Patientenbetreuung mit besserer Vergütung als auch nach 2002 die Weiterführung der Gastroenterologie – wenn auch in beschränktem Umfang – auf Grund einer Sondergenehmigung.

Die Vormittagssprechstunde neigte sich dem Ende zu. Inge hatte die letzten Patientenunterlagen auf den Schreibtisch des Doktors gelegt. Frau Wenckebach kam heute als letzte Patientin vor der Mittagspause in die Sprechstunde. Absichtlich hatte Inge sie zuletzt bestellt, da die Dauer der Konsultation bei ihr stets unkalkulierbar war. Natürlich musste sich der Doktor so viel Zeit für seine Patienten nehmen, wie er für nötig hielt. Nach Inges Meinung war er aber zu gutmütig und hörte sich geduldig alle Beschwerden an und ging darauf ein. Frau Wenkebach als Abschluss der Sprechstunde – da übte man unauffällig einen sanften Druck auf den Doktor aus. Schließlich: je länger die Konsultation mit Frau Wenckebach dauerte, um so mehr Mittagspause ging für den Doktor verloren. Na ja, für sie natürlich auch. Und heute war nichts Gutes zu erwarten, denn die Patientin machte einen recht unglücklichen Eindruck! Das könnte dauern.

„Wie geht es Ihnen?", begrüßte Obermayer freundlich die langjährige Patientin.

Sie habe im Moment viele Probleme, der Blutdruck sei bestimmt wieder hoch. Vielleicht sei es überhaupt ratsam, dass er ihr einen Blutdruckapparat rezeptiere, damit sie selber immer messen könne. Obermayer versuchte, ihr das auszureden. Gut vorstellbar, dass Frau W. dann fortlaufend Blutdruck messen und sich unnötig über erhöhte Werte aufregen würde. Es sei doch nicht sinnvoll, erklärte er ihr, wenn sich aus ihrer Blutdruckmessung keine therapeutischen Konsequenzen ergäben. Denn dazu müsse sie selbstständig die Medikation verändern. Das wäre bestimmt nicht gut, am Ende sogar gefährlich. Das sah letztendlich auch Frau W. ein, obwohl die heutige Untersuchung einen sehr hohen Blutdruck-Wert ergab, obendrein auch noch unregelmäßige Herzaktionen. Das hinge sicher mit ihren familiären Problemen zusammen, meinte sie. Jetzt habe sie hier im Krankenhaus ganz gut Fuß gefasst, worüber sie sehr froh sei. Der Krankenhausdirektor wolle sogar ihre Abteilung erweitern und ihr neue Aufgaben übertragen. Ausgerechnet jetzt gäbe es zu Hause wieder Probleme. Die eine Tochter, die in Leipzig studiere, erwarte ein Baby, der Vater sei nicht bekannt. Jetzt wolle sie das Studium abbrechen und wieder zu Hause einziehen. Die andere Tochter beabsichtige, kaum mit dem Abitur fertig, ein Jahr nach den USA zu gehen, arbeiten und leben, eben nur Land und Leute kennenlernen. Eigentlich etwas, wovon sie früher selbst geträumt habe! Aber ohne eine Ausbildung und ohne jegliche Vorstellungen davon, wie es weiter gehen soll. Sie sei einerseits froh, dass ihr Mann für beide Töchter Verständnis habe. Aber für die praktischen Dinge fühle er sich nicht zuständig, das müsse sie alles allein regeln. Gerade jetzt, wo es mit der Arbeit im Krankenhaus gut laufe, würde sie zu Hause wieder großen Verpflichtungen entgegen gehen, wenn die Tochter mit dem Baby einziehe. Es war schwierig, Frau W. zu beruhigen. Die jahrelange Aufopferungsbereitschaft dieser Frau für ihre Familie sollte offensichtlich erneut ausgenutzt werden. Vielleicht könne ihr Mann einiges an häuslichen Verpflichtungen übernehmen, er sei doch jetzt in Pension. Frau W. schien das ausgeschlossen. Im EKG zeigten sich intermittierende Extrasystolen polytopen Ursprungs, so dass Obermayer eine Beratung durch den Kardiologen für angebracht hielt. Er schrieb eine entsprechende Überweisung aus. Am Ende verließ Frau W. ganz zufrieden die Praxis. Endlich hatte sie mal ihre Probleme ansprechen können, wenn auch nicht ausreichend, aber immerhin!

Regelmäßig nach dem Mittagessen besuchte Frau Rebentisch ihre Kollegin auf der Intensivstation. Mitunter begleitete sie eine Mitarbeiterin aus der chirurgischen Praxis, häufig ging sie jedoch allein. Noch immer lag Brigitte Neumann bewusstlos mit aufgedunsenem Gesicht in ihrem Bett, umgeben von Schläuchen und Apparaten. Die Kollegen von der ITS hatten keine guten Nachrichten. Eingeschränkte Nierenfunktion und neuerdings unklares Fieber, vielleicht eine beginnende Lungenentzündung, hätten die Situation verschlechtert. Man tue, was man könne. Frau Rebentisch setzte sich neben das Bett und berührte die ödematös geschwollene, leblos wirkende Hand ihrer Kollegin. Dabei beobachtete sie das blasse Gesicht, als ob sie auf eine Regung hoffe. Neben Mitleid belastete sie zunehmend das Gefühl, machtlos hier zu sitzen und nichts an diesem Zustand ändern zu können. Wie viele komplizierte und unlösbar scheinende Situationen hatte Brigitte Neumann in ihrem Leben bewältigt, wie vielen Patienten mochte sie geholfen haben. Und nun lag sie selbst hilflos hier. Was würde aus der immer vitalen Brigitte Neumann werden, wenn sie das überstehen sollte? Veronika Rebentisch konnte sich das gar nicht vorstellen. Wie sollte das mit der Praxis weitergehen? Eine leichte Übelkeit befiel sie, so dass sie rasch aufstand und das Zimmer verließ.

Obermayers Hausbau-Pläne begannen Realität zu werden. Innerhalb eines Tages sollte das ausgewählte Fertighaus im Rohbau aufgestellt werden. Glücklicherweise war dies an einem Mittwoch, an dem nur vormittags Sprechstunde stattfand. Die ganze Familie fuhr daher nachmittags auf das Grundstück, um die Entstehung ihres zukünftigen Heims aus nächster Nähe zu beobachten. Als sie ankamen, waren die Wände bereits aufgestellt und der vorgefertigte Dachstuhl zur Hälfte schon aufgesetzt. Über allem schwebte der lange Arm eines riesengroßen Autokranes, der gerade vormontierte Treppenteile von einem Lastwagenhänger hob und vor dem Haus absetzte. Ein Bauarbeiter gab dem Kranfahrer Zeichen. Unter dem halbfertigen Dachstuhl turnten zwei Monteure herum. Am Straßenrand standen einige der zukünftigen Nachbarn, die mit großem Interesse das Baugeschehen verfolgten. Man begrüßte sich, denn Obermayers waren schon mehrfach auf dem Grundstück gewesen und hatten bereits Kontakte geknüpft. Vincent beobachtete fasziniert, wie der Kran mit einer Leichtigkeit eine Tür aus dem LKW hob und behutsam vor dem Haus absetzte.

„Ich kann nur staunen, mit welcher Präzision das Haus errichtet wird", begeisterte sich einer der Nachbarn.

„Schon heute Morgen um fünf Uhr standen die ersten LKW-Züge mit den Außenwänden vor dem Grundstück. Dann trafen der Autokran und die Monteure ein. Später kamen die LKW mit den Innenwänden, zuletzt der Dachstuhl. So etwas haben wir noch nicht gesehen. Manche Innenwände waren sogar schon gefliest, wahrscheinlich Teile für das Bad oder die Toilette. Und alles stand zeitgerecht für den Kran bereit. Eine ausgefeilte Logistik!"

„Da kann man ihnen nur gratulieren", mischte sich eine ältere Nachbarin ein.

„Ich habe mich mit meinem Mann schon gestritten, ob hinten der große Raum das Schlafzimmer werden soll oder nicht", bemerkte eine andere Nachbarin.

„Ja, so war es zumindest geplant. Aber vielleicht bekommt dieses Zimmer unsere Tochter", erwiderte Gisela Obermayer und blickte Karola vielsagend an.

Nach anfänglichem Zögern gingen die Obermayers beherzt auf die Baustelle zu. Es sah ziemlich chaotisch aus. Paletten von Dachziegeln, Treppenteile, eine Tür und Stapel von Holz lagerten vor dem Haus. Keiner der Bauarbeiter nahm von ihnen Notiz. Etwas abseits fanden sie den Architekten, den sie bereits von den Vorgesprächen her kannten. Er hatte eine dicke Mappe in der Hand und diskutierte mit einem der Monteure.

Er nickte Obermayers zu. „Da kann ich gleich vorstellen. Das sind die Bauherren, Herr und Frau Obermayer mit Familie und das ist Herr Langer, der Teamleiter. Hier nennt man ihn Capo!"

Herr Langer hatte seinen Namen zu recht, denn er maß mindestens 1,90 Meter. Er drückte jedem Familienmitglied stumm die Hand und verschwand wieder im Hausinneren. Er hatte vermutlich keine Zeit zum Plaudern. Während die Nachbarn respektvoll vom Straßenrand dem Baugeschehen zusahen, betraten zwei junge Leute das Grundstück und gingen direkt auf Obermayers zu. Sie stellten sich als Frau und Herr Haferland vor. Sie hätten vom Bautermin gehört und wollten sich gern vor Ort die Montage ansehen. Sie planten nämlich auch den Bau eines solchen Hauses von der gleichen Firma. Die voraussichtliche Baustelle sei auch gar nicht so weit von hier, am Nordrand der Stadt. Obermayers seien gern eingeladen, wenn es dort so weit sei. Gisela Obermayer nickte, obwohl sie im Moment kein Bedürfnis nach Beobachtung einer weiteren Hausmontage spürte.

Inge und Heino Lieberknecht, seit rund zehn Jahren verheiratet, wohnten im Norden der Stadt, in einer Plattenbauwohnung. Die Ehe war bisher kinderlos geblieben und die Wahrscheinlichkeit, dass sich Nachwuchs einstellen würde, verringerte sich von Jahr zu Jahr, denn Inge hatte die Vierzig längst überschritten. Keineswegs waren sie hinsichtlich Kinderlosigkeit tatenlos gewesen. Beide hatten wiederholt Sterilitätssprechstunden aufgesucht und zahlreiche Untersuchungen geduldig über sich ergehen lassen. Zu einer endgültigen Beurteilung der Situation konnte sich der beratende Arzt nicht durchringen. Vermutlich aber lag es an Heino, dass die Ehe kinderlos blieb. Seine Spermien wiesen nämlich erhebliche Mängel auf, so dass die Befruchtung einer Eizelle ein großer Glücksfall wäre, der natürlich nicht gänzlich auszuschließen war. Trotzdem hatten Beide schon eine Adoption erwogen, sich aber schließlich auf das Abwarten geeinigt. Wenn es nicht sein sollte, dann könne man auch so zusammen glücklich alt werden. Sie mochten sich beide fast genau noch so wie in den ersten Jahren, obwohl Heino jetzt meist nur noch am Wochenende zu Hause war. Sein Betrieb, in dem er als Maschinenbau-Ingenieur gearbeitet hatte, war nach zweimaligem Besitzerwechsel 1992 endgültig geschlossen worden. Nach kurzer Arbeitslosigkeit bot sich ihm die Möglichkeit, als Außendienstmitarbeiter bei einer Schraubenfirma aus den alten Bundesländern wieder einzusteigen. Inge meinte, dafür sei er überqualifiziert. Heino hielt dagegen, dass er nicht viel Auswahl habe. Sein ansprechendes Äußeres, Redegewandtheit und solide Fachkenntnis im Maschinenbau hatten ihn für diese Aufgabe als besonders geeignet erscheinen lassen. Er selbst bestritt, dass der neue Job unter seinem Niveau sei, obwohl er bestimmte Aspekte der neuen Tätigkeit mitunter erniedrigend empfand. Zum Beispiel, dass man sich als Fachmann von manchem kleinen Betriebschef abkanzeln lassen musste, bloß weil dieser gerade Frust hatte, oder dass man immer seinem noch so unsympathischen Gegenüber aufs Freundlichste gute Konditionen anbieten musste. Seine Firma war auf diese Kunden angewiesen, dafür musste er das in Kauf nehmen und seine persönlichen Befindlichkeiten unterdrücken. Natürlich konnte man letztere auch ausleben, was sich aber auf die Geschäftsabschlüsse nachteilig auswirken konnte. Dann wäre es nur eine Frage der Zeit, wann die Firma ihn durch einen Geeigneteren ersetzen würde. Seine Frau Inge, recht kompakt gebaut, kurze brünette Haare, breites Gesicht, arbeitete schon viele Jahre bei Dr. Obermayer als Sprechstundenschwester. Sie hatte Höhen und Tiefen der Sprechstunde miterlebt. Anfangs als Sprechstundenhilfe in einer der drei internistischen Sprechstunden, später beim Leiter der Inneren Abteilung, dann als Mitarbeiterin des neugewählten Chefarztes und nun als Arzthelferin in der internistisch-gastroenterologischen Sprechstunde Dr. Obermayer. Erfahren, umsichtig und routiniert – sie kannte die Praxis, die Patienten und natürlich ihren Doktor. Im Laufe der Jahre wusste sie um die Gepflogenheiten ihres Chefs, konnte seine Reaktionen einschätzen und wusste damit umzugehen. Sie fiel nie wegen Krankheit aus und konnte natürlich auch nicht wegen Erkrankungen der Kinder ausfallen. In schwierigsten Situationen behielt sie immer den Überblick. Letzteres erreichte sie durch ihre ruhige und ausgeglichene Art, die ihre Kolleginnen manchmal etwas diffamierend als phlegmatisch bezeichneten. Für Obermayer war sie eine vortreffliche und verlässliche Mitarbeiterin. Inge war sich ihres Wertes bewusst und daher recht skeptisch und zurückhaltend, als der Chef seine Frau als Mitarbeiterin in die Praxis einführte. Auch Gisela Obermayer spürte damals, dass Inge um ihre führende Rolle in der Praxis bangte. Sie konzentrierte sich daher in erster Linie auf ihre eigene Arbeit, die für sie ohnehin neu und ungewohnt war. Auch musste sie erst im Laufe der Zeit die vielen Patienten der Praxis kennen und einschätzen lernen. Inge registrierte zufrieden, dass ihr mit Gisela offensichtlich keine Rivalin erwuchs. Und auch Obermayer war klug genug, keine Konkurrenzsituation zwischen den beiden entstehen zu lassen oder gar herauszufordern. Die dritte Angestellte in der Praxis, Schwester Gaby, beschäftigte sich in erster Linie mit dem endoskopischen Bereich. Sachkundig, fleißig und zurückhaltend, hatte sie offensichtlich keinerlei Probleme mit der Situation in der Praxis. Inge blieb unangefochten die erste Kraft und Gisela war die Frau des Chefs, der entsprechend respektvoll zu begegnen war. Man hatte sich seit der Praxisgründung in dieser Konstellation recht gut arrangiert. Die kesse Jaqueline, der erste Azubi in der Praxis, hatte inzwischen ihre Ausbildung zur Arzthelferin erfolgreich beendet und sich in einer allgemeinärztlichen Praxis außerhalb des Ärztehauses beworben. Während Inge ihre Führungsrolle am Tresen, bei der Organisation und Abrechnung behauptete, musste Gisela Obermayer unerwartet ihr Betätigungsfeld erweitern. Gaby, immer zuverlässige Stütze des Funktionsbereiches der Praxis, fiel plötzlich und wiederholt aus. Erkrankungen beider Kinder erforderten ihre häusliche Anwesenheit. Die anfangs ständig in Anspruch genommene Hilfe der Schwiegereltern stand nicht mehr zur Verfügung, da der Schwiegervater selbst betreuungsbedürftig geworden war. Als sie das erste Mal frühzeitig anrief, sie könne heute wegen hohen Fiebers des kleinen Sohnes nicht kommen, stand die Praxis Kopf. Über zehn Patienten waren vormittags zu endoskopischen Untersuchungen bestellt. Für den Notfall war Gisela Obermayer zwar schon früher mit den endoskopischen Arbeitsgängen vertraut gemacht worden, aber so plötzlich und allein für alles verantwortlich sein? Da war das übliche, intensive Programm nicht durchzuhalten und es mussten einige Bestellte an andere gastroenterologische Praxen vermittelt werden. Die Patienten waren schließlich nüchtern gekommen und hatten sich innerlich auf die Untersuchung eingestellt, ganz abgesehen von den Koloskopie-Patienten, die sogar eine tagelange Vorbereitung mit Fasten, Trinken und Abführen hinter sich hatten. Die nächstgelegene gastroenterologische Praxis, Dr. Naumann, übernahm hilfsbereit sofort diese Patienten. So konnte der erste Tag bewältigt werden. Am zweiten Tag kam die pflichtbewusste Gaby früh morgens für zwei Stunden, um Unterstützung im Programm zu leisten. Dem Kind ginge es schon etwas besser. Eine hilfsbereite Nachbarin sei bei ihr zu Hause für ein paar Stunden eingesprungen.

Schlechte Nachrichten

Sie saßen nebeneinander vor Obermeyers Schreibtisch und lächelten sich wie zwei frisch Verliebte an, obwohl beide über Siebzig waren. Er hatte noch volles weißes Haar, einen leicht rosigen Teint und trug eine randlose Brille. Ihr Gesicht wies einen leicht asiatischen Einschlag auf, etwas vorstehende Wangenknochen und schmale dunkle Augen. Leicht vorstellbar, dass sie früher eine rassische Schönheit gewesen war. Beide blickten fragend den Doktor an, als dieser den Krankenhausbericht beiseitelegte.

„Was schreibt denn das Krankenhaus?", fragte der Weißhaarige.

„Herr Grabowski, die Kollegen im Krankenhaus haben Ihnen sicherlich schon erklärt, dass sich bei Ihnen eine Geschwulst an der Lungenwurzel gebildet hat. Die operative Entfernung wäre in einer Spezialklinik möglich, aber sehr schwierig. Es ist auch zu vermuten, dass sich bereits Tochtergeschwülste gebildet haben. Nach Meinung der Klinikkollegen kommt daher eine Operation nicht infrage. Dieser Überzeugung bin ich auch. Es wird eine Behandlung mit Medikamenten, sogenannten Zytostatika, empfohlen, eventuell auch zusätzlich noch eine Bestrahlung. Diese könnte hier in unserem Krankenhaus durchgeführt werden, ebenso die Chemotherapie."

„Also, eine große Operation würde ich ohnehin nicht durchführen lassen. Das habe ich schon mit meiner Frau besprochen und auch den Ärzten im Krankenhaus gesagt."

„Ja, ist es denn wirklich ein bösartiger Krebs?", fragte Frau Grabowski bekümmert.

Der Doktor nickte.

„Wenn Sie einverstanden sind, würde ich mich um ein Bett im Krankenhaus bemühen, damit die besprochene Therapie eingeleitet werden kann. Jetzt schreibe ich Ihnen noch die Medikamente auf, die sie bereits in der Klinik erhielten und die Sie weiter nehmen müssen."

„Die großen weißen Tabletten, die gegen Magensäure sein sollen, will ich nicht mehr haben. Mir wird davon immer schwindelig. Die anderen habe ich bis jetzt ganz gut vertragen."

„Gut! Dann lassen wir diese weg. Nehmen Sie im Wartezimmer Platz. Meine Frau bringt Ihnen gleich das Rezept über die anderen Medikamente. Ich melde mich telefonisch bei Ihnen, sobald ich die Zusage für ein Bett in der Klinik habe."

Das Ehepaar Grabowski verabschiedete sich. Sie fasste ihn an der Hand und führte ihn wie etwas Zerbrechliches behutsam ins Wartezimmer. Bestimmt versorgt sie ihn gut, wenn er zu Hause bettlägerig werden wird. Obermayer kannte das Ehepaar schon einige Jahre. Damals waren sie aus Berlin hierher gezogen und auf Vermittlung einer früheren Mitarbeiterin in seine Sprechstunde gekommen. Beide litten unter mehreren Krankheiten, also sogenannte polymorbide Patienten. Bei ihr hatte sich unter anderem eine Überfunktion der Schilddrüse entwickelt, die nuklearmedizinisch behandelt werden musste, offensichtlich aber nicht ganz optimal, denn in letzter Zeit hatte sie wieder an Gewicht abgenommen. Zunächst registrierte sie erfreut ihre Gewichtsreduktion und schob diese auf ihre kalorienreduzierte Kost. Die Gewichtsabnahme des Ehemannes, der eigentlich wegen Bluthochdruck und einer Speiseröhrenentzündung zur Behandlung kam, wurde zunächst ebenfalls auf die veränderten häuslichen Essgewohnheiten zurückgeführt und nicht weiter beachtet, zumal keine besonderen Beschwerden bestanden. Bei ihr hatten Blutuntersuchungen schließlich den erhöhten Schilddrüsenhormonspiegel nachgewiesen. Bei ihm ergab die Durchuntersuchung im Thorax-Röntgenbild einen dichten Schatten im rechten Lungenhilus-Bereich. Weitere spezielle Diagnostik einschließlich Bronchoskopie und Computertomografie bestätigten dann die Diagnose eines Bronchialkarzinoms, einer bösartigen Geschwulst der Lunge.

Frau Obermayer hatte inzwischen das Rezept für Herrn Grabowski ausgedruckt und legte es ihrem Mann zur Unterschrift vor. Bedrückt fragte sie: „Es sieht wohl nicht gut aus bei Herrn Grabowski?"

„Nein, leider nicht! Lungenkrebs mit Metastasen-Verdacht. Er muss zur Chemotherapie und Bestrahlung ins Krankenhaus. Kannst du mal versuchen, mich mit dem Stationsarzt der onkologischen Station zu verbinden?"

Immer, wenn die Diagnose einer bösartigen Geschwulst bei einem seiner betreuten Patienten gestellt wurde, plagten Obermayer Skrupel. Hatte er versäumt, die Diagnostik rechtzeitig einzuleiten? Hatte er vorher etwas übersehen oder unterlassen? Er wusste, dass diese Gedankengänge oder gar Schuldgefühle nichts brachten. Aber sie schärften zukünftig seine Sensibilität gegenüber beklagten Symptomen und erweiterten seine Erfahrungen. Manchmal sprach er mit seiner Frau über diese Gedanken, auf dem Nachhauseweg im Auto oder nach dem Abendbrot am Wohnzimmertisch. Gisela Obermayer war eine mitfühlende und verständnisvolle Zuhörerin, sie verteidigte ihn dann gegen sich selbst. In letzter Zeit ging es allerdings in den abendlichen Gesprächen öfter um die finanzielle Situation der Praxis und der Familie. Wenn das Wort „Praxis" fiel, zogen sich die Kinder resigniert in ihre Zimmer zurück. Zu oft schon war über Ereignisse in der Praxis und dortige Probleme gesprochen und diskutiert worden, dass man es nicht mehr hören konnte.

Ein anstrengender Tag lag hinter den Anwesenden, die im Geschäftszimmer des Ärztehauses zusammengekommen waren. Frau Wertheim blätterte in einem Wust Akten, der vor ihr lag. Dr. Wendler, der ebenso wie sein Kollege Obermayer keine Zeit zum Umkleiden gehabt hatte und in der weißen Dienstkleidung erschienen war, sowie Frau Dr. Möwe, die Zahnärztin, saßen an dem ovalen Tisch im Zimmer der Geschäftsführerin. Die Vier bildeten die derzeitige Geschäftsleitung des Ärztehauses und trafen sich in zweiwöchigen Abständen. Frau Wertheim trug die Tagesordnung vor. Auch mit der neuen Reinigungsfirma gab es wieder Probleme. Klagen über unvollständige und oberflächliche Reinigung der Praxen häuften sich, so dass eine Rücksprache mit der Firmenleitung unbedingt erforderlich wurde. Vielleicht musste gar auch diesem

Unternehmen gekündigt werden. Über die Neuanschaffung eines gemeinsamen Kopiergerätes für das Ärztehaus musste beraten werden, da das alte nicht mehr reparabel war. Schließlich war auch über eine Gehaltserhöhung der Geschäftsführerin zu befinden. Die Diskussion blieb sachlich, man einigte sich schnell auf entsprechende Maßnahmen. Bei den Erörterungen zur Gehaltserhöhung bat man die Geschäftsführerin, den Raum kurz zu verlassen. Die dazu erforderliche Diskussion fand besser in Abwesenheit der Betroffenen statt. Natürlich hätten sie sich bei Frau Wertheim einschmeicheln und einer kräftigen Gehaltserhöhung zustimmen können, aber dazu brauchte man die Zustimmung aller Gesellschafter, denn das Gehalt wurde im Umlageverfahren von allen Arztpraxen mitgetragen. Da war vorher alles Für und Wider zu erörtern, sonst gab es von den Kolleginnen und Kollegen heftigen Gegenwind, schlimmstenfalls eine Ablehnung. Frau Wertheim war unbestritten eine loyale, umsichtige und kreative Geschäftsführerin. Trotzdem schienen manche Kollegen mit ihr nicht so recht zufrieden zu sein. Obermayer war der Meinung, dass diese Kollegen einfach zu viel von ihr erwarteten. Natürlich würde bei jenen eine Erhöhung der Umlage für das Geschäftsführerinnen-Gehalt auf keine große Gegenliebe stoßen, zumal die Praxiserträge in letzter Zeit eher weiter zurückgingen. Er stimme auf jeden Fall einer Gehaltserhöhung für Frau Wertheim zu, erklärte Dr. Wendler. Aber, klagte auch er, die Praxiskosten stiegen immer mehr, so dass dies eigentlich kontraproduktiv sei. Ständig gäbe es neue Vorschriften und Regelungen des Gesetzgebers oder der Aufsichtsbehörden, wonach alte, preiswerte Verfahren nicht mehr zulässig seien und man neue, deutlich kostenintensivere Methoden einführen müsse, die wiederum die Anschaffung teurer Geräte erforderten. Und jetzt noch die Einführung der Praxisbudgets, praktisch eine Deckelung der Einkünfte! Wenn sie da ihren individuell vorgegebenen Leistungsrahmen erreicht hätten, arbeite man praktisch umsonst. Da werde es sicher schwierig, den Kollegen eine höhere Umlage schmackhaft zu machen. Obermayer gab ihm recht. Man müsse eben Frau Wertheims Vorzüge und Tatkraft als großen Gewinn für das Ärztehaus hervorheben. Schließlich verstärke eine Gehaltserhöhung ihre Motivation auch weiterhin. Wendler wollte dazu noch einiges sagen, aber Frau Möwe unterbrach ihn. Man könne Frau Wertheim nicht so lange vor der Türe warten lassen, sonst glaube sie tatsächlich, man habe sich nicht über eine Gehaltserhöhung einigen können. Das wirke sich bestimmt nicht positiv auf das zukünftige Verhalten der Wartenden aus.

Die Gesellschafter, das heißt die Ärztinnen und Ärzte des Ärztehauses, stimmten den Empfehlungen des Leitungsgremiums zu. Frau Wertheim bekam gleichzeitig den Auftrag, Ausschau nach einer anderen geeigneten Reinigungsfirma zu halten und entsprechende Angebote einzuholen. Beim neuen Kopierer einigte man sich auf ein Leasing-Gerät, da etwaige Reparaturkosten – und diese waren beim letzten Gerät sehr häufig angefallen – zulasten der Leasingfirma gingen. Auf Nachfrage berichtete Frau Rebentisch über den unverändert schlechten Zustand der Kollegin Neumann. Bekümmert lauschten die Ärzte den Schilderungen der Chirurgin. Auch das Thema Praxisbudget wurde wieder ins Gespräch gebracht. Dr. Haubold als Vertreter der Ärzte bei der KV, verteidigte die neu eingeführten Praxisbudgets, die einfach nur der Versuch zu einer gerechteren Verteilung der knappen Mittel seien. Eine höhere Geldzuwendung seitens der Krankenkassen sei kaum zu erwarten, zumal noch nicht einmal über die Gesamtvergütung der Primärkassen für das vergangene Jahr Einigung erzielt worden sei. Im Moment würde darüber beim Schiedsamt gestritten. Schließlich sei eben die Außendarstellung der Ärzte in den Medien, von wem auch immer, hierbei nicht sehr hilfreich. Stets mache man die Ärzte für die gestiegenen Kosten im Gesundheitswesen und letztendlich für daraus resultierende höhere Krankenkassenbeiträge verantwortlich. Und wenn wieder mal Verhandlungen zwischen Krankenkassen und KV über die leidige Vergütung anstünden, könne man in den Zeitungen mit Sicherheit Artikel über kostentreibende und betrügerische Ärzte lesen.

„Das ist ja auch kein Wunder", rief Frau Heinrich, die sich sonst selten an den Diskussionen beteiligte. „Kürzlich wurde auf eine

Anfrage im Bundestag zum Gehalt der niedergelassenen Ärzte vom verantwortlichen Staatssekretär der durchschnittliche Praxisumsatz als Gehalt des Arztes angegeben, eine neiderregende Summe für einen Sachunkundigen. Dass davon die regelmäßigen Praxisausgaben wie Gehälter und Miete, die Kosten für Neuanschaffung und Reparaturen von Geräten, unsere persönlichen Kranken- und Rentenversicherungsbeiträge wie auch Steuern und vieles mehr abgehen, wurde „vergessen" oder vielleicht bewusst verschwiegen. Außerdem brauche ich selbst auch etwas zum Leben." Frau Heinrichs Worte riefen ein lebhaftes Echo hervor.

Auch Wendler legte nach: „In einem bekannten Magazin las ich kürzlich ein Pamphlet gegen die raffgierigen Ärzte. Staatsanwälte müssten sich mit tricksenden Ärzten, die unkorrekte Gebührenziffern oder nicht erbrachte Leistungen abrechneten, beschäftigen. Ich habe für mich errechnet, dass ich mein von der KV vorgegebenes Quartals-Budget schon nach zwei Monaten ausgeschöpft habe. Für die darüber liegenden Leistungen erhalte ich eine lächerliche Bezahlung, die überhaupt nicht kostendeckend ist. Ob ich den dritten Monat im Quartal dann noch arbeite oder nicht, spielt eigentlich bei dieser Honorierung so gut wie keine Rolle mehr. „Auch das Medikamentenbudget, die von den Krankenkassen zur medikamentösen Versorgung der Patienten zur Verfügung gestellte Summe, wurde kritisiert. Überschreitungen dieses Budgets, die besonders im Osten vorkamen, sollten nach Vorstellungen der Krankenkassen von der Ärzteschaft selber getragen werden.

„Am Ende muss ich gar selbst dafür haften, wenn ich dieses Budget überschreite, und die erforderlichen Medikamente meiner Patienten bezahlen", empörte sich Frau Heinrich.

Frau Albrecht, die sich bisher nicht geäußert hatte, warf zornig ein. „Ich habe gelesen, dass seitens der Krankenkassen sogar Bestrebungen bestehen, Überschreitungen des Medikamentenbudgets sofort von der Honorarvergütung abzuziehen, und zwar bei allen Ärzten! Wenn ich selbst sparsam und zurückhaltend verordne, hafte ich trotzdem für den großzügig rezeptierenden Kollegen von nebenan! Diese Sippenhaftung ist ja noch viel verwerflicher!"

Obermayer, als Vertreter der Leitung, bat um Ruhe. Immer wieder kam es in den Ärztekonferenzen zu solchen Diskussionen. Sie erregten die Gemüter, führten letztendlich aber zu Nichts. Kollege Haubold wurde beauftragt, die negative Stimmung und Meinung der Ärzte bei der KV zur Sprache zu bringen. Die Stimmung war tatsächlich sehr aufgebracht und die Diskussionen wurden sogar noch weitergeführt, als man schon auseinander ging.

Das Wohnzimmer der Drei-Zimmer-Wohnung war etwas altmodisch, aber doch recht behaglich eingerichtet. Als es Obermayer erstmals betrat, saß der alte Grabowski auf der Couch und sah ihm erwartungsvoll entgegen. Er war vor zwei Tagen erneut aus der Klinik entlassen worden.

„Guten Tag, Herr Doktor", rief er.

Nach der obligatorischen Frage, wie es ihm gehe, studierte Obermayer die Krankenhausberichte, die Grabowski ihm überreichte.

„Eigentlich geht es mir ganz gut. Ich habe die Tablettenbehandlung im Krankenhaus einigermaßen vertragen. Das hatte ich gar nicht erwartet. Neue Beschwerden sind nicht aufgetreten. Nachts muss ich allerdings häufiger husten als vorher. Da wird meine Frau immer munter, was mir sehr leid tut. Können Sie mir etwas dagegen aufschreiben? Vielleicht auch etwas für meine Frau zum Schlafen?"

Frau Grabowski schüttelte ganz leicht den Kopf, als Obermayer fragend zu ihr schaute. Dann untersuchte er den Patienten, machte sich Notizen in seinen Unterlagen und schrieb schließlich ein Rezept über die von der Klinik empfohlenen neuen Medikamente aus.

„Es ist auch etwas gegen den nächtlichen Reizhusten dabei", fügte er hinzu.

Beim Einpacken seiner Utensilien fragte der Doktor ihn, was er denn so den ganzen Tag mache und ob er auch mal spazieren ginge.

Das Spazierengehen wolle man jetzt wieder regelmäßig durchführen, versicherte Frau Grabowski. Allerding sei die Runde noch sehr klein, die sie zusammen bewältigen würden. Aber mit dem Essen, da müsse der Doktor mal ein ernstes Wort mit ihrem Mann reden.

Grabowski lächelte verlegen: „Ich habe einfach keinen Appetit. Das liegt bestimmt an den Tabletten."

Frau Grabowski wurde empfohlen, bei Problemen anzurufen oder in der Praxis vorbeizukommen. Die nächste Chemotherapie im Krankenhaus war für übernächste Woche geplant.

Brigitte Neumann war trotz aller Bemühungen verstorben. Wie Frau Rebentisch berichtete, seien am Morgen auf der Intensiv-Station die Geräte abgestellt worden. Am Vorabend hatten Bruder und Schwägerin Brigitte ein letztes Mal besucht und ihre Zustimmung zum Beenden der lebenserhaltenden Maßnahmen gegeben. Auch Frau Rebentisch war am Vortag zu einem letzten Besuch bei ihrer bewusstlosen Kollegin gewesen. In der chirurgischen Abteilung und darüber hinaus im ganzen Ärztehaus hatte sich die Nachricht vom Tod Dr. Neumanns schnell verbreitet. In ihrer ehemaligen Praxis herrschte eine gedrückte Stimmung, obwohl die meisten Patienten zunächst noch nichts davon wussten. Jolli stand mit verweinten Augen hinter dem Tresen und auch die gesprächige Schwester Sybille war heute recht einsilbig. Als Jolli schließlich von einem Patienten nach Dr. Neumanns Befinden gefragt wurde, konnte sie die Nachricht nicht verschweigen. So verbreitete sich diese auch unter den Patienten. Viele von ihnen kannten Brigitte Neumann noch gut von früheren Verletzungen oder Unfällen her. Man konnte es nicht fassen, dass die immer stabil wirkende und resolute Chirurgin nicht mehr da sein sollte. Mochte sie vielleicht manchmal auch etwas grob gewesen sein, fachlich gab es nichts zu bemängeln. Ein Verlust, der nicht so schnell ausgeglichen werden konnte. Das war der allgemeine Tenor. Der alte Chef der chirurgischen Klinik hatte Frau Rebentisch schon vor einigen Wochen eine junge Assistenzärztin zur Unterstützung der Praxisarbeit geschickt. Anfangs etwas skeptisch, war die Chirurgin heute froh, ärztliche Hilfe in der Praxis zu haben. Als abzusehen war, dass Brigitte Neumann nicht mehr wieder arbeiten kommen würde, hatte Frau Rebentisch mit deren Bruder über den Verkauf des Praxisanteils gesprochen. Mit dem Verkaufserlös konnten die noch offenen Kredite Brigitte Neumanns abgelöst werden, es blieb sogar eine kleine Summe für die Angehörigen. Nun musste Frau Rebentisch einen Nachfolger finden, der die Hälfte der Praxis übernähme. Dieser Partner müsste natürlich auch zu ihr passen. Das würde nicht so einfach sein, obwohl es mehrere chirurgische Kollegen in den Kliniken gab, die sich gern in einer Praxis niederlassen würden. Aber auch die KV musste dazu ihre Zustimmung geben. Über die jetzt bei ihr arbeitende Assistenzärztin aus der hiesigen Klinik hatte sie schon erste Erkundungen eingezogen. Vielleicht konnte Prof. Grafe, bei dem sie schon angemeldet war, detaillierte Hinweise auf potentielle Interessenten im hiesigen Klinikum geben. Im Moment wurde sie von der Praxis voll in Anspruch genommen. Darunter hatte besonders ihr Sohn zu leiden, denn für ihn stand jetzt wenig Zeit zur Verfügung. Da konnte sie von Glück reden, dass die betagten Eltern ihr noch hilfreich zur Seite stehen konnten. Von ihrem Mann hatte sie nichts mehr gehört, von ihm war offensichtlich keine Hilfe zu erwarten. Der hatte sich einfach davon gemacht. Keine Zeile, kein Anruf, nichts. Sie kannte nicht einmal seine jetzige Adresse oder eine Telefonnummer. Ihre Hoffnung, dass er eines Tages wieder vor der Türe stehen würde, hatte sich nicht erfüllt. Ganz besonders hatte der Sohn auf die Rückkehr des Vaters gehofft. Frau Rebentischs Enttäuschung über ihren Mann machte sich vorwiegend in Form von Traurigkeit und Melancholie bemerkbar. Zu einer Scheidung, wie das ihr die Eltern rieten und auch ein alter, nahestehender Freund empfahl, konnte sie sich nicht entschließen. Jetzt musste erst einmal die Besetzung der Doppelpraxis gelöst werden. Erst danach wollte sie die persönlichen Dinge ordnen.

Neue Herausforderungen

1998 hatte es einen Richtungswechsel in der Politik gegeben. Die bisherige „schwarz-gelbe" Regierung wurde durch eine „rot-grüne" abgelöst. Eine neue Gesundheitsministerin bestimmte die zukünftigen Schwerpunkte im Gesundheitswesen. Das wichtigste Vorhaben bestand aber nach wie vor darin, die steigenden Kosten in den Griff zu bekommen. Reglementierungen und Budgetierung wurden ausgeweitet, denn Erhöhungen der Krankenkassenbeiträge waren unpopulär und kamen bei den Wählern nicht gut an. Für die Ärzte im Ärztehaus war daher auch unter den neuen Bedingungen keine Änderung der angespannten Honorarsituation zu erwarten. Durch einen internistischen Kollegen wurde Obermayer gefragt, ob er als Prüfarzt bei der Kassenärztlichen Vereinigung mitarbeiten wolle. Dieses Angebot überraschte ihn, da er der Meinung war, dass er mit seinen Medikamentenkosten über dem Durchschnitt lag, zumindest wies sein Computer solche Werte nach. Wie konnte man ihn als Prüfarzt ins Auge fassen? Aber vielleicht war das eine Möglichkeit, sachliche und fachliche Kenntnisse einzubringen und sich auch zugunsten anderer Kollegen einzusetzen. Nach einigem Zögern sagte Obermayer zu. Egoistisch betrachtet, könnte er in dieser Funktion vielleicht gar einen größeren Regress von sich selbst abwenden! Regress – das war überhaupt das Gespenst, das sich neuerdings durch die Arbeit der Ärzte zog. Regress bedeutete nämlich, Einbehalten von Honorar, von Honorar, das hart erarbeitet worden war und das ohnehin nicht reichte. Oder noch schlimmer: Rückzahlung einer festgelegten Summe, wenn das Honorar für den Regress nicht ausreichte. Dazu konnte es kommen, wenn der Prüfungsausschuss bei der KV dies festgelegt hatte. Zum Beispiel, wenn die Medikamentenkosten der eigenen Patienten ganz erheblich über dem Durchschnitt der Fachkollegen des KV-Bereiches lagen oder aber auch, wenn einzelne Medikamente überdurchschnittlich häufig verordnet wurden. In letzterem Falle wurde der Prüfantrag meist von den Krankenkassen gestellt, den sie anhand von Rezeptüberprüfungen stellten. Es gab jedoch noch eine ganze Reihe von anderen Gründen, wann ein Prüfverfahren eingeleitet werden konnte. Zu prüfen hatten die sogenannten Prüfärzte, ob die Verordnungsweise des zu Prüfenden berechtigt und angemessen war. Ein weiteres Prüfverfahren nahm die Plausibilität der abgerechneten Leistungsziffern ins Visier. In allen Fällen wurde der zu prüfende Arzt vom eingeleiteten Prüfverfahren in Kenntnis gesetzt und hatte die Möglichkeit, eine entsprechende Stellungnahme oder Begründung für sein Verordnungsverhalten oder die überdurchschnittliche Abrechnungshäufigkeit bestimmter Leistungen, sogenannte Praxisbesonderheiten, anzugeben. Anhand der Abrechnungsunterlagen der KV oder der von den Krankenkassen zur Verfügung gestellten Verordnungsvolumina (die über die Rezeptabrechnungen der Apotheken erstellt wurden) hatten die Prüfärzte Maßnahmen vorzuschlagen. Drei Entscheidungen konnte der Prüfarzt treffen und musste sie begründen: die Abweichungen vom Durchschnitt sind berechtigt und begründet, so dass keine Maßnahmen erforderlich sind. Die Abweichungen sind zwar kritikwürdig, ein Regress jedoch noch nicht angezeigt, aber eine entsprechende Beratung des Arztes muss durchgeführt werden und die letzte und ungünstigste Möglichkeit, ein Regress wird vorgeschlagen, weil die Abweichungen nicht zu begründen waren. Der Prüfarzt hatte seine Vorschläge dem Prüfausschuss, in dem neben mehreren Prüfärzten auch Vertreter der Krankenkassen und Mitarbeiter der KV saßen, vorzutragen. Dort wurden die vorgeschlagenen Maßnahmen diskutiert und darüber abgestimmt. Die Umsetzung der Festlegungen oblag dann den Vertretern der KV. Die zuständige Bezirksstelle der Kassenärztlichen Vereinigung befand sich provisorisch im ehemaligen Betriebsgelände eines nicht mehr existierenden DDR-Großbetriebes. Die Räumlichkeiten entsprachen daher nicht den Erfordernissen einer Verwaltungseinrichtung, in der viele Mitarbeiter an Schreibtischen und Computern ihren Beschäftigungen nachgingen, Sitzungen und Beratungen abgehalten werden mussten und die Abrechnungen sämtlicher Kassenärzte der Region entgegenzunehmen und zu bearbeiten waren. Die Unterbringung war eine Notlösung, die man ertragen musste. Ein Neubau, der den Anforderungen an eine solche Institution entsprach, war bereits begonnen worden. Obermayer kannte einige Räumlichkeiten der Bezirksstelle der KV, denn hier mussten die Abrechnungen der Praxen abgegeben werden. Am Quartalsende, bei der Ablieferung dieser Unterlagen, bildeten sich oft lange Warteschlangen vor den Abgaberäumen, obwohl die Mitarbeiterinnen und Mitarbeiter der KV zügig arbeiteten. Heute, außerhalb dieser Zeit, herrschte Ruhe in den Gängen, nur gelegentlich begegnete man einem Mitarbeiter der KV. Obermayer, der erstmals in seiner neuen Funktion hier auftauchte, wurde von einer freundlichen Mitarbeiterin der Abteilung Prüfung, einer kleinen, zierlichen, nicht mehr ganz jungen Blondine, empfangen. Sie wies ihn in die Prüfverfahren ein und machte ihn mit den zu benutzenden Unterlagen vertraut. Bei einer vorher besuchten Prüfärzteschulung hatte er bereits zahlreiche Einzelheiten zur Vorgehensweise bei Prüfverfahren erfahren. Ärzte mit auffälligem Abrechnungsverhalten oder vom Durchschnitt abweichenden Medikamentenverordnungen wurden bereits im Vorfeld von der KV und von den Krankenkassen herausgesucht. Bei den Leistungsziffern, die abgerechnet wurden, gab es bestimmte zeitliche Normvorgaben. Hier hatten die Prüfärzte festzustellen, ob auf Grund des Praxisprofils, des Patientenalters, der Diagnosen oder aus anderen Gründen Abweichungen vom Durchschnitt nachvollziehbar und gerechtfertigt waren oder nicht. Obermayer war für den Einsatz in der Prüfungsgruppe zur Leistungsabrechnung vorgesehen.

Im Jahre 1998 hatte sich bei Obermayers einiges geändert. Nach kurzer Bauzeit bezogen sie im Oktober ihr neues Einfamilienhaus am Stadtrand. Mancher aus dem Bekanntenkreis hatte zwar von einem sogenannten Fertighaus abgeraten, aber sie hatten sich nicht beirren lassen und wegen der besseren Planbarkeit von Zeit und Kosten daran festgehalten. Exakt zum vorgegebenen Termin konnten sie das Haus bezugsfertig übernehmen. Aussehen und Qualität entsprachen ihren Vorstellungen und die erste Begehung zeigte keine auffälligen Mängel. Stolz und glücklich nahmen Gisela und Fred Obermayer von ihrem neuen Heim Besitz. Den Kindern allerdings fiel der Abschied aus ihrer alten Wohnung und dem vertrauten Umfeld im dichtbesiedelten Wohngebiet schwer. Karola beklagte den weiten Weg, den sie täglich zum Gymnasium zu bewältigen hatte, und Vincent vermisste seine alten Freunde zum Fußballspielen. Auch der Weg zur Praxis war länger geworden. Früh im Berufsverkehr konnte das viel Zeit kosten, aber allmählich kannte man mehrere Schleichwege, auf denen die Fahrtzeit zu verkürzen war. Im Umfeld des neuerrichteten Obermayerschen Hauses sah es noch recht ungepflegt aus. Eine Firma aus der Nachbarschaft wurde beauftragt, eine befestigte und gepflasterte Zufahrt zu der neben dem Haus errichteten Garage anzulegen. Rechts der Zufahrt pflanzten Obermayers Sträucher und Bäume, linkerhand wurde eine größere ebene Fläche vorbereitet, auf der eine Wiese entstehen sollte. Eingerahmt werden würde diese von Rhododendron-Sträuchern, die zum Teil schon vorher auf dem Grundstück gestanden hatten und noch zu ergänzen waren. Das würde der Wiese einen dunkelgrünen, im Frühjahr rot, weiß und violett blühenden wundervollen Rahmen geben. Um die nach Südwesten gerichtete Terrasse sollte eine Blumenrabatte entstehen, für die Gisela schon Pläne entworfen hatte. Manchmal jedoch geriet Obermayer bei den Erdarbeiten im Garten an die Grenzen seiner körperlichen Belastbarkeit. Das machte sich dann mit wochenlangen Rückenbeschwerden bemerkbar. Man musste das halt ertragen, denn die körperliche Ausarbeitung konnte bei seinem Beruf nur von Vorteil sein. Mitunter half ihm Vincent bei den Erdbewegungen und auch der Nachbar hatte seine Hilfsbereitschaft schon angeboten. In den kleinen Pausen, die zwischendurch eingelegt wurden, warf Obermayer befriedigende Blicke auf die schon bewältigte Arbeit. Das war das Schöne und Befriedigende an diesen Gartenarbeiten, dass ein sichtbares Ergebnis entstand. In der Medizin konnte man sich nicht immer an solchen greifbaren Erfolgserlebnissen erfreuen. Von seinem Schreibtisch in der Praxis blickte Obermayer gern in den Park des Klinikums, das entspannte. Vor seinem Fenster entfaltete eine riesengroße, hundertjährige Katalpa ihre Äste. Im April und Mai, wenn alle anderen Bäume schon grünbelaubt das Auge erfreuten, ragte immer noch ihr kahles Geäst in den Himmel. Jeder dachte, dieses Jahr hat sie den Winter nicht überstanden und ist erfroren. Wie ein Wunder prangten dann im Juli die weißen, traubenförmigen Blütenstände an den Ästen und stellten einen einmaligen Blickfang dar.

Diesmal dauerte es ziemlich lange, ehe Frau Grabowski die Wohnungstür öffnete. Obermayer fiel ihr besorgtes Gesicht auf.

Gleich nach der Begrüßung seufzte sie: „Er ist wieder zu Hause. Aber es geht ihm nicht gut!"

„Wir werden sehen", antwortete Obermayer kurz und ging forschen Schrittes in das Wohnzimmer. Eingefallen und leicht zusammenkrümmt hockte Grabowski diesmal in einem der beiden großen braunen Sessel.

„Großer Mist, Herr Doktor!", stieß er hervor. „Dieses furchtbare Zeug gegen den Krebs hat mich total zurückgeworfen. Seit ein paar Tagen habe ich auch Rückenschmerzen bekommen, so dass mir jede Bewegung schwer fällt." Er zeigte mit der rechten Hand über die Schulter. „Nach draußen komme ich jetzt gar nicht mehr! Und der Appetit ist gleich Null. Meine Frau gibt sich solche Mühe, etwas Besonderes für mich vorzubereiten. Steht das Essen dann vor mir, widert es mich an."

„Er isst kaum etwas und trinkt auch nicht viel!", klagte auch Frau Grabowski.

Obermayer überflog den vorläufigen Entlassungsbericht des Krankenhauses, der auf dem Tisch lag. Verdacht auf Knochenmetastasen im Bereich der Wirbelsäule, was die Rückenschmerzen erklären könnte. Die Aussichten waren schlecht. Mit Hilfe der Frau hievte er den Patienten auf die Couch und untersuchte ihn.

Behutsam erläuterte er den Befund und sprach von einer Tochter-geschwulst in der Wirbelsäule.

Erstaunlich gefasst antwortete Grabowski: „Das habe ich mir schon gedacht."

Gemeinsam berieten sie, welche Maßnahmen zur Erleichterung der Situation getroffen werden könnten, über die Mahlzeiten, das Trinken und die Körperpflege bis zu Ablenkungsmöglichkeiten. Laut Klinikbericht sollte die Chemotherapie in der nächsten Woche wieder fortgesetzt werden. Zumindest sah das der Therapieplan so vor. Trotzdem wurde vereinbart, so schnell wie möglich zu-sätzlich einen Pflegedienst in Anspruch zu nehmen, damit Frau Grabowski etwas entlastet würde. Insbesondere bei der Körper-pflege und bei der Verabreichung von Injektionen gegen die Schmerzen kam man ohne solche zusätzliche Hilfe nicht mehr aus. Um die trübe Stimmung etwas aufzuhellen, lies sich Ober-mayer von Grabowskis früherer Tätigkeit als Architekt und Bau-leiter erzählen. Da könne er eine stolze Bilanz ziehen, erzählte er. In vielen unterschiedliche Bauten, überall, stecke seine Arbeit. Er kam richtig ins Schwärmen. Auch Frau Grabowski fühlte sich ani-miert, von ihrer früheren Tätigkeit als Sportlehrerin zu erzählen. Und wie man sich kennengelernt habe, denn ihr Mann habe be-reits eine Ehe hinter sich gehabt. Es wurden glückliche und un-beschwerte Episoden aus der Vergangenheit heraufbeschworen. Für einige Minuten konnte damit die bösartige Krankheit mit ihren Auswirkungen verdrängt werden.

„Rufen sie mich einfach an, wenn sie mich brauchen", rief Obermayer Frau Grabowski zu, als er die Wohnung verließ.

Der Tag in der Obermayerschen Praxis begann mit einer Havarie. Die Pumpe in einem der beiden Systeme der halbautomatischen Waschmaschine, die jeweils Wasser oder Desinfektionslösung durch das Gastroskop zu pumpen hatte, funktionierte plötzlich nicht mehr. Wenn alles korrekt lief, wurden die Geräte zirka 20 Minuten in der Waschmaschine bearbeitet und waren nach rund 30 Minuten wieder einsatzbereit. Da für eine Gastroskopie etwa zehn Minuten benötigt wurden, konnten mit zwei Geräten die Gastroskopien ungefähr im 15-Minuten-Takt durchgeführt werden. Diesem Rhythmus entsprechend wurden die Patienten zu den Untersuchungen bestellt, meist ein bis zwei Patienten mehr, da mitunter Bestellte nicht zum Untersuchungstermin erschienen. Eine Verringerung der Untersuchungsfrequenz wegen Verzögerungen beim Aufbereiten der Geräte brachte den ganzen Ablauf durcheinander. Hektisch hatte Gaby schon mit allen möglichen Handgriffen und Tricks versucht, die defekte Pumpe wieder in Bewegung zu bringen. Aber alles vergebens. Es blieb dabei, eines der beiden Systeme der Waschmaschine konnte nicht benutzt werden, Störungen im Programmablauf waren damit nicht mehr zu verhindern. Gaby hatte auch bereits mit der Herstellerfirma, die in Westfalen ihren Sitz hatte, telefoniert. Manchmal konnte von dort fernmündlich ein Tipp zur Behebung des Fehlers gegeben werden, aber diesmal musste man auf den Service-Monteur warten. Und dieser konnte erst in zwei Tagen kommen. Das bedeutete, dass für die nächsten beiden Tage einige Patienten telefonisch umbestellt werden mussten, um unnötig lange Wartezeiten zu vermeiden. Frau Obermayer und Schwester Inge hatten schon Routine im Umbestellen, da es in letzter Zeit wiederholt zu Störungen an den Geräten oder an der Waschmaschine gekommen war. Kürzlich hatte ein Patient auf das Gerät gebissen und damit den wasserdichten Außenmantel des Gastroskops beschädigt, so dass ebenfalls eine größere Reparatur notwendig wurde. Der Endoskopie-Service funktionierte allerdings recht gut, im Gegensatz zu dem der Waschmaschinen-Firma. Meist kam schon am gleichen Tag Herr Schneider, der Service-Techniker, und reparierte alles sofort oder er brachte gleich ein Ersatzgerät mit. Bei Havarien an der Waschmaschine konnte aber nicht so schnell Abhilfe geschaffen werden. Da war man vom schwerfälligen Service der Waschmaschinen-Firma abhängig.

„Es wäre eben doch besser, wenn wir noch ein drittes Gerät hätten, um solche Situationen besser überbrücken zu können", meinte Gisela Obermayer zu ihrem Mann.

„Natürlich", entgegnete er ärgerlich. „Mit drei Geräten wären wir weniger störanfällig, noch weniger mit vier oder fünf. Das ist nur eine Kostenfrage! Besser wäre es auch, wenn wir an Stelle unserer einfachen Okular-Geräte Videoendoskope verwenden könnten. Und noch viel besser wäre eine neue vollautomatische Waschmaschine!"

Ein neues Endoskop kostete eine stattliche Summe. Das konnte im Moment gar nicht aufgebracht werden, zumal schon die Reparaturen des angebissenen Gerätes einiges an Geld verschlangen. An Rücklagen für Neuinvestitionen war im Moment nicht zu denken, so dass ein Videoendoskop oder eine neue Waschmaschine vorerst Vision blieb. Dringlicher war dann doch eine Gehaltserhöhung für die Mitarbeiter, woran Gisela ihren Mann schon mehrmals erinnert hatte.

Durch den Defekt an der Waschmaschine zog sich an diesem Tag das Gastroskopie-Programm in die Länge. Obermayer nutzte die Zeit, um zwischendurch unangemeldete Sprechstundenpatienten zu behandeln. Während der eigentlichen Sprechstunde wurden dann zwischendurch noch die verspäteten, letzten Gastroskopien durchgeführt. Wenn auch erst gegen 14 Uhr, konnten alle trotz dieser Störungen noch gemeinsam zum Mittagessen gehen, das im Personal- und Umkleideraum im Dachgeschoss eingenommen wurde. Inge hatte eine neue Firma ausfindig gemacht, die ein Mittagessen in Asietten, die in Thermobehältern transportiert wurden, vorbeibrachte. Die ersten Wochen waren alle sehr zufrieden und fanden das Essen schmackhaft. Da sich der Speiseplan mit kleinen Abweichungen wöchentlich jedoch immer wiederholte, ließ die Begeisterung im Laufe der Zeit nach.

So kam es, dass Gaby nach dem Öffnen der Asiette laut stöhnte: „Nein, nicht schon wieder Spagetti mit Tomatensauce. Ich werde in Zukunft nicht mehr mitessen."

„Ihr seid doch anfangs alle zufrieden gewesen!" Inge fühlte sich als Organisatorin des gemeinsamen Mittagessens herausgefordert. „Ich finde das Essen auch nicht gerade umwerfend, aber bei dem niedrigen Preis werden wir kaum eine andere Firma finden, die uns das Essen bringt." Nachdem sie ihre Asiette geöffnet hatte und die ersten Bissen kaute, fügte sie hinzu: „Essen auf Rädern ist eben nicht mit Speisen aus einem Gourmet-Restaurant zu vergleichen."

Gaby schob demonstrativ ihr Essen von sich weg.

Gisela Obermayer versuchte zu schlichten. Von Frau Dr. Heinrich habe sie gehört, dass neuerdings auch die Krankenhausküche in Ausnahmefällen Essen an den Arbeitsplatz bringen würde.

„Ich denke, wir gehören nicht zum Krankenhaus", meldete sich Anna-Maria, der neue Azubi, der im Sommer angefangen hatte.

„Das ist schon richtig. Aber die Krankenhausküche wird jetzt nicht mehr vom Krankenhaus betrieben, sondern von einer Fremdfirma. Da sich unsere Praxis im Krankenhausgelände befindet, wird man vielleicht keine Schwierigkeiten machen."

„Möchte einer mein Essen?", fragte Gaby, um nochmals ihre ablehnende Haltung kund zu tun. Keiner wollte, so dass Gaby ärgerlich ihre Spagetti in den Mülleimer warf. Die anderen aßen schweigend ihre Mahlzeit, vielleicht weil das Bändigen der biegsamen schmalen und langen Teigware eine gewisse Konzentration erforderte.

„Du hast dich mit Tomatensauce bespritzt!", rief Gisela ihrem Mann zu, als dieser wie immer als erster aufstand.

„Mist!", knurrte er und ging ans Waschbecken, um mit Wasser notdürftig den roten Fleck vom Kittel zu entfernen, was natürlich nur unzureichend gelang.

Inge konnte ein Lächeln nicht unterdrücken. Wenn der Chef mit dem Reinigen seines Kittels beschäftigt war, konnten sie nämlich alle noch sitzen bleiben und mussten nicht gleich in die Praxis hinuntergehen. Spagetti mit Tomatensauce war eben doch nicht so schlecht.

Grabowski war erneut aus dem Krankenhaus entlassen worden und seine Frau hatte um einen Hausbesuch gebeten.

„Heute liegt er im Schlafzimmer", empfing Frau Grabowski den Doktor an der Wohnungstür.

„Er fühlt sich sehr schwach und kann nur mit meiner Hilfe auf die Toilette gehen. Mit dem Essen ist es eine Katastrophe. Gestern hat die Tochter meines Mannes, zu der wir nur noch gelegentlich Kontakt hatten, uns besucht. Ich glaube, das hat meinem Mann gut getan."

Grabowski begrüßte den Doktor und versuchte, seinen Händedruck zu erwidern. Er habe jetzt das Bett vorgezogen, da er auf der Couch nicht mehr liegen könne. Aber das Richtige sei das auch nicht. Die Krankenschwester von der Sozialstation, die früh und abends komme, sei sehr nett. Und nach der Spritze gingen die Schmerzen deutlich zurück. Allerdings sei er immer sehr müde. Mit dem Stuhlgang sei das jetzt sehr problematisch geworden und der Reizhusten ließe auch nicht nach. Obermayer hörte Lunge und Herz ab, maß den Blutdruck und palpierte den Bauch. Die Wirbelsäule war unverändert klopf- und druckempfindlich. Die Dosis des Betäubungsmittels wurde erhöht und für den Bedarfsfall Betäubungsmittel-Suppositorien verordnet. Außerdem schrieb er die Verordnung eines speziellen Pflegebetts aus. Die Empfehlung dazu stammte von der Pflegeschwester. Grabowskis Frau hatte sich bereits bei der Krankenkasse erkundigt, wo ein solches Bett zu bekommen sei, und in der Wohnung gemessen, ob genügend Platz vorhanden wäre. In das sogenannte Gästezimmer würde es passen. Obermayers Vorschlag, vielleicht doch eine Hospiz-Station in Anspruch zu nehmen, wurde von beiden kategorisch abgelehnt. Grabowski hatte schon mehrfach durchblicken lassen, dass er schon bald mit seinem Tode rechne. Das sei wohl nach dem heutigen Stand der Medizin nicht mehr zu ändern. Vielleicht könne man die Zeit noch etwas hinausschieben und die Beschwerden lindern, da hoffe er auf des Doktors Hilfe. Aber wenn es unerträglich werde, dann müsse eben Schluss sein. Seine Vorstellung sei es nun einmal, zu Hause bei seiner Frau zu sterben. Diese stand an der Tür und hatte Tränen in den Augen, als sie die Worte ihres Mannes hörte. Obermayer war von der klaren Ansage überrascht, sie passte zu Herrn Grabowski. Trotzdem versuchte der Doktor nochmal, auf die Vorteile einer Hospiz-Betreuung hinzuweisen, die rund um die Uhr stattfinde und reichlich medizinische und auch psychologische Hilfe biete, was er mit Pflegeschwester und seinen kurzen Hausbesuchen nicht bieten könne. Grabowski schüttelte nur den Kopf und blickte seine Frau an. Nächste Woche sollte eine weitere stationäre Behandlung in der Onkologie stattfinden. Grabowski war sich nicht sicher, ob er das mit sich machen ließe. Wenn er das Gefühl habe, er komme vielleicht nicht wieder, würde er nicht ins Krankenhaus gehen.

Der Neubau für die Kassenärztliche Vereinigung war inzwischen bezugsfertig geworden. Er lag ebenfalls in der Peripherie der Stadt, aber der Weg dorthin war von der Praxis aus kürzer geworden.

Als Obermayer das erste Mal die großzügigen, aber kühlen und nüchternen Räume der KV zur Prüfärztesitzung betrat, traf er einen ehemaligen Studienkollegen wieder, den er seit dem Examen nicht mehr gesehen hatte. Zunächst hatten sich beide gar nicht gleich erkannt. Erst nachdem der andere Obermayer ansprach, fiel es diesem wie Schuppen von den Augen: Das ist doch der Berthold Riedel aus der Nachbarseminargruppe. Während des Studiums hatten beide öfter gemeinsam mit einer Clique aus dem Studienjahrgang etwas unternommen. Man hatte sich zu Feten getroffen, ging zum Fußballspiel oder auch mal ins Konzert. Nach dem Examen hatten sich fast alle aus den Augen verloren. Berthold Riedel absolvierte seine Facharztausbildung in einer Kleinstadt in der Lausitz und arbeitete dann bis zum Ende der DDR im dortigen Krankenhaus. Aber wie in allen neuen Bundesländern gab es nach der Wende auch in Sachsen zu viele Krankenhausbetten, zumindest nach den Regelungen in der alten Bundesrepublik. Eine Reduzierung der Bettenzahl war also vorprogrammiert. Zuerst wurden die kleineren Krankenhäuser wegrationalisiert, sie hatten keine Perspektive. Später wurden die Betten der mittleren Krankenhäusern reduziert. So habe er sich eben als Facharzt niedergelassen. Die Prüfarzttätigkeit bei der KV habe er gleich nach der Niederlassung übernommen. Eigentlich arbeite er sonst in der Gruppe der Prüfärzte, die sich mit den Medikamentenkosten befassten. Da aber zur Zeit in der Kategorie zur Überprüfung der Leistungsabrechnung nicht ausreichend Prüfärzte zur Verfügung stünden, sei er vorübergehend hier eingesetzt worden. So traf man sich also nach über 30 Jahren wieder.

„Die Prüftätigkeit ist ja nicht unbedingt ein Höhepunkt meiner ärztlichen Tätigkeit!" erklärte der Kollege aus der Lausitz. „Ich mache das, um mich und meine Kollegen vor ungerechtfertigten Regressen zu schützen. Du glaubst gar nicht, wie scharf die Krankenkassenvertreter manchmal vorgehen wollen und würden. Regresse über 10 000 DM kann doch kein Kollege ohne nachhaltigen Schaden überstehen. Da bin ich immer dagegen. Natürlich gibt es unter den Kollegen auch schwarze Schafe, die unsere ganze Innung in Misskredit bringen! Das ist bei der medikamentösen Therapie ebenso wie bei der Leistungsabrechnung. Zum Beispiel habe ich heute die Abrechnung eines Kollegen vorzustellen, der eine Leistungsziffer pro Tag so oft abgerechnet hat, dass der Tag – die vorgegebenen Normzeiten als Grundlage zusammengerechnet – mindestens 60 Stunden haben müsste. Entweder liegen da ein Interpretations- und Verständnisfehler, ein Irrtum oder betrügerische Absicht vor. Das letztere ist eigentlich die Ausnahme. Aber das sind hier nur kleine Fische, die wir bearbeiten."

Er machte eine Pause und fuhr dann fort: „Unter der hässlichen Überschrift ‚Abzocke in Weiß' las ich erst kürzlich über Betrügereien in einem Herzzentrum. Da ging es bei Falschabrechnungen um Größenordnungen, die wir nicht mal als Jahresumsatz haben. Ich wollte es fast nicht glauben. Und das war alles auch sehr emotional geschrieben, um Stimmung gegen die Ärzte zu machen. Am Ende sah es so aus, als ob es keinen gierigeren und betrügerischeren Berufsstand als den der Ärzte gäbe. Als ich kürzlich einem Vertreter der KV von diesem Artikel erzählte, meinte dieser, oftmals würden solche Berichte von den Krankenkassen in die Öffentlichkeit kolportiert, um Druck gegen die Ärzteschaft aufzubauen. Meist passiere das vor den jährlichen Vergütungsverhandlungen von Krankenkassen und KV."

Obermayer schaute etwas unsicher sein Gegenüber an. Hatte er das nicht schon einmal gehört?

„Für mich ist das alles neu. Ich mache das heute erst zum zweiten Mal", entgegnete er.

Dann ging die Sitzung los. Man saß an Tischen, die in einem Rechteck aufgestellt waren. An der Stirnseite saßen die KV-Vertreter und der Vorsitzende der Prüfkommission, an der einen Längsseite hatten die Prüfärzte Platz genommen, denen die Vertreter der Krankenkassen gegenüber saßen. Die andere Schmalseite war manchmal von Prüfärzten besetzt, manchmal auch leer. Obermayer musste schmunzeln: das war fast symbolisch, hier herrschten klare Fronten. Die Sitzung wurde vom Vorsitzenden, einem jüngeren Allgemeinpraktiker, den Obermayer nur flüchtig kannte, eröffnet.

Jeder Prüfarzt hatte seine „Fälle" vorzutragen und entsprechende Maßnahmen vorzuschlagen. Dann wurde darüber diskutiert und auch die Krankenkassenvertreter unterbreiteten ihre Vorschläge. Zum Schluss erfolgte die Abstimmung. Stimmberechtigt waren je ein Vertreter der Krankenkassen und der Prüfärzte, sowie der Vorsitzende. Obwohl mitunter recht konträre Meinungen vorgetragen wurden, kam es meist zu einem einvernehmlichen Ergebnis. Die praktische Umsetzung der Konsequenzen der Prüfungen oblag den Mitarbeitern der KV. Die heutige Sitzung der Kommission dauerte länger als Obermayer gedacht hatte. An andere Besorgungen, die er sich noch für den Tag vorgenommen hatte, war nicht mehr zu denken. Nach Beendigung der Sitzung wurde er von einem Herrn, den er glaubte bei den Vertretern der Krankenkassen gesehen zu haben, angesprochen.

„Wenn ich richtig gehört habe, arbeiten Sie im Ärztehaus im Stadtzentrum. Dann sind Sie doch sicher ein Kollege von Frau Dr. Neumann. Würden Sie ihr bitte viele herzliche Grüße von mir ausrichten? Mein Name ist Kehrbach."

Verdutzt schaute er seinen Gegenüber an: „Frau Dr. Neumann arbeitet nicht mehr bei uns. Sie ist verstorben."

„Ach!", entfuhr es dem Mann. „Das wusste ich nicht. Das tut mir aber leid! Ich bin nämlich ein ehemaliger Bekannter und Patient von ihr. Sie hat mir vor einiger Zeit nämlich sehr geholfen."

„Wenn Sie mehr wissen wollen, müssten Sie sich an Frau Dr. Rebentisch, Frau Neumanns Kollegin, wenden. Die kann Ihnen vielleicht auch die Adresse des Bruders geben."

„Vielen Dank!"

Der Stapel Fachzeitschriften neben dem Schreibtisch wurde immer größer. Gisela hatte schon mehrere kritische Bemerkungen dazu fallengelassen. Obermayer musste ihr Recht geben, er war im Studium der Fachzeitschriften sehr säumig geworden. Wenn er abends nach der Sprechstunde nach Hause fuhr, erledigte er auf dem Heimweg meist noch ein oder zwei Hausbesuche. Zu Hause angekommen, stand erst einmal die Familie, die meist schon das Abendbrot hinter sich hatte, im Vordergrund. Während Obermayer sich nebenbei die Reste vom Abendbrot einverleibte, erfolgte der Informationsaustausch mit den Kindern. Erlebnisse in der Schule, Probleme mit den Freunden, Befindlichkeitsstörungen, Vorhaben für den nächsten Tag, Pläne fürs Wochenende. Die Zeit reichte meist nur für einen Bruchteil der Themen. Vieles hatten die Kinder vorher schon mit Gisela beredet. Der Erste musste dann meist schon ins Bad, in der Regel war es Vincent als Jüngster, zumal Karolas Aufenthalt im Bad immer etwas länger dauerte. Im neuen Heim spielte das jetzt allerdings keine große Rolle mehr, da Karola hier ein eigenes Bad nutzen konnte. Obermayer setzte sich dann meist auf die Couch und las Zeitungen. Zuerst kam die Tageszeitung dran, dann eine Wochenzeitschrift, die ihnen in einem Haustürgeschäft aufgeschwatzt worden war, und deren Kündigungstermin man wiederholt verpasst hatte. Letzteres war ärgerlich, andererseits wurde durch diese Zeitschrift auch viel Hintergrundwissen über Politik, Wissenschaft und Kultur vermittelt. Da es manchmal in der Praxis unklare medizinische Befunde oder Situationen gegeben hatte, musste Obermayer abends gelegentlich in medizinischen Büchern nachschlagen, um sich diagnostische oder therapeutische Anregungen für das weitere Vorgehen zu holen. Dann blieb die ganze weitere Zeitungslektüre liegen. Sie wurde am nächsten Tag im Schnellverfahren nachgeholt oder unterblieb ganz. Das tägliche Lesepensum konnte nicht im geringsten mit den neu hinzukommenden Druckerzeugnissen Schritt halten. Wenn dann die Aktualität gar zu sehr nachhinkte, wurde kurzerhand der älteste Stapel ungelesen entsorgt. Im Bett widmete man sich lieber der schöngeistigen Literatur, die ohnehin viel zu kurz kam. Je nach Lektüre fielen aber nach ein paar Seiten die Augen zu. Von einzelnen Handgriffen abgesehen, eine Hilfe im Haushalt war Obermayer überhaupt nicht. Das blieb alles an Gisela hängen. Seit man hier im eigenen Haus wohnte, wurden allerdings auch die Kinder einbezogen und gefordert, mit mehr oder weniger Zustimmung. Das Wochenende bot mehr Zeit zum Lesen, wenngleich dann Arbeiten in Haus und Garten den Vorrang hatten. Zu Obermayers Leidwesen zeigten weder Karola noch Vincent viel Neigung zu gärtnerischen Betätigungen. Hingegen für Wanderungen, Theaterbesuche und Fahrten mit dem Auto als Familienunternehmungen waren die Kinder eher zu begeistern. In letzter Zeit kam es seltener dazu, denn Karola fand es mit der Familie nicht mehr so reizvoll. Erst war es Vermutung, dann wussten Gisela und Fred – Karola hatte einen Verehrer. Obwohl sie schon einige Jahre mit ihm gemeinsam in die gleiche Schule und Klasse ging, hatte sich erst jetzt aus der gegenseitigen Sympathie so etwas wie Liebe entwickelt. Keiner konnte ohne den anderen sein, alles musste gemeinsam getan werden. Die Eltern sahen es mit Freude, aber auch mit Sorge. Es schien so, dass jetzt bei beiden die Zeit füreinander Priorität vor allen anderen Aufgaben hatte. Da musste, wenn auch vorsichtig, Einfluss genommen werden, darüber waren sich Gisela und Fred einig. Aber wie am besten?

Die elektrische Wanduhr klickte leise in Minutenabständen, wobei der große Zeiger immer ein kleines Stück zu weit sprang. Inge schaute auf: schon fast 19 Uhr. Leicht nach vorn gebückt saß sie vor dem Bildschirm, während Anna-Maria, der Azubi, neben ihr mühsam auf einem Zettel notierte Patienten- und Präparate-Namen buchstabierte. Es war die Liste der telefonisch übermittelten Wünsche an Wiederholungsrezepten und Überweisungsscheinen.

„Du musst doch lesen können, was du aufgeschrieben hast. Gib mal her."

Ärgerlich versuchte Inge, das Aufgeschriebene zu lesen und sagte dann resigniert zu Anna-Maria: „Na ja, das ist wirklich schwierig. Da stimmen weder die Namen der Patienten noch die der Medikamente. Du musst dir das eben buchstabieren lassen, wenn du am Telefon bist. Bei deinem Gekritzel weiß man jetzt nicht genau, um welchen Patienten es sich handelt oder wie das Medikament heißt. Am besten, du rufst dir im Computer immer gleich den entsprechenden Patienten auf, zur Kontrolle Geburtsdatum und Anschrift abfragen und vergleichen. Da ist es dann kein Problem, ein Wiederholungsrezept auszudrucken. Das bietet dir der Computer sogar an. Wenn du es fertig gedruckt hast, legst du es in die Mappe für den Doktor zur Unterschrift."

Anna-Maria nickte.

„Alles Neue ist am Anfang schwierig. Im Laufe der Zeit wirst du auch die Namen der Patienten und der Medikamente im Gedächtnis behalten. Im Zweifel musst du eben fragen. Außerdem wirft der Doktor ohnehin noch einen prüfenden Blick auf das Rezept, ehe er es unterschreibt. Deswegen haben wir ja auch keine Blanko-Rezepte, wie das in vielen Praxen üblich ist. Leider! Das würde uns einen Arbeitsgang ersparen. Aber du siehst, der Kontrollblick des Doktors hat schon seine Berechtigung!"

Inge räumte ihren Platz vor dem PC und Anna-Maria musste die Rezepte selbst erstellen und ausdrucken. Während diese sich mit den Rezepteingaben abquälte, sortierte Inge mehrere Befunde in die Patientenunterlagen ein.

„Irgendwann werden wir diese Patiententaschen auch abschaffen müssen. Dann werden die Befunde und Berichte gleich in den Computer eingegeben. Das wird die papierlose Praxis."

Der Doktor war ein skeptischer Mensch und wollte sich nicht komplett auf den Computer verlassen. Zu oft hatte er von abgestürzten Computern oder anderweitig verlorengegangenen Daten gehört. Schriftliche Befunde und Dokumente wurden weiterhin in den Patientenakten aufbewahrt, während die Registrierung von Leistungsziffern und Rezeptverordnungen nur noch im PC erfolgten. Allerdings wuchs im Laufe der Jahre die Masse der Patientenakten und füllte inzwischen schon mehrere Karteischränke. Der Raum in der Praxis war ohnehin beengt. Irgendwann würde der Doktor einsehen müssen, dass die doppelte Sicherheit auch ihre Grenzen hatte. An die elektronische Abrechnung hatte er sich auch gewöhnt. Die Quartalsabrechnung per Computer wurde von allen als riesige Erleichterung empfunden. Was früher Tage dauerte, erfolgte jetzt in Stunden.

Sie schob den Karteischubkasten in den Tresen.

„Eigentlich wären wir dann fertig, wenn der Doktor die letzte Konsultation beendet hat. Anna-Maria, du kannst aber schon eher gehen, wenn du deine Arbeit erledigt hast. Ich beende alles andere hier."

„Ich bin schon fertig." rief Anna-Maria! „Ich will nämlich heute Abend noch auf den Striezelmarkt gehen."

„Du triffst dich wohl mit deinem Freund?"

„Das wird nicht verraten", lautete die Antwort.

„Da pass nur auf. Vielleicht gehe ich heute Abend auch noch mal kurz über den Striezelmarkt und treffe dich vielleicht."

Am Morgen hatte es wieder Störungen im Gastroskopie-Programm gegeben. Der Luft-Wasser-Kanal eines Gerätes war verstopft. Gaby hatte sofort Herrn Schneider vom Service der Endoskop-Firma angerufen. Dieser war gerade in einer anderen Stadt im Einsatz, konnte aber glücklicherweise über sein Handy erreicht werden. Für Mittag sagte er seinen Besuch zu. Er bringe auch gleich ein Ersatzgerät mit. Bis dahin stand allerdings wieder nur ein Gerät zur Verfügung und damit waren Verzögerungen am Vormittag nicht zu vermeiden. Frau Obermayer informierte die Patienten im Wartezimmer, dass es heute wegen eines Gerätedefektes etwas länger dauern würde. Keiner murrte, obwohl innerlich sicher der eine oder andere sehr verärgert war. Die Programmlücken nutzte Obermayer wie immer für die Patienten, die auf eine Konsultation in der Sprechstunde warteten. Das ließ sich allerdings nicht immer so präzise einrichten, dass er gerade wieder zur Einsatzzeit des desinfizierten Gerätes zur Verfügung stand. Zum einen gab es Patienten, die gerade für heute eine ausführliche Aussprache mit dem Doktor geplant hatten, zum anderen kamen auch schwere Akuterkrankungen, die nicht in einer vorgegebenen kurzen Zeit zu versorgen waren. Das brachte weitere Verzögerungen mit sich. Kein Wunder, dass Obermayer etwas gereizt war und Mitarbeitern und Patienten heute etwas unfreundlich erschien. Die Spannung löste sich, als mittags Herr Schneider auftauchte und das ersehnte Ersatzgerät mitbrachte. Das defekte Gastroskop musste mitgenommen werden, um in der Werkstatt repariert zu werden.

„Ich denke, wir brauchen einfach noch ein drittes Gerät", bemerkte Frau Obermayer beim Mittagsessen. Auch Gaby stimmte mit ein.

„Ich denke das auch. Da führt kein Weg vorbei", entgegnete Obermayer. „Ich habe schon mit Herrn Schneider gesprochen. Ein neues Gerät kostet mindestens 15 000 DM. Ehe ich mich dazu entschließe, muss ich allerdings erst wissen, was die Reparatur des defekten Gerätes kostet."

„Ich möchte mal wissen, wie das die Ärzte machen, die nur ein Gerät haben. Die müssen doch auch mit diesen Störungen fertig werden."

„Die machen einfach eine geringere Untersuchungszahl und bestellen entsprechend weniger Patienten. Wenn das Gerät defekt ist, werden alle nach Hause geschickt. Ganz einfach!"

Hatte das Frau Obermayer jetzt ernst gemeint? Gaby schaute verunsichert auf ihren Chef. Der aber zeigte keinerlei Reaktion.

Es war schon dunkel geworden, als Gisela den Striezelmarkt verließ. Originell geschmückte und beleuchtete Buden, illuminierte Weihnachtsfiguren und Pyramiden, die große, mit unzähligen Kerzen bestückte Fichte inmitten des Platzes und auch die Straßenlampen – alles verbreitete ein romantisches, warmes Licht über dem Altmarkt. Im Kontrast dazu stand das helle, gleißende Licht tausender kleiner Lämpchen an den Fassaden der angrenzenden Wohnbauten, das Eiszapfen darstellen sollte. Gedämpft an- und abflutende Weihnachtslieder aus irgendeiner Ecke des Platzes, Bratwurst- und Glühweinduft sowie die phantasievollen Dekorationen an den Buden – da konnte man sich der Vorweihnachtsstimmung nicht entziehen, auch wenn in diesem Jahr wieder der Schnee fehlte und die Temperaturen über dem Gefrierpunkt lagen. Gisela konnte nachempfinden, dass es Dresdener gab, die jeden Tag einmal über den Weihnachtsmarkt gingen. Für die Kinder hatte sie noch ein paar Geschenke zu besorgen, die auf dem Weihnachtsmarkt nicht erhältlich waren. Sie musste also doch noch in eines der Kaufhäuser der Innenstadt gehen, die sich in der Nähe befanden. Offenbar war sie nicht die Einzige, die dies vorhatte. Ein richtiger Menschenstrom wälzte sich in Richtung Kaufhäuser der Innenstadt und in der Gegenrichtung. Das Rot einer Ampel stoppte den Strom, während Kolonnen von Autos den Weg der Massen querten. Kaum hatte die Ampel umgeschaltet, stürzten die Menschen auf die Straße, drängten sich durch den gegenläufigen Passanten-Strom oder umgingen ihn in den Randzonen des Fußgängerüberganges. Von der Weihnachtsstimmung, die gerade noch in der Luft lag und alles verschönt hatte, war hier nicht mehr viel zu spüren. Gisela betrat das Kaufhaus. Hinter den Flügeltüren blies ihr ein warmer Luftstrom unangenehm entgegen. Ganz schöner Betrieb, dachte sie. Sie ging an den hell beleuchteten Auslagen des Erdgeschosses vorbei. Ihr Ziel: Computer und Unterhaltungselektronik. Zu Hause besaßen sie jetzt auch einen Computer und Vincent hatte damit neben dem Fußball ein neues Hobby entdeckt. Vielleicht fand sie hier etwas Passendes für ihn. Eigentlich sollte das Fred machen, aber der hatte wie immer keine Zeit. So blieb das an ihr hängen. Andererseits kaufte sie gerne etwas Schönes für ihre Lieben ein. Für Karola musste sie auch noch etwas finden. Als nächstes würde sie noch in die Schuhabteilung gehen und bei der Damenkonfektion vorbeischauen, um dort nach etwas Geeignetem zu schauen. War das dort nicht Frau Dr. Rebentisch? Ja, natürlich, jetzt konnte sie es erkennen. Aber wer war der Mann an ihrer Seite? Es hieß doch, ihr Ehemann habe sie verlassen und sei von der Bildfläche verschwunden. Vielleicht war das der neue Freund? Vielleicht wusste Fred etwas davon. Obwohl pro forma eine Großstadt, war Dresden eben doch ein Dorf. Wenn sie in der Innenstadt einkaufen ging, traf sie immer mindestens eine Bekannte oder einen Bekannten. In der Schuhabteilung herrschte Hochbetrieb, da war kein Rankommen. Ein Blick auf die Uhr, die Zeit wurde knapp. Da konnte sie nicht warten, bis sie dran kam. Vielleicht war in der Konfektionsabteilung nicht so ein Andrang. Sie reihte sich in den Menschenstrom ein, den die Rolltreppe nach oben beförderte.

Das neue Pflegebett nahm viel Platz ein, so dass der Raum noch kleiner wirkte, als er eigentlich schon war. In der Ecke stand ein kleines Tischchen. Eine niedrige Vase mit zwei weißen Christrosen und Fichtenzweigen erinnerte in dem kahlen Raum an die Weihnachtszeit. Grabowskis Kopf lag matt auf dem Kissen. Er hob ihn nicht einmal, als Obermayer eintrat und ihn begrüßte. Auf den ersten Blick war zu sehen, dass ihn die bösartige Krankheit voll im Griff hatte. Er sprach sehr leise, so dass sich Obermayer manchmal zu ihm herabbeugen musste, um alles zu verstehen. Das Sprechen strengte den Kranken an, die Luft reichte nicht. Hilfsbereit übernahm Frau Grabowski die Kommunikation. Er esse so gut wie nichts, wenigstens trinke er jetzt etwas. Sie habe ihm kürzlich sogar ein halbes Glas Bier gegeben, nach welchem er verlangt habe. Dann habe er aber nur zwei/drei Schluck getrunken. Die Schwestern von der Sozialstation kämen zweimal am Tag vorbei. Morgens käme meist eine sehr nette Schwester, die auch die Körperpflege vornähme. Abends verabreichten unterschiedliche Mitarbeiterinnen die Spritze. Selbst an den Weihnachtsfeiertagen habe es prima geklappt. Mittags gebe sie selbst ihrem Mann das Betäubungsmittel-Zäpfchen. Sie denke, dass er nachts einigermaßen schlafe. Grabowski war offensichtlich nicht dieser Meinung, denn er hob protestierend die Hand. Verunsichert schilderte Frau Grabowski, dass sie zwar mehrmals nachts nach ihm schaue, da schliefe er meistens. Aber es könne natürlich sein, dass er dazwischen wach sei. Vielleicht könnte die Medikamenten-Dosis abends etwas erhöht werden? Obermayer nickte, er werde es veranlassen. Nach der Untersuchung des Schwerkranken waren noch mehrere Rezepte über Medikamente und Pflegemittel sowie Pflegeanweisungen aufzuschreiben, weshalb Frau Grabowski und Obermayer ins Wohnzimmer gingen. Ihr Mann wolle nicht mehr ins Krankenhaus, sagte sie. Er weigere sich jetzt manchmal sogar, die Medikamente einzunehmen. Eine Nachbarin im Haus habe sich bereit erklärt, bei ihrem Mann zu bleiben, wenn sie Wege zu erledigen habe oder einkaufen gehen müsse. Das sei eine große Hilfe.

Das neue Jahr hatte recht arbeitsintensiv angefangen. Eine Häufung von Erkältungskrankheiten, die auch um die Praxen der Internisten keinen Bogen machte, ließ die Zahl der unbestellten Patienten in die Höhe schnellen. Die Vormittagssprechstunde war gerade zu Ende, als sich Frau Dr. Heinrich ins Zimmer drängte. Sie blätterte einige Patientenunterlagen vor Obermayer auf den Schreibtisch. Fragend schaute er sie an. Irgendwie sah sie heute anders aus als sonst.

„Ich wollte einfach mal ihren Rat zu dieser Patientin hören."

Bei einer älteren Patientin mit hohem Blutdruck und einem Herzklappenfehler habe Obermayer bei der kürzlich durchgeführten Gastroskopie ein Magengeschwür festgestellt. Die empfohlene Behandlung mit einem der jetzt gängigen neuen Medikamente habe jedoch keine befriedigende Besserung gebracht. Da außerdem bei der histologischen Untersuchung der Gewebsproben bestimmte Bakterien nachgewiesen worden seien, habe er im Befund eine Eradikation, das heißt Beseitigung dieser Bakterien mit Medikamenten angeraten. Leider bestehe aber bei der Patientin eine Penicillin-Allergie, so dass die empfohlene Bakterien-Eradikation, die üblicherweise mit Penicillin und einem zweiten Antibiotikum durchgeführt würde, nicht möglich sei. Obermayer riet, die Behandlung mit einer anderen antibiotischen Kombination durchzuführen. Es gäbe diesbezüglich mehrere Empfehlungen. Er suchte in seinem Schreibtisch und fand eine Zusammenfassung der zur Zeit angewandten Medikamentenkombinationen zur Eradikation der nachgewiesenen Bakterien. Sie solle aber auf jeden Fall die Patientin danach zu einer Kontroll-Gastroskopie schicken.

„Solange das Ulkus nicht abgeheilt ist, kann immer noch ein Malignom dahinterstecken."

Kaum hatte er die Worte gesagt, tat es ihm leid. Er hatte sich sehr schulmeisterlich verhalten, zumal Frau Heinrich diesbezüglich immer sehr sensibel war. Etwas verlegen schaute er sie an und versuchte seine Worte abzumildern: „Aber das wissen Sie ja alles."

Frau Heinrich ließ sich nichts anmerken und schaute ihn mit großen Augen an. Da fiel Obermayer auf, was sich an ihr verändert hatte: Sie trug eine neue Brille mit breitem Bügel und eingearbeiteten glitzernden Steinchen. Sollte er dazu was sagen? Besser er schwieg, sie würde sein Lob vielleicht als ironische Bemerkung auffassen.

„Ich bin aus der CDU wieder ausgetreten", sagte sie plötzlich.

„Wieso das denn?", fragte Obermayer. „Ich habe sie gerade deshalb bewundert, dass sie die Initiative ergriffen haben, aktiv bei der Gestaltung unserer Gesellschaft mitzuhelfen."

„Ach, wissen Sie, Aufträge zu erfüllen, die nicht meiner Überzeugung entsprechen, sind nicht mein Ding. Und diese taktischen Spielchen, die dort getrieben werden, sind auch nicht meine Sache. Ich bin immer ehrlich, daher falle ich oft wegen meiner abweichenden Meinung auf. Da gilt man schnell als undiszipliniert. Um weiterem Ärger vorzubeugen, bin ich einfach von selbst wieder ausgetreten."

Erstaunlich, wie schnell die Kollegin ihre Entschlüsse und Entscheidungen revidieren konnte. Er selbst war kein Freund von schnellen Entscheidungen.

„Haben Sie sich denn schon entschieden, ob Sie als Hausärztin oder als Fachärztin weiterarbeiten werden?"

„Ja", antwortete Frau Heinrich. „Ich werde als hausärztliche Internistin arbeiten. Wenn ich mich weiterhin mit dem Schwerpunkt Kardiologie befassen wollte, dann müsste ich mir weitere, neue und teure Geräte anschaffen, um auf dem Laufenden zu bleiben und den qualitativen Anforderungen, die ständig steigen, zu genügen. Dazu müsste ich mich erneut verschulden. Das werde ich bestimmt nicht tun. Außerdem müsste ich viele meiner Dauer-Patienten an einen Hausarzt abgeben, da ich sie als Kardiologe nicht weiter betreuen dürfte!"

Obermayer nickte. „Ich habe mich nunmehr schweren Herzens für den Hausarzt-Bereich entschieden. Nicht nur wegen meiner vielen Dauerpatienten, sondern auch wegen der jetzigen, besseren Honorierung. Aber wohl ist mir dabei nicht, wenn ich am Ende dann vielleicht nicht mehr endoskopieren darf. Da in der Stadt aber immer noch ein großer Mangel an endoskopierenden Praxen besteht und damit unvertretbar lange Wartezeiten auf eine Untersuchung, will ich als hausärztlicher Internist eine Sonderzulassung für endoskopische Untersuchungen beantragen. Ich hoffe zumindest, dass es mir gelingt."

Sie nickte.

Unvermittelt fragte sie plötzlich: „Haben Sie eigentlich schon einmal Ihre Stasi-Akte angefordert?"

„Ja, aber man hat bis jetzt keine über meine Frau und mich gefunden."

„Das ist ja auch kein Wunder. Vor der Erstürmung der Stasi-Zentrale in Dresden sollen ja noch säckeweise Unterlagen geschreddert und manche sogar in der Elbe entsorgt worden sein."

„Man hat meiner Frau und mir geschrieben, dass noch nicht alle Unterlagen gesichtet worden seien, und wir uns nochmals nach einiger Zeit melden sollen."

„Ich habe meine Akte eingesehen. Da steht nur Blödsinn und oberflächliches Zeug drin. Zum Beispiel, Zielperson verlässt das Haus und steigt in die Straßenbahn oder sie kauft eine Zeitung am Kiosk. Oder: Person geht häufig ins Theater. Die Beobachter sind nur mit Decknamen genannt. Wenn keine eindeutig reproduzierbare Situation vorlag, hat man keinen Hinweis auf die berichtende Person. Also mir hat die ganze Einsicht nicht viel gebracht. Das hätte ich mir ersparen können."

Obermayer nickte. „Ich bin gespannt, ob sich über mich oder meine Frau noch etwas findet. Schließlich ist meiner Frau das Medizinstudium wiederholt verwehrt worden. Wir vermuteten bei ihr als Handwerkertochter soziale Gründe dahinter, aber es könnten sich in den Unterlagen auch andere Belege finden."

Für den ersten sogenannten Qualitätszirkel der gastroenterologisch tätigen Ärzte hatten die sponsernden Pharmafirmen ein Mittelklasse-Hotel in der Peripherie der Stadt ausgewählt, das über einen geeigneten Veranstaltungsraum verfügte. Als Moderator trat Kollege Weißhaupt auf, der sich schon zum letzten Stammtisch ins Gespräch gebracht hatte. Es zeigte sich, dass zahlreiche interessierte Ärztinnen und Ärzte, auch aus dem Umland von Dresden, der Einladung gefolgt waren. Am Ende waren um die dreißig Kolleginnen und Kollegen gekommen. Wie Kollege Dr. Weißhaupt in der Begrüßung darlegte, war der Qualitätszirkel für alle gastroenterologisch tätigen Ärzte aus der Region gedacht, also nicht nur für Gastroenterologen und Internisten, sondern auch für Chirurgen, Pathologen und andere, die sich mit den Erkrankungen des Verdauungstraktes beschäftigten. Für den Hauptvortrag war heute Prof. Haustein vom Uniklinikum gewonnen worden. Seine lockere Art des Referierens fand bei den Zuhörern viel Anklang, zumal er seine Ausführungen mit vielen Bildern und Fallbeispielen untersetzte. Es ging um Diagnostik und Therapie bösartiger Pankreaserkrankungen. Eine Diskussion am Ende des Vortrages setzte allerdings nur zögerlich ein. Vielleicht war der Abstand der alltäglichen Praxis in der Peripherie zum neuesten Stand der Medizin an der Universität, wie soeben dargelegt worden war, zu groß? Vieles hatte Obermayer darüber schon gelesen, aber manches war ihm neu. Selbstkritisch musste er zugeben, das Lesen der Fachliteratur war in den letzten Jahren sehr in den Hintergrund gerückt, so dass er – wie er gerade feststellte –

keineswegs auf dem neuesten Wissensstand war. Wahrscheinlich ging es den anderen Kollegen ähnlich. Umso mehr überraschte ihn, dass Kollege Weißhaupt recht gut informiert war, auch aktuelle Fachliteratur zitieren konnte und souverän die Diskussion lenkte.

„Der hat sich bestimmt gut vorbereitet", flüsterte Dr. Naumann, der neben Obermayer saß.

In der weiteren Diskussion ging es um Qualitätssicherung in den Praxen. Die Bundes-KV verlangte von den Vertragsärzten die Einführung eines sogenannten Qualitätsmanagements. Mittels entsprechender Computerprogramme sollten alle Maßnahmen und Tätigkeiten, Ziele und Verantwortlichkeiten, die der Qualitätsverbesserung der Praxisarbeit dienten, festgelegt und dokumentiert werden. Einzelne Kollegen hatten damit bereits begonnen. Ihre Erfahrungen waren allerdings niederschmetternd. Das Ganze schien ein bürokratisch anmutendes Monster zu sein, dessen Installation schon einiges an Geld und Zeit kostete. Offenbar war das anderenorts ähnlich beurteilt worden. Zumindest war der vorgegebene Termin, zu dem jede Praxis dieses Qualitätsmanagement eingeführt haben sollte, zunächst erst einmal verschoben worden. Im Auftrag der KV wies Dr. Weißhaupt auf die jetzt gültigen Qualitätsstandards in der Gastroenterologie hin, wie zum Beispiel räumliche Voraussetzungen, Aufbereitung und mikrobiologische Untersuchungen der Geräte sowie bestimmte Befunddokumentationen. Diese würden demnächst als Voraussetzung für die Abrechnung bestimmter endoskopischer Leistungen gelten. Wer diese Bedingungen nicht erfülle, hätte zukünftig mit Abstrichen beim Honorar oder gar mit einem gänzlichen Entzug der Genehmigung zur entsprechenden Untersuchung zu rechnen. Zufrieden registrierte Obermayer, dass die aufgezählten Qualitätsanforderungen in seiner Praxis schon lange erfüllt wurden, ohne dass dafür entsprechende KV-Vorschriften existierten. Allerdings gab es bei den räumlichen Voraussetzungen Defizite in seiner Praxis, die auf die beengten Verhältnisse im Ärztehaus zurückzuführen waren. Eine Lösung dieses Problems sah Obermayer im Moment nicht, was ihn etwas beunruhigte. Trotzdem musste er zugeben, von dieser Art Veranstaltung hatte er mehr profitiert als von den bisherigen Stammtischen. Die individuellen Gespräche blieben allerdings auf der Strecke. Für sie war nur noch am Rande Platz, vorher oder hinterher. So konnte Obermayer nur kurz mit seinem Kollegen Naumann über die notwendige Entscheidung für die hausärztlich-internistische Tätigkeit, die jetzt endgültig am Jahresende zu treffen war, sprechen. Seines Wissens hatten sich aus finanziellen Gründen nur vier Kollegen von den gastroenterologisch tätigen Internisten für die hausärztliche Sparte entschieden: Naumann, Frau Gringlmayer, Frau Rühle und er. Zwei Jahre Übergangszeit standen ihnen dann „als Gnadenfrist" für die Endoskopie noch zur Verfügung. Es sei denn, diese Regelung wurde wieder hinausgeschoben oder man konnte die erhoffte Sondergenehmigung erringen.

Freud und Leid

Die junge Frau legte zwei große Blumensträuße mit dunkelroten Rosen auf den Tresen.

„Ich möchte mich für die freundliche Betreuung bei Ihnen bedanken. Mir geht es wieder gut und ich bin ihrem Doktor sehr dankbar. Ein Strauß ist für sie und der", sie zeigte auf den größeren, „ist für den Doktor."

Inge bedankte sich und stellte die Blumen in zwei Vasen, von denen immer einige im Schrank zu finden waren.

„Das ist sehr nett von Ihnen. Vielen Dank. Wir freuen uns natürlich auch, dass es Ihnen besser geht, Frau Anderson."

Einen Blumenstrauß stellte sie auf das Fensterbrett. „Den anderen bringe ich gleich zum Doktor ins Zimmer."

Auch der Doktor freute sich über das gute Befinden von Frau Anderson. Er konnte sich noch gut erinnern, als diese vor einem Jahr von ihrer Hausärztin zu ihm überwiesen wurde. Sie hatte stark an Gewicht abgenommen, klagte über gehäufte, blutige Stühle und fühlte sich elend. Ihr Mann musste sie sogar stützen, als sie erstmals in die Sprechstunde kam. Jahrelang belastende unterschwellige Probleme am Arbeitsplatz und Spannungen in der Familie hatten sich zusätzlich negativ ausgewirkt und zu diesem bedenklichen Zustand geführt. Sie war fest davon überzeugt, dass sie etwas Bösartiges habe. Die Untersuchungen ergaben jedoch eine chronisch-entzündliche Darmerkrankung, die unter der eingeleiteten Therapie nur sehr zögerlich zurückging. Erst wiederholte Umstellungen auf andere Medikamente, Veränderungen in Applikation und Dosierung sowie eine psychotherapeutische Mitbehandlung brachten den Durchbruch und die endgültige Besserung. Jetzt saß sie frisch und munter im Sprechzimmer, als ob sie nie krank gewesen wäre.

„Die letzten Laborwerte sind in Ordnung gewesen. Von den Medikamenten müssen Sie in nächster Zeit nur noch eine Erhaltungsdosis von täglich zwei Tabletten nehmen. Bitte vergessen Sie das nicht, auch wenn es Ihnen gut geht. Ansonsten besteht die Gefahr, dass ein Rezidiv auftritt."

Frau Anderson nickte und strahlte den Doktor an.

„Was wird, wenn ich schwanger werde?"

„Dann kommen Sie zu uns. Wir besprechen dann, wie wir mit den Medikamenten weiter verfahren müssen. Leider kann ich Sie auch nicht völlig aus der Betreuung entlassen. Sie müssen die Medikamente weiter rezeptiert bekommen und dann sind auch regelmäßige Laborkontrollen in größeren Abständen nötig, in erster Linie wegen der Medikamente und eventueller Nebenwirkungen."

„Das macht nichts. Ich komme gern zu Ihnen. Aber zur Endoskopie muss ich doch nicht gleich wieder?"

„Haben Sie diese denn in so schlechter Erinnerung?"

„Na ja, es ging so! Ich würde schon lieber darauf verzichten." Verlegen schaute sie den Doktor an. „Am furchtbarsten war immer die lange Vorbereitung mit den vielen Litern Trinkmenge."

„Da kann ich Sie beruhigen. Im Moment besteht keine Indikation zu einer Kontroll-Koloskopie."

Obermayer tippte einige Daten in den Computer.

„Wie soll's denn bei Ihnen beruflich weitergehen, Frau Anderson?"

„Mein Mann arbeitet in München. Er möchte gern, dass ich mitkomme. Dort könnte ich vielleicht sogar in meinem Beruf als Kindergärtnerin wieder arbeiten."

„Da müssten sie dann aber in München regelmäßig zu einem Internisten oder Gastroenterologen gehen."

„Im Moment wohne ich noch hier. Meine Eltern sind hier ansässig, so dass ich gerne erst einmal weiter zu ihnen käme."

Obermayer stimmte zu. „Dann lassen Sie sich von Schwester Inge einen neuen Termin, vielleicht in zwei bis drei Monaten geben. Alles Gute bis zum nächsten Mal und vielen Dank für die schönen Blumen."

Das war ein schöner Moment im Praxisalltag.

Die nächste Patientin wurde aufgerufen.

Die Vorhänge waren zugezogen. Auf dem kleinen Tisch, der mit Medikamentenschächtelchen, Tuben, Spray-Dosen, einer Schnabeltasse und Flaschen belegt war, brannte eine kleine Lampe. Grabowski hatte die Augen geschlossen, als Obermayer das Zimmer betrat. Er schreckte auf und blinzelte, als Frau Grabowski die Deckenleuchte anknipste.

„Hallo, guten Tag, Herr Grabowski."

Der Angesprochene nickte nur stumm. Er fühle sich heute sehr schwach, erklärte seine Frau. Sie übernahm deshalb auch die Schilderung der augenblicklichen Befindlichkeit. Eigentlich funktionierte nichts mehr, Schlafen, Essen, Stuhlgang, Beweglichkeit. Obwohl mit der morgendlichen Körperpflege die Pflegedienstschwester mit Einreibungen und Sprays schon einige Zeit eine Dekubitus-Prophylaxe betrieb und verschiedene Gummiringe und Polster benutzt wurden, war ein Dekubitus, eine „offene Stelle", im Kreuzbein-Bereich entstanden. Zusätzliche Maßnahmen machten sich erforderlich. Auch die Dosis der Betäubungsmittel musste erneut erhöht werden. Als Obermayer im Wohnzimmer Rezepte und die neue Pflegeanweisung ausfüllte, setzte sich Frau Grabowski erschöpft in den gegenüberstehenden Sessel.

„Schaffen Sie denn noch alles?", fragte er sie mitfühlend.

Ihre Augen füllten sich wieder mit Tränen. Sie schaute an Obermayer vorbei und schien irgendein fernes Ziel zu fixieren.

„Meine Nachbarin kommt jetzt jeden Tag und hilft mir. Eine frühere Bekannte schaut ebenfalls ein- bis zweimal in der Woche vorbei, unterhält sich mit meinem Mann oder liest ihm vor. Manchmal ist er recht unwirsch zu den Schwestern und zu mir. Dann tut es ihm wieder leid. Ich will das gerne aushalten, aber ich glaube, er will einfach nicht mehr."

Was sollte man da entgegnen?

Obermayer legte den Hörer auf. Sein Kollege Naumann hatte bei der KV erste Erkundungen über eine Sondergenehmigung für endoskopische Untersuchungen eingeholt. Diese waren recht ernüchternd ausgefallen. Ausnahmen, die laut Gesetz möglich wären, und auf die sie beide gehofft hatten, würde es in Dresden nicht geben. Die endgültige Entscheidung für die hausärztliche Richtung, die sie selber treffen konnten, sei gefallen und nicht mehr rückgängig zu machen. Das bedeutete, ab 1. Januar 2003 könnten sie keine Endoskopien oder Ultraschalluntersuchungen für Krankenkassenpatienten mehr durchführen. Also trat wirklich ein, was befürchtet worden war! Was sollte mit den Geräten werden? Dann brauchte er auch keine Endoskopie-Schwester mehr! Die Struktur der Praxis müsste wieder völlig verändert werden. Sein Spezialfach konnte er an den Nagel hängen. Ohne endoskopische Untersuchungsmöglichkeit war die Gastroenterologie ein totgeborenes Kind. Seine Praxisausstattung und die jahrelangen Qualifikationen waren überflüssig geworden! Also zukünftig Allgemeininternist ohne Schwerpunkt mit vorwiegender hausärztlicher Tätigkeit. Obermayer kam ins Schwitzen, wenn er sich das vorstellte. Das konnte doch nicht sein. Letztendlich war das doch paradox: In der Stadt gab es viel zu wenig endoskopische Untersuchungsmöglichkeiten, so dass die Wartezeiten auf diese Untersuchungen mitunter mehrere Wochen betrugen, bei den Koloskopien sogar Monate. Und jetzt schaffte man damit noch weitere Kapazitäten ab, was die Situation weiter verschärfte. Das war doch auch in der Kassenärztlichen Vereinigung bekannt. Da musste es eine Lösung geben. Hier konnte nur ein persönliches Gespräch mit dem Verantwortlichen von der KV oder auch mit dem KV-Vorsitzenden selbst helfen.

Heute Abend musste er mit Gisela die Situation unbedingt noch einmal besprechen. Jetzt in der Sprechstunde war dazu keine Zeit. Er rief den nächsten Patienten auf. Es war Frau Bonitz, eine etwas korpulente Patientin, die ob ihrer vielen Beschwerden immer sehr zeitaufwändig und schwierig zu beeinflussen war. Bekümmert begrüßte sie den Doktor und ließ sich schnaufend und schwerfällig auf dem Stuhl vor dem Schreibtisch nieder. Umständlich kramte sie in ihrer großen Handtasche und holte einen dicht bekritzelten Zettel heraus.

„Heute habe ich mir alles aufgeschrieben, damit ich nicht wieder die Hälfte vergesse!" Sie warf einen prüfenden Blick auf den Doktor und begann ihre Notizen abzuarbeiten. Manche vorgebrachten Beschwerden konnte er leicht erklären, bei anderen verwies er auf die noch ausstehende körperliche Untersuchung der Patientin. Als auch diese durchgeführt worden war und Frau Bonitz sich wieder angezogen hatte, öffnete sich leise die andere Tür zum Sprechzimmer und Schwester Inge trat ein.

„Frau Grabowski ist da. Ihr Mann ist heute Nacht verstorben", flüsterte sie Obermayer zu.

Dieser überlegte kurz. „Ich nehme sie gleich als Nächste dran."

Die Patientin vor dem Schreibtisch schlussfolgerte aus dieser Bemerkung, dass ihre Konsultationszeit durch irgendetwas jetzt verkürzt werde. Dem musste sie entgegen wirken. Gerade heute hatte sie sich vorgenommen, ihre häusliche Situation mit dem senilen Ehemann, von der sie sich überfordert fühlte, zu erörtern und entsprechende Maßnahmen mit dem Doktor zu beraten. Obermayer ging geduldig auf ihre häuslichen Schwierigkeiten ein und versuchte praktische Empfehlungen zu geben. Als dann aber die Patientin zum Schluss erneut die gleichen Probleme vortrug, die schon eingangs besprochen worden waren, beendete er ärgerlich das Gespräch: „Aber Frau Bonitz, das haben wir doch gerade schon besprochen. Wir sehen uns in drei Monaten wieder", und verabschiedete sich von der Patientin, die jedoch keinerlei Anstalten machte, aufzustehen.

Wortlos erhob er sich, ließ die Patientin allein sitzen und ging in das Zimmer nebenan, um Frau Grabowski aufzurufen. Verdutzt schaute die Patientin dem Doktor nach, stand auf und griff nach ihrer Tasche. Ärgerlich brummte sie: „Die Ärzte sind doch alle gleich. Die haben nie Zeit für ihre Patienten!"

Frau Grabowski hatte nachts den Notdienst kommen lassen, da ihr Mann keine Luft mehr bekam. Der Notarzt habe etwas gespritzt, danach sei die Kurzatmigkeit zurückgegangen. Ihr Mann habe sie angeschaut und ihr wortlos die Hand gedrückt. Sie schluchzte kurz auf. Dann sei sie wohl irgendwie eingeschlafen.

Plötzlich – gegen fünf Uhr – sei sie aufgeschreckt, da habe ihr Mann nicht mehr geatmet. Der Mund habe offen gestanden, die Augen seien geschlossen gewesen. Fast habe es so ausgesehen, als ob er lächelte. Sie habe den Notdienst wieder angerufen, der aber wollte nicht mehr kommen. Man habe ihr gesagt, den Totenschein müsse der Hausarzt ausfüllen. Obermayer bestätigte, dass dies hier so üblich sei. Todesfälle in den frühen Morgenstunden wurden meist an den Hausarzt verwiesen, damit dieser die ärztliche Leichenschau durchführe und den Totenschein ausfülle. Die Wohnung der Grabowskis lag nicht weit von der Praxis, so dass er die Sprechstunde unterbrechen konnte, um einen letzten Besuch bei seinem langjährigen Patienten vornehmen zu können.

Frau Grabowski war nicht allein zu Hause, seine Tochter hatte sich bereits eingefunden und auch eine Nachbarin hantierte in der Küche. Grabowski erschien klein und verloren in dem breiten Pflegebett. Man hatte ihm eine rote Rose auf die gefalteten Hände gelegt. Aus dem eingefallenen, wächsernen Gesicht ragte spitz die Nase hervor, die Augen geschlossen, der Mund stand immer noch offen. Die Vorhänge an den Fenstern waren zugezogen, die kleine Lampe auf dem Medikamententischchen brannte wie immer. Nachdem er die Untersuchung des Toten durchgeführt und den Totenschein ausgefüllt hatte, nahm Obermayer die Tochter beiseite. Er erklärte ihr, welche Maßnahmen und Wege als nächstes zu erledigen waren. Frau Grabowski trat hinzu, drückte ihm die Hand und flüsterte leise: „Ich danke Ihnen für Ihre Betreuung. Ich melde mich später bei Ihnen, wenn hier alles vorbei ist."

Der Konflikt spitzt sich zu

Trotz der ungewissen Zukunft der Praxis ging die Arbeit unverändert und uneingeschränkt weiter. Früh sechs bis acht Gastroskopien, dann mehrere Koloskopien und dazwischen Patientensprechstunde, nachmittags nochmals Koloskopien und wieder Sprechstunde, auf dem Heimweg ein bis zwei Hausbesuche. Das Problem Praxiszukunft schwelte im Hintergrund, notwendige Maßnahmen wurden aber erst einmal verschoben. Schließlich kam ein Termin bei der verantwortlichen Mitarbeiterin der KV zustande. Obermayer sah sich einer resoluten, kräftigen Dame mit sehr kurz geschnittenem Haar gegenüber. Nachdem er seine Situation geschildert und sein Anliegen dargelegt hatte, schnarrte die Verantwortliche der KV den Gesetzestext herunter, der die Trennung der Internisten in Hausärzte und Fachärzte vorschrieb. In der Stadt gäbe es genügend fachärztliche Internisten, während es an Hausärzten und hausärztlichen Internisten mangele. Er habe sich freiwillig für die hausärztliche Richtung entschieden, das wäre nun nicht mehr zu ändern. Er müsse doch wissen, wofür er sich entschieden habe. Obermayers Hinweise auf die unzureichenden Kapazitäten und langen Wartezeiten bei den gastroenterologischen Untersuchungen in der Stadt, zu deren Abbau die gewünschte Sondergenehmigung beitragen könne, wies sie energisch zurück. Eine solche Situation sei ihr nicht bekannt. Seine Endoskopie-Geräte könne er doch verkaufen, das Personal entlassen und die gastroenterologischen Patienten müsste er eben an andere Fachkollegen überweisen. Sondergenehmigungen, wie er sie anstrebe, habe der Gesetzgeber zwar zugelassen, aber das haben die entsprechenden Gremien von Krankenkassen und KV zu entscheiden. Sie wäre jedenfalls absolut dagegen, sich von vornherein auf solche Ausnahmen festzulegen. Deprimiert verlies Obermayer das Gebäude. Abends zu Hause beratschlagte er mit Gisela, welche Optionen noch bestanden. Ein letzter Vorstoß, in

Form eines Gespräches mit dem Vorsitzenden der KV, der als praktisch tätiger Arzt vielleicht am ehesten noch Verständnis für die Lage zeige, wurde geplant. Ansonsten bliebe ihnen nichts weiter übrig, als die gesetzlich vorgeschriebene Umstrukturierung der Praxis in Angriff zu nehmen. Die Geräte müssten mit Verlust verkauft und Schwester Gaby entlassen werden. Am schwierigsten aber würden diese Veränderungen bei den Patienten durchzusetzen sein.

Gastroenterologische Patienten müssten an Fachkollegen überwiesen werden, hausärztliche Patienten wieder verstärkt angenommen werden.

Seit Obermayers Eintritt in die Poliklinik vor fast dreißig Jahren war in seiner Sprechstunde eine große Zahl sogenannter Stammpatienten zusammengekommen, die er allgemein-internistisch betreute. Manche dieser Patienten tauchten nur alle Jahre mal auf, wenn akute Beschwerden auftraten, andere wiederum wurden auf Grund ihrer Krankheit regelmäßig bestellt und einzelne besuchte er regelmäßig im Hausbesuch, wenn ihnen der Weg zur Praxis nicht mehr zugemutet werden konnte. Für alle, die sich ihm einmal anvertraut hatten, fühlte er sich als Arzt verantwortlich. Eine ausreichende Diagnostik der Beschwerden seiner Patienten war ihm ebenso wichtig wie eine sinnvolle, gegebenenfalls auch dauerhafte Therapie. Wenn nötig, wurden dazu auch Ärzte anderer Fachrichtungen zu Rate gezogen oder zur weiteren Behandlung eine Krankenhauseinweisung veranlasst. Obermayers Gewissenhaftigkeit, Vertrauenswürdigkeit und Erfahrung brachten der Sprechstunde schon zu Poliklinik-Zeiten viel Zuspruch ein, so dass man bald an Kapazitätsgrenzen stieß. Mitte der achtziger Jahre hatte er eine Zusatzausbildung als Gastroenterologe absolviert. Die praktische Umsetzung dieses Spezialgebietes in einer ambulanten Einrichtung kam in der DDR jedoch kaum infrage, da die entsprechenden apparativen Voraussetzungen wie Endoskopie und Sonografie nicht vorhanden waren. Zu dieser Zeit besaß selbst das große Klinikum nur ein einziges Ultraschallgerät, zwei Gastroskope und zwei Koloskope. Als Obermayer 1990 zum

Chefarzt gewählt wurde und andere zeitaufwändige Aufgaben auf ihn zukamen, musste er schweren Herzens erstmals einige seiner langjährigen Patienten zur weiteren Betreuung an Hausärzte oder andere Internisten überweisen. Mit der Praxisgründung, mit der sein Traum von der ambulanten Endoskopie verwirklicht werden konnte, musste die allgemein-internistische Betreuung weiterer Patienten aus Kapazitätsgründen beendet werden. Das tägliche Endoskopie-Programm schränkte zwangsläufig die Sprechstundenkapazität ein, die jetzt in erster Linie den gastroenterologischen Patienten vorbehalten war. Das ergab damals teilweise unerfreuliche und schwierige Diskussionen mit den nicht mehr betreuten Patienten. Wenn nun im kommenden Jahr tatsächlich die Endoskopie beendet werden müsste, würde er um die allgemein-internistischen Patienten werben, die er in den vorherigen Jahren an andere Praxen überweisen musste. Abgesehen davon, bedrückte ihn auch die Vorstellung, seine Kenntnisse und Fertigkeiten in der Gastroenterologie nicht mehr anwenden zu können und verkümmern zu lassen, um wieder allgemein-internistische Medizin zu betreiben. Und das alles, weil der Gesetzgeber das so vorgesehen hatte. Im Moment konnte er sich gar nicht vorstellen, dass dies die Zukunft sein sollte.

Kollege Naumann war in Sachen Sondergenehmigung auch nicht untätig gewesen. Er hatte Kontakt zu den anderen drei Kollegen, die sich aus ökonomischen Gründen ebenfalls für die hausärztliche Richtung entschieden hatten, aber gerne weiter gastroenterologisch tätig sein wollten, aufgenommen. Man traf sich in kleinem Kreis und erörterte die Situation, Naumann und Obermayer, Gringlmayer und Rühle. Naumann hatte sich die Endoskopie-Untersuchungszahlen der vier anwesenden Kollegen geben lassen und auf die Gesamtzahl der Untersuchungen in der Stadt hochgerechnet.

„Das ist natürlich alles nur eine grobe Rechnung, aber immerhin bestreiten wir vier fast 25 Prozent der Gastroskopien und fast 30 Prozent der Koloskopien in der Stadt. Ich kann mir nicht vorstellen, wie unsere Stilllegung ab nächstem Jahr verkraftet werden soll. Dazu kommt noch, dass jetzt ab Herbst die viel besser honorierte Vorsorge-Koloskopie zur Darmkrebsprophylaxe intensiv beworben werden soll. Man kann es den gastroenterologischen Kollegen dann nicht verdenken, wenn sie der besser bezahlten Vorsorge-Koloskopie zukünftig den Vorrang vor der normalen, sogenannten kurativen Koloskopie einräumen. Das wiederum würde eine weitere Verringerung der bisherigen Kapazität für die normale, kurative Koloskopie bedeuten."

Auch Obermayer glaubte, dass es ohne ihren Anteil an Endoskopien in der Stadt zu deutlichen Engpässen kommen würde. Leider machte diese Argumentation auf die KV keinen Eindruck, obwohl diese für die Sicherstellung der ambulanten medizinischen Versorgung verantwortlich war.

„Aber was sollen wir tun?"

Naumann kannte einen Juristen, der ihm Chancen einräumte, eine Sondergenehmigung für Gastroenterologie auf Grund der derzeitigen Situation in der Stadt mit juristischen Mitteln zu erkämpfen. Dazu habe er ihm folgendes erklärt: Das Gesetz über die Trennung der Internisten in hausärztliche und fachärztliche sei in erster Linie von den Verhältnissen in der alten Bundesrepublik ausgegangen, wo schon viele Jahre ein Machtkampf um die Vergütung zwischen Fachärzten und Hausärzten bestünde. Im Osten herrschten noch ganz andere Bedingungen, die eher Ausnahmen erforderlich machten, die der Gesetzgeber ja schließlich auch zuließe. Obermayer und auch Frau Gringlmayer waren zunächst skeptisch, so dass Dr. Naumann unsicher wurde. Als dann Obermayer von seinen negativen Erlebnissen bei der KV berichtete, musste Naumann lachen. Auch er hatte ein solch unergiebiges Gespräch mit Frau Moreni, so hieß die strenge, kurzhaarige Dame, gehabt. Inzwischen habe er aber mit dem besagten Anwalt gesprochen, der einer entsprechenden Klage gute Chancen auf Erfolg einräume. Man müsse diese jetzt auf den Weg bringen, ansonsten sei das Jahr vorbei. Und ab 1. Januar wäre dann auch die Endoskopie passé.

„Das ist auch eine Kostenfrage. Die Juristen wollen meist nur daran verdienen." Frau Gringlmayer schüttelte den Kopf. „Letztendlich ist es dem Anwalt – womöglich ist das so ein Glücksritter aus dem Westen – doch gleichgültig, ob wir Erfolg haben oder nicht. Sein Honorar ist ihm in jedem Falle sicher."

Naumann schüttelte den Kopf: „Ich kenne den Anwalt ganz gut, obwohl er tatsächlich aus dem Westen stammt. Er hat mich in einer anderen Angelegenheit sehr gut beraten. Und was die Kosten betrifft, so haben Sie doch sicherlich auch eine Rechtsschutzversicherung."

Frau Gringlmayer hatte nicht die Absicht, in einen Rechtsstreit einzutreten. Sie mache bei der „ganzen Sache" nicht mit, hingegen wollte Frau Rühle sich auf jeden Fall beteiligen. Auch Obermayer schöpfte wieder Hoffnung, dass sich damit vielleicht doch noch ein Weg aus der Misere finden würde. Naumann versprach, so schnell wie möglich Kontakt zu dem Rechtsanwalt aufzunehmen.

Rechtsanwalt Schreckenbach machte einen noch recht jugendlichen Eindruck. Obermayer schätzte ihn Mitte Dreißig. Groß, schlank, blondes, kurz geschnittenes Haar. Sein gepflegtes Hochdeutsch und die präzis formulierten Sätze beeindruckten Obermayer. Je länger der Anwalt sprach, um so mehr waren die Ärzte davon überzeugt, dass ihr Vorhaben gelingen könne. Naumann, Frau Rühle und Obermayer saßen an einem runden Konferenztisch, Schreckenbach an seinem daneben stehenden Schreibtisch. Mit dem Kassenarztrecht war er verblüffend gut vertraut, denn seinen Ausführungen zur Problematik lag eine beeindruckende Sachkenntnis zu Grunde. Vielleicht hatte ihm Nauman bereits einige Informationen geliefert. Die Situation war klar. Ohne ein zusätzliches juristisches Vorgehen würden sie alle ab Januar die Gastroenterologie an den Nagel hängen können. Zunächst musste erst einmal schnellstmöglich ein offizieller Antrag bei der KV auf Sondergenehmigung für gastroenterologische Endoskopie gestellt werden. Nach Ablehnung des Antrages, was bei der Haltung der KV zu erwarten war, würde man dagegen Widerspruch einlegen können. Naumann und Obermayer stimmten dem zu. Einen Antrag wollte auch Frau Rühle stellen, aber zu einem weiteren Klageweg konnte sie sich nicht entschließen. Das sei ihr alles zu belastend und zu unsicher. Außerdem dürfe sie bei Privatpatienten ohnehin weiter alle gastroenterologischen Untersuchungen und Behandlungen durchführen.

Verblüfft fragte Obermayer: „Haben sie denn so viele Privatpatienten? Bei mir wären das vielleicht in der Woche ein bis zwei Untersuchungen. Dafür kann ich nicht die ganze Endoskopie mit Geräten und Personal vorhalten."

Zur Zahl ihrer Privatpatienten wollte sich Frau Rühle nicht äußern, meinte aber, dass wahrscheinlich ihr Patientenkreis anders zusammengesetzt sei als der ihrer Kollegen. Überhaupt stellte sich in den folgenden Gesprächen heraus, dass alle drei, neben den finanziellen, recht unterschiedliche Gründe hatten, eine Sondergenehmigung zu beantragen. Während Frau Rühle die Gastroenterologie eher als Bereicherung und Erhöhung der Attraktivität ihrer Praxis ansah, die sie gern weiter wie bisher anbieten wollte, lag die Sache bei den beiden Kollegen anders. Naumann, der bis vor einigen Jahren noch in der Klinik tätig war, hatte seine Praxis aus dem Nichts gegründet. Er musste große Investitionen für die Praxisgründung tätigen, Verbindungen zu Nachbarkollegen, die ihm Patienten zur Endoskopie überweisen sollten, knüpfen und versuchen, einen eigenen Patientenstamm aufzubauen. Die Entscheidung für die hausärztlich-internistische Richtung hatte er vermutlich aus rein finanziellen Erwägungen heraus getroffen, da damit bislang eine höhere Vergütung für die gleiche Leistung verbunden war. Bei den ruinösen Punktwerten der Facharzt-Internisten und seinen nicht so schnell steigerbaren Patientenzahlen war das die einzige Überlebenschance für ihn gewesen.

Von den wenigen, allgemein-internistischen Patienten, die bis jetzt von ihm betreut wurden, konnte er zukünftig nicht existieren. Er brauchte die Überweisungen zu Endoskopie und Ultraschall. Sein Territorium war dicht mit Hausärzten besetzt. Für eine zusätzliche Hausarzt-Praxis bestand gar kein Bedarf.

Obermayer hingegen hatte schon mit der Praxisgründung fast ein Drittel seiner langjährig betreuten Patienten abgeben müssen, um Kapazitäten für gastroenterologische Untersuchungen zu schaffen. Die im Gegensatz zu den fachärztlichen Internisten höhere Vergütung für die gleichen Leistungen war auch für ihn von existenzieller Bedeutung gewesen. Wieder eine allgemein-internistische Sprechstunde ohne besonderen fachlichen Schwerpunkt durchzuführen – wie er zwanzig Jahre in der DDR gearbeitet hatte –, damit konnte er sich einfach nicht anfreunden.

Schreckenbach beriet mit den drei Internisten das weitere Vorgehen. Zahlenmaterial über die bisher durchgeführten Untersuchungen und die zu erwartenden Untersuchungen mussten zusammengetragen werden. Der Anteil der drei Praxen an der Gesamtzahl der Untersuchungen in der Stadt war zu präzisieren. Die entsprechenden Anträge auf Sondergenehmigung mussten beim Zulassungsausschuss der KV abgegeben werden. Die Vorlagen dafür wurden erarbeitet und man ging mit einem guten Gefühl auseinander.

Der Zulassungsausschuss bei der KV, paritätisch von Krankenkassen- und Ärztevertretern zusammengesetzt, entschied über Zulassungen zur Kassenarztpraxis. Der Ausschuss hatte sich bei seinen Entscheidungen nach dem geplanten Bedarf zu richten, Ausnahmeregelungen waren zugelassen. In einem Bedarfsplan war genau festgelegt, wie viele Chirurgen, Kinderärzte oder Hausärzte beispielsweise auf 10 000 Einwohner zu planen waren. Allerdings stammte die gültige Bedarfsplanung noch aus der alten Bundesrepublik, war schon einige Jahrzehnte alt und entsprach keineswegs den aktuellen Bedürfnissen, schon gar nicht den Bedingungen im Osten. In Ballungsgebieten war der Bedarf an Fachärzten meist gedeckt. Mancherorts wurde sogar von einer Überversorgung gesprochen, so dass hier bereits Zulassungsbeschränkungen galten. In solchen Gebieten konnte nur durch Übernahme einer bereits vorhandenen Praxis, zum Beispiel durch Kauf oder Vererbung, ein Facharztsitz übernommen werden. Aber auch das musste vom Zulassungsausschuss bei der jeweiligen KV genehmigt werden. Im ländlichen Bereich hingegen gab es manchmal noch einzelne unbesetzte fachärztliche Kassenarztsitze. Ganz anders stellte sich die Situation bei den Hausärzten dar. Dazu gehörten hauptsächlich Allgemeinpraktiker und hausärztliche Internisten. Hier gab es überall noch freie Stellen, ganz besonders aber auf dem Lande.

Die Sitzungen des Zulassungsausschusses bei der KV waren öffentlich. Hier erfolgte die Beratung und Entscheidung über Zulassungen, Ausnahmen und Sondergenehmigungen. In der Novembersitzung des Ausschusses sollten neben den Anliegen der drei Internisten auch einige Anträge anderer Ärzte beraten werden. Jeder der Antragsteller konnte die Argumente, mit denen er die Sondergenehmigung begründete, selbst vortragen. Dem wurde der Standpunkt der KV gegenübergestellt. Frau Moreni, die Verantwortliche der KV, trug recht selbstbewusst und siegessicher ihre ablehnende Haltung vor. Die vorhandenen gastroenterologischen Praxen hätten noch große freie Kapazitäten wie sie in einer telefonischen Umfrage festgestellt habe. Es bestünde überhaupt keine Notwendigkeit, zusätzliche Untersuchungsmöglichkeiten zu schaffen. Einzelne Mitglieder der Kommission stellten dann ihre Fragen an die Antragsteller. Aus den Rückfragen der Krankenkassenvertreter war schon zu entnehmen, dass diese voraussichtlich dem Anliegen nicht zustimmen würden. Ihr Credo lautete nämlich: je mehr Untersuchungsmöglichkeiten geschaffen werden, umso mehr werden diese in Anspruch genommen, was nur kostensteigernd wirke.

An die Anhörung schloss sich eine Stunde der Ungewissheit und des Wartens an. Man saß vor dem Sitzungssaal und wartete auf die Entscheidung des Ausschusses. Dann erfolgte die Verkündung, dass alle Anträge abgelehnt worden seien. Lediglich ein Kollege aus einem ländlichen Gebiet hatte eine beschränkte Sondergenehmigung für 200 endoskopische Untersuchungen im Jahr erteilt bekommen. Deprimiert saßen die drei auf ihren Stühlen und fanden zunächst keine Worte. Rechtsanwalt Schreckenbach, der zur moralischen Unterstützung mitgekommen war, tröstete sie. Diese Entscheidung sei doch eigentlich zu erwarten gewesen. Nunmehr müsse – wie besprochen – Widerspruch eingelegt werden, um das angepeilte Ziel zu erreichen. Die Sache ginge jetzt in die nächste Runde. Nach der niederschmetternden Sitzung des Zulassungsausschusses hatte Rechtsanwalt Schreckenbach die drei Ärzte erneut aufgefordert, diverses Zahlenmaterial über ihre endoskopischen Untersuchungen zusammenzustellen und weitere Argumente zu liefern, mit denen eine Sondergenehmigung begründet werden könnte. Dazu übermittelte Kollege Naumann seine Hochrechnungen zur Zahl der in den nächsten Jahren zu erwartenden prophylaktischen Koloskopien anhand der Bevölkerungszahlen und der Altersstruktur der Stadt. Überhaupt entpuppte sich Kollege Naumann bei diesen Hochrechnungen als ein wahres mathematisches Wunder.

Für die sogenannte Vorsorge-Koloskopie war in den letzten Jahren in der Öffentlichkeit stark geworben worden. In Zeitung und Fernsehen forderten Prominente die Bürger dazu auf, zur Untersuchung zu gehen, um dem Darmkrebs vorzubeugen. Mit einer verstärkten Inanspruchnahme konnte also gerechnet werden. Bei der jetzt schon nicht ausreichenden Untersuchungskapazität würden sich lange Wartezeiten ergeben, erst recht jetzt, wenn drei Ärzte weniger endoskopieren werden und damit 30 Prozent der bisherigen Kapazität bei den Darmuntersuchungen fehlten. Da schließlich die Bürger nicht für etwas geworben werden konnten, dessen Umsetzbarkeit nur schwer möglich ist, war von Krankenkassen und der KV festgelegt worden, den durchführenden Gastroenterologen einen finanziellen Anreiz zu bieten, mehr dieser prophylaktischen Koloskopien durchzuführen. So wurde die prophylaktische Koloskopie deutlich besser honoriert als die normale, kurative Darmuntersuchung, obwohl sie sich praktisch nicht voneinander unterschieden. Die erstere wurde auch nicht auf das sogenannte Praxisbudget angerechnet. Damit sollte ein doppelter Anreiz für die Gastroenterologen geschaffen werden, mehr prophylaktische Koloskopien durchzuführen. Ein gesundheitspolitisch kluger Schachzug, der aber das Paradoxon beinhaltete, dass die gleiche Leistung als vorbeugende Maßnahme bei Gesunden besser bezahlt wurde als aus kurativen Gründen bei erkrankten Patienten, die diese Untersuchung viel dringender benötigten. Man musste nicht lange überlegen, welche Prioritäten damit gesetzt wurden.

Obermayer war überrascht, als schon zwei Tage später Rechtsanwalt Schreckenbach den Schriftsatz für den Widerspruch fertiggestellt hatte und ihm und den anderen beiden Kollegen per Fax übermittelte. Rühle, Naumann und Obermayer gegen die KV! Das klang recht abenteuerlich! Gisela Obermayer, die sich abends das Schriftstück durchlas, sagte nur: „Ich bin gespannt, wie das ausgehen wird. Wenn ich dich höre, bin ich eigentlich auch optimistisch!"

Wieder einmal herrschte Hochbetrieb am Tresen. Patienten kamen zur Gastroskopie und erhielten ihre Aufklärungsbögen zur endoskopischen Untersuchung und dann mussten sie das Gläschen mit dem weißlichen Granulat einnehmen. Bei diesem Ritual wiederholte sich häufig der gleiche Dialog mit kleinen Abweichungen:

„Wofür ist denn das?"

„Das ist zum Entschäumen des Magensaftes bei der Gastroskopie. Bei der Entfaltung des Magens würde sich sonst Schaum bilden, der die Sicht behindert."

Nachdem die Patienten unter Aufsicht der Helferin das Granulat geschluckt hatten, kam meist die Einschätzung: „Das schmeckt ja ganz gut."

Mehrere Patienten, die vor dem Tresen standen, benötigten heute nur ein Rezept oder einen Überweisungsschein. Einige hätten sich aber auch gern dem Doktor vorgestellt, da sie unerwartet Beschwerden bekommen hatten oder andere Probleme besprechen wollten. Sowohl Inge als auch Frau Obermayer hatten zu tun, um all die Wünsche zügig zu bearbeiten. Im Laufe der Jahre hatte Inge ein ungewöhnlich gutes Gespür dafür entwickelt, ob ein Patient mit einem Ratschlag oder einem Rezept zufrieden zu stellen war oder ob Gefahr im Verzug war, und unbedingt eine sofortige Vorstellung beim Doktor zu erfolgen hatte. Heute musste sich der Doktor wohl doch einige Patienten anschauen. Da kam der vormittägliche Zeitplan wieder ganz schön durcheinander. Schon das morgendliche Gastroskopie-Programm war aus dem zeitlichen Rahmen gefallen. Wieder einmal war eines der beiden Reinigungssysteme der Waschmaschine ausgefallen. Gaby hantierte mit dem Telefonhörer am Ohr an der Maschine, um die Ratschläge der Firmen-Hotline umzusetzen. Tatsächlich hatte diesmal das Telefonverfahren Erfolg gebracht. Nachdem alle möglichen Funktionen geprüft worden waren, mussten lediglich zwei Sicherungen ausgewechselt werden. Die Maschine lief wieder. Erleichtert signalisierte Gaby, dass man weiter endoskopieren könne. Derweilen hatte Obermayer einige der akut Erkrankten untersucht und versorgt. Auch Frau Wenkebach war heute unter den unbestellten Patienten. Ihr ginge es nicht gut, sie müsse unbedingt beim Doktor vorsprechen, hatte sie am Telefon geklagt. Nach Beendigung des Gastroskopie-Programms untersuchte Obermayer die Kranke. Seit mehreren Tagen habe sie ständig ein Unruhegefühl und starkes Herzklopfen. Ihr Gewicht sei auch zurückgegangen, worüber sie eigentlich recht froh sei. Sehr belastend wäre hingegen die ständige Durchfall-Neigung, die sie seit einiger Zeit plage. Wenn sie sich alles genau überlege, seien diese Symptome erst aufgetreten, seit die Tochter wieder bei ihnen eingezogen wäre. Diese habe – wie sie wohl schon erzählt habe – nach fünf Semestern Chemie in Leipzig das Studium abgebrochen und wäre nach der Geburt ihres Sohnes wieder bei ihnen eingezogen. Jetzt arbeite sie als Hilfslaborantin bei der Wasserwirtschaft und den Kleinen bringe sie früh in die Kinderkrippe. Frau Wenckebach seufzte. Sie möge das Enkelchen sehr, aber es sei ihr einfach zu viel. Meist hole ihr Mann den Kleinen in der Kinderkrippe ab, aber für den Haushalt und für alles andere sei sie zuständig! Seither nehme sie schon zusätzlich Vitamin- und Mineralstoff-Tabletten ein, um diesen Belastungen standzuhalten. Eine psychosomatische Ursache der Beschwerden war naheliegend. Aber Obermayer hielt an seinen Grundsätzen fest, auch psychosomatisch stigmatisierte

Patienten unvoreingenommen zu untersuchen. Die Untersuchung ließ in der Tat den Verdacht auf eine Überfunktion der Schilddrüse aufkommen. Weitere Maßnahmen wurden deshalb veranlasst und zunächst eine symptomatische Therapie eingeleitet. Zu Hause bleiben wollte Frau W. unter keinen Umständen. Das würde ich in ihrem Falle auch nicht wollen, dachte Obermayer. Mittags erreichte Obermayer ein Anruf von Rechtsanwalt Schreckenbach. Dieser hatte erfahren, dass der Berufungsausschuss, bei dem der Widerspruch gegen die Entscheidung des Zulassungsausschusses eingelegt worden war, in diesem Jahre nicht mehr tage. Das bedeute, dass ab 1. Januar des nächsten Jahres bis zur Entscheidung dieses Ausschusses keine gastroenterologischen Leistungen bei der KV mehr abgerechnet werden dürften. Man müsse schnell handeln und sofort beim Sozialgericht der Stadt dagegen eine einstweilige Verfügung erwirken. Dazu brauche er Obermayers Zustimmung und Vollmacht, Frau Rühle und Herr Naumann hätten ihm diese schon erteilt. Natürlich sei er mit diesem Schritt einverstanden, erklärte Obermayer und bedankte sich bei dem Anwalt für sein schnelles Vorgehen. Nachdem er den Hörer aufgelegt hatte, musste er erst einmal eine Pause einlegen. Die befürchtete Umgestaltung der Praxis war wieder in bedrohliche Nähe gerückt. Zur Entspannung eignete sich immer ein Blick durch das Fenster in den Park des Krankenhausgeländes. Aber es war Spätherbst und die entlaubten Bäume boten kein besonders ansprechendes Bild und verstärkten eher die bedrückte Stimmung.

Das Heim bestand aus zwei großen, versetzt nebeneinander stehenden mehrstöckigen Plattenbauten. Der Hauptzugang zu den Stationen erfolgte über eine von Bänken gesäumte Terrasse, durch einen geräumigen, seitlich verglasten Flachbau, in dem sich der „Empfang" befand. Jolli reckte ihre Nase in die Höhe. Ein Geruch von Mittagessen, Räucherkerzen und Desinfektionsmitteln lag in der Luft. Sie steuerte auf die Anmeldung zu und fragte die dortige Angestellte, auf welcher Station Frau Adelheid Bennecke läge. Sie sei eine alte Kollegin und wolle ihr einen Besuch abstatten. Die

Dame hinter dem Tresen blickte auf den vor ihr stehenden Monitor, tippte mehrmals auf die Tastatur und nannte Station und Zimmernummer. Jolli musste mit dem Fahrstuhl bis in die vierte Etage fahren. Als sie ausstieg, blickten sie vier Heiminsassen an, die auf einer Bank gegenüber der Fahrstuhl-Tür saßen.

„Guten Tag", grüßte sie freundlich. Zwei der vor ihr sitzenden Personen knurrten etwas zurück, eine stierte weiter stumpfsinnig auf die Fahrstuhltür und die Vierte winkte mit ihrem Stock. Jolli musterte die vier. Adelheid war nicht dabei. Unschlüssig blieb sie vor den vier Heimbewohnern stehen.

„Können Sie mir sagen, wo ich die Stationsschwester finde?" Als ordentlicher Besucher meldete man sich außerhalb der Besuchszeit bei der Stationsschwester.

Einer der vier Heimbewohner wies mit einer Handbewegung auf den langen Gang.

Jolli runzelte die Stirn. Sie lief suchend den langen Gang entlang, fand aber keine Pflegeperson. Wahrscheinlich muss man sich hier gar nicht erst bei der Stationsschwester melden, sondern kann gleich in das Patientenzimmer gehen. Am Ende des Ganges fand sie die Zimmernummer, die ihr von der Empfangsdame genannt worden war. Vorsichtig öffnete sie die Tür. Ein geräumiger, quadratischer Raum, zwei große Fenster und zwei hellbraune Wandschränke. Links und rechts ein Bett mit Nachtschränkchen komplettierten die Zimmereinrichtung. In einem Bett lag Adelheid, das andere war leer und schien unbenutzt. Jolli stürzte auf ihre alte Kollegin zu und rief: „Adi, meine Gute, was machst du nur für Sachen!"

Die Angesprochene riss erschrocken ihre Augen auf und sah die Rufende zunächst verständnislos an. Allmählich schien sie die Situation zu erfassen und erkannte ihre frühere Kollegin. Ein leichtes Lächeln huschte über ihr bleiches, eingefallenes Gesicht. Dabei fiel auf, dass der linke Mundwinkel herabhing und auch der rechte Arm schlaff auf der Bettdecke lag. Jolli bückte sich und drückte ihre Wange an die ihrer Kollegin. Dann schauten sich beide stumm an. Wie klein ihr Kopf auf dem großen Kissen wirkte, dachte Jolli. Nach einer Weile ergriff sie die Initiative und erzählte, obwohl sie nicht sicher war, dass Adelheid alles verstand:

„Das war schon abenteuerlich, was du erlebt hast. Deine Nachbarin hat mir erzählt, dass sie die Wohnung von der Polizei habe öffnen lassen müssen, weil du immerzu an die Wand geklopft hättest, aber die Tür nicht öffnen konntest. Sie selbst konnte dir nicht helfen, weil innen der Schlüssel steckte. Dann haben sie dich im Wohnzimmer auf dem Fußboden liegend gefunden."

Adelheid bewegte leicht ihren Kopf, als ob sie diese Schilderungen bestätigen wolle.

„Von deiner Nachbarin erfuhr ich dann auch, in welches Krankenhaus du gebracht worden bist. Am nächsten Tag bin ich gleich losgezogen, um dich zu besuchen. Jetzt habe ich doch mehr Zeit, seit ich zu Hause keine Verpflichtungen mehr habe. Aber leider warst du nicht mehr im Krankenhaus, sondern schon in dieses Heim verlegt worden. Und nun bin ich da."

Schnell zeigte sich, dass Adelheids Zustand keine Unterhaltung zuließ, so dass Jolli die Unterhaltung allein übernehmen musste. Ihr Gegenüber signalisierte mitunter durch Gesten Zustimmung oder Ablehnung. Manchmal kamen auch ein paar undefinierbare Laute aus dem schiefen Mund, aber die konnte Jolli nicht deuten. Sie berichtete Adelheid über sich selbst und von ihrem veränderten Alltag, seit die Mutter gestorben sei. Sie ginge jetzt manchmal in die Kunstsammlungen oder auch ins Theater. Seit einiger Zeit besitze sie einen eigenen Computer zu Hause. Das sei etwas ganz Fantastisches. Man könne damit ganz leicht Texte schreiben oder auch Bilder speichern. Internet habe sie allerdings noch nicht, aber das werde sie sich auch noch anschaffen. Dann schilderte sie die Situation am Arbeitsplatz. Seit die Chefin gestorben sei, führe die Dr. Rebentisch allein die Praxis, nur zeitweilig durch einen Ausbildungsassistenten aus der Klinik unterstützt. Das wirke sich natürlich auf die Patientenzahlen aus. Vorige Woche habe die Doktorin mitgeteilt, dass demnächst ein fertig ausgebildeter Chirurg in die chirurgische Praxis einsteigen wolle. Alle seien gespannt. Jolli seufzte. Sie selbst wolle eigentlich mit der Arbeit aufhören. Immerhin sei sie inzwischen Rentnerin geworden. Nur zu Hause herumsitzen, liege ihr eben auch nicht. Von den altbekannten Schwestern seien nur noch Manuela und Sybille da, die Barbara habe sich nicht so recht einarbeiten können und sei schon lange weg. Dafür habe man jetzt eine ganz flotte Mitarbeiterin bekommen, eine Gitta. Die habe immer den halben Kosmetikladen im Gesicht. Aber arbeitsmäßig und auch sonst sei sie ganz patent. Die Kühne sei auch schon lange weg, aber Frau Sperling arbeite noch in der Abteilung. Die müsse jetzt neben dem Röntgen auch noch andere Arbeiten übernehmen. Damit allein sei sie nicht ausgelastet, zumal auch die Gitta röntgen könne, da sie vorher als Röntgenassistentin gearbeitet habe. Adelheid schien etwas sagen zu wollen, aber es gelang ihr nicht. Vielleicht sollte sie aufhören, ihr so viel zu erzählen, dachte Jolli. Sie reichte Adelheid die mit Tee gefüllte Schnabeltasse, die auf dem Nachtschränkchen stand. Sie stützte Adelheids Kopf ab und versuchte, ihr beim Trinken zu helfen. Es klappte nicht so richtig, denn ein Teil des Tees floss aus dem Mundwinkel zurück und zum Schluss verschluckte sich Adelheid auch noch. Resigniert setzte sich die Besucherin auf die Bettkante und hielt die warme schwere Hand ihrer Freundin. Und wieder huschte ein Lächeln über Adelheids Gesicht. Eine ganze Weile blieb Jolli so sitzen. Inzwischen dämmerte es und Adelheids Gesicht war nicht mehr genau zu erkennen, da sie kein Licht angeknipst hatte. Jolli beugte sich über Adelheid. Diese atmete tief und schwer, offensichtlich war sie eingeschlafen. Leise stand sie auf und zog sich ihren Mantel an. Ob sie ihre langjährige und liebe Kollegin noch einmal sehen würde?

Das Ehepaar Moosberger stand schon seit über 25 Jahren in Obermayers Betreuung. Als gelernte Krankenschwester, frühzeitig aus dem Pflegedienst in den Verwaltungsapparat des Klinikums gewechselt, hatte Elfriede Moosberger eine internistische Behandlungsmöglichkeit in der Poliklinik, in der Nähe ihres Arbeitsplatzes, gesucht und war in die Sprechstunde von Obermayer geraten. In dieser Zeit heiratete sie im Alter von fast 50 Jahren ihren jetzigen

Ehemann, quittierte den Dienst im Krankenhaus und wechselte als Mitarbeiterin in eine Poliklinik im Osten der Stadt, in der Nähe ihres neuen Wohnortes. Obwohl auch dort internistische Behandlungsmöglichkeiten bestanden und der Weg zur Obermayerschen Praxis ziemlich weit war, blieb sie seiner Sprechstunde treu. Eines Tages brachte sie ihren Ehemann mit, da sie mit seinem Befinden nicht zufrieden sei. Er müsse unbedingt internistisch untersucht werden. Auf Grund von Frau Moosbergers Schilderungen hatte sich Obermayer ihren Angetrauten, einen früheren Seemann, ganz anders vorgestellt. Ein reichlich 60-jähriger, treuherzig dreinblickender Mann mit vollem weißen Haar und rosigem Gesicht stand vor ihm. Er trat bescheiden auf und gab nur wenig Beschwerden an, obwohl gewisse Einschränkungen der körperlichen Leistungsfähigkeit nicht zu übersehen waren. Eigentlich sei er nur mitgekommen, weil die Frau das wünsche. Die internistischen Untersuchungen ergaben dann doch mehrere Erkrankungen: hoher Blutdruck mit Blutgefäßverkalkungen, Fettstoffwechselstörungen sowie deutliche degenerative Veränderungen an Kniegelenken und Wirbelsäule. Außerdem bestanden noch kriegsbedingte Verletzungsfolgen, unter anderem eine einseitige Schwerhörigkeit. Neben einer medikamentösen Behandlung waren Veränderungen der Lebensweise mit Verringerung der körperlichen Belastungen notwendig. Eine orthopädische Mitbehandlung wie auch physiotherapeutische Maßnahmen mussten sofort eingeleitet werden. Die bislang ausgeübte schwere körperliche Arbeit in einem Baubetrieb konnte dem Patienten nicht mehr zugemutet werden, so dass er zunächst arbeitsunfähig geschrieben werden und regelmäßig Orthopäden und Internisten aufsuchen musste. Der Wegfall der täglichen schweren Belastungen änderte nichts an den bestehenden Abnutzungserscheinungen an Wirbelsäule und Gelenken. Im Gegenteil: die minimierten körperlichen Anforderungen unter der häuslichen Ruhe führten dazu, dass der Patient seine Beschwerden stärker registrierte und als hinderlich empfand. Eine Besserung war einfach nicht zu erreichen. Gelegentlich hatte Obermayer die Beobachtung gemacht, dass es Patienten gab, die nie wegen Krankheit einen einzigen Tag auf Arbeit gefehlt hatten, aber einmal krankgeschrieben und herausgerissen aus den alltäglichen Anforderungen, bewusst oder unbewusst Gefallen an einem Leben ohne die täglichen schweren Belastungen bei sicherem Einkommen fanden, und einfach nicht wieder aus dieser Situation herauskamen. Der Wegfall des eisernen Druckes der Arbeit – „ohne Murren und Klagen" sein Los zu ertragen – ließ Moosberger seine Krankheitssymptome unter den Bedingungen der häuslichen Ruhe voll erleben und empfinden. Vielleicht waren auch medikamentöse Nebenwirkungen oder anderweitige Einflüsse im Spiel, die ihn nicht wieder die Arbeitsfähigkeit erreichen ließen. Am Ende musste er, zwei Jahre vor Eintritt des eigentlichen Rentenalters – noch zu DDR-Zeiten –, mit 63 Jahren invalidisiert werden. Seither waren beide Moosbergers Stammpatienten, die in regelmäßigen Abständen in der Sprechstunde erschienen. Sie hatten die systembedingten Behandlungseinschränkungen in der DDR am eigenen Leib erfahren, die Umwandlung der Poliklinik-Sprechstunde in eine internistisch-gastroenterologische Praxis in der Nachwende-Zeit erlebt und sich schließlich an die großzügigen, modernen diagnostischen und therapeutischen Behandlungsmöglichkeiten in der neuen Bundesrepublik gewöhnt. Neben dem ärztlichen Behandlungsverhältnis hatte sich im Laufe der Jahre eine leicht freundschaftliche Beziehung zwischen Moosbergers und Obermayer entwickelt.

Begonnen hatte es mit einer Einladung zur Geburtstagsfeier bei Frau Moosberger. Obermayer und seine Frau hatten lange mit sich gerungen, ob es dem Arzt-Patienten-Verhältnis zuträglich sei, einem Patienten solche persönliche Zuwendung entgegen zu bringen. Am Ende war Obermayer allein mit einem Rosenstrauß zur Gratulation bei den Moosbergers zu Hause erschienen. Unter dem Eindruck der neueröffneten Praxis hatte Moosberger Dr. Obermayer gefragt, ob er finanzielle Hilfe benötige. Praxis und Einrichtung hätten sicher viel Geld gekostet. Er und seine Frau könnten ihm ohne Probleme eine größere Summe Geld leihen. Man habe davon genügend, lebe bescheiden und benötige nur noch wenig.

Obermayer lehnte dankend ab, da die Finanzierung ohnehin festgelegt und nicht mehr zu verändern war. Einerseits berührte ihn die Empathie der Moosbergers für die Praxis und seine Familie, andererseits war ihm der Gedanke unerträglich, sich in ein Abhängigkeitsverhältnis zu den Moosbergers zu begeben. Immerhin blieben trotz dieses ungewöhnlichen Angebotes die persönlichen Bindungen und Zuwendungen für die Moosbergers bestehen. Man traf sich gelegentlich außerhalb der Sprechstunde bei Moosbergers oder auch mal in einer Gaststätte. In den Gesprächen wurden meist gesundheitliche Probleme des Ehepaares ausgiebig erörtert, erläutert und besprochen, also mehr eine Art privater „Sprechstunde" durchgeführt. Die Zahl der zu besprechenden Beschwerden war zwar unerschöpflich, trotzdem klangen auch gelegentlich andere Themen an, wie Vergangenheit, Familie, Bekanntenkreis, Politik. Dabei fiel sehr unangenehm auf, dass Elfriede Moosberger hin und wieder recht abfällig über Unzulänglichkeiten und Gebrechen ihres Mannes sprach, wenn er es nicht hören konnte. Hatte dieser gelegentlich doch einzelne Brocken aufgeschnappt und protestierte dagegen, bestritt sie, diese Worte gesagt zu haben. Bei seiner Schwerhörigkeit war das für Elfriede Moosberger kein Problem, für Zeugen wie Obermayer aber eine peinliche Situation. Aber Hans Moosberger hörte nicht nur schlecht, sondern war auch nicht mehr gut zu Fuß, so dass Obermayers mit ihrem Auto das Ehepaar zu solchen Treffen abholte und wieder nach Hause brachte. Manchmal fuhr man auch zu einem Ausflugsziel, von dem Moosbergers schwärmten, zu dem sie gern einmal gefahren wären, was aber für sie unerreichbar schien – da sie auf öffentliche Verkehrsmittel angewiesen seien. Die Moosbergers nahmen diese Zuwendungen dankbar an und auch Obermayers hatten das Gefühl, damit für Beide etwas Gutes zu tun. Allerdings stand dem die knapp bemessene Freizeit der Obermayers immer mehr entgegen. Anfangs nur zart angedeutet, später häufiger und zuletzt nachdrücklich beklagte Frau Moosberger die geringe Zeit, die Obermayers für sie erübrigten.

Wie schon erwähnt, war es auch in DDR-Zeiten üblich, in Abteilungen, Kollektiven, Vereinen und diversen Gruppierungen Weihnachtsfeiern zu veranstalten. Um nicht zu sehr an Christentum und Tradition zu erinnern, wurden diese Brigadefeier, Jahresendfeier oder Jahresabschlussfeier genannt. Jetzt erhielten diese Veranstaltungen wieder den Namen Weihnachtsfeier. Auch in der Praxis Obermayer fand jährlich eine solche statt. Meist schon Anfang November suchte man nach einem geeigneten Termin, an dem alle anwesend und abkömmlich waren. Hatten sich dann alle auf einen voraussichtlichen Termin geeinigt, oblag es den beiden Obermayers, das Weitere zu organisieren. Der Besuch einer Theaterveranstaltung oder ähnliches bildete meist den Mittelpunkt, anschließend ging man gemeinsam Essen. Letztendlich blieb es immer an Gisela Obermayer hängen, die tatsächliche Organisation vorzunehmen, die Theaterkarten zu bestellen und ein geeignetes Restaurant zu finden. Das war nicht ganz einfach, denn die gemeinsame Feier sollte ja in einer aufgelockerten Atmosphäre stattfinden. Das Theaterstück durfte dem nicht entgegenstehen, die Gaststätte sollte nicht zu weit vom Theater entfernt sein und ein gehobenes Niveau bieten, damit alle an dem Essen Freude und Genuss finden würden. Gisela Obermayer brachte jedes Jahr aufs Neue dieses Kunststück fertig.

Diesmal besuchte das Praxisteam, das sich den rührigen Herrn Fischer von der Computerfirma als Gast eingeladen hatte, das nach der Wende erbaute Boulevard-Theater am World Trade Centrum und amüsierte sich über „Egon und die Olsenbande". Der Komiker-Klassiker war allen aus dem Kino bekannt und wurde seit einiger Zeit auch hier im Theater gespielt. Inge, Gaby, Anna-Maria, Gisela und Fred Obermayer mussten über viele Gags lachen, obwohl sie diese eigentlich schon kannten. So waren alle recht vergnügt, als man anschließend mit den Autos in die Innenstadt zum „Cosel-Palais" fuhr, Obermayers mit Anna-Maria und Herr Fischer mit Inge und Gaby. In dem hellerleuchteten „Vogelzimmer" des Cosel-Palais saßen sie an einem großen runden Tisch. Es war gut, das Gisela Obermayer die Plätze hatte reservieren lassen, denn das

Lokal war voll besetzt. Zu Beginn gab es für jeden ein Glas Sekt und dann ein paar Worte vom Chef, so war es schon seit Praxisgründung Tradition. In seiner kurzen Rede würdigte Obermayer die fleißige Arbeit seiner Mitarbeiterinnen im vergangenen Jahr und lobte auch Herrn Fischers bewundernswerte, unermüdliche und sachkundige Hilfe bei der Bewältigung der ständigen EDV-Herausforderungen seines IT-ungewohnten Teams. Letztendlich sei dies auch der Grund, warum er eigentlich fast schon zum Team gehöre und warum er heute dabei sein musste. Kaum hatten alle miteinander angestoßen, erschien die aufmerksame Serviererin und nahm die einzelnen Bestellungen auf. Man aß à la carte. Dann kramte Gisela Obermayer in einem großen Beutel, den ihr Mann unauffällig zu ihren Füßen hingestellt hatte, und überreichte allen in der Runde ein kleines, liebevoll eingepacktes Präsent zu Weihnachten. Mit viel Mühe und Zeit hatte sie die kleinen Aufmerksamkeiten ausgewählt und besorgt. Für jeden sollte es etwas Passendes sein. Herr Fischer erhielt eine Flasche Sekt. Das Essen war noch nicht in Sicht, so dass alle gleich ihre Geschenke auspacken konnten und sich mehr oder weniger intensiv dafür bedankten. Nicht nur das Beschenktwerden, sondern auch das Schenken mache Freude, ließ sich Inge vernehmen. Im Namen ihrer Kolleginnen möchte sie den Obermayers auch eine kleine Aufmerksamkeit überreichen, die als Dank und Anerkennung für ihre umsichtige Praxisleitung und den positiven Einfluss auf das Arbeitsklima zu werten sei. Gerührt nahm Obermayer das Päckchen, das drei CDs mit klassischer Musik enthielt, entgegen. Dann mussten schnell die Geschenke weggeräumt werden, denn drei Serviererinnen brachten gleichzeitig alle bestellten Speisen. So konnten alle gemeinsam das vorzügliche Abendessen im Cosel-Palais zur Vorweihnachtszeit einnehmen. Nicht nur der Genuss alkoholischer Getränke – Gisela Obermayer, Inge und Gaby hatten zusammen eine Flasche Meißner Weißburgunder bestellt – förderten den Redefluss und die Gespräche in der Runde, sondern auch die lockere und harmonische Atmosphäre trugen dazu bei. Der Doktor konnte nicht widerstehen und beteiligte sich mit einem Glas am vorzüglichen Meißner Wein, war dann aber auf Mineralwasser umgestiegen. Herr Fischer bevorzugte Bier. Natürlich drehten sich die Gespräche zunächst hauptsächlich um die Praxisarbeit, um skurrile Erlebnisse mit markanten Patienten und den ungewohnten Umgang mit der EDV. Später – Gisela Obermayer hatte eine zweite Flasche Wein bestellt – wurden auch außerhalb der Praxis liegende Dinge thematisiert. Anna-Maria erzählte von ihrer Reise mit den Eltern nach Südafrika, Herr Fischer von einer modern vernetzten Computeranlage, schon mit Datenfernübertragung der Laborbefunde und elektronischer Archivierung von Röntgenbefunden, die er kürzlich in einer orthopädischen Gemeinschaftspraxis installiert hatte.

„Gibt's denn da keine Anlaufschwierigkeiten?", fragte Obermayer. „Da müssen Sie doch sicher ständig auf der Matte stehen!"

Fischer schmunzelte. „Na klar!"

Belustigt fügte er hinzu: „Die Praxis liegt sogar in einer anderen Stadt. Ich habe schon überlegt, ob ich mir dort ein Zimmer suche!"

Allgemeines Gelächter. Und so verlief der Abend aufgelockert weiter. Alle waren überrascht, als Gisela Obermayer bemerkte, dass es schon fast 24 Uhr sei.

Am 23. Dezember erreichte die Obermayersche Praxis ein Fax von Rechtsanwalt Schreckenbach. Das Sozialgericht hatte den Antrag auf eine einstweilige Verfügung zurückgewiesen und damit die Entscheidung des Zulassungsausschusses der KV bestätigt. Die Vormittagssprechstunde neigte sich bereits dem Ende, als Frau Wertheim das besagte Fax mit der Tagespost am Tresen übergab. Als Obermayer das Schriftstück gelesen hatte, musste er innehalten. Ein niederschmetternder Misserfolg! Seine ganze Hoffnung hatte er darauf gesetzt, dass Rechtsanwalt Schreckenbach zunächst einen Aufschub erreichen würde. Jetzt lag die Zukunft wieder ungewiss, trüb und bedrohlich vor ihm. Was würde aus der Praxis werden? Was mit den Mitarbeitern, den Patienten, den Geräten, der finanziellen Lage? Zuerst eröffnete er seiner Frau die schlechte Nachricht. Gemeinsam erträgt sich alles besser. Dann rief er seinen Kollegen Naumann an. Dieser war genau so deprimiert und hatte zunächst auch keine Lösung parat. Er habe schon erfolglos versucht, den Rechtsanwalt zu erreichen, um Einzelheiten zu erfahren. Wahrscheinlich sei dieser schon im Weihnachtsurlaub. Man würde wohl oder übel erst einmal ab 1. Januar des neuen Jahres als hausärztlicher Internist arbeiten müssen und die Endoskopie nur noch bei Privat-Patienten durchführen können. Letzteres sei ohne Perspektive, meinte Obermayer. Erstens sei die Zahl der privaten Endoskopien pro Woche an einer Hand abzuzählen, zweitens sei die Endoskopie-Schwester damit nicht ausgelastet. Und drittens käme man bei fünf Endoskopien pro Woche schnell aus der Übung. Und gerade die Perfektion der manuellen Fertigkeiten sei ihm ein wichtiges Markenzeichen seiner Praxis. Obendrein werde man leider auch die bis jetzt betreuten gastroenterologischen Patienten im Laufe der Zeit verlieren, da diese bei zukünftig nötigen Untersuchungen in Praxen zugelassener Gastroenterologen geschickt werden müssten. Natürlich blieben sie irgendwann dort „hängen" und würden dort in Behandlung bleiben. Von den praktischen Ärzte gab es dafür einen makaberen, aber treffenden Slogan: „Vom Feindflug nicht zurückgekehrt!"

„Bei mir ist alles noch viel problematischer", hörte Obermayer den Kollegen am anderen Ende der Leitung klagen.

„Fast alle meine derzeitigen Patienten gehören zum Gastroenterologen und werden mir nun nicht mehr lange treu bleiben. Bei mir werden kaum andere Krankheiten behandelt. Neue Überweisungen zu gastroenterologischen Untersuchungen werde ich im neuen Jahr nicht mehr bekommen. Es ist wirklich eine Tragödie!"

Mit Frau Rühle, der Dritten im Bunde, hatten beide noch nicht gesprochen. Naumann wollte dies übernehmen und auch noch einmal versuchen, Kontakt mit dem Anwalt aufzunehmen.

„Auf jeden Fall müssen wir noch einmal Kriegsrat abhalten!"

Durch diese letzten Informationen war bei Obermayers zu Hause die Weihnachtsstimmung getrübt. Die Kinder wunderten sich über die gedrückte Stimmung der Eltern. Als sie die Ursache erfuhren, fanden sie dies nicht so weltbewegend, dass man sich deshalb die Weihnachtsstimmung vermiesen lassen müsse. Bislang habe es für alles eine Lösung gegeben. Eigentlich mussten Obermayers hier ihren Kindern Recht geben.

Teil III

Eine kritische Zeit beginnt

Die Länder des sogenannten Euro-Raumes hatten sich auf eine gemeinsame Währung geeinigt. Ab 1. Januar 2002 galt der Euro als einheitliches Zahlungsmittel in diesem Bereich. Die geliebte D-Mark, von den Deutschen im Westen hochgeschätzt und als Symbol eines stabilen, gut funktionierenden Wirtschaftssystems angesehen, von den Ostdeutschen zuletzt heiß ersehnt und begehrt, hatte ausgedient. Abgesehen vom ständigen Rechnen – alles wurde zunächst auf die inzwischen vertraute DM umgerechnet – das neue Zahlungsmittel war schon gewöhnungsbedürftig. Die neuen, bunten Scheine, die kleinen, wenig differenten Münzen, die man schnell verwechseln konnte. Viele Menschen vermuteten hinter den neuen in Euro angegebenen Preisen und Kosten versteckte Preiserhöhungen. Daran änderte auch nichts, dass viele Verkäufer ihre Preisangaben in der Übergangszeit sowohl in DM als auch in Euro vornahmen. Es war naheliegend, so argwöhnten viele, dass die Währungsumstellung als günstige Gelegenheit angesehen wurde, nötige oder unnötige Preiskorrekturen vorzunehmen. Die Vorteile, wie zum Beispiel bei Reisen im Euro-Raum, rückten erst allmählich ins Bewusstsein der meisten Bürger.

Mit der Euro-Einführung traten auch in der Obermayerschen Praxis einschneidende Veränderungen in Kraft, wenngleich sie völlig anderer Natur waren. Nachdem das Sozialgericht Dresden eine einstweilige Verfügung zur Fortsetzung der Gastroenterologie bis zur endgültigen Entscheidung des Widerspruchsausschusses abgelehnt hatte, galten ab 1. Januar des neuen Jahres die gesetzlich vorgeschriebenen Änderungen bei allen Internisten. Die Praxis gehörte ab diesem Tag zum hausärztlich-internistischen Bereich. Endoskopische, sonografische und andere gastroenterologische Leistungen durften als Kassenleistung nicht mehr durchgeführt und abgerechnet werden. Patienten, die sich in gewohnter Weise zu diesen Untersuchungen anmelden wollten, mussten an andere, zugelassene gastroenterologische Praxen verwiesen werden. Selbst langjährige, regelmäßig betreute Patienten, ergab sich bei ihnen die Notwendigkeit zu einer solchen Untersuchung, waren an eine entsprechende fachärztliche Praxis zu verweisen. Lediglich Privat-Patienten durften noch endoskopiert werden oder auch Kassen-Patienten, die auf Grund ihrer guten Erfahrungen mit Obermayers Endoskopie bereit waren, die Untersuchung als sogenannte IGEL-Leistung (individuelle Gesundheitsleistungen) selbst zu bezahlen, obwohl sie in einer fachärztlichen Praxis die gleiche Untersuchung als Kassenleistung umsonst bekommen hätten. Die Zahl dieser endoskopischen Untersuchungen lag aber so niedrig, dass Schwester Gaby damit nicht ausgelastet war. Die fehlenden Endoskopien schufen reichlich freie Kapazität in der Sprechstunde. Das Bestellbuch, sonst bis zum Rande vollgeschrieben, zeigte große Lücken mit freien Sprechstundenterminen. Neue Patienten für eine hausärztlich-internistische Behandlung tauchten nur sporadisch auf, zumal diese in den vergangenen Jahren aus Kapazitätsgründen stets abgewiesen werden mussten

„So können wir nicht weiterarbeiten."

Gisela Obermayer betrat das Sprechzimmer ihres Mannes und platzierte sich vor seinem Schreibtisch.

„Im Moment sitzt kein einziger Patient für uns im Wartezimmer. Noch vor einigen Jahren, als wir uns vor Endoskopie-Anmeldungen kaum retten konnten, haben wir versucht, viele unserer langjährig hausärztlich betreuten Kranken an einen Hausarzt zu vermitteln. Und jetzt haben wir durch den Wegfall der Endoskopie nicht mehr genügend Patienten. Unsere zuweisenden Ärzte wissen inzwischen, dass wir nicht mehr endoskopieren dürfen, und schicken ihre Patienten natürlich zu anderen Gastroenterologen. Nicht so schnell spricht sich herum, dass wir wieder Kranke zur hausärztlichen Betreuung annehmen. Letztendlich absurd: erst drängen wir unsere Patienten aus der Praxis zu den Hausärzten und jetzt wären wir froh, wenn sie alle wieder zu uns zurückkämen. Bei den wenigen, die jetzt täglich in der Anmeldung vorsprechen, ist mindestens einer dabei, den wir zur Endoskopie in eine andere, eine fachärztliche Praxis weiterleiten müssen. Die Übrigen sind oft Patienten, die mit ihren bisherigen Hausärzten unzufrieden waren. Also eine ganz spezielle Auslese!"

Obermayer stand auf und blickte düster in den schneelosen, winterlichen Park des Klinikums.

„Ich habe schon mit einigen Hausärzten telefoniert und unsere freie Kapazität an internistisch-hausärztlicher Betreuung angeboten. Leider war es von mir eine Illusion zu glauben, von der KV eine Sondergenehmigung für die Gastroenterologie zu bekommen. Bedarf dafür bestünde schon, doch es wird einfach ignoriert. Aber vor zwei Jahren, als ich diese verhängnisvolle Entscheidung getroffen habe, hatte ich gar keine andere Wahl. Wir brauchten die seinerzeit höhere Honorierung der hausärztlich-internistischen Leistungen, sonst wären wir schon damals nicht mehr über die Runden gekommen. Andererseits – wäre ich gastroenterologischer Internist geblieben – würden wir auch jetzt nicht so viele Überweisungen zu Endoskopien bekommen, um ein ausreichend hohes Honorar im fachärztlich-internistischen Bereich zu erzielen. Ganz davon abgesehen, dass wir dafür von früh bis abends hätten endoskopieren müssen, denn die Gastroenterologen konnten nur durch eine starke Mengenausweitung ihre schlechte Vergütung ausgleichen. Herr Mohnicke war dazu in der Lage, mit seinem vielen Personal, seinem umfangreichen Instrumentarium und seinen vielen zuweisenden Ärzten, vielleicht auch einige andere Kollegen. Bei uns fehlten dafür die Voraussetzungen, so dass wir bei dieser Variante schon viel eher am Ende gewesen wären. Eigentlich haben wir mit unserer Wahl nur zwei Jahre Zeit gewonnen. Im Moment können wir nicht einmal die Praxiskosten erwirtschaften, so dass unsere Pleite absehbar ist. Durch drastische Reduktion der Personalkosten könnten wir den Zeitpunkt noch etwas hinausschieben. So schwer es mir fällt: Wir müssen Gaby entlassen und du musst deine Arbeitsstunden reduzieren. Dein Gehalt und damit unser Einkommen werden dadurch reduziert. Zum Glück wirkt sich die stark verminderte Leistungsabrechnung dieses schrecklichen ersten Quartals erst später aus, so dass wir bis März diesen Jahres noch hinkommen. Vielleicht haben wir bis dahin juristisch etwas erreichen können."

„Für Gaby tut mir das sehr leid. Ich weiß nicht, wie sie reagieren wird. Sie war immer fleißig, loyal und gewissenhaft. So schnell wird sie keine neue Arbeit finden."

„Ich weiß, aber trotzdem muss ich sie entlassen. Natürlich werde ich mich bemühen, ihr bei der Beschaffung eines neuen Arbeitsplatzes behilflich zu sein. Vielleicht braucht einer der Kollegen im Hause eine neue Mitarbeiterin. Zum Glück hat sie noch ihren Mann als Hauptverdiener."

Gleich nachdem er mit seiner Frau die trüben Aussichten für die Praxis erörtert hatte, verfasste Obermayer verbittert einen Brief an den Geschäftsführer der KV und kündigte seine Mitarbeit in der Prüfkommission. Eine Institution, die ihn unbeeindruckt in eine solch schwierige Situation kommen ließ, wollte er mit seinem Engagement nicht noch unterstützen. Der trübe Januar-Tag passte zu Obermayers Stimmung. Bei Dr. Naumann, der später anrief, lief es ähnlich trist. Allerdings gab es Neuigkeiten zu berichten. Rechtsanwalt Schreckenbach habe mit ihm das Urteil des Sozialgerichts durchgesprochen. Dem Anwalt seien in der Urteilsbegründung mehrere Schwachpunkte aufgefallen, so dass er eine Beschwerde bei der nächst höheren Instanz, dem Landessozialgericht, für erfolgversprechend hielte. Man müsse sich so schnell wie möglich treffen, um Weiteres zu besprechen. Auch Frau Rühle sollte mitkommen.

Am nächsten Nachmittag saßen die drei ehemals gastroenterologisch tätigen Ärzte wieder einmal bei ihrem Anwalt um den runden Tisch. Schreckenbach erläuterte die Ablehnung des Sozialgerichtes. Dieses habe in seiner Begründung nahezu wörtlich die einseitige Stellungnahme der KV übernommen. Eine Würdigung der Argumente, die von den drei antragstellenden Ärzten vorgebracht worden seien, habe darin überhaupt nicht stattgefunden. Daher sehe er Chancen, durch eine Beschwerde bei der nächsten Instanz, dem Landessozialgericht, eine andere Einschätzung zu erkämpfen. Letztendlich sei auch noch nicht über den Einspruch gegen den Beschluss des Zulassungsausschusses der KV entschieden worden. Frau Rühle gab gleich zu verstehen, dass sie nicht mehr mitmachen wolle. Der Arbeitsablauf in ihrer Praxis sei unter den neuen Bedingungen bedeutend ruhiger und weniger stressig geworden. Ihr würde es genügen, wenn sie ein- bis zweimal in der Woche eine Endoskopie privat oder als IGEL-Leistung durchführe. Außerdem könne und wolle sie sich keine gerichtliche Auseinandersetzung leisten, da sie keine Rechtsschutzversicherung habe. Sie werde daher an zukünftigen Beratungen nicht mehr teilnehmen. Naumann und Obermayer schauten sich verwundert an und versuchten, Frau Rühle umzustimmen, jedoch ohne Erfolg. So saßen dann die beiden Ärzte allein mit ihrem Anwalt, um das weitere Vorgehen zu beraten. Wünschenswert sei, so Schreckenbach, wenn aktuelles Zahlenmaterial zu den endoskopischen Untersuchungen in der Stadt vorgelegt werden könnte. Die Angaben zum vergangenen Jahr habe er bereits verwendet. Jetzt müssten Zahlen her, die eine ungenügende Bedarfsdeckung bei Endoskopien in der Stadt seit dieser gesetzlichen Reglementierung belegten. Vorteilhaft wäre auch, wenn man nachweisen könnte, dass durch den Wegfall der drei Ärzte die Wartezeiten auf eine Endskopie stark angestiegen seien. Er wolle auch seinerseits versuchen, sich Einsicht in die neuesten Unterlagen der KV zu verschaffen, um exakte Zahlen vorlegen zu können. Seiner Bitte um entsprechende Unterlagen sei die KV zwar nachgekommen, aber – bewusst oder unbewusst – man habe ihm nur unvollständiges und widersprüchliches Zahlenmaterial geschickt. Das könne eigentlich nicht verwendet werden, höchstens als Beweis eines Täuschungsmanövers seitens der KV. Als in diesem Zusammenhang der Name Moroni fiel, wurden sogleich von den beiden Ärzten absurde Verschwörungstheorien konstruiert. Zum Schluss mussten alle drei über ihre Phantasie lachen. Naumann hatte noch die Idee, zu erkunden, wie in anderen Bundesländern und anderen KV-Bereichen die Sache mit der Sondergenehmigung gehandhabt würde. Nachdem sich Naumann und Obermayer von Schreckenbach verabschiedet hatten, schlenderten beide noch bis zum Parkplatz ihrer Autos. Als sie einige

Schritte schweigend nebeneinander hergegangen waren, begann Naumann: „Im Moment ist das eine unerträgliche Situation. Ich überlege die ganze Zeit krampfhaft, wo für mich ein weiteres Betätigungsfeld zu finden wäre, um überleben zu können. Die Leute sind – zumindest in meiner Praxis-Gegend – nicht so wohlhabend, dass sie sich auf zu bezahlende Endoskopien als IGEL-Leistungen einlassen würden. Bei mir ist die Endoskopie tot."

Obermayer pflichtete ihm bei: „Die IGEL-Leistungen sind zwar eine zusätzliche Einnahmequelle, die sogar offiziell durch die Bundes-KV empfohlen wird. Von den Endoskopien abgesehen, die in der Regel als Kassenleistung kostenlos in Anspruch genommen werden, gibt es in unserem Fach eben nur wenig Leistungen, die infrage kommen, zum Beispiel Reise- und Impfberatungen. Diese habe ich bisher bei meinen Patienten immer im Rahmen der internistischen Betreuung kostenlos durchgeführt. Aber auch Sonderwünsche der Patienten wie Verabreichung von Vitamin-Injektionen, Durchführung ausgefallener, eigentlich unnötiger Laboruntersuchungen oder auch medizinisch nicht erforderliche Ultraschalluntersuchungen könnte man nutzen. Es gibt sogar eine Liste empfohlener IGEL-Leistungen mit entsprechenden Preisangaben, die von der Bundes-KV herausgegeben wurde."

Beide standen jetzt am Parkplatz und sahen mit scheinbarem Interesse dem ungeschickten und mühevollen Einparken eines roten PKW zu. Naumann nahm das Gespräch wieder auf:

„Ich empfinde die IGEL-Liste der KV mit solchen Vergütungsempfehlungen eher als Reglementierung für uns, damit sich die Ärzte diese Leistungen nicht überbezahlen lassen können. Es gibt doch immer Kollegen, die übertreiben es und langen kräftig zu! Das ist in gewisser Weise verständlich, wenn man bedenkt, dass viele unserer Kassenleistungen durch die Krankenkassen so unzureichend honoriert werden, dass sie nicht einmal die Gestehungskosten decken. Von daher kommt doch überhaupt die Idee, zusätzliche Einnahmequellen zu finden."

„Ich empfinde es unethisch und ich fühle mich schäbig, wenn ich aus kommerziellen Erwägungen dem Patienten etwas anbiete und empfehle, was diesem kaum Nutzen bringt, oder was ich gar für überflüssig halte. Damit missbrauche ich doch eigentlich das Vertrauen, das der Patient mir als seinem Arzt entgegen bringt. Überflüssige, dennoch gewünschte Leistungen kann man in einem Dienstleistungsbetrieb anbieten, aber nicht in einer Arztpraxis."

„Die Ärzte werden eben immer mehr zu Dienstleistern in der Medizin degradiert. Der mündige Patient hat schließlich das Recht, bestimmte Untersuchungen oder Behandlungen zu verlangen. Der Arzt muss und darf ihn dabei fachlich beraten, aber die endgültige Entscheidung obliegt dem Patienten. Insofern müssen sie ihm erst recht die Möglichkeit einräumen, Extraleistungen gegen Bezahlung in Anspruch nehmen zu können. Und wenn er Zweifel hat, holt er sich ohnehin noch eine Zweitmeinung bei einem anderen Arzt. Nicht, dass ich dagegen wäre. Bei schweren Entscheidungen ist es recht und billig, eine Zweitmeinung einzuholen. Häufig stecken aber nur Argwohn und Misstrauen dahinter. Letzteres wird durch die Propaganda der Krankenkassen noch befördert. Unter einem vertrauensvollen Arzt-Patienten-Verhältnis stelle ich mir etwas anderes vor. Das sieht man doch bei Schadensersatzansprüchen, die gegenüber Ärzten geltend gemacht werden. Kein Wunder, dass die Versicherungsprämien der Arzt-Haftpflicht-Versicherungen ständig steigen. So mancher Patient glaubt doch, alles, was in einer medizinischen Behandlung nicht gelingt, sei Schuld der Ärzte. „Ärztepfusch" ist ein beliebtes Schlagwort in den Zeitungen, das immer auf großes Interesse bei den Lesern trifft. Sogar von Seiten der Krankenkassen, bei denen man eine gewisse Sachkenntnis erwarten dürfte, gab es Überlegungen, das Arzthonorar erfolgsabhängig zu zahlen. Kein Behandlungserfolg, kein Geld! Das wäre ein großartiges Einsparpotential für die Krankenkassen! Da könnten sich deren „Fürsten" noch höhere Gehälter genehmigen. Das vertrauensvolle Arzt-Patienten-Verhältnis, wo der Patient dem Rat seines Arztes vertraut, was ihnen vorschwebt, das gibt es doch heute kaum noch, weder seitens des Patienten noch seitens des Arztes. Rat und Vorschläge des Arztes können gar nicht mehr nur aus edlen Motiven heraus erfolgen, sondern sind immer in irgendeiner Weise mit finanziellen Überlegungen verbunden. Dabei meine ich nicht nur den eigenen finanziellen Gewinn, sondern auch die Überlegungen zur Wahl des Medikamentes oder der Therapie, die aus Kostengründen getroffen werden müssen. Würden Sie alle finanziellen Aspekte ihrer Tätigkeit völlig ausblenden, wären Sie bald pleite. Ihre Einkünfte wären zu gering und die KV würde Sie mit zahlreichen Regressen überziehen."

Obermayer fand alles etwas überspitzt formuliert, aber letztendlich stimmte es. Naumann hatte eben eine sarkastisch-provozierende Art. Man merkte, der Frust saß bei ihm tief. Beide Kollegen kamen überein, in den gastroenterologischen Praxen der Stadt quasi anonym anzurufen oder anrufen zu lassen, um sich für eine Koloskopie oder Gastroskopie anzumelden. Man könne dies ganz legal als Gefälligkeit für Patienten übernehmen, die sich zu diesen Leistungen in der eigenen Praxis anmelden wollten und ohnehin weitergeleitet werden müssten. Sie vereinbarten, dass jeder einige der gastroenterologischen Praxen anzurufen habe. Damit könnte zumindest ein grober Überblick über die derzeitigen Wartezeiten bei den einzelnen endoskopischen Untersuchungen gewonnen werden. Dann sprachen sie noch über ihre Mitarbeiter. Auch Naumann hatte eine Mitarbeiterin entlassen müssen und arbeitete jetzt nur noch allein mit seiner Frau und einem Azubi.

Sie hatten sich gerade verabschiedet, als Naumannn sich noch einmal umdrehte: „Vielleicht sollten wir noch ein paar zusätzliche Aktivitäten starten."

Obermayer nickte: „Daran hatte ich auch schon gedacht. Zum Beispiel könnte man an die Gesundheitsministerin oder den Petitionsausschuss des Bundestages schreiben. Aber das sind alles Vorhaben, die, wenn überhaupt, erst langfristig wirken können. Augenblicklich hilft uns das nicht."

„Vielleicht wäre auch eine Information unseres Berufsverbandes sinnvoll. Ich rufe sie deswegen morgen Mittag mal an", verabschiedete sich Naumann.

Noch am gleichen Abend setzte sich Obermayer an seinen Schreibtisch und schrieb einen Brief an die Gesundheitsministerin, in dem er die Situation unter den veränderten gesetzlichen Bedingungen schilderte und um Rat bat. Er verwies auf die völlig andere Ausgangslage der ärztlichen Versorgung in den neuen Bundesländern, wo die Aufbauphase vieler Praxen noch gar nicht abgeschlossen sei und damit diese gesetzlichen Vorgaben besonders negative Auswirkungen zeigten. Ein ähnliches Schreiben richtete er an den Petitionsausschuss des Bundestages.

Ende Januar hatte der Berufungsausschuss bei der KV die Widersprüche gegen die Entscheidung des Zulassungsausschusses abgelehnt. Gisela Obermayer war überrascht, dass ihr Mann dies so gelassen nahm. Eigentlich bedeutete dies doch das endgültige Aus für die Gastroenterologie in der Praxis.

„Wir haben noch ein Eisen im Feuer! Ich hoffe immer noch auf eine positive Entscheidung des Landessozialgerichtes", erklärte ihr Mann.

„Herr Schreckenbach hat uns viel Hoffnung gemacht. Wenn wir von dort eine einstweilige Verfügung bekommen, können wir erst einmal wieder endoskopieren und haben gute Chancen, dass die KV die Angelegenheit zu unseren Gunsten revidieren muss. Ein Urteil des Landessozialgerichtes kann sie nicht einfach ignorieren. Außerdem haben Naumann und ich den Berufsverband der Internisten um Hilfe gebeten und auch die Landesärztekammer über die Angelegenheit informiert. Von den hiesigen eigenen Fachkollegen ist wohl keine Unterstützung zu erwarten. Die sind vielleicht sogar ganz froh, drei unliebsame Konkurrenten los zu sein."

„Versprichst du dir so viel von dem Gerichtsurteil? Vielleicht fällt es gar nicht so aus, wie wir uns das wünschen? Die KV sitzt nun mal am längeren Hebel. An der kommen wir nicht vorbei. Und dort hast du offensichtlich keine Freunde. Ich habe immer gedacht, diese Institution vertritt die Interessen der niedergelassenen Ärzte. Die rigide Umsetzung gesetzlicher Vorgaben scheint dort aber Priorität zu haben. Zum Glück seid ihr zu zweit und könnt euch gegenseitig moralisch stützen. Wie kommt denn Dr. Naumann damit zurecht?"

Es muss trotzdem weiter gehen

Die ältere Frau mit dem bunten Kopftuch stand ratlos vor der Praxistür und studierte das mit Reißzwecken angebrachte Schild: Wegen Urlaub vom 10. bis 17. Februar geschlossen. Vertretung: Frau Dr. Heinrich, internistische Praxis nebenan. Unschlüssig blickte sie sich um, in der Hoffnung, eine auskunftsfähige Person zu finden, die ihr weiterhelfen könnte. Auf dem Gang war kein Mensch zu sehen, nur im Wartebereich – weit auseinandersitzend – saßen zwei ältere Herren. Der eine hielt die Zeitung vors Gesicht, der andere schaute interessiert zu der Frau, die offenkundig nicht weiter wusste.

„Die Praxis Dr. Obermayer scheint Urlaub zu haben", begann sie zaghaft. Der Mann bestätigte das.

„Ich wollte mich nämlich zu einer Untersuchung anmelden. In der Praxis ist aber gar niemand da. Es ist nämlich ziemlich dringend! Jetzt weiß ich gar nicht, was ich machen soll."

„Melden Sie sich doch in der Praxis von Frau Dr. Heinrich. Dort wird man Ihnen sicher Auskunft geben können." Der Mann zeigte ihr die Eingangstür zur Praxis Dr. Heinrich.

Sie nickte dankbar und steuerte diese zaghaft an, klopfte und verschwand in der Anmeldung der Praxis.

Die junge Brünette hinter dem Tresen, die gerade etwas schrieb, blickte fragend auf: „Wie kann ich Ihnen helfen?"

Die Frau band umständlich ihr Kopftuch ab. Das graue, widerspenstig abstehende Haar wirkte etwas unordentlich, weshalb sie vielleicht überhaupt das Kopftuch trug. Ermuntert durch die freundliche Begrüßung trug sie weitschweifig und umständlich ihr Anliegen vor.

Rosi, die junge Frau hinter dem Tresen, fasste die Angaben zusammen: „Wenn ich Sie richtig verstanden habe, klagen sie schon längere Zeit über die Beschwerden. Auf Drängen Ihrer Kinder sind Sie zur Hausärztin gegangen und diese hat Ihnen eine Überwei-

sung zu Dr. Obermayer gegeben. Darf ich mal den Überweisungsschein sehen?" Umständlich kramte die alte Frau in ihrer Tasche
und reichte Rosi einen leicht zerknitterten grünen Schein.

„Das ist eine Überweisung zum Gastroenterologen wegen un-
klarer Bauchschmerzen. Die dazu notwendigen Untersuchungen
macht aber Dr. Obermayer nicht mehr. Sie müssten in eine gastroenterologische Praxis gehen."

„Meine Nachbarin hat mir aber gesagt, ich soll zu Dr. Obermayer gehen, der würde das gut machen. Sie war auch bei ihm. Ich soll
mich auf keinen Fall abwimmeln lassen."

Rosi musste lächeln.

„Da ist ihre Nachbarin eben nicht mehr auf dem neuesten Stand!
Die Praxis Dr. Obermayer ist seit 1. Januar eine hausärztlich-internistische Praxis und führt keine gastroenterologischen Untersuchungen mehr durch. Ich schreibe Ihnen mal Adressen und Telefonnummern von gastroenterologischen Praxen, die in der Nähe
sind, auf. Da können sie sich auch telefonisch anmelden."

„Telefonnummern nützen mir nicht viel. Ich verstehe am Telefon alles immer so schlecht."

„Kann das nicht eines ihrer Kinder für Sie übernehmen?"

Die Frau schüttelte den Kopf. „Die haben doch gar keine Zeit."

„Vielleicht die Nachbarin?"

Aus der blechern klingenden Sprechanlage rief es laut: „Rosi,
komm mal bitte zu mir. Du musst hier mal helfen."

Rosi gab der Frau den Überweisungsschein zurück, dazu einen
Zettel mit mehreren Namen und Telefonnummern und geleitete
die Frau zur Tür. Dann eilte sie zu ihrer Chefin, die sie gerufen hatte.

„Rosi, wo bleibst du denn?"

Ungeduldig blickte Dr. Heinrich auf die Eintretende.

„Du musst Herrn Braun mal beim Anziehen helfen. Das hält
mich jetzt zu lange auf. Ich muss noch schnell für ihn einen Kurz-
befund schreiben. Er soll sich damit im Krankenhaus vorstellen."

Rosi half dem glatzköpfigen, dicken und schwerfälligen Mann
mit dem roten Gesicht, dessen linker Arm schlaff herunterhing,
beim Anziehen des Unterhemdes.

„Mir hilft sonst immer meine Frau", entschuldigte er sich. „Sie ist nur mal kurz weggegangen, holt mich dann aber wieder ab."

„Das macht doch nichts", tröstete Rosi, half ihm in die Hose und zog ihm den Pulli über den Kopf.

„Wenn Ihre Frau Sie abholen kommt, soll Sie sich bei mir melden. Sie muss noch einen Brief mitnehmen, den die Frau Doktor gerade schreibt." Rosi führte ihn ins Wartezimmer, wo er ächzend auf einen Stuhl niedersank.

„Ist das wirklich nötig, mich im Krankenhaus vorzustellen?"

Rosi bestätigte es: „Die Frau Doktor hat es so entschieden."

Es war gar nicht so einfach, alle Fenster und Türen mit Folie und Klebeband abzudecken. Obermayer stand in der Küche auf der Leiter und bemühte sich, diese wenig geliebte Tätigkeit hinter sich zu bringen. Leider gehörte sie eben auch zum „Malern". Er betrachtete sein Werk von oben. Dann stieg er von der Leiter und prüfte von unten, ob alles gut abgedeckt war. Als Nächstes kamen die Ober- und Unterschränke dran. Er hoffte, dass Möbel, Fenster und Türen damit ausreichend vor Farbspritzern und unbeabsichtigten Farbanstrichen geschützt waren. Nun konnte es mit dem Streichen losgehen. Obwohl sie erst vor fünf Jahren in das neue Haus eingezogen waren, gab es in der Küche schon einige Flecke und Beschädigungen an den Wänden. Auch im Hausflur waren durch verschiedene Möbeltransporte – Karola war vor kurzem zu ihrem Freund in die Innenstadt gezogen und Vincent hatte ihr Zimmer übernommen – diverse unschöne Stellen entstanden. Obermayer hätte gern die Renovierung noch etwas hinausgeschoben, aber Gisela drängte auf eine Erneuerung von Küche und Hausflur. Dieser Februar schien ein idealer Zeitpunkt zu sein: In der Praxis kamen im Moment ohnehin wenig Patienten und man hatte sturmfreie Bude, denn Vincent war mit einigen Freunden zum Wintersport nach Österreich gefahren. Was lag näher, in dieser Zeit die Renovierung durchzuführen, zumal Vincents Hilfe immer mit einem gewissen Unsicherheitsfaktor behaftet war. Zur Zeit besuchte er ein Wirtschaftsgymnasium und war von diversen

Freizeitbeschäftigungen voll in Beschlag genommen. Ganz oben stand auf seiner Agenda die Techno-Musik, in der er sich auch als Amateur-DJ betätigte. Dann kam gleich der Fußball. Alles lief immer recht spontan ab und war schwer planbar, so dass man sich auf Vincents Einsatz in Haus und Garten nicht immer verlassen konnte. Da im März wieder die ersten Arbeiten im Garten anfallen würden, war der Februar für Maßnahmen im Haus ganz gut geeignet. In Zeiten knapper Kassen übernahmen Obermayers selbst die Arbeiten, denn eine professionelle Renovierung von Küche und Flur hätte einen zusätzlichen finanziellen Aderlass bedeutet. Heimwerkertätigkeit, das war nichts Ungewöhnliches. In DDR-Zeiten hatten sie meist selbst ihre Wohnungen renoviert und verfügten über entsprechende „Erfahrungen". Damals kam man ohne eigene handwerkliche Fertigkeiten kaum aus, denn Handwerkerleistungen gehörten ebenfalls zur Mangelware. Es sei denn, man hatte entsprechende Gegenleistungen zu bieten. Nach langen Diskussionen waren Gisela und er übereingekommen, die Küche, die vorher einfach weiß gestrichen war, in einem leichten Ocker-Ton zu streichen und damit etwas wärmer erscheinen zu lassen, die Decke einen Ton heller. Der Hausflur mit dem Treppenhaus, dessen Anstrich wegen seiner Höhe gewisse körperliche Wendigkeit voraussetzte, sollte wieder weiß gestrichen werden. Gisela fand, es sei dort ohnehin zu dunkel, und müsse daher heller gestaltet werden. Um die notwendigen Arbeiten auf ein Minimum zu beschränken, sollten die noch gut erhaltenen Tapeten einfach überstrichen werden. Das war sicher nicht professionell, aber hatte sich in der Vergangenheit schon oft bewährt. Pinsel, Bürsten und Farben zu kaufen, war heute kein Problem mehr. Man ging in den Baumarkt, suchte sich die Farben und das entsprechende Zubehör aus. War die gewünschte Farbe nicht im Angebot, konnte man sich diese anhand der Farbtabellen in einem Gerät sogar individuell mischen lassen. Bei solchen Voraussetzungen gingen die Malerarbeiten gut voran. Nach drei Tagen war alles geschafft. Obermayer hatte sich sehr ins Zeug gelegt, so dass für Gisela meist nur die Hilfsarbeiten übrig blieben. Bei der anschließenden Grundreinigung blieb ohnehin die Hauptlast an ihr hängen. Leicht unzufrieden, tröstete sie sich mit der im warmen Ocker erstrahlenden Küche und dem frisch-weißen Hausflur, wodurch alles wieder viel attraktiver erschien. Als das erste gemeinsame Frühstück in der renovierten Küche stattfand, waren beide recht zufrieden, wenn sich auch verschiedene Gelenke und Muskelpartien noch sehr unangenehm bemerkbar machten.

Nach den Winterferien war das verkleinerte Obermayersche Team – bestehend aus Inge, Gisela Obermayer und Azubi Anna-Maria – wieder am Arbeitsplatz vereint. Die Sprechstundenkapazität hatte sich durch Wegfall des Endoskopie-Programms fast verdoppelt. Wenn auch die Zahl der Neuanmeldungen für die Sprechstunde stetig zunahm, von einer normalen Auslastung konnte noch lange nicht die Rede sein. Dafür stand Obermayer jetzt mehr Zeit für seine Patienten zur Verfügung, was diese dankbar zur Kenntnis nahmen. Seine Mitarbeiterinnen beschäftigten sich neben der eigentlichen Arbeit zwangsläufig mit anderen Dingen: Vernichtung alter Unterlagen, Neu-Sortierung der Patientenakten, Umgestaltung des Archives und diversen Säuberungsaktionen in der gesamten Praxis. Frau Obermayers Arbeitszeit wurde auf drei Tage in der Woche reduziert.

Die intensivierte Betreuung der Patienten wirkte sich allerdings wenig auf die Vergütung aus, da im hausärztlich-internistischen Bereich eine Patientenpauschale pro Quartal gezahlt wurde, bei welcher der Leistungsumfang keine Rolle spielte. Eine dauerhafte ökonomische Grundlage für die Praxis war damit nicht zu gewährleisten. Daran änderten auch die drei bis vier Gastroskopien, die wöchentlich bei Privatpatienten durchgeführt wurden, nicht viel. Der Aufwand für Vorbereitung und Nachbereitung dieser Magenspiegelungen war relativ groß und rechnete sich nur deshalb, weil diese Leistungen für Privatpatienten nach der privatärztlichen Gebührenordnung berechnet werden konnten und damit kostendeckend bezahlt wurden. Da Gaby nicht mehr zur Verfügung stand – sie war immer noch arbeitslos –, hatte Gisela Obermayer deren

Aufgaben komplett übernommen. Gaby hoffte immer noch auf eine Wiedereinstellung in der Praxis, wie sie kürzlich bei einem Besuch wissen ließ. Vielleicht hatte sie deshalb auch noch keine andere Tätigkeit aufgenommen. Aber nicht nur Gaby hoffte, dass die Endoskopie wieder in der Praxis florieren würde, sondern das ganze Praxisteam. Obermayer und sein Kollege Naumann hatten schließlich nicht ohne Hoffnung juristische Hilfe in Anspruch genommen. In Hinblick auf die Zukunft sah Obermayer mit gemischten Gefühlen, dass eine Vielzahl eigener Patienten, bei denen eine Endoskopie erforderlich wurde, zu entsprechenden Untersuchungen in andere gastroenterologische Praxen überwiesen werden mussten. Es war auch eine zweischneidige Sache, dass die Zahl der allgemein-internistischen Patienten stetig zunahm. Wenn die Sondergenehmigung tatsächlich eines Tages käme, würde man sich damit die Wiedereinführung der Endoskopie erschweren. Diese hausärztlichen Patienten, die man jetzt mit Freuden aufnahm, könnten bei dem angestrebten Ziel nicht weiterbetreut und müssten wieder abgeschoben werden. Die gleiche Umstrukturierung, die zu Zeiten der Praxisgründung durchgesetzt werden musste, – weniger Kapazität für die Sprechstunde, mehr für die Endoskopie –, würde sich wiederholen.

In der Praxis war es schon immer üblich, bei Überweisungen zu einem anderen Facharzt dem Patienten behilflich zu sein. Dieser Service wurde jetzt – nicht uneigennützig – forciert: Jedem Patienten, ob eigenen oder fremden, bei dem eine Endoskopie benötigt wurde, besorgten die Praxismitarbeiter telefonisch einen Termin in einer der gastroenterologischen Praxen. Für die Patienten eine dankbar angenommene, freundliche Unterstützung. Für Obermayer lieferte das Informationen über die derzeitigen Wartezeiten auf endoskopische Untersuchungen in den anderen Praxen. Dabei stellte sich bald heraus, was Naumann und Obermayer schon vermutet hatten, dass die Wartezeiten auf endoskopische Untersuchungen in der gesamten Stadt seit Jahresbeginn dramatisch angestiegen waren. Auch die Naumannsche Praxis hatte ähnliche Ergebnisse gewonnen. Diese Daten wurden gesammelt und schließlich Rechtsanwalt Schreckenbach übermittelt. Auch erreichten die Praxis bald Gerüchte, dass in Einzelfällen das lange Warten auf eine endoskopische Untersuchung zu verspäteter Diagnose und Therapie mit nachteiligen Folgen für den betreffenden Patienten geführt hätte. Ob diese Gerüchte stimmten, konnte nicht überprüft werden. Inzwischen waren zwei Monate seit Einreichen der Beschwerde beim Landessozialgericht vergangen, ohne dass bislang etwas bewirkt worden war. Auch bei RA Schreckenbach waren keine neuen Informationen zu bekommen. Je mehr Zeit verstrich, desto angespannter wurde die ökonomische Lage der Praxis. Die KV hatte nämlich – in Erwartung einer geringeren Leistungsabrechnung für das erste Quartal – die monatlichen Abschlagszahlungen der beiden ehemaligen Gastroenterologen bereits zu Jahresanfang reduziert. Die Praxiskosten konnten zwar durch Personalreduktion ebenfalls gesenkt werden, aber die meisten anderen Ausgaben liefen unverändert weiter. Auch die Praxiskredite der Ärztebank mussten regelmäßig bedient werden. In der Naumannschen Praxis schien die Situation noch bedrückender zu sein. Die Zahl der Patienten sei sehr bescheiden, klagte Naumann in einem Telefongespräch. Aus diesem Grunde habe er erneut versucht, mit der KV-Verwaltung Kontakt aufzunehmen. Dabei sei er wieder an diese sture Frau Moroni geraten. In Hinblick auf seine freien Kapazitäten habe ihm diese empfohlen, im Zentralen Notdienst der Stadt einfach mehr Nachtdienste zu übernehmen. Offensichtlich wisse diese Dame nicht, dass man für einen zwölfstündigen Nachtdienst sehr schlecht honoriert werde. Abgesehen davon, dass er gesundheitliche Probleme habe und ihm der Nachtdienst schwer falle. Vielleicht wollte sie ihn gar verhöhnen. Letzteres müsse er fast vermuten, denn sie schlug ihm vor, als weitere Verdienstmöglichkeit zusätzlich als Leichenschau-Arzt im Krematorium tätig zu werden. Die würden jemanden suchen.

Von den Kollegen im Ärztehaus wurde beklagt, dass in der Obermayerschen Praxis keine Endoskopie mehr möglich sei. Die beiden Allgemeinärzte, die ihre Patienten leichter für eine wenig beliebte

Gastroskopie oder Koloskopie gewinnen konnten, wenn sie im eigenen Hause durchgeführt wurde, hatten Schwierigkeiten, ihre Patienten in andere gastroenterologische Praxen zu delegieren. Auch Dr. Haubold bedauerte die derzeitige Situation ohne Endoskopie im Hause. In letzter Zeit hatte er häufig Patienten, deren Stimm- und Halsbeschwerden auf eine Refluxoesophagitis zurückzuführen waren, zu einer Gastroskopie geschickt. Jetzt war das nicht mehr möglich.

„Seit auch in unserem Fachgebiet die bakterielle Besiedlung des Magens mit den sogenannten Helicobacter-Bakterien eine Rolle spielt, müsste ich eigentlich bei allen Patienten mit Stimmproblemen eine Gastroskopie mit Gewebeprobe durchführen lassen. Dass dann die Helicobacter-Eradikation das Problem beseitigt, sehe ich nicht so optimistisch. Aber entsprechende Berichte in der Fachliteratur gibt es natürlich. Eine Gastroskopie ist aber auf jeden Fall sinnvoll. Wie stehen denn inzwischen Ihre Chancen, die Genehmigung zur Endoskopie wieder zu erlangen?", fragte er Obermayer.

Dieser hob hilflos die Schultern.

„Von der KV habe ich leider keine Unterstützung zu erwarten. Im Moment baue ich auf juristische Hilfe!", beschrieb er die Situation.

Die Endabrechnung der Leistungen des ersten Quartals, die im letzten Monat des Folgequartals, also im Juni, erfolgen würde, würde nichts Gutes erwarten lassen. Die Zahl der abgerechneten Scheine war seit Jahresanfang drastisch zurückgegangen, da viel weniger Patienten gekommen waren. Die undurchschaubare Leistungsberechnung mit den von Quartal zu Quartal variierenden Punktwerten in den verschiedenen Facharztgruppen, begrenzt auf sogenannte Praxisbudgets, diverse Pauschalen, die unabhängig vom Leistungsumfang gezahlt wurden, Leistungsobergrenzen und vieles mehr machten es nahezu unmöglich, eine Vorausberechnung des Quartalsergebnisses vorzunehmen. Obermayer brütete über den Abrechnungsziffern des ersten Quartals, die das

Computerprogramm erstellte. Die endgültige Abrechnung im Juni würde ein finanzielles Fiasko offenbaren.

Inzwischen war auch Post aus Berlin eingetroffen. Eine Mitarbeiterin eines Referenten im Gesundheitsministerium hatte im Auftrag der Ministerin für Gesundheit und soziale Sicherung geantwortet. Die ständig steigenden Ausgaben im Gesundheitswesen, durch zahlreiche beigefügte Tabellen untersetzt, und die Stärkung des hausärztlichen Sektors, die Vorrang habe, wurden in dem mehrseitigen Antwortschreiben erläutert. Dies sei bei dem anstehenden Problem zu bedenken. Immerhin habe Obermayer doch viele Jahre Zeit gehabt, sich für den Facharzt- oder den Hausarztbereich zu entscheiden und darauf einzustellen. Letztendlich läge es natürlich im Ermessen der zuständigen KV, ob ein Sonderbedarf für Gastroenterologie bestehe oder nicht. Der Petitionsausschuss des Bundestages hatte ihm nach einem Zwischenbescheid mitgeteilt, dass die Angelegenheit zuständigkeitshalber an den Petitionsausschuss des Sächsischen Landtages weitergereicht worden sei. Im Antwortbrief der Landesärztekammer hatte man mitfühlende und bedauernde Worte gefunden, sah jedoch im Moment auch keine Lösungsmöglichkeit. Also, außer Spesen nichts gewesen.

Ein Etappensieg und andere bedeutsame Ereignisse

Das erste Vierteljahr allgemein-internistische Tätigkeit neigte sich dem Ende. Die herabgesetzten monatlichen Abschlagszahlungen der KV deckten nicht mehr die laufenden Praxiskosten. Die Spitzenzahlung des vierten Quartals vom Vorjahr, als noch das volle Endoskopie-Programm lief, erfolgte Ende März und half wieder etwas über die Runden. Gerade hatten Gisela und Fred Obermayer beratschlagt, wo man noch Kosten einsparen könne, als Rechtsanwalt Rauschenbach anrief. Das Landessozialgericht habe entschieden! Es habe die Entscheidung des Zulassungsausschusses der KV als fehlerhaft angesehen und damit auch die Entscheidung des Sozialgerichtes zur beantragten einstweiligen Verfügung aufgehoben. Eine Neubescheidung werde für erforderlich gehalten. Bis zur Entscheidung in der Hauptsache durch den Zulassungs- oder den Berufungsausschuss der KV müsse der Praxis eine beschränkte Zahl Endoskopien – etwa die Hälfte der früher abgerechneten Untersuchungen – erlaubt werden. Schreckenbach hörte sich ganz euphorisch an. Die schriftliche Stellungnahme werde ihm noch per Post zugehen. Jetzt müsse er schnell bei der KV die Genehmigung der gerichtlich verfügten, allerdings zahlenmäßig beschränkten Untersuchungen beantragen. Er, Schreckenbach, werde sich vorab schon mit dem Zulassungsausschuss der KV in Verbindung setzen. Nachdem das Telefonat beendet war und Obermayer seiner Frau den Inhalt mitgeteilt hatte, fielen sich beide in die Arme. War das vielleicht der langersehnte und erhoffte Durchbruch? Was war zu tun? Die Genehmigung der KV für eine beschränkte Endoskopie-Tätigkeit musste eingeholt werden. Gisela würde vermutlich nicht mehr allein die – wenn auch zahlenmäßig begrenzten – Endoskopien bewältigen können. Eine neue Endoskopie-Schwester einzustellen, das war sicher verfrüht. Sie entschlossen sich, eine ehemalige Fachschwester aus dem Klinikum, die Obermayer gut kannte und die sich als Jungrentnerin zu Hause nicht ausgelastet fühlte, für eine stundenweise Tätigkeit anzuwerben. Auch Dr. Naumann hatte die gleiche freudige Botschaft per Telefon erhalten. Ein erster Erfolg nach Monaten der Niederlagen! Nach zwei Wochen bestätigte die KV die Genehmigung zur zahlenmäßig eingeschränkten Abrechnung endoskopischer Leistungen. Es wurde aber ausdrücklich betont, dass diese Genehmigung nur vorübergehend bis zur Entscheidung in der Hauptsache gültig sei und keineswegs die Erlaubnis zur Durchführung prophylaktischer Koloskopien beinhalte. Später erfuhren Obermayer und Naumann von Herrn Schreckenbach, dass sich der Zulassungsausschuss erst im Herbst mit der Angelegenheit befassen wolle, da noch zahlreiche andere Anliegen zu beraten seien und in den Sommermonaten keine Sitzungen stattfänden. Solange hatte man mit dem Provisorium zu leben. Als dann Ende September endlich die Anhörung in dem Gremium erfolgte, konnte oder wollte man sich zu keiner Entscheidung durchringen. Es seien weitere Recherchen seitens der KV erforderlich, ehe man sich zu einer endgültigen Einschätzung entschließen könne. Man wolle dazu vorerst die Verfahrensweisen in anderen KV-Bereichen Deutschlands in Erfahrung bringen. War das Hinausschieben der Entscheidung eine Schikane? Vielleicht, denn die Zahl der erlaubten Endoskopien war begrenzt und die besser dotierten prophylaktischen Koloskopien waren ihnen ganz verwehrt.

„Finanziell bringt uns diese Interimslösung mit begrenzter Untersuchungszahl noch keine wesentliche Verbesserung gegenüber der bisherigen Situation, denn nur durch zahlenmäßige Ausweitung der Untersuchungen, insbesondere der prophylaktischen Koloskopie, können die Gastroenterologen auf einen grünen Zweig kommen", erklärte Obermayer seinem Kollegen Naumann am Telefon.

„Die KV hat in unserer Angelegenheit viel Aufwand und Ärger gehabt. Ich denke nur an die aufwändigen Stellungnahmen für die Gerichte. Da kann ich mir vorstellen, dass man darüber erbost ist und jetzt keine Eile zeigt, eine Entscheidung zu unseren Gunsten herbeizuführen. Die wollen uns schmoren lassen. Schließlich entlasten wir jetzt schon mit unseren Endoskopien die anderen Gastroenterologen und verringern das Wartezeiten-Problem. Die Kollegen sind vielleicht ganz froh, wenn sie jetzt noch mehr prophylaktische Koloskopien durchführen können und einen Teil der schlechter bezahlten kurativen Koloskopien und Gastroskopien an uns abgeben können", fügte er verbittert hinzu.

„Wir müssen trotzdem zufrieden sein, denn am Anfang sah es ganz trostlos für uns aus. Die einstweilige Verfügung mit der Erlaubnis zur eingeschränkten Endoskopie ist schon ein riesiger Erfolg", versuchte Obermayer die Situation schön zu reden.

„Ich würde mich auch nicht beklagen, wenn die finanzielle Lage nicht so angespannt wäre. Ich weiß nicht, wie lange wir diese Situation noch aushalten können. Die Zeit arbeitet gegen uns!"

„Wem sagen Sie das", entgegnete Obermayer.

Im August hatten langanhaltende Regenfälle zu ausgedehnten Überschwemmungen in Mitteleuropa geführt. In Sachsen hatte es besonders die Elbe-Mulde-Region getroffen. Der Elbe-Pegel in Dresden wies zum Hochwasserscheitel einen Maximalstand von 9,40 Meter auf, das lag 7,75 Meter über dem Normalpegelstand von 1,65 Meter. Neben den an der Elbe gelegenen Orten und Stadtteilen Dresdens waren auch das Zentrum der Stadt um den Hauptbahnhof sowie Bauten und Anlagen entlang der Elbzuflüsse betroffen. Das lag vor allem an den innerhalb kürzester Zeit sich heran wälzenden Fluten der kleinen Nebenflüsse der Elbe. Das sonst harmlose Flüsschen Weißeritz zum Beispiel schwoll innerhalb von Stunden um ein Vielfaches an, riss Häuser, Brücken, Autos und alles Mögliche mit sich und flutete, den kürzesten Weg zur Elbe suchend, auch die Innenstadt. In der Nähe dieses Flüsschens liegende Häuser mussten abends und nachts schnell geräumt werden. Auch das Klinikum, in der Nähe des früheren Mündungsbereiches der Weißeritz gelegen, war zu evakuieren. Das Ärztehaus wurde vom Hochwasser eingeschlossen und war damit für Mitarbeiter und Patienten nicht mehr erreichbar. Obermayers versuchten am nächsten Tag, als die erste Überflutung zurückgegangen war, vergebens ihre Praxis aufzusuchen. Das Wasser war nur teilweise in die ohnehin stark angeschwollene Elbe abgeflossen, die Straßen waren noch voller Schlamm und „Treibgut". An eine Wiederaufnahme der Arbeit war gar nicht zu denken. Die Menschen sahen mit Bangen, dass der Wasserspiegel der Elbe von Tag zu Tag langsam, aber stetig stieg. Fieberhaft trafen überall die Anwohner Vorkehrungen gegen das bedrohliche Elbehochwasser. Sandsäcke wurden aufgetürmt, Türen und Fenster der in Elbnähe gelegenen Häuser verbarrikadiert und Pumpen angeschlossen. Überall standen Einsatzfahrzeuge von Polizei, Armee und anderen Hilfsorganisationen. Nicht nur im Klinikum und im Ärztehaus war der Betrieb eingestellt worden, auch in vielen anderen Bereichen war an ein geregeltes Arbeiten nicht mehr zu denken. Auch Obermayers Grundstück gehörte zu den gefährdeten Regionen, so dass er mit Vincent und den Nachbarn Sandsäcke füllte, transportierte und an gefährdete Stellen platzierte. Jeden Tag lauschten sie den neuesten Radio-Meldungen über das Hochwasser oder gingen selbst an die Elbe, um zu sehen, ob diese noch anschwoll. Der Fluss stieg immer weiter. Mehrere Stadtteile standen schon unter Wasser und waren bereits evakuiert worden. Eigentlich wollten Obermayers auf ihrem Grundstück ausharren. Dann wurde plötzlich der Strom abgestellt. Fernsehen, Telefon und Warmwasser gab es nun nicht mehr. Die Handys konnten nicht mehr aufgeladen werden. Am vierten Tag fuhren Lautsprecherwagen durch die Straßen und forderten die Einwohner auf, umgehend ihre Häuser zu verlassen und sich in Gemeinschaftsunterkünfte, die in höher gelegenen Stadtteilen eingerichtet worden waren, zu begeben. Obermayers berieten sich mit ihren Nachbarn. Einige hatten bereits ihre Häuser verlassen, andere waren sich unschlüssig und ein Teil wollte unter allen Umständen zu Hause bleiben, zumal ihre Straße etwas höher lag als die Umgebung. Man saß hier auf dem Trocknen, ähnlich wie auf einer Insel, auch wenn die Elbe weiter ansteigen würde. Aber wie lange würde sie noch ansteigen? Und ohne Strom, Fernsehen und Telefon, vielleicht auch noch ohne Wasser und Nahrung? Da man nicht wusste, wie lange das dauern würde und wie es weiterginge, verließen schließlich auch Obermayers mit dem Auto und dem Nötigsten in einer Tasche fluchtartig ihr Haus. Im allerletzten Moment, denn die einzige von Sandsack-Barrikaden gesäumte Zufahrtsstraße stand bereits unter Wasser und wurde kurz danach geflutet.

Schon am nächsten Tag ging das Elbehochwasser zurück, aber die Schäden, die erst jetzt allmählich sichtbar wurden, waren gewaltig. Mancher hatte seine gesamte Existenzgrundlage verloren. Obermayers Grundstück blieb glücklicherweise verschont, während einige Nachbarn Wasser im Keller zu beklagen hatten. Die Praxis, im zweiten Stockwerk des Ärztehauses gelegen, blieb unversehrt. Selbst die im Erdgeschoss befindliche chirurgische Gemeinschaftspraxis hatte keine Schäden zu beklagen. Bis zur Türschwelle hatte das Wasser gestanden. Da aber Strom, Wasser und Telefon noch nicht wieder verfügbar waren, konnten die Praxen noch nicht wieder öffnen. Auch mussten die Zufahrtsstraßen erst noch entschlammt werden. Die öffentlichen Verkehrsmittel fuhren vorerst nur eingeschränkt. Medikamente, Impfstoffe und andere Materialien, die in den Kühlschränken gelegen hatten, waren verdorben und mussten entsorgt werden. Obwohl viele Straßen noch nicht wieder befahrbar waren, trafen sich, auf komplizierten Umwegen ins Ärztehaus gelangt, die Ärzte nach der Flut im Zimmer der Geschäftsleitung. Dort berieten alle darüber, was als Nächstes zu tun sei. Nach einer Woche schließlich konnten alle Praxen wieder öffnen und ihre Patienten behandeln. Eine Woche Verdienstausfall, damit war man glimpflich davon gekommen. Viele Bürger und mancher Betrieb hatten enorme Schäden erlitten. Solidarische Hilfe kam von überall. Auch das Ärztehaus half mit Geld und Materialien Kollegen, die es anderenorts besonders getroffen hatte. Hingegen hatte das Klinikum beträchtliche Flutschäden zu beklagen. Ein Blick aus Obermayers Sprechzimmer in den Park des Krankenhauses verdeutlichte das. Wo sonst gepflegte Grünanlagen und blühende Rabatten zum Spazierengehen einluden, bedeckten jetzt grau-braune, übelriechende Schlammmassen das Gelände. Zahlreiche Klinikgebäude waren noch unbenutzbar. Und trotzdem ging danach der Praxisbetrieb weiter, als ob nichts gewesen wäre.

Im Herbst überraschte Karola ihre Eltern mit der Nachricht, dass sie bald Großeltern würden. Das war natürlich Grund zu großer Freude, wenn sich auch gleichzeitig elterliche Sorgen einstellten. Würde die Schwangerschaft glatt verlaufen? Ließ sich die Schwangerschaft mit dem Studium vereinbaren? Würde die Verbindung zum Freund eine tragfähige Grundlage für die Zukunft sein? Wie konnte man selbst mithelfen, dass alles gut verlaufen würde? Fragen, die sie nicht beantworten konnten. Gisela und Fred mussten feststellen: Der Kampf um die Zulassung zur Gastroenterologie, die daraus resultierenden Existenzprobleme und die Sorge um die Zukunft der Praxis hatten viel Zeit und Energie gekostet, die für die Kinder nicht mehr zur Verfügung stand. Vincent wohnte zwar noch zu Hause und wurde gut versorgt, aber Karola hatte vor einiger Zeit mit ihrem plötzlichen Auszug aus dem elterlichen Haus schon für erhebliche Irritationen gesorgt. Die Kommunikation mit ihr war danach leider zurückgegangen. Jetzt bestand eine gute Gelegenheit, das zu korrigieren.

In der letzten Gesellschafterversammlung des alten Jahres stellte Frau Dr. Rebentisch ihren neuen Kollegen vor. Diplom-Mediziner Thomas Tiefensee, ein großer kräftiger Mann mit blondem, leicht welligem Haar. Er kam aus den alten Bundesländern, stammte aber ursprünglich aus Dresden. Nach dem Staatsexamen in Dresden zog er 1990 ins Rheinland und absolvierte dort in einem größeren Krankenhaus seine Ausbildung zum Facharzt für Allgemeine Chirurgie. Jungverheiratet war er jetzt mit der Frau in seinen Geburtsort zurückgekehrt und hatte im hiesigen Klinikum angefangen. Erst wenige Monate an der neuen Wirkungsstätte, meldete er sich bei Frau Rebentisch und fragte sie nach einem Einstieg in ihrer Praxis. Äußerlich machte er einen ganz sympathischen Eindruck. Rebentischs Nachforschungen in der Klinik ergaben recht indifferente Auskünfte. Man kannte den Kollegen

Tiefensee zu wenig, fachlich sei er ganz gut, jedoch nicht überragend. Auch sonst sei er ganz kollegial. Nach längerem Bedenken entschloss sich Frau Rebentisch, mit dem neuen Kollegen die Gemeinschaftspraxis wieder im vollen Umfang zu betreiben. Da sie den Praxisanteil Brigitte Neumanns deren Erben ausgezahlt hatte, konnte sie allein ohne Probleme mit ihrem neuen Praxispartner den geschäftlichen Teil aushandeln. Beide waren sich schnell einig. Der 1. Januar des neuen Jahres wurde als Arbeitsbeginn vereinbart. Mit Herrn Tiefensee würde auch seine junge Frau, eine gelernte medizinisch-technische Assistentin, in der Praxis anfangen. Sie sei zwar noch nicht in einer chirurgischen Praxis tätig gewesen, aber sehr versiert und habe schon in verschiedenen Abteilungen seines Ausbildungskrankenhauses im Rheinland gearbeitet.

„Wir wünschen Ihnen einen guten Start in der chirurgischen Praxis mit Frau Rebentisch und für die Zukunft uns allen eine gute Zusammenarbeit."

Dr. Wendler überreichte als Vertreterin der Ärzteschaft dem neuen Kollegen einen großen Blumenstrauß. Gemeinsam mit Frau Rebentisch hatte dieser schon für eine entsprechende Würdigung des Einstiegs vorgesorgt. Er öffnete mit lautem Knall zwei Flaschen Sekt, goss diesen überschießend in die Gläser, die ihm Frau Rebentisch reichte, und stieß mit jedem der Ärzte an. Dann stand er auf und schilderte recht locker seinen bisherigen Werdegang, wobei ein sächsischer Einschlag bei seinen Schilderungen nicht zu überhören war. Er freue sich auf die neue Herausforderung in einem Ärztehaus. Nach dieser angenehmen Episode gab es noch andere Dinge zu besprechen. Frau Dr. Albrecht, die älteste im Ärztekollegium, kündigte ihr altersbedingtes Ausscheiden für das nächste Jahr an. Allerdings habe sie bis jetzt noch keinen Nachfolger gefunden. Auch die Klinik könne keinen Interessenten benennen. Von einigen Kollegen wurden wieder Klagen über die unvollständige Reinigung einzelner Praxisräume vorgetragen. Frau Wertheim versprach, diese Beschwerden der Reinigungsfirma zu übermitteln und eine Änderung anzumahnen.

Frau Rebentisch war zufrieden, endlich wieder einen Partner in der Gemeinschaftspraxis zu haben. Stets gut gelaunt und charmant, hatte er schnell ihre Sympathie und die der Mitarbeiterinnen gewonnen. Jolli allerdings beobachtete den neuen Arzt etwas skeptisch. Zu sehr verglich sie ihn mit seiner Vorgängerin, die für sie das Maß aller Dinge in der Praxis darstellte. Sein diagnostisches und therapeutisches Vorgehen unterschied sich erheblich von dem der verstorbenen Chefin. Jolli schienen seine Maßnahmen manchmal nicht nachvollziehbar, unzweckmäßig, mitunter sogar überflüssig. Bei seinen Patienten veranlasste er stets viel zusätzliche Diagnostik, wie Laboruntersuchungen, spezielle Röntgenaufnahmen, Computertomografien und Konsultationen anderer Fachrichtungen, was bislang in der Abteilung nur in Ausnahmefällen üblich war. Für Jolli war das nicht berechenbar und nicht durchschaubar. Vielleicht wäre es besser, wenn sie ihre Arbeit jetzt beenden würde, ehe daraus Konflikte entstehen.

„Er ist eben wesentlich gründlicher und genauer. Er kommt frisch aus der Klinik, wo meist viel mehr Diagnostik angestellt wird als in der Ambulanz", war die Erklärung von Frau Sperling, der sie ihre Beobachtungen mitteilte. Beide fuhren heute wieder gemeinsam in der Straßenbahn nach Hause, da die Röntgenassistentin länger zu arbeiten hatte. Das kam in letzter Zeit öfter vor, denn die Zahl der Röntgenuntersuchungen in der Praxis war tatsächlich seit Einstieg des neuen Doktors wieder stark angestiegen.

„Die Frau Dr. Neumann hatte einen ganz anderen Arbeitsstil. Auf Grund ihrer großen Erfahrungen ging bei ihr alles viel flotter. Sie brauchte wenig zusätzliche Absicherungen ihrer Diagnosen, ganz davon abgesehen, dass früher so manche Zusatzuntersuchung gar nicht möglich war. Heute müssen sich die Ärzte absichern."

„Ob das immer im Sinne des Patienten ist, wage ich zu bezweifeln. Kostensteigernd ist es außerdem. Frau Dr. Rebentisch macht doch auch nicht so viel Aufwand!"

„Jolli, du weißt doch auch, die gestellten Diagnosen müssen hieb- und stichfest sein. Wie schnell beschweren sich heute die

Patienten bei der Ärztekammer oder verklagen sogar ihren Arzt bei Gericht. Die Patienten sind anspruchsvoller geworden und wenn etwas nicht so klappt, wie sie sich das vorgestellt haben, ist im Zweifelsfall immer der Arzt schuld."

Das mag wohl stimmen, dachte Jolli. Ich bin eben immer noch zu sehr auf Brigitte Neumann fixiert.

An der letzten Haltestelle waren mehrere Fahrgäste zugestiegen. Neben Jolli ließ sich eine dicke Frau mittleren Alters mit einer rosa Strickmütze ächzend nieder. Von den zwei vollbepackten Taschen, die sie mit sich schleppte, bugsierte sie eine zwischen ihre Beine und die andere nahm sie auf den Schoß. Schniefend schaute sie nach links und rechts. Unwillkürlich rückte Jolli etwas zur Seite, um für die Dicke Platz zu machen. Nach kurzer Pause fuhr sie zu Frau Sperling gewandt fort:

„Vorige Woche habe ich Adelheid besucht. Sie liegt mit einem Schlaganfall im Pflegeheim, völlig hilflos, mit Halbseitenlähmung und Sprachstörungen. Sie tut mir so leid. Ein Leben lang hat sie sich für andere aufgeopfert. Sie hätte einen schöneren Lebensabend verdient!"

„Ich denk auch manchmal noch an Adelheid. Wie sie leise und umsichtig die Geschicke in der Abteilung lenkte. Und immer freundlich! Ihr drei, du, Dr. Neumann und Adelheid, ihr wart der gute Kern der Abteilung."

Jolli lächelte huldvoll, weil das auch ihren Erinnerungen entsprach. „Freundlich, umsichtig und kollegial, das kann man zum Beispiel von der Neuen, der Frau des Doktors, nicht sagen!"

„Die muss sich erst eingewöhnen. Vielleicht hat sie Komplexe!"

„Die bestimmt nicht! – Hast du eigentlich mal etwas von der Kühne, deiner ehemaligen Kollegin, gehört?"

Frau Sperling nickte: „Du wirst staunen: die arbeitet schon längere Zeit als Arzthelferin in einer internistischen Praxis. Und weißt du auch wo? Bei unserem früheren Chefarzt Dr. Habicht, der in einer Praxisgemeinschaft tätig ist. In unser Nachbarhaus ist nämlich eine ehemalige Röntgenassistentin, die ich von meiner früheren Arbeitsstelle her kenne, gezogen. Und jene Frau arbeitet in dieser Praxisgemeinschaft. Während eines Gespräches mit ihr fielen zufällig die Namen Habicht und Kühne. Da habe ich natürlich gleich nachgeforscht!"

Frau Sperling nahm ihre Tasche und stand auf.

„Ich muss, Jolli! Tschüss!"

Jolli nickte ihr zu. Sie fand schon immer, dass Frau Sperling eine ganz nette Kollegin sei. Die hatte sicherlich jahrelang unter der Fuchtel der Kühne gelitten.

„Frau Moosbacher hat angerufen. Ihr Mann habe starke Herzschmerzen. Sie möchten bitte zum Hausbesuch kommen." Inge legte Obermayer die Patientenunterlagen auf den Schreibtisch.

„Wäre es nicht besser, bei starken Herzschmerzen die Dringliche Medizinische Hilfe zu rufen?"

„Das habe ich ihr auch schon angeboten. Sie besteht aber darauf, dass sie kommen."

„Na gut. Die Vormittagssprechstunde ist ohnehin vorbei. Falls noch ein unbestellter Patient kommt, bestellen sie ihn für heute Nachmittag oder Morgen." Inge nickte.

Obermayer griff nach seiner Hausbesuchstasche und verließ die Praxis. Bis zur Wohnung der Moosbachers benötigte man mit dem Auto ungefähr 15 Minuten. Schon unterwegs überlegte er, in welchem Zustand wohl der alte Moosbacher sein könnte und welche Maßnahmen infrage kämen.

Als er dann vor Moosbachers Bett stand und diesen friedlich lächelnd schlafen sah, vermutete Obermayer, dass Frau Moosbacher wieder mal übertrieben habe. Die klinische Untersuchung ergab keine Besonderheiten. Aber am Vormittag musste sich wohl eine „Herzattacke „abgespielt haben, die Elfriede Moosbacher recht dramatisch schilderte. Das könnte durchaus ein Herzinfarkt gewesen sein, obwohl jetzt nichts mehr darauf hinwies. So bestellte Obermayer telefonisch einen Rettungssanitätswagen, um eine Klinikeinweisung vorzunehmen. Das mobile EKG-Gerät der Rettungssanitäter zeigte keine Zeichen eines frischen Infarktes, aber sicherheitshalber nahm man Moosbacher mit und Obermayer begleitete ihn. In der Herzklinik wurde Moosbacher bereitwillig aufgenommen. Zur endgültigen Diagnose wollte sich der Aufnahmearzt nicht sofort äußern, eventuell morgen. Nachmittags konnte Obermayer wie gewohnt seine Sprechstunde wieder aufnehmen. Am nächsten Tag wurde er telefonisch informiert, dass Moosbacher gestern doch einen frischen Herzinfarkt gehabt habe. Noch am Abend des gleichen Tages sei von den Kollegen der Herzklinik ein Eingriff an den Herzkranzgefäßen vorgenommen worden. Dem Patienten ginge es wieder gut. Auf dem Heimweg stattete der Doktor Moosbacher in der Herzklinik einen kurzen Besuch ab. Er saß ganz zufrieden im Bett und hoffte, dass er bald nach Hause könne. Es war schon erstaunlich, wie sich die Kardiologie in den letzten Jahren verändert und weiter entwickelt hatte. Obermayer erinnerte sich an seine ersten Hausbesuche im Notdienst. Da gab es eine einzige Schnelle Medizinische Hilfe in der Stadt. Wenn diese durch Unfälle in Anspruch genommen war, musste man bei Verdacht auf einen akuten Herzinfarkt einen normalen Krankenwagen bestellen. Dann ging es in das nächste Krankenhaus. Ein sofortiger Eingriff an den Herzkranzgefäßen war damals utopisch.

Obermayers saßen beim gemeinsamen Abendbrot. Es war einer der wenigen Abende in der Woche, an denen Fred Obermayer pünktlich zu Hause ankam. Vincent musste schon wieder weg. Seine Freunde warteten auf ihn, um ihr „Projekt" voranzubringen. Sie beabsichtigten in einem alten Fabrikgebäude, in dem sie einen „Club" eingerichtet hatten, noch weitere Räume auszubauen. Als Hobby-DJ konnte er dort seine Musik-Passionen ausleben. Die häuslichen Übungsstunden in seinem Zimmer, bei denen es leicht mal zum Vibrieren verschiedener Einrichtungsgegenstände im Haus kommen konnte, mussten die Eltern selten über sich ergehen lassen. Meist fanden diese Proben in Zeiten der elterlichen Berufstätigkeit statt. Gisela, die verkürzt arbeitete, kam manchmal in den Genuss einer Kostprobe. Jetzt nun saßen Gisela und Fred wieder allein am Tisch. Gisela berichtete über Karolas Befinden, mit der sie heute gesprochen hatte. Der voraussichtliche Geburtstermin nahte. Am Wochenende würde sie ihr einen Besuch abstatten, vielleicht könne er mitkommen. Unter Umständen konnte man auch etwas helfen. Dann dauerte es nicht lange und sie kamen wieder auf die jetzige Praxissituation zu sprechen.

„Wir sind weder Fleisch noch Fisch", haderte Obermayer mit der Situation." Unsere finanzielle Lage ist zwar nicht mehr so prekär, aber gut ist sie auch nicht. Wir können uns in diesem Jahr weder eine Urlaubsreise leisten, noch sind größere Anschaffungen möglich. Die Entscheidung der KV über unsere weitere Endoskopie-Tätigkeit zieht sich ziemlich in die Länge. Ein Schelm, wer Böses dabei denkt! Die festgelegte Beschränkung in der Endoskopie birgt die Gefahr, dass wir immer mehr allgemein-ärztliche Patienten in Betreuung nehmen. Sollten wir eines Tages tatsächlich wieder unbegrenzt endoskopieren dürfen, was ich immer noch hoffe, müssen wir diese Patienten wieder abgeben und in andere Praxen vermitteln. Je später dieser Tag kommt, desto mehr sind es und umso schwieriger wird es!"

Gisela nickte. „Du weißt gar nicht, dass wir täglich mehrere Patienten, die zur Endoskopie kommen wollen, abweisen müssen, da wir unser zulässiges Limit erreicht haben. Das spricht sich herum, dass man bei uns kaum einen Termin bekommt."

„Du musst dir mal die Unterlagen ansehen, die uns von Rechtsanwalt Schreckenbach zur Verfügung gestellt wurden. Da hat die KV im letzten Sommer eine Umfrage unter den hiesigen Gastroenterologen, meinen Kollegen, gestartet, in der die Dauer der Anmeldezeiten bei kurativen und prophylaktischen Koloskopien abgefragt und eine Stellungnahme zur Notwendigkeit zusätzlicher Untersuchungskapazitäten erbeten wurden. Die meisten haben kurze, offensichtlich geschönte Wartezeiten angegeben, die überhaupt nicht mit unseren anonym oder im Auftrag von Patienten erfragten Anmeldezeiten übereinstimmten. Am meisten aber hat mich die ablehnende, fast feindselige Haltung der Gastroenterologen zur Wiederaufnahme unserer endoskopischen Tätigkeit getroffen. Das sind meine Kollegen, mit denen ich mich stets verbunden fühlte, die mir ins Gesicht scheinheilig ihr Bedauern über meine Situation ausdrücken. Dass der Kommerz so schnell alle Kollegialität vergessen lässt, hätte ich nicht gedacht! Da bin ich sehr enttäuscht."

„Hatten denn alle eine ablehnende Haltung zu erkennen gegeben?"

„Fast alle. Zwei Kollegen haben die Anfrage der KV nicht beantwortet. Das kann man deuten, wie man will. Entweder sie haben es vergessen oder sie wollten keine unkollegiale Stellungnahme abgeben. Trotzdem sind diese Stellungnahmen natürlich nichts Objektives, mit dem die KV eine Entscheidung begründen kann. Das ist so, als ob man die Frösche fragte, ob der Sumpf trocken gelegt werden soll. Aber die KV fühlte sich dadurch natürlich in ihrer Haltung bestätigt."

Beide diskutierten über zukünftige Strategien in der Praxis, vermehrte Einbeziehung des Computersystems bei der Befunddokumentation und notwendige Geräteerneuerungen. Und eigentlich wäre es auch schön, wenn Gaby wieder eingestellt werden könnte.

„Ich weiß nicht, ob sie noch arbeitslos ist oder schon einen neuen Arbeitsplatz gefunden hat", meinte Obermayer. „Sie war immer sehr einsatzfreudig und zuverlässig, eine angenehme Mitarbeiterin. Ich würde sie gern wieder einstellen."

Gisela konnte das nur bestätigen. „Sie passte gut zu uns. Ich vermute aber, dass sie inzwischen Arbeit gefunden hat. Nach ihrer Entlassung kam sie öfter mal vorbei, später rief sie noch manchmal an. Jetzt habe ich lange nichts mehr von ihr gehört."

Mit Vorschlägen für den nächsten Urlaub, der vielleicht doch stattfinden könne, leitete Gisela den angenehmeren Teil des Abends ein. Obermayer holte eine Flasche Meißner Weißburgunder, der jetzt – im Gegensatz zu früher – leichter erhältlich war, und goss Gisela und sich ein Glas ein. Damit ließ sich besonders gut über Urlaubspläne und die anderen schönen Dinge des Lebens reden. Aber man kam nicht weit. Es war schon sehr spät geworden, so dass Obermayer die halbleere Flasche wieder zustöpselte und in den Kühlschrank stellte.

Rückkehrer

Dr. Rebentisch blätterte die Abrechnungsunterlagen des letzten Quartals durch. Die unterschiedlichen Vergütungen der Primär- und Ersatzkassen, der sonstigen Kostenträger, der kurativen und prophylaktischen Leistungen, die lächerliche Bezahlung der Leistungen außerhalb des Praxisbudgets – alles war sehr verwirrend und unerfreulich. Dem war – wie immer – ein langes Schreiben der KV über die aktuellen Punktwerte, über die Probleme bei der Honorarverteilung zwischen den Arztgruppen und über die langwierigen Verhandlungen mit den Krankenkassen und dem noch ausstehenden Schiedsverfahren mit ihnen beigefügt. Eine vier Seiten lange Liste stellte fehlerhafte Abrechnungsziffern und deren Korrekturen durch die KV zusammen. Das Blatt mit der Honorarzusammenstellung und den bereits gezahlten Abschlagszahlungen war am leichtesten zu verstehen. Das Wichtigste und Interessanteste war natürlich der Endbetrag, der umgehend überwiesen werden würde. Zufriedenstellend war dieser nicht, aber man konnte damit leben. Bei den Chirurgen kamen dazu noch Vergütungen durch die Berufsgenossenschaften und die Honorare der Privatpatienten. Leider war die Zahlungsmoral Letzterer unterdurchschnittlich. Mit gemischten Gefühlen beobachtete sie das laufende Quartal. Die erwartete Steigerung der Patientenzahlen durch ihren neuen Praxispartner war nicht eingetreten. Eigentlich müsste sie mit dem neuen Kollegen über seine niedrigen Behandlungszahlen reden. Brigitte Neumann hätte das sicherlich getan. Sie selbst hielt sich aber für ungeeignet, ihrem gleichberechtigten Praxispartner Ratschläge oder gar Anweisungen zu geben. Zu Dr. Tiefensees Patientenzahlen passten die Informationen, die ihr kürzlich Jolli übermittelt hatte. Er behandle deutlich weniger Patienten. Das liege nicht nur daran, dass er mehr Zeit pro Patient benötige, sondern auch daran, dass er morgens nicht zu den Pünktlichsten gehöre und abends meist früh aus dem Haus ginge. Solche Erscheinungen fielen den Mitarbeitern schnell auf. Außerdem soll es zwischen Frau Tiefensee und einigen Mitarbeiterinnen wiederholt Ärger gegeben haben. Jolli meinte, die Frau des Doktors sei unkollegial, ungefällig und arrogant. Mit dem Doktor selbst hingegen kämen die Mitarbeiterinnen recht gut aus. Nachdenklich steckte Frau Rebentisch ihre Abrechnungsunterlagen in eine Mappe. Manchmal hatte sie den Eindruck, dass Jolli langsam schrullig wird. Als Rentnerin könnte sie eigentlich aufhören. Bis jetzt hatte sie aber nichts Derartiges geäußert. Vielleicht war es auch ein Fehler gewesen, Manuela zur leitenden Arzthelferin in der Praxis zu ernennen. Dieser fehlte das nötige Durchsetzungsvermögen. Ganz besondere Schwierigkeiten gab es wohl diesbezüglich mit Frau Tiefensee, die für sich eine Sonderstellung in der Praxis beanspruchte. Vielleicht könnte das wieder in den Griff zu bekommen sein: Frau Sperling erzählte kürzlich, dass Schwester Anke wieder zurückkäme.

Tatsächlich war Schwester Anke aus Esslingen, wohin sie mit den Kindern ihrem Mann gefolgt war, zurückgekommen. Dr. Rebentisch war ganz beglückt, als ihre frühere Mitarbeiterin plötzlich vor ihr stand. Natürlich würde sie in der Praxis wieder eingestellt werden können. Es habe sich allerdings einiges verändert. Aber sie kenne sich hier doch gut aus und mit den meisten Kolleginnen sei sie noch ganz vertraut: Jolli, Manuela, Frau Sperling, Sybille. Neu sei Schwester Gitta. Dass Frau Dr. Neumann gestorben sei, wisse sie ja sicher. Jetzt gehöre Herr Dr. Tiefensee, ein sehr netter Kollege, zur Praxis. Seine Frau arbeite ebenfalls mit im Team, was mitunter etwas problematisch sei, da sie gewisse Vorrechte als Ehefrau des Doktors beanspruche. Sie sei aber als Arzthelferin eingestellt worden und eine Praxismitarbeiterin wie jede andere. Anke berichtete der Chirurgin, dass sie in Esslingen nicht in einer chirurgischen Praxis, sondern in einer allgemeinärztlichen gearbeitet habe. Die Helferinnenaufgaben seien da ganz andere, das sei mit hier nicht zu vergleichen. Die dortige Chefin sei ganz in Ordnung gewesen, aber mit ihren Kolleginnen sei sie überhaupt nicht klar gekommen. Kinderlose, feine Damen, Ehefrauen von gutbetuchten Handwerkern oder Unternehmern, die verkürzt, gewissermaßen zum Zeitvertreib arbeiteten. Für diese sei sie die Neue, eine aus dem Osten gewesen, die keine Ahnung von Medizin habe, die noch unbedarft war und erst einmal richtig arbeiten müsse. Dabei seien deren Fachkenntnisse nicht weit her gewesen. Kein Verständnis dafür, wenn mit den Kindern mal was gewesen sei. Sie habe deshalb gleich nach der Probezeit aufhören wollen, aber die Frau Doktor habe sie gebeten, zu bleiben. Vielleicht habe sie den Damen etwas gesagt, zumindest sei es danach erträglicher gewesen. Trotzdem sei sie sich dort immer fremd vorgekommen. Auch sonst habe sie keine Freunde gefunden, es sei auch kaum Gelegenheit dazu gewesen. Mit dem neugegründeten Haushalt, den Kindern und der unbefriedigenden Arbeit sei sie so ausgelastet gewesen, dass sie nicht einmal bemerkt habe, dass ihr Mann Tobias sich inzwischen eine andere angelacht habe. Wenn es nach ihm gegangen wäre, hätte er dieses Dreier-Verhältnis als befriedigende Dauerlösung akzeptiert. Da habe er sich aber verrechnet. Nach nächtelangen Diskussionen habe er schließlich zugestimmt, dass sie mit den Kindern wieder nach Dresden zurückkehre. Er wollte seinen neuen Job in Esslingen nicht aufgeben. Inzwischen habe sie die Scheidung eingereicht. Mit Hilfe ihrer Familie sei es ihr gelungen, hier eine neue, schöne Wohnung zu finden. Manchmal könne sie es gar nicht fassen, dass sie diesen Schritt getan habe. Aber in der Fremde mit einer unbefriedigenden Arbeit und einem Mann, dem das alles nichts ausmachte und der sich mit einer anderen vergnüge, das ging einfach nicht.

„Ich kann sie verstehen", tröstete sie Frau Rebentisch.

Dabei dachte sie an die Umstände der Trennung von ihrem Mann, der seitdem verschollen war und alle bisherigen Nachforschungen ergebnislos geblieben waren. Damals herrschten zwar noch andere Umstände. Aber zu den Alleinerziehenden gehörten sie nun beide. Anke wurde von ihren ehemaligen Kolleginnen freudig begrüßt. Jetzt bekam das Arbeiten wieder Struktur und Regeln! Frau Tiefensee blieb auf Distanz und ging jedweder Konfrontation mit Anke aus dem Wege. Diese hatte ihre Erfahrungen mit feinen Ehefrauen von Männern, die etwas zu sagen hatten. Manuela andererseits war froh, die undankbare Aufgabe der leitenden Schwester los zu sein.

Nachdem unter dem Druck des Gerichtsurteils der Berufungsausschuss den Praxen von Dr. Naumann und Dr. Obermayer nun endlich die Sonderbedarfszulassung für Gastroenterologie zuerkannt hatte, war der organisatorische Ablauf in den Praxen den neuen Bedingungen wieder anzupassen. Für die Endoskopie – kurative Koloskopie und Gastroskopie – musste wieder mehr Zeit eingeräumt werden, während die Sprechstunden-Kapazität erneut zu verringern war. Obwohl Obermayer die Anerkennung als Subspezialist für Gastroenterologie seit 20 Jahren besaß, damit bereits per se die fachlichen Voraussetzungen für die besser dotierte prophylaktische Koloskopie erfüllte, galt dies jetzt nach Auslegung der KV auf einmal nicht mehr. Die zuständige Abteilung teilte ihm recht demütigend mit, dass er wie jeder andere Berufsanfänger erst die geforderte Anzahl kurativer Koloskopien mit Bilddokumentation nachzuweisen habe, ebenso eine entsprechende Zahl an Polypektomien, das heißt endoskopische Polypenentfernungen im Dickdarm, ehe er die Genehmigung zur Durchführung von prophylaktischen Koloskopien bekäme. Dazu mussten jetzt neue apparative Voraussetzungen geschaffen werden: Ein Video-Koloskop mit kombiniertem Prozessor und Monitor, ein sogenannter Turm, sowie ein Gerät zur Polypektomie mit Zubehör. Diese Neuanschaffung, die ohnehin irgendwann nötig geworden wäre, konnte nur mit einem Kredit gestemmt werden. Obermayer nahm Herrn Schneiders kostengünstiges Angebot für die zusätzliche Bestückung der Gastroskopie mit zwei Video-Gastroskopen an. Wenngleich in den letzten beiden Jahren die finanzielle Situation der Obermayerschen Praxis sehr angespannt gewesen war, genehmigte die Bank überraschend ohne Einwände den Kredit. Wie schon erwähnt, hatte Obermayer die Auflage bekommen, eine bestimmte Zahl an Polypektomien pro Jahr anhand von Bilddokumentationen und feingeweblichen Befunden nachzuweisen, ehe ihm uneingeschränkt alle Koloskopien – kurativ und prophylaktisch – gestattet würden. Bislang bestanden in seiner Praxis für Polypenentfernungen mit einem Elektro-Schneidegerät nicht die geforderten Voraussetzungen. Patienten, bei denen die Untersuchung einen abtragungspflichtigen Polypen ergab, wurden in der Vergangenheit in die endoskopische Abteilung des Klinikums, mit der schon immer gut kooperiert wurde, überwiesen. Deren Chef zeigte für Obermayers derzeitige Situation viel Verständnis und räumte ihm die Möglichkeit ein, sich in der Klinik-Endoskopie-Abteilung in die Polypektomie-Methodik wieder einzuarbeiten, um die nötigen Untersuchungszahlen zu erreichen. Die Durchführung der erforderlichen Anzahl an Koloskopien mit Polypektomien stellte sich angesichts der Anrechnung auf das Praxisbudget als problematisch heraus. Nach den geltenden Regeln wurden die kurativen Koloskopien und alle Gastroskopien auf sein Praxisbudget angerechnet. Dieses Budget war dadurch schnell ausgeschöpft und alle darüber hinausgehenden Leistungen wurden nur noch minimal vergütet, so dass sie letztendlich sogar Kosten für den Untersucher verursachten. Die Vergütungsregeln wirkten kontraproduktiv zu den geforderten Zulassungsmodalitäten für die prophylaktische Koloskopie. Diese Hürde bedingte, dass erst zum Jahresende die geforderte Zahl an Koloskopien erreicht wurde und damit die Voraussetzungen für alle Leistungen eines Gastroenterologen, einschließlich der angestrebten prophylaktischen Koloskopie. Der Kampf um die Sondergenehmigung, der nun von Erfolg gekrönt war, hatte somit insgesamt fast zwei Jahre gedauert. Alle Schreiben und Petitionen, die von Obermayer und Naumann verfasst worden waren, hatten nichts gebracht. Nur durch die kluge Strategie und Verlässlichkeit ihres Anwaltes sowie die eigene Hartnäckigkeit war dieses Ziel erreicht worden. Obermayer und Naumann waren sich einig, dies müsse mit RA Schreckenbach gemeinsam gefeiert werden. Der Anwalt zeigte sich von dem geplanten Herrenabend ganz angetan.

Die wiedererstandene gastroenterologische Praxis benötigte jetzt dringend eine neue Endoskopie-Schwester, denn Gisela Obermayer, die zwar wieder voll arbeitete, und Schwester Luise, die vorübergehend eingestellte ältere Schwester aus dem Klinikum, konnten die zunehmende Zahl endoskopischer Untersuchungen nicht mehr bewältigen. Die neue Endoskopieschwester hieß Bettina. Sie hatte bisher in einem mittelgroßen Krankenhaus in der Umgebung von Dresden gearbeitet. Ihr ehemaliger Arbeitgeber, ein privater Klinik-Konzern, hatte mit ihr immer nur auf ein Jahr befristete Arbeitsverträge abgeschlossen, so dass sie jedes Jahr erneut befürchten musste, keine Verlängerung ihres Arbeitsvertrages zu bekommen. Sie war daher überglücklich, dass ihr Obermayer nach drei Monaten Probezeit einen unbefristeten Arbeitsvertrag in Aussicht stellte. Klein, zierlich, blonde kurze Haare, 45 Jahre alt, verheiratet und zwei größere Kinder. Inge, Gisela Obermayer und Schwester Luise kamen gut mit ihr aus und auch Obermayer war der Überzeugung, einen guten Griff getan zu haben.

Inge bestellte Moosbachers meist erst zum Ende der Sprechstunde, da beide sehr zeitaufwändig waren. Im vormittäglichen Hochbetrieb würden sie das gesamte Bestellsystem durcheinanderbringen. Der alte Moosbacher hatte seinen Herzinfarkt gut überstanden. Die optimale Erstbehandlung in der Herzklinik wie auch eine anschließende Reha-Kur hatten diesen Erfolg bewirkt. Elfriede Moosbacher war zwar gegen die Reha-Kur gewesen und hatte beklagt, dass ihr Hans dann völlig außer Kontrolle geriete. Aber Obermayer hatte sich nicht beirren lassen und die Kur für den Mann durchgesetzt. Mit seinem rosigen Gesicht, wie immer freundlich lächelnd, saß er Obermayer gegenüber. Befinden und klinischer Befund waren zufriedenstellend. Es konnten sogar zwei Medikamente abgesetzt werden, da sie inzwischen überflüssig geworden waren. Dankbar verabschiedete sich Moosbacher von seinem Arzt. Bei Elfriede hingegen gab es eine Vielzahl von Klagen, die sie sich alle auf einen Zettel geschrieben hatte und jetzt vortrug. Die klinische Untersuchung wurde daher diesmal etwas umfangreicher. Als aber Obermayer deshalb eine zusätzliche Röntgenuntersuchung und die Hinzuziehung zweier weiterer Fachärzte vorschlug, lehnte sie das ab. Eine Blutabnahme ließe sie ja noch mit sich machen, aber zu einer Röntgenuntersuchung oder gar einer Computertomografie ginge sie nicht mehr, schon gar nicht zu der empfohlenen neurologischen und orthopädischen Untersuchung. Das bringe doch alles nichts. Auch die Medikamente, die sie bekäme, würden nicht mehr helfen. Ihr sei alles zu viel. Ihr Hans drehe manchmal total durch, ja er würde sogar gewalttätig. Obermayer schüttelte den Kopf, das konnte er sich nicht vorstellen. Elfriede Moosbacher neigte schon immer zu Übertreibungen. Aber ihre pessimistisch-depressive Haltung war auffällig. Eine Medikamentenumstellung erwies sich als nicht durchführbar, da die Patientin auf den bisherigen Medikamenten, die nach ihren vorherigen Angaben eigentlich gar nicht mehr helfen würden, beharrte. Die verordnete Physiotherapie nahm sie nur unter der Bedingung an, dass diese im Hausbesuch bei ihr erfolge. Obermayer tat sie leid, da ihr schwer zu helfen war, aber er merkte wohl, dass diese Betreuung seine Kompetenz als fachärztlichen Internisten zunehmend überschritt. Die langjährige und besondere ärztliche Zuwendung, die auf der freundschaftlichen Verbindung zu den Moosbachers fußte, und die jetzt notwendige Betreuungsintensität kollodierten mit seinen Möglichkeiten als Gastroenterologe. Vorsichtig versuchte er, Elfriede Moosbacher die Vorteile einer konstanten, wohnortnahen hausärztlichen Betreuung zu erläutern.

Im Herbst 2005 fanden Bundestagswahlen statt, die zu einer Ablösung der Rot-Grünen Bundesregierung führten. Eine Große Koalition von CDU und SPD bildete jetzt die neue Regierung. Das SPD-geführte Bundesgesundheitsministerium blieb in der gleichen Hand. Sparmaßnahmen hatten weiterhin oberste Priorität im Gesundheitswesen, sei es bei Krankenhausbehandlungen, in den Praxen, in der Medikamentenverordnung oder bei anderen kostenpflichtigen Leistungen der Krankenkassen. Die Gesamt-Vergütung der niedergelassenen Ärzte wurde zwar nicht verringert, aber die auf Grund von Kostensteigerungen notwendigen Honorar-Erhöhungen blieben aus. An der Basis in den Praxen hieß das: keine höheren Punktwerte, keine Praxisbudgeterhöhungen, Regressandrohung bei Überschreitung der vorgegebenen Medikamentenbudgets. Der fehlende Zuwachs der Gesamtvergütung für die Kassenärzte verschärfte natürlich die innerärztlichen Verteilungskämpfe, vor allem zwischen Hausärzten und Fachärzten, aber auch innerhalb der unterschiedlichen Facharztgruppen. Jede Arztgruppe fühlte sich benachteiligt. Eine angekündigte Veränderung der Punktebewertungen und des Honorarverteilungsmaßstabes zwischen den Arztgruppen sollte eine bessere Lösung bringen.

„Das ist wie mit dem Tischtuch, welches für den Tisch zu klein ist. Ganz gleich, nach welcher Seite es gezogen wird, ein Teil des Tisches bleibt unbedeckt", kommentierte Obermayer gegenüber seiner Frau eine Mitteilung der KV, in der auf diesen noch zu erarbeitenden neuen Bewertungsmaßstab (EBM) verwiesen wurde, der die bestehenden Probleme lösen sollte. Fünf Jahre lang war um eine gerechtere Verteilung der Leistungsvergütung zäh gerungen worden, ehe diese neue Leistungsbewertung als verbindlich erklärt werden konnte. Aber auch diese brachte natürlich nicht den Durchbruch. Da packte manchen Kassenarzt der Zorn, wenn er von den hohen Jahresgehältern der obersten Chefs von Krankenkassen oder KV erfuhr, deren Höhe weit über dem Jahresumsatz mancher Praxis lag.

Frau Dr. Heinrich wollte sich die kalte Jahreszeit verkürzen und hatte einen „Winterurlaub" in Kenia gebucht. Drei Wochen Wärme und Sonne, während hier Kälte und Nässe herrschten. Besonders reizte sie die phantastische Tierwelt dort. Auch eine Safari mit Übernachtung sei vorgesehen. Obermayer übernahm wie immer die Urlaubsvertretung. Die beiden Arzthelferinnen, Rosi und Frau Auerswald hielten in dieser Zeit die Praxis geöffnet, da sie im Winter keinen Urlaub nehmen wollten. Sie versorgten ihre Patienten mit Rezepten, die sie Dr. Obermayer vorlegen mussten.

Patienten, die sofortiger ärztlicher Hilfe bedurften, wurden ihm vorgestellt. Natürlich waren Inge und Frau Obermayer nicht begeistert, wenn Rosi oder Frau Auerswald ständig Patienten anbrachten, die zusätzlich eingeschoben werden mussten. Das störte den eigenen Sprechstundenablauf mitunter ganz erheblich. Da kam es schon mal zu Reibereien zwischen den Arzthelferinnen, bei denen Frau Auerswald immer mal wieder empört ihren Standardsatz hören ließ: „Dafür übernehme ich aber keine Verantwortung."

Eines Tages trat Rosi mit Hausmeister Motthes im Schlepptau in die Anmeldung der Obermayerschen Praxis.

„Ich denke die Krankenhausleitung hat verboten, dass Sie bei uns im Ärztehaus Handwerkerleistungen durchführen?", witzelte Inge. Als langjährige Mitarbeiterin des Hauses kannte sie Herrn Motthes, der früher oft schon mal den Wasserhahn, die Lampe oder das Türschloss repariert hatte. Heute machte er einen recht niedergeschlagenen Eindruck.

„Ich glaube, diesmal muss ich selbst repariert werden!"

Rosi schaltete sich unterstützend ein.

„Er hat schon seit einigen Wochen Bauchschmerzen und neuerdings auch Erbrechen. Seit gestern bliebe nichts mehr drin. Ich glaube, er muss unbedingt untersucht werden. Das wäre ohnehin etwas für Ihren Doktor."

Inge musterte Herrn Motthes. Er sah tatsächlich blass und eingefallen aus.

„Wann haben Sie denn das letzte Mal etwas gegessen?"

„Gestern. Heute früh einen Schluck Tee, aber der ist gleich wieder rausgekommen."

„Der Doktor gastroskopiert gerade. Vielleicht können wir sie gleich mit einschieben."

„Muss das denn sein?", wehrte Motthes ab. Die Gastroskopie gehörte nicht zu den Untersuchungen, die man gern machen ließ.

Inge nickte und auch Rosi bestärkte sie: „Das ist schon besser so, Herr Motthes, um der Sache auf den Grund zu gehen."

„Nehmen Sie inzwischen im Wartezimmer Platz. Der Doktor ruft Sie dann auf."

Der Hausmeister musste nicht lange warten. Nach der klinischen Untersuchung durch Obermayer wurde er gleich gastroskopiert. Das Ergebnis war niederschmetternd: eine offensichtlich bösartige Geschwulst im unteren Magenbereich. Obwohl das Ergebnis der histologischen Untersuchung, das zur Bestätigung benötigt wurde, erst in ein paar Tagen vorliegen würde, kümmerte sich Obermayer gleich telefonisch um einen kurzfristigen Vorstellungstermin in der chirurgischen Klinik, damit ohne Zeitverlust, so schnell wie möglich eine Operation eingeleitet werden konnte. Motthes selbst nahm die Nachricht erstaunlich gefasst auf. Er bat Inge, seine Frau anzurufen, die ebenfalls im Krankenhaus arbeitete, damit sie ihn abholen käme. Gerade hatte sie den Hörer aufgelegt, da rief Frau Wenckebach an. Ihr ginge es nicht gut, ob sie mal kurz kommen könne. Verärgert dachte Inge, diese Patientin hat immer dann Probleme, wenn der Sprechstundenablauf durch mehrere akute Erkrankungen oder Notfälle besonders gestört worden war. Trotzdem sagte sie zu, obwohl damit die Mittagspause wieder in Gefahr geriet. Für die Nachmittagssprechstunde waren schon einige zeitaufwändige Patienten bestellt, da konnte Frau Wenckebach nicht auch noch eingeschoben werden.

Nach der Rückkehr aus dem Urlaub schwärmte Frau Heinrich von ihrer Kenia-Safari. Als sie sich in der Nachbarpraxis zurückmeldete, schilderte sie euphorisch ihre Eindrücke von dem ostafrikanischen Land. Fast etwas neidisch hörte Obermayer zu. Danach berichtete er ihr vom hiesigen Alltag und von jenen Patienten, die ihm Frau Auerswald und Rosi vorgestellt hatten. Betroffen hörte Frau Heinrich von der schweren Erkrankung ihres Patienten Motthes. Dieser war inzwischen sogar schon operiert worden und befand sich zu einer Anschlussheilbehandlung in einem Sanatorium. Von weiteren Patienten war zu berichten. Zwei Krankenhaus-Einweisungen hatten sich als notwendig erwiesen, eine wegen massiver Luftnot bei einem bekannten Asthmatiker und eine wegen Herzbeschwerden bei einem Patienten, der bereits vor zwei Jahren einen Herzinfarkt erlitten hatte. Das Übrige, meinte Obermayer, habe sicher Rosi schon berichtet. Frau Heinrich bestätigte das.

„Wussten Sie übrigens schon, dass seit einiger Zeit wieder Polikliniken zugelassen werden? Die nennen sich jetzt Medizinische Versorgungszentren, abgekürzt MVZ. Die sind aber im Grunde nichts anderes als unsere früheren Polikliniken, nur meist kleiner. Dort können Ärzte auch im Angestellten-Verhältnis arbeiten."

Obermayer hatte davon gehört.

„Außerdem wollte ich Sie darüber informieren, dass ich in nächster Zeit meine Praxis ganz aufgeben werde. Ich habe in Kenia einen Mann kennengelernt. Bei mir unromantischem Menschen klingt das besonders pathetisch, aber es ist so: Das ist der Mann meines Lebens! Deshalb werde ich wahrscheinlich meine Praxis verkaufen und zu ihm ziehen."

„Doch nicht etwa als weiße Massai nach Kenia?", versuchte Obermayer mit einem Scherz seine Verblüffung zu verbergen.

„Nein, nein", lachte Frau Heinrich. „Er ist kein Farbiger, sondern ein Deutscher, und auch nicht aus Kenia, sondern aus dem Rheinland. Wir haben uns rein zufällig in der Reisegruppe kennengelernt. Da hat es gefunkt! Das war wohl Schicksal! Wie gesagt, ich habe nun die Absicht, zu ihm zu ziehen."

„Denken Sie denn, dass Sie ihre Praxis so schnell verkaufen können? Nachfolger für Allgemeinärzte und hausärztliche Internisten soll es doch kaum geben, obwohl die Krankenkassen immer noch behaupten, wir würden unter einer Ärzteschwemme leiden."

„Ich weiß. Aber das ist mir gleichgültig. Dann schließe ich eben die Praxis ohne Nachfolger."

„Das wäre aber ein großer finanzieller Verlust für Sie. Üblicherweise nutzt man doch den Praxiserlös als zusätzliche Altersvorsorge. Können Sie sich denn das leisten, darauf zu verzichten?"

Frau Heinrich machte eine wegwerfende Bewegung.

„Der materielle Wert meiner Praxis ist ohnehin unbedeutend. Ich habe doch nur alte Geräte und Möbel. Eigentlich alles Schrott!

Der ideelle Wert der Praxis, der natürlich auch etwas bringen würde, geht mir halt verloren. Ich denke, ich wechsle trotzdem in gut gesicherte Verhältnisse. Mein Mann arbeitet bei einem Autokonzern in gehobener Position. Er hat in seiner Heimat ein herrliches Anwesen mit einem großen Weinberg. Vielleicht kann ich dort sogar eine reine Privatpraxis eröffnen, vielleicht gebe ich die Medizin auch ganz auf und werde Winzerin." Gut gelaunt und beschwingt verließ sie ihren Kollegen.

Ungläubig schaute Obermayer ihr nach. So etwas hatte er noch nicht erlebt. Das gab es sonst nur in Romanen oder im Film.

Wieder ging ein langer Sprechstundentag dem Ende zu. Im Wartezimmer befanden sich nur noch zwei Patienten. Inge saß am Tresen und blätterte im Bestellbuch. Dieses war wieder bis zum Rand vollgeschrieben, zum Teil die Namen durchgestrichen und andere Namen dazwischen gekritzelt. Eine Lücke war nicht zu entdecken, die Sprechstunde war bis Weihnachten ausgebucht. Dringende Patienten konnten nur noch „eingeschoben" werden. Dieses Jahr würde Weihnachten für sie ganz anders verlaufen als sonst. Anlässlich der in diesem Jahr gefeierten Silberhochzeit hatte ihr Mann eine Reise nach Thailand gebucht. Es sollte etwas Besonders sein, denn sie waren noch nie in Südostasien gewesen. Weihnachten und Jahreswechsel in weiter Ferne und in tropischen Regionen! Das schien ihr doch gewöhnungsbedürftig! Zu Weihnachten waren sie immer gern zu Hause gewesen, zum Jahreswechsel allenfalls mal ins Gebirge gefahren. Ambivalente Gefühle machten sich breit: mit Weihnachten verbanden sich bei ihr Christbaum, Krippenspiel und Schnee. Das würde alles fehlen. Vielleicht hatte ihr Mann recht: weiße Weihnachten stellten seit Jahren auch hier eine Ausnahme dar und einen Weihnachtsbaum würde man im tropischen Umfeld mit seinen vielen exotischen Pflanzen vielleicht gar nicht vermissen. Krippenspiel und Weihnachtsbotschaft könnten ihr allerdings fehlen. Denkbar wäre, dass es auch dort einen Weihnachts-Gottesdienst gibt. Andererseits reizte sie die exotische Ferne. Diese Reise war eben etwas anderes als Spanien, Italien oder Griechenland, was sie nach der Wende in den Sommermonaten schon bereist hatten. Der Chef riss sie mit seinen Anweisungen aus ihren Gedanken:

„Herrn Raschke müssen wir kurzfristig wiederbestellen. Jetzt bekommt er noch einen Überweisungsschein zur Computertomografie." Inge nickte, obwohl sie noch gar nicht wusste, wo sie für diesen Patienten einen kurzfristigen Termin finden sollte.

Als Gisela Obermayer in der nächsten Woche den künstlichen Weihnachtsbaum, der jährlich in der Adventszeit in der Praxis aufgestellt wurde, zusammensetzte und mit blauen Kugeln und goldgelben Ketten schmückte, durchzog Inge ein wehmütiges Gefühl: Dieses Jahr bin ich zu Weihnachten in Thailand und nicht zu Hause!

Naumann und Obermayer nahmen wieder am Qualitätszirkel der Gastroenterologen teil. Anfangs war es schon ein eigenartiges Gefühl, neben Kollegen zu sitzen, die sie gern weiterhin außerhalb des gastroenterologischen Bereiches gesehen hätten. Vermutlich wussten diese gar nicht, dass Rechtsanwalt Schreckenbach Einblick in ihre unkollegialen Stellungnahmen gewährt hatte. Beide Internisten wollten möglichst ohne viel Aufsehen wieder bei den Gastroenterologen integriert werden und mitarbeiten. Sie vermieden daher das Thema Sondergenehmigung bei den Gesprächen. Im Hauptvortrag ging es heute um Desinfektion in der Endoskopie. Nach Angaben des Referenten genügten aus der großen Zahl der angebotenen Desinfektionsmittel nur noch wenige den derzeitigen Anforderungen. Verbindliche, regelmäßige bakteriologische Untersuchungen müssten nach einem bestimmten Modus durchgeführt werden. Danach wurden die verschiedenen Möglichkeiten der Geräteaufbereitung vorgestellt. Die beiden Referenten, ein Mikrobiologe und ein Medizintechniker, bewerteten die neuen vollautomatischen Waschmaschinen für die Endoskope als besonders empfehlenswert, wobei es allerdings im Moment noch einige Nachteile gäbe. In den vorbereiteten EU-Richtlinien würden ohnehin nur noch die Vollautomaten als Voraussetzung für eine gastroenterologische Praxis angesehen.

„Einen großen Nachteil haben sie alle: Sie sind sehr teuer", flüsterte Obermayer seinem Nachbarn zu. Es war also wieder eine Verpflichtung zu neuen, kostenträchtigen Investitionen zu erwarten.

Naumann nickte und spottete: „Da kaufe ich mir lieber einen Mercedes als eine vollautomatische Waschmaschine."
Der Groll gegen die Kollegen war bei den anschließenden Diskussionen über die neuen Desinfektionsvorschriften und die enormen Kosten für die geforderten vollautomatischen Waschmaschinen schnell vergessen. Wie immer gab es auch Bemerkungen zu Abrechnungsproblemen und zur unverändert misslichen Einkommenssituation der Gastroenterologen. Die ärztliche Fortbildung würde zukünftig stärker reglementiert werden. Seit einiger Zeit mussten Fortbildungspunkte, sogenannte CME (continuing medical education)-Punkte, gesammelt werden, innerhalb von fünf Jahren 250 Punkte. Sonst drohe ein Honorarabschlag bei der Leistungsvergütung oder im Extremfall sogar der Entzug der Kassenarzt-Zulassung. Auch das schon lange von der Bundes-KV angestrebte Programm zum Qualitätsmanagement in den Praxen wurde nunmehr als verbindlich deklariert, ebenso wie eine Verordnung über bestimmte räumliche Voraussetzungen für endoskopische Praxen. Am Schluss stellte ein jüngerer Kollege anhand von Endoskopie-Aufzeichnungen, Ultraschall- und Röntgenbildern einen Fall aus seiner Praxis vor, wonach lebhafte Diskussionen einsetzten. Offensichtlich favorisierten die Gastroenterologen in diesem Falle recht unterschiedliche Behandlungsstrategien.

Als Obermayer sich von Naumann verabschiedete, sagte er etwas missmutig: „Wir mit unserer Sonderbedarfszulassung sollten keine große Kritik an den ständig neuen Anordnungen und Verordnungen für uns Ärzte äußern. Letztendlich haben wir ja um unsere Zugehörigkeit zu den Gastroenterologen gekämpft. Aber dieses ständige Nachrüsten und Erneuern der Geräte, das immer mit neuen und höheren Kosten verbunden ist, bin ich langsam leid! Das steht doch im krassen Widerspruch zu unserer Einkommenssituation! Dazu noch die Fortbildungsreglementierungen und die neuen räumlichen Vorschriften!" Naumann musste ihm Recht geben.

Am Nachmittag des zweiten Weihnachtsfeiertages war bei Obermayers ein Besuch von Tochter Karola vorgesehen. Da tauchten plötzlich im Radio erste Informationen auf, die von einem schweren Erdbeben mit Tsunami in Südost-Asien berichteten.

„In Thailand ist doch Schwester Inge mit ihrem Mann in Urlaub!", rief Gisela Obermayer erschrocken aus. Die ganze Familie versuchte, im Radio und im Fernsehen Genaueres zu erfahren, als das Telefon klingelte.

Obermayer erstarrte, als er den Anrufer im Telefon vernahm.

„Von wo rufen Sie denn an?" Seine Stimme klang erregt. Fragend schaute Gisela ihren Mann an. Seine rechte Hand hielt den Hörer fest ans Ohr gepresst, während die andere ein nichtssagendes Zeichen machte. Dann seufzte er tief und setzte sich entspannt auf die Couch. Es konnte also keine schlimme Nachricht sein.

„Da bin ich aber froh, ihre Stimme zu hören. Wir waren ganz geschockt, als wir vorhin von den Ereignissen erfuhren. Ihnen, liebe Schwester Inge, gute Besserung und viele Grüße auch an ihren Mann."

Er schaute Gisela an, die heftig mit dem Kopf nickte.

„Natürlich auch Grüße von meiner Frau, die ebenso froh ist wie ich", fügte er noch schnell hinzu. Dann legte er auf.

„Das war Schwester Inge. Sie ist mit ihrem Mann nicht nach Thailand geflogen, da beide am Tag vor der Abreise plötzlich einen akuten Magen-Darm-Infekt bekamen und gar nicht reisefähig waren. Nach einem Tag ging es ihnen schon wieder besser und beide ärgerten sich, dass sie nicht doch mitgeflogen waren, bis sie heute nun diese furchtbare Nachricht erreichte. Jetzt ruft sie alle Verwandten und Bekannten an, die von ihrer geplanten Reise wussten, um diese zu beruhigen."

„Das ist wirklich unglaublich. Manchmal kann ein Magen-Darm-Infekt wirklich eine glückliche Fügung sein!"

Inge und Heino hatten wirklich Glück im Unglück, denn die schrecklichen Nachrichten, die aus den südostasiatischen Staaten nach Deutschland drangen, wurden immer dramatischer. Die Zahl der Toten und Vermissten stieg ständig und das Ausmaß der Zerstörungen schien immer größer zu werden. Am Ende war sogar von 200 000 Toten die Rede. Auch mehrere Hundert deutsche Touristen waren umgekommen oder vermisst. Erschüttert verfolgten die Menschen in aller Welt diese Ereignisse. Als Außenstehender konnte man nur durch finanzielle oder materielle Hilfe sein Mitgefühl zum Ausdruck bringen. Inge spendete die Hälfte ihres Monatsgehaltes und auch Obermayers überwiesen einen dreistelligen Betrag auf das Spendenkonto.

Der Generationswechsel beginnt

Gleich zu Beginn der ersten Gesellschafterversammlung des neuen Jahres wurde über den furchtbaren Tsunami, die vielen Opfer und die notwenige Hilfsbereitschaft gesprochen. Dennoch gab es auch noch andere Dinge, die auf der Tagesordnung standen. Wie angekündigt, hatte Marie-Luise Albrecht zum Ende des vergangenen Jahres ihre Praxis abgegeben. Sie war die älteste Ärztin im Ärztehaus. Ihre mutigen Worte, die den Abgang des früheren Chefarztes einleiteten, und ihr Engagement in der ersten Zeit nach dem Ende der DDR war den meisten noch gut in Erinnerung. Im Namen der anderen Gesellschafter verabschiedete Obermayer die Frauenärztin, die noch einmal gekommen war. Eine jahrzehntelange gute Zusammenarbeit, früher unter Poliklinik-Bedingungen, die letzten Jahre im gemeinsam errichteten Ärztehaus, ginge damit zu Ende. An ihre Gewissenhaftigkeit, Kollegialität und Zuverlässigkeit werde man sich gern erinnern. Lieber wäre sicher allen, wenn sie noch länger geblieben wäre, aber man habe Verständnis, dass sie gemeinsam mit ihrem Ehemann, der als Rentner schon lange darauf warte, die Welt bereisen wolle. Verstohlen wischte sich Frau Albrecht eine Träne von der Wange. Sie würde sicher immer mal vorbeikommen, zumal sie weiter bei den Zahnärzten in Behandlung bleiben möchte. Bis zuletzt war ungewiss, ob Frau Albrecht einen Nachfolger finden würde. Schließlich hatte sie durch Vermittlung der Frauenklinik einen jungen Kollegen gefunden, der gerne eine gynäkologische Praxis übernehmen wollte. Herr Hähnchen, verheiratet und zwei Kinder, hatte bereits in den alten Bundesländern als angestellter Arzt in verschiedenen gynäkologischen Praxen gearbeitet. Der gebürtige Niedersachse sprach offensichtlich gern und viel, in feinstem Hochdeutsch. Seine Vorstellungen von der zukünftigen Entwicklung und Erweiterung der gynäkologischen Praxis klangen sehr engagiert und vielversprechend. Manchem der Kollegen waren sie zu selbstbewusst vorgetragen, in manchen Passagen fast schon aggressiv gegenüber den Gegebenheiten. Wo sollten die zusätzlichen Räumlichkeiten herkommen, die er schon jetzt eingeplant hatte? Und als Einsteiger im Ärztehaus gleich den Erwerb einer neuen Immobilie für alle als dringlichste Maßnahme ins Auge zu fassen, das klang schon überheblich. Was für ein krasser Unterschied zur bescheidenen, zurückhaltenden Frau Albrecht! Nicht nur der Inhaberwechsel in der gynäkologischen Praxis war die einzige Veränderung im Ärztehaus. Auch Dr. Wendler hatte nämlich ein Novum eingeführt. Seine Praxis stellte als Erste im Hause eine Fachärztin als Angestellte ein. Nach der Gesetzeslage war es seit einiger Zeit möglich, Ärzte nicht nur als Partner, sondern auch im Angestelltenverhältnis einzustellen. Problematisch erwies sich hierbei jedoch die Vergütung der Mehrleistungen, die durch den angestellten Arzt in der Praxis erbracht wurden. Das Praxisbudget wurde nämlich nur um einen bestimmten Prozentsatz erhöht, der keineswegs den zusätzlich erbrachten Leistungen entsprach, sondern weit darunter lag. Das bedeutete, die vom angestellten Arzt erbrachten Leistungen, die das gering erhöhte Praxisbudget überschritten, wurden nur mit einem minimalen Punktwert vergütet.

Das konnte schnell zum Minusgeschäft werden. Ein willkommener Anlass für mehrere Ärzte, um kritische Bemerkungen über das ungeliebte Praxisbudget loszuwerden!

„Die letzten zwei Wochen im Quartal könnte ich meine Praxis schließen, ohne eine Honorarminderung in Kauf nehmen zu müssen, da mein Praxisbudget ausgeschöpft ist. Die Leistungen, die ich dann noch – nämlich außerhalb meines Budgets – erbringe, werden so schlecht bezahlt, dass damit nicht einmal die Gestehungskosten gedeckt werden können. Ich muss also dafür noch zusätzliche Kosten tragen. Das ist doch absurd!", schimpfte Dr. Wendler.

„Ich würde meine Arbeit einfach reduzieren. Entweder Sie drosseln Ihre Tätigkeiten pro Tag derart, dass Ihr Budget bis zum Quartalsende reicht. Oder Sie schließen Ihre Praxis, sobald das Budget ausgeschöpft ist", warf Dr. Tiefensee zum Erstaunen von Dr. Rebentisch ein.

„Das können Sie doch mit Ihren langjährigen Patienten nicht machen. Es gibt Akutpatienten, die zu Ihnen kommen wollen, oder Kranke, die alle paar Tage zu kontrollieren sind. Da sollten sie schon präsent sein. Das müssten Sie als Chirurg doch am besten wissen. Wir sind doch keine Dienstleister oder Handwerker, die nur zum Geldverdienen arbeiten." Vorwurfsvoll schaute Wendler den jungen Chirurgen an.

„Warum nicht?"

„Und Ihr Berufsverständnis, Ihr ärztliches Ethos?"

Unbeeindruckt antwortete Tiefensee: „Schon bei Brecht hieß es: erst kommt das Fressen, dann die Moral! Kaufmännische Überlegungen und ärztliches Ethos lassen sich unter diesen Bedingungen nicht in Übereinstimmung bringen."

„Mit ihren Äußerungen kann ich mich nicht anfreunden. Wir sollten eher darum kämpfen, dass diese Rahmenbedingungen geändert werden."

Obermayer überlegte krampfhaft, wie er diese Auseinandersetzung am besten beenden könnte. Da kam ihm Dr. Haubold zu Hilfe und unterbrach den Dialog: „Um die Spannung etwas abzubauen, will ich etwas Positives berichten. Auf Grund eines Schiedsspruches des Gesundheitsministeriums werden die Krankenkassen eine Nachzahlung für die vergangenen zwei Jahre leisten. Das bedeutet, dass wir mit der nächsten Spitzenzahlung ein zusätzliches Honorar erwarten können."

Das wirkte tatsächlich entspannend. Dr. Heinrich tuschelte unentwegt mit Dr. Tiefensee. Fand sie dessen Äußerungen kritikwürdig oder gar zutreffend?

„Das ist alles sicher sehr interessant", meldete sich Frau Dr. Möwe, „aber für uns Zahnärzte nicht relevant, da sich unser Honorar anders errechnet und zusammensetzt. Vieleicht könnten wir noch zu den Themen kommen, die für alle Gesellschafter wichtig sind."

Obermayer nickte und übergab Frau Wertheim das Wort. Wegen der ständigen Klagen von allen Seiten über die Unzulänglichkeiten der Reinigungsfirma habe sie mehrere Angebote einschlägiger

Firmen eingeholt. Die unterschiedlichen Preise und Leistungen habe sie zusammengestellt. Im Leitungsgremium habe man schon darüber gesprochen und eine Firma favorisiert, die auch bereits im Klinikum tätig sei. Aber letztendlich müssten das alle entscheiden. Sie werde die Unterlagen jedem Gesellschafter zukommen und das nächste Mal darüber abstimmen lassen. Eine weitere Abstimmung sei ebenfalls notwendig: ein Mitglied des Leitungsgremiums sei turnusmäßig wieder neu zu wählen, diesmal sei Dr. Wendler zu bestätigen oder ein anderer Kandidat anzukreuzen. Theoretisch könne jeder der Gesellschafter gewählt werden. Die Wahl werde vereinbarungsgemäß geheim erfolgen, die Umschläge mit den Wahlunterlagen werde sie diese Woche noch verteilen.

Die später erfolgte Auszählung der Stimmen ergab die Bestätigung Dr. Wendlers als Mitglied der Geschäftsleitung für die nächsten drei Jahre. Die Leitungsmitglieder gratulierten ihrem Kollegen, als das Ergebnis vorlag. Damit war die Kontinuität in der Leitung gewährleistet.

Im Direktorat des Klinikums hatte es einige Veränderungen gegeben. Der „importierte" Verwaltungsdirektor Bergmann aus Hamburg war durch eine langjährige Verwaltungsmitarbeiterin des Krankenhauses ersetzt worden. Der alte ärztliche Direktor, Prof. Rechenberger, ging in den Ruhestand und wurde durch einen anderen Klinikchef, der erst im Vorjahr aus Baden-Württemberg gekommen war, abgelöst. Auch Prof. Grafe, der berühmte Leiter der chirurgischen Klinik, beendete seine Tätigkeit aus Altersgründen. Ihm folgte als Direktor ein jüngerer Professor aus Erlangen. Es war schon recht auffällig, dass die Mehrheit der neuen Klinikchefs von Universitäten und Hochschulen aus den alten Bundesländern kamen. Da konnte sich die neue Verwaltungsdirektorin, die bisher nur im eigenen Krankenhaus tätig gewesen war, nur mit einem engen Vertrautenkreis und einem straffen Regime behaupten. Das spürten auch bald die Ärzte des Ärztehauses. Die in den letzten Jahren allmählich wieder verbesserte Zusammenarbeit von Ärztehaus und Klinikum bei der Materialversorgung, dem Hausmeisterdienst und bei Sterilisations-Leistungen wurden erneut streng auf Zweckmäßigkeit und Effektivität geprüft. Vom Ärztehaus in Anspruch genommene Leistungen wurden seitens des Klinikums reduziert oder die Preise drastisch erhöht, so dass sich eine Fortsetzung der Kooperation nicht mehr lohnte. Resigniert berichtete Frau Wertheim von ihren erfolglosen Bemühungen, diese Entwicklung zu verhindern.

„Diese neue Direktorin hat eine ‚Mauer' um sich gebaut. Man kommt nicht an sie heran. Es scheint auch unter ihrer Würde zu sein, mit mir zu reden. Immer werde ich an Mitarbeiter verwiesen, die stur die vorgegebenen Anweisungen befolgen. Ich habe den Eindruck, dass eigene Entscheidungen von Mitarbeitern nicht gefragt oder nicht gewünscht sind."

„Eigentlich kenne ich die Dame noch aus früheren Zeiten. Damals war sie stets unauffällig. Außerdem war sie lange Zeit bei mir Patientin", bemerkte Dr. Wendler erstaunt.

„Da ist nichts mehr von der alten Verbindung des Krankenhauses zur Poliklinik zu merken. Der Dimido scheint sie diesbezüglich gut vorprogrammiert zu haben."

Umso mehr waren alle erstaunt, als in einer der nächsten Ärztebesprechungen Herr Hähnichen, der Nachfolger von Frau Albrecht, berichtete, dass er bei der Verwaltungsdirektorin gewesen sei und auf die vielen baulichen Mängel in seinem Praxisbereich und im gesamten Ärztehaus hingewiesen habe. Er könne in diesem Hause keinerlei langfristige Investitionen tätigen. Keine Bank würde ihm dafür einen Kredit geben. Die Frau Direktor habe zwar alles abgelehnt, aber das würde er natürlich nicht auf sich beruhen lassen. Alternativ möchte er seinen Vorschlag wiederholen, gemeinsam eine neue Immobilie zu erwerben. Da wäre man wenigstens nicht von einem solchen, bornierten Vermieter abhängig. Auch den Gesellschaftervertrag könne er in der vorliegenden Form nicht akzeptieren, der sei doch überhaupt nicht mehr zeitgemäß. Das Ausscheiden aus der Gesellschaft werde unnötig erschwert, die Aufnahme neuer Kollegen anderer Fachrichtungen sei nur mit Zustimmung aller Gesellschafter möglich und so weiter. Wo gäbe es denn so etwas noch!

Obermayer schaute irritiert zu Dr. Wendler, dessen Gesicht eine zunehmende Röte aufwies.

„Es ist natürlich ihr gutes Recht, jederzeit die Verwaltungsdirektorin des Klinikums aufzusuchen. Allerdings hätte ich erwartet, dass sie bei Angelegenheiten, die das ganze Ärztehaus betreffen, dies vorher in der Gesellschafterversammlung vortragen oder zumindest mit dem Leitungsgremium absprechen. Sie sind gar nicht legitimiert, für das Ärztehaus zu sprechen. Es ist schon möglich, dass unser Gesellschaftervertrag nicht mehr zeitgemäß ist. Juristisch zumindest ist er hieb- und stichfest. Sie müssen aber seine Entstehungsgeschichte bedenken. Der Vertrag besiegelte die Umwandlung einer Poliklinik und sicherte Arbeitsplätze von Ärzten und Mitarbeitern, von denen die meisten damals nicht mehr so jung waren wie sie."

Obermayer war unbeabsichtigt etwas lauter geworden, denn es ärgerte ihn, dass ein solch arroganter junger Arzt aus dem Westen alles schwer Erkämpfte und bisher Bewährte, das er noch gar nicht ausreichend beurteilen konnte, infrage stellte. Andererseits musste er zugeben, war es gut, dass frischer Wind in das Kollegium gebracht wurde. Die Vorstöße Richtung Verwaltungsdirektor erfüllten ihn sogar mit einer gewissen Genugtuung. Auch Dr. Wendler wies die Vorschläge des neuen Kollegen zurück und kritisierte ihn wegen seines eigenmächtigen Auftretens für das Ärztehaus.

„Sie wissen doch gar nicht, ob Ihre Vorstellungen mit unseren übereinstimmen. Natürlich ist unser Haus ein alter Bau, an dem man ständig irgendwelche Unzulänglichkeiten feststellen kann. Deswegen werde ich mich in meinem Alter doch nicht mit neuen Krediten für eine Immobilie verschulden. Schließlich hat keiner von uns ein großes Vermögen."

Auch die Zahnärzte meldeten sich zu Wort. Ein Umzug oder bauliche Veränderungen würden von ihnen nicht mit getragen, da dies mit immensen Kosten verbunden sei. Es setzte eine Diskussion um das Für und Wider einer neuen Immobilie ein. Zwei Gruppen schienen sich zu bilden. Eine Gruppe um Obermayer und

Wendler, die eine Ortsveränderung ablehnte, und eine andere um Hähnichen, Tiefensee und Haubold, die Investitionen in eine neue Immobilie auf sich nehmen würden. Auch der Gesellschaftervertrag kam auf einmal auf den Prüfstand. Am Ende einigten sich alle darauf, dass drei Ärzte, eine Allgemeinpraktikerin, ein Urologe und der Gynäkologe Dr. Hähnichen, Kontakt zu einem Rechtsanwalt aufnehmen sollten, um sich über notwendige oder zweckmäßige Anpassungen des Gesellschaftervertrages beraten zu lassen. Frau Wertheim bekam den Auftrag, Vorschläge für eine geeignete, in der Nähe gelegene Immobilie zu sammeln und zu prüfen. Die Gegner dieses Vorhabens würden sich dafür kein Bein ausreißen, die Befürworter mussten dafür selbst Aktivitäten entwickeln. Obermayer war überzeugt davon, dass sich in der Nähe nichts Geeignetes finden würde.

Im Leitungsgremium sahen alle mit einer gewissen Sorge und auch einem Hauch Nostalgie die schleichenden Veränderungen im Ärztehaus. Die langjährigen Erfahrungen mit einem völlig anderen Wertesystem in der DDR, die später gemeinsam erkämpften Positionen gegenüber dem Krankenhaus und der Stadt, die langjährige kollegiale Zusammenarbeit mit Kollegen und Mitarbeitern verloren allmählich ihren vordergründigen Stellenwert. In den Praxen erlangten jetzt Rationalität, Effektivität und Rentabilität viel größere Bedeutung. Fachliche Kompetenz, optimale Diagnostik und Therapie waren natürlich auch weiterhin Schwerpunkte in der Arbeit. Die zeitaufwändige menschliche Zuwendung gegenüber dem Patienten musste damit zwangsläufig auf ein notwendiges Minimum schrumpfen. Bei der gültigen Honorierung rechneten sich Gesprächsleistungen nicht. Wer dies nicht zur Kenntnis nehmen wollte, musste eben finanzielle Nachteile in Kauf nehmen. Die immer wieder angekündigte Aufwertung von Gesprächsleistungen war auch im neuen EBM nur ungenügend berücksichtigt worden.

Frau Wertheims Bemühungen um eine neue Immobilie für das Ärztehaus blieben ohne Erfolg. Auch die Überprüfung des Gesellschaftervertrages des Ärztehauses durch einen Juristen und die drei Ärzte hatte keinen nennenswerten Änderungsbedarf ergeben. Alles blieb also erst einmal so wie bisher. Trotzdem registrierte die Geschäftsführerin ein gewisses Desinteresse an gemeinsamen Vorhaben des Ärztehauses. Erneut stand zum Beispiel die Entscheidung für ein neues Kopiergerät, das von allen gemeinsam genutzt werden konnte, an. Einige Praxen hatten sich inzwischen selbst ein eigenes Gerät gekauft, so dass die gemeinsame Anschaffung eines besseren und größeren Kopierers keine Mehrheit mehr fand. Der Vertrag mit dem Krankenhaus über kostengünstige Belieferung mit Verbrauchsmaterialien war ausgelaufen und wegen drastischer Preiserhöhungen nicht erneuert worden. Auch hier konnten sich die Ärzte nicht auf einen gemeinsamen Lieferanten einigen, so dass sich letztlich jeder selbst darum kümmern musste. Die Gesellschafterversammlung als eine wichtige Kommunikationsgelegenheit der Kollegen über anstehende Probleme oder gemeinsame Vorhaben wurde nicht mehr regelmäßig besucht. Es „bröckelte" im Ärztehaus. Obermayer dachte mit Sorge an das nächste Jahr, in dem sowohl die Augenärztin in Ruhestand gehen als auch Frau Wertheim ihre Tätigkeit beenden wollte.

Lange Zeit hatte Frau Dr. Heinrich einen Nachfolger für ihre hausärztlich-internistische Praxis gesucht, um ihre Umzugspläne endlich in die Tat umsetzen zu können. Es fanden sich weder ein Internist noch ein Allgemeinmediziner. Auch die KV konnte nicht helfen.

„Sie werden wahrscheinlich nicht so schnell einen Käufer finden, denn es gibt überall freie Hausarztsitze, aber keine Hausärzte", lautet die Auskunft der Verantwortlichen bei der KV.

Da sich tatsächlich niemand fand, schloss Frau Heinrich ihre Praxis ohne Nachfolger. Ihre Patienten wurden an andere Praxen verwiesen, einige kamen auch zu Obermayer. Rosi wechselte in eine allgemeinärztliche Praxis in einem anderen Stadtteil und die alleinerziehende Frau Auerswald blieb zunächst erst einmal zu Hause, um sich mehr ihrem kränkelnden Kind widmen zu können. Dr. Heinrichs Praxisräume blieben nicht lange leer. Im Ärztehaus meldeten mehrere Interessenten Bedarf an Räumlichkeiten an.

Nach längeren Diskussionen einigten sich alle darauf, dass einen Raum die benachbarte Praxis von Dr. Obermayer bekomme. Damit konnte dieser endlich den schon einige Zeit bestehenden räumlichen Vorschriften für eine gastroenterologische Praxis entsprechen. Die anderen beiden Zimmer wurden den Zahnärzten und den Chirurgen übertragen.

Herrn Motthes ging es besser. Die radikale Operation mit Entfernung eines Großteils des Magens, Teilen des Dünndarms und der Bauchspeicheldrüse hatte er einigermaßen überstanden. Mit der anschließenden Kurbehandlung konnte der Allgemeinzustand weiter stabilisiert werden. Sein altes Gewicht, das ohnehin nicht hoch war, hatte er jedoch noch nicht wieder erreicht. Selbst die kleinste Gewichtszunahme wurde von allen Seiten mit großer Freude registriert. Natürlich musste er seine Lebensweise stark verändern. Häufige und kleine Mahlzeiten waren jetzt angesagt. Das fiel ihm besonders schwer. Als ehemaliger Betriebshandwerker im Krankenhaus war er eher Hungerkünstler gewesen und musste oft eine Mahlzeit ausfallen lassen, da dringliche Arbeiten zu erledigen waren. Jetzt stand jedoch die eigene Gesundheit im Vordergrund. Dieser musste sein Tagesablauf untergeordnet werden. Zwischen den Mahlzeiten konnte er nur leichte Haushaltsarbeiten und kleine Basteleien bewerkstelligen. In der übrigen Zeit wurde das Fernsehen genutzt.

„Sie sind jetzt für mehrere Jahre erwerbsunfähig. Ein Gutachter der Rentenversicherungsanstalt wird das demnächst bestätigen", hatte ihm Obermayer letztlich mitgeteilt. Motthes schien darauf vorbereitet zu sein. In der Klinik hatte man ihm erzählt, dass die Operation erfolgreich gewesen sei. Der Krebs wäre komplett beseitigt worden. Auf einmal sprach seine Frau ständig von einer Metastasen-Gefahr. Er fühlte sich diesbezüglich wie auf einem Pulverfass. Es leuchtete ihm nicht ein, wenn die Operation erfolgreich gewesen war und der ganze Krebs entfernt worden sei, wieso dann plötzlich Metastasen entstehen sollten. Oder man hatte ihm nicht die Wahrheit gesagt. Das nächste Mal wollte er Obermayer dazu genauer befragen. Schade, dass die Praxis Dr. Heinrich geschlossen worden war. Die Rosi hätte ihm sicherlich alles noch einmal verständlich erklärt. Jetzt wurde er von Dr. Obermayer betreut, der auch in größeren Abständen zur Kontrolle eine Magenspiegelung vornahm. Einmal im Jahr musste er sich in der Ambulanz der chirurgischen Klinik vorstellen. Dies sei fünf Jahre lang notwendig, hatte man ihm gesagt. In fünf Jahren, da wollte er eigentlich schon lange wieder arbeiten.

Andere bemerkenswerte Ereignisse

Seit 2004 dominierte die eingerüstete Kuppel der Dresdner Frauenkirche die Silhouette der Stadt. 1945 zerstört, Jahrzehnte Ruine und Mahnmal, war 1993 mit dem Wiederaufbau des Gotteshauses begonnen worden. Zahlreiche Initiativen, viele große und kleine Spenden in Dresden, Deutschland, Europa und der ganzen Welt trugen zum Wiederaufbau dieses anspruchsvollen Bauwerkes bei. Nach über zwölfjähriger Bauzeit war die im Zweiten Weltkrieg zerstörte protestantische Kirche im Herzen der Stadt wieder errichtet worden. Die Weihe der Dresdner Frauenkirche am 30. Oktober 2005 empfanden die meisten Dresdner, aber auch viele Menschen aus aller Welt als ein herausragendes Ereignis und als ein Zeichen der Versöhnung zwischen den Völkern. Zu DDR-Zeiten galt die Ruine der Frauenkirche als ein symbolischer Ort, an dem der Opfer des Bombenangriffs vom 13. Februar 1945 gedacht wurde, sei es durch stilles Gedenken oder indem eine Kerze dort angezündet wurde. Auch Jolli pilgerte jährlich hierher, denn sie hatte als Heranwachsende mit ihrer Mutter selbst die Bombennacht erlebt und zwei ihrer Freundinnen verloren. Die Regierenden in der DDR sahen diese Menschenansammlungen vor der Ruine der Frauenkirche mit scheelen Augen, duldeten sie aber. Immerhin fand damals auch jährlich an diesem Tag eine öffentliche Kranzniederlegung auf dem Heidefriedhof statt, zu der man der Opfer dieses Bombenangriffs auf die Stadt gedachte. Nach der friedlichen Revolution trat das stille Gedenken der Dresdnerinnen und Dresdner, die schmerzvolle Erinnerungen an diese Bombennacht quälten, in der sie ihre Liebsten, Freunde oder Hab und Gut verloren hatten, immer mehr in den Hintergrund. Der 13. Februar geriet zu einem Tag, an dem die einen mit nazistischen Parolen durch die Stadt zogen und den anglo-amerikanischen Bombenterror anprangerten und die anderen Friedensdemonstrationen mit keineswegs nur friedfertigen Menschen organisierten und von einer nicht unschuldigen Stadt Dresden sprachen. Beide Seiten vereinnahmten diesen Tag immer mehr für sich. Bei Auseinandersetzungen zwischen den Gruppierungen und der Polizei ging der Ursprungsgedanke dieses Gedenktages völlig verloren. Die meisten Dresdner sahen mit Fassungslosigkeit, Entsetzen, Ärger, Wut und Kummer ihr stilles Gedenken von anderen Menschen missbraucht, die sehr häufig nicht einmal Bürger dieser Stadt waren.

Im Sommer des folgenden Jahres dominierte ein anderes Ereignis das öffentliche Leben in Deutschland: Die Fußballweltmeisterschaft 2006. Jede Gaststätte, die etwas auf sich hielt, bot für ihre Gäste großformatige Fernsehübertragungen der Spiele an. In Biergärten, Parks und an großen Plätzen, in Frankfurt sogar mitten im Main, wurden Public Viewing-Großbildleinwände errichtet. Für jeden Bürger, der nicht selbst als Zuschauer in den Stadien saß, bestand die Möglichkeit, jederzeit und überall Informationen zur Fußballweltmeisterschaft zu erlangen. Schwarz-Rot-Gold, die Nationalfarben Deutschlands, fanden sich auf Kleidungsstücken, auf Getränkedosen, an Gebäuden und als Fähnchen und Flaggen an den meisten Autos. Ein betontes Nationalbewusstsein der Bürger, das so nach der Vereinigung noch nicht wieder in Erscheinung getreten war! Die Fernsehsender registrierten Rekordeinschaltquoten bei der Übertragung der Spiele. Der Traum von der Weltmeisterschaft ging zwar nicht in Erfüllung, denn im Halbfinale musste sich Deutschland gegen Italien geschlagen geben und kam somit nicht ins Endspiel. Aber ein neuer Slogan wurde kreiert: Deutschland sei nicht der Fußballweltmeister, sondern der Weltmeister der Herzen. In Schulen, Betrieben, Dienststellen und anderen Einrichtungen war das Thema Fußballweltmeisterschaft in dieser Zeit immer und überall präsent. Ob in Anlehnung an Heinrich Heines Wintermärchen oder nicht, man sprach jetzt vom Sommermärchen. Inge und Gisela Obermayer führten eine Tabelle, in der die aktuellen Spielstände eingetragen wurden, und in den Mittagspausen diskutierten alle die Ergebnisse der letzten Spiele und erörterten die Höhepunkte des Vortages. Das Praxisteam war immer auf dem aktuellen Stand und konnte bei aufkommenden Diskussionen mit sachkundigen Patienten mithalten. Aber jedes „Märchen" geht einmal zu Ende, wenngleich alle noch lange von diesen Ereignissen zehrten.

Die Rosen in Obermayers Garten blühten in diesem Sommer besonders üppig. Vermutlich lag das an dem langanhaltenden sonnigen Wetter während des Frühjahrs. In anderen Jahren hatten feuchte Witterung und Regen meist schon im August Mehltau und Sternrußtau „erblühen" lassen. Aber auch die zunehmenden Erfahrungen mit dem richtigen Einsatz von Pflegemaßnahmen wie Schneiden, Bewässern, Düngen, Bodenverbesserung und Pflanzenschutz führten zu immer besseren Resultaten. Ursprünglich hatten Obermayers Busch- und Hochstammrosen nebeneinander gepflanzt, dazwischen Lavendel. Der galt schon immer als idealer Rosenbegleiter. Trotz aller Pflege war im Laufe der Jahre immer mal wieder eine Stammrose erfroren oder eingegangen, ohne dass eine Ursache gefunden werden konnte. Der alte Rosenbestand reduzierte sich daher von Jahr zu Jahr, so dass Obermayer im Vorjahr entlang des Nachbarzaunes neue englische Rosensträucher gepflanzt hatte. Ein herrlich duftender Sichtschutz, an dem sich nicht nur Familie Obermayer, sondern auch die Nachbarn erfreuten. Trotz dieser dichten Rosenhecke gab es noch genügend Kommunikationslücken zum Nachbarn, um Erfahrungs- und Pflanzenaustausch über den Gartenzaun betreiben zu können. Nicht nur die Rosen bildeten einen Schwerpunkt im Garten der Obermayers, sondern auch Rhododendron-Sträucher, deren Zahl sich im Lauf der Jahre immer mehr erhöht hatte. Vor dem Erblühen der Rosen stellte die Rhododendron-Blüte einen besonderen Höhepunkt des Gartenjahres dar. Von Anfang an bestand eine lockere Arbeitsteilung zwischen den Eheleuten. Gisela war mehr für die Gemüsebeete und Gewürzpflanzen zuständig, Fred für die Zierpflanzen, Bäume, Sträucher und die Wiese. Im Laufe der Jahre verwischten sich diese Grenzen bei der Arbeitsteilung immer mehr, aber die Rosen blieben Freds Domäne. Das hielt Gisela nicht ab, ihm auch dafür kluge Ratschläge zu erteilen, was dieser wiederum keineswegs als hilfreich ansah. So gab es auch manchen Disput vor den Rosensträuchern. Während der Arbeitswoche kamen beide kaum dazu, sich mit Gartenarbeiten zu beschäftigen. Höchstens im Sommer, bei anhaltender Trockenheit, musste gewässert werden, auch an den Wochentagen. Aber am Wochenende, sofern nicht eine Radtour oder ein Besuch anstanden, war der Garten das Hauptbetätigungsfeld. Dann wurde auch auf der Terrasse Mittag gegessen oder Kaffee getrunken, um die Natur unmittelbar zu genießen. Gisela und Fred waren sich einig: Wenn sie beide in ein paar Jahren in Ruhestand gehen sollten, dann würde man in erster Linie viele schöne Reisen in alle Welt unternehmen, regelmäßig entlang der Elbe radeln und als Drittes den Garten verschönern und genießen. Sehr viel Zeit würde bis dahin nicht mehr vergehen.

Im Herbst verkündete Frau Wertheim, sie sei bereit, trotz Erreichen des Rentenalters noch ein Jahr weiterzuarbeiten. Sie und ihr Mann beabsichtigten, in eine neue Wohnung zu ziehen, die nicht termingemäß zum Jahresende fertig gestellt worden sei. In ihrer alten Wohnung wolle sie nicht den ganzen Tag zu Hause hocken, zumal auch ihr Mann sich entschlossen habe, noch ein Jahr länger seinem Betrieb treu zu bleiben. Die Mitglieder des Leitungsgremiums waren darüber sehr erfreut und dankten ihrer Geschäftsführerin. Unter diesen Umständen konnte man sich einer letzten Gehaltserhöhung für Frau Wertheim nicht verschließen. In der Gesellschafterversammlung war das allerdings wieder Anlass für unangenehme Diskussionen, da eine Erhöhung der entsprechenden Umlage für alle Praxen daraus resultierte. Wie erwartet, kam gleich zu Beginn der Versammlung die provozierende Bemerkung von Dr. Hähnichen: „Wozu brauchen wir denn überhaupt eine Geschäftsführererin? Ihre Aufgaben kann ohne Weiteres jede Praxis mit ihren Mitarbeitern selbst übernehmen. Da sparen wir uns viel Geld!"
Obermayer schluckte seinen Ärger herunter. „Herr Hähnichen, auch Sie und Ihre Praxis nehmen in erheblichem Maße die Leistun-

gen des Ärztehauses und dessen Geschäftsführerin in Anspruch. Sie kümmern sich weder um die Reinigung der Praxen, Wartezimmer und Gänge noch um notwendige Handwerkereinsätze, wenn die Lampen nicht brennen oder die Toiletten nicht funktionieren. Von der bislang gemeinsamen und kostengünstigeren Materialbestellung profitierten auch Sie, von Dienstleistungen bei Bank und Steuerberater ganz zu schweigen. Wir haben das Ärztehaus gegründet, um durch gemeinsame Nutzung von Räumen, Einrichtungen und Personal wirtschaftliche Entlastungseffekte zu erzielen und eine verbesserte interdisziplinäre Zusammenarbeit zum Wohle unserer Patienten zu erreichen. Sie wollen das Gemeinschaftliche im Ärztehauses, was bisher unsere Stärke war, durch mehr Individualität der Einzelpraxen ersetzen. Das passt nicht zu unserem Ärztehaus."

Es war schon etwas befremdend, dass sich keiner der anwesenden Kolleginnen und Kollegen dazu äußerte. Obermayer schaute verunsichert in die Runde, hatte sich die Einstellung der Kollegen tatsächlich so verändert? Da sprang ihm Frau Möwe, die Zahnärztin, bei: „Herr Hähnichen, Sie erklären damit einzelne Positionen unseres Gesellschaftervertrages, den auch Sie unterschrieben haben, für ungültig, zum Beispiel die über die Geschäftsführung. Wenn ich mich richtig erinnere, wurde erst vor kurzem auf Ihr Drängen der Gesellschaftervertrag durch drei Kollegen und einen Juristen überprüft und als korrekt, zeitgemäß und geeignet befunden. Wollen Sie das jetzt jede Woche erneut zur Disposition stellen?"

Am Ende registrierte Obermayer beruhigt eine knappe Mehrheit, die Frau Wertheims Gehaltserhöhung zustimmte. Trotzdem war nicht mehr zu übersehen, die alte Verbundenheit und die gemeinsamen Ziele hatten die meisten Kolleginnen und Kollegen aus den Augen verloren. Andererseits steckte schon ein Körnchen Wahrheit in der kolportierten Aussage Dr. Hähnchens, dass hier endlich mal „frischer Wind" gebraucht würde, das Ärztehaus vergreise sonst zunehmend. Obermayer nahm sich vor, bei der nächsten Wahl für das Leitungsgremium nicht mehr zu kandidieren. Sollten doch die jungen Kollegen neuen Schwung in das Ärztehaus bringen, um auch zukünftig die Stabilität der Einrichtung zu erhalten.

Nachdem sie das Rentenalter erreicht hatte, schied die Augenärztin im letzten Quartal des Jahres aus dem Ärztehaus aus. Vermutlich hätte sie gerne noch länger gearbeitet, aber gesundheitliche Einschränkungen, die sie immer eisern unterdrückt und überspielt hatte, machten diesen Schritt notwendig. Auch bei ihr war die Nachfolgeregelung nicht ganz einfach gewesen. Mehrere Interessenten zeigten sich lange unentschlossen, so dass die Ärztin schließlich die Praxis an ein erst neugegründetes Medizinisches Versorgungszentrum (MVZ) in der Neustadt verkaufte. Das Leitungsgremium des Ärztehauses sah diese Nachfolgeregelung skeptisch, aber man hatte Verständnis für die Entscheidung der Kollegin, die Praxisübergabe endlich zum Abschluss zu bringen. Das Ärztehaus hatte ohnehin keinen direkten Einfluss auf die Nachfolgeregelung. Außerdem war die Praxisübernahme durch den Zulassungsausschuss der KV geprüft und genehmigt worden. Da die gesetzlich zulässige, maximale Zahl an Augenarztpraxen in der Stadt erreicht war, kam natürlich die Sorge auf, dass dieser Praxiskauf nur der Erlangung eines Augenarztsitzes diente. Dann hatte der Praxiskauf nur den Zweck, die Augenarztpraxis zu kaufen, um sie dann an einen anderen Ort der Stadt zu verlegen, zum Beispiel in das besagte Medizinische Versorgungszentrum. Dann ginge ein Stück Attraktivität des Ärztehauses verloren. Telefonische Rückfragen mit dem MVZ konnten diese Sorge nicht beseitigen. Als sich aber in der nächsten Ärztekonferenz eine hübsche, blonde, junge Ärztin als die neue Augenärztin vorstellte, wurden argwöhnische Gedanken erst einmal beiseitegeschoben. Nicht nur Äußerlichkeiten machten die neue Kollegin sympathisch, sondern auch ihre liebenswürdige und sachkundige Art, sich an den Gesprächen zu beteiligen. Allerdings stellte sich bald heraus, dass sie nur als angestellte Ärztin durch das besagte MVZ eingestellt worden war und nicht als eigenständige, niedergelassene Augenärztin. In ihrem Arbeitsvertrag war nicht einmal der Arbeitsplatz eindeutig festgelegt. Als neuer Gesellschafter des Ärztehauses kam sie daher nicht infrage. Sie wolle gern ambulant augenärztlich arbeiten, erklärte sie, aber an einer eigenen Praxis habe sie kein Interesse. Die Verantwortung als Freiberufler sei nicht ihr Ding, deshalb habe sie das Angestelltenverhältnis gewählt. Als Inhaber der augenärztlichen Praxis hatte sich nunmehr das MVZ an den Umlagen des Ärztehauses zu beteiligen. Offensichtlich war das Bedürfnis, als angestellter Arzt zu arbeiten, in letzter Zeit gestiegen, denn außer der neuen Augenärztin und der bereits angestellten Ärztin in der HNO-Praxis Dr. Wendlers hatte auch die urologische Gemeinschaftspraxis eine junge Ärztin eingestellt. Junge Ärzte und Ärztinnen konnten im Angestellten-Verhältnis Beruf und Familie besser in Übereinstimmung bringen und mussten sich weder mit kaufmännischen Fragen noch mit Arbeitgeberproblemen herumschlagen. Allerdings war die Beschäftigung eines angestellten Arztes in einer Praxis zunächst immer mit einem Rückgang des Praxisertrages verbunden, denn das Praxisbudget wurde nicht adäquat erhöht. Erst im Laufe der Jahre passte man dieses Budget allmählich an das vorhandene Leistungsvermögen an, so dass sich erst dann die Anstellung eines Arztes aus ökonomischer Sicht lohnte. Die meisten Praxisinhaber akzeptierten verärgert die geringere Vergütung bei höherem Leistungsumfang, einige gingen jedoch rigoroser vor und schlossen nach Ausschöpfung des Budget in den letzten Tagen des Quartals ihre Praxis oder reduzierten grundsätzlich ihr Sprechstunden-Angebot. Letzteres verschlechterte natürlich das Betreuungsangebot für die Patienten. Die personellen Veränderungen im Ärztehaus beschränkten sich nicht nur auf die Ärzteschaft, auch die Zusammensetzung der Mitarbeiterinnen unterlag im Laufe der Jahre einem ständigen Wandel. Während die Stomatologische Gemeinschaftspraxis unverändert die gleiche Zusammensetzung wie am Gründungstag des Ärztehauses aufwies, hatten andere Praxen schon mehrmals neue Mitarbeiterinnen und Mitarbeiter kommen und gehen gesehen. Durch die Ausbildung von Arzthelferinnen, die neuerdings medizinische Assistentinnen hießen, bestand ohnehin immer eine gewisse Fluktuation. Die Praxis Obermayer beschäftigte seit September wieder einen neuen Azubi. Pauline, so hieß der neue Lehrling im ersten Lehrjahr. Sie trug Brille, fiel durch ihr hübsches Gesicht und die kräftige, wohlgeformte Statur auf. Pauline war der erste Lehrling mit Abitur in der Praxis. Im ersten Lehrjahr standen vor allem der Umgang mit den Patienten, die Patientenverwaltung und das Erlernen bestimmter medizinischer Hilfeleistungen im Vordergrund. Tätigkeiten in der Endoskopie waren noch nicht vorgesehen, so dass Pauline hauptsächlich von Gisela Obermayer und Schwester Inge unter die Fittiche genommen wurde. Schnell fiel auf, dass der neue Azubi über eine rasche Auffassungsgabe und ein ausgezeichnetes Gedächtnis verfügte. Einmal erklärt und schon klappte es. Eine gewisse Bequemlichkeit bei körperlichen Betätigungen glich Pauline durch Zweckmäßigkeit und Rationalität ihrer Bewegungsabläufe aus. Von ihr kann man tatsächlich noch lernen, wie man mit dem geringsten körperlichen Aufwand ein Maximum an Ergebnissen erzielt, schlussfolgerte Inge.

Ein Jubiläum und weitere Ruheständler

Die Eröffnung der ersten Praxen des Ärztehauses lag nunmehr 15 Jahre zurück. Seither hatte sich vieles verändert. Gleich im ersten Jahr war die kinderärztliche Gemeinschaftspraxis auf Grund der räumlichen Gegebenheiten, die eine effektive Zusammenarbeit mit dem Ärztehaus nicht zuließen, ausgeschieden. Die Chirurgin Dr. Neumann war in dieser Zeit gestorben, Dr. Albrecht und die Augenärztin gehörten inzwischen zu den Ruheständlern. Die Internistin Dr. Heinrich war im Rheinland unter die Winzer gegangen und hatte ihre Praxis ohne Nachfolger geschlossen. Die Gründergeneration, die schon früher in der Poliklinik gearbeitet hatte, stellte allerdings immer noch die tragende Säule des Ärztehauses dar: Urologen, Allgemeinpraktiker, Zahnärzte, HNO-Arzt Dr. Wendler, Dr. Obermayer und Dr. Rebentisch. Die Vertreter der nachfolgenden Generation wie Dr. Tiefensee und Dr. Hähnichen hatten andere Vorstellungen von der medizinischen Betreuung und der Zusammenarbeit in einem Ärztehaus. Dazu kamen noch die angestellten Ärztinnen in Augenarztpraxis, HNO-Praxis und Urologie, deren Interesse an den Problemen des Ärztehauses sich in Grenzen hielt.

In der Geschäftsleitung gab es lange Dispute, ob und in welcher Form eine gemeinsame Jubiläumsfeier zum 15. Jahrestag begangen werden sollte. Für eine Würdigung sprach, dass weitere Gründungsväter und -mütter des Ärztehauses in den nächsten Jahren altershalber ausscheiden würden und es nicht absehbar war, wer von ihnen zum 20. Jahrestag noch im Ärztehaus praktizieren würde. Das fünfzehnjährige Bestehen des Ärztehauses sollte also gefeiert werden. Eine Schifffahrt auf der Elbe wurde als ideal angesehen, da dies auch für die weniger gehfreudigen Kolleginnen und Kollegen geeignet wäre und man trotzdem, zumindest zeitweilig, an der frischen Luft sei. Bei der Frage des Teilnehmerkreises schieden sich zunächst die Geister. Frau Dr. Möwes Argument, dass eine Teilnahme aller Mitarbeiter des Hauses den Rahmen der Veranstaltung sprenge und schließlich jede Praxis mit ihren Helferinnen die Jahrestage selbst beginge, fand schließlich bei allen Zustimmung. Dass die angestellten Ärzte daran teilnehmen sollten, sah man als selbstverständlich an, ebenso wie die Teilnahme der Partner. Auch die bereits ausgeschiedenen Kollegen sollten eingeladen werden. In der Gesellschafterversammlung fanden die Vorschläge der Geschäftsleitung Zustimmung von allen Seiten. Frau Wertheim erhielt den Auftrag, Angebote für eine Schifffahrt auf der Elbe einzuholen. Schließlich charterte man ein kleines Schiff, auf dem genügend Platz vorhanden war.

Die Jubiläumsfeier wurde ein großer Erfolg: Bei strahlendem Sonnenschein begann eine wunderbare Fahrt auf der Elbe. Vom Ausgangspunkt am Terrassenufer, vorbei an der Stelle, wo die umstrittene Waldschlößchen-Brücke entstehen sollte, entlang der von den Albrechtsschlössern gekrönten Elbhänge zur Linken, durch das „Blaue Wunder", die berühmte stählerne Brücke zwischen den Dresdner Ortsteilen Loschwitz und Blasewitz, vorbei an der kleinen Schifferkirche „Maria am Wasser" in Hosterwitz und dem ockerleuchtenden Pillnitzer Schloss mit seinen hellgrünen Kupfer- und grauen Schieferdächern, bis nach Pirna, am Fuße des majestätischen Sonnensteins. Hier endete die Fahrt elbaufwärts, das Schiff wendete und es ging zurück nach Dresden. An Bord befand sich ein geräumiger Salon, in dem alle an Vierertischen Platz nahmen und sich durch die großen Fenster an der vorbeiziehenden Landschaft erfreuen konnten. Ein paar Stufen hinauf, auf dem offenen Oberdeck, konnte man sich die frische Elbluft um die Nase wehen lassen und die Herbstfärbung der Bäume beidseits des Flusses noch besser genießen. Im verglasten Vorschiff war ein kaltes Buffet aufgestellt worden. Die Teilnehmer der Fahrt, von denen nur einige ihre Partner mitgebracht hatten, nutzten hier die Möglichkeit, lukullische Feinheiten zu genießen und sich gleichzeitig an der schönen Landschaft zu erfreuen. Alkoholische Getränke, bei denen vor allem die trockenen Elbtalweine bevorzugt wurden, förderten in zunehmendem Maße das Kommunikationsbedürfnis. Je länger man zusammensaß, desto mehr kamen die Gespräche in Fahrt und der Geräuschpegel schwoll an, so dass auf der Rückfahrt mehr Aufmerksamkeit den Gesprächspartnern als der reizvollen Flussumgebung geschenkt wurde. So wäre fast den meisten das in der Dämmerung festlich angeleuchtete Schloss Pillnitz entgangen, wenn nicht laut eine Frauenstimme gerufen hätte.

„Sieht das nicht romantisch aus?"

Alle Blicke wanderten prompt nach rechts, um auch noch einen Bruchteil dieses wunderbaren Anblicks zu erhaschen. Kaum vorbei, setzten die Gespräche in unverminderter Intensität und Lautstärke wieder ein, die erst beim Passieren der Albertbrücke wieder abebbten. Das angestrahlte Ensemble an der Brühlschen Terrasse mit Kunstakademie und ihrer imposanten Kuppel, Secundogenitur, ehemaligem Landtag und den Türmen von Schloss und Katholischer Hofkirche – obwohl altbekannt – faszinierte immer wieder aufs Neue. Die Lichter spiegelten sich in der Elbe wider. Über allem aber thronte dahinter die wuchtige Kuppel der wiedererrichteten Frauenkirche. Das Fazit der Ausfahrt lautete: Eine harmonische Fahrt mit wunderbaren Eindrücken von der Elblandschaft, hervorragendem Essen und Trinken sowie interessanten und anregenden Gesprächen. Vielleicht war man sich auch damit wieder etwas näher gekommen. Eine gute Voraussetzung für die zukünftige Zusammenarbeit.

Die Hochglanzprospekte gingen von Hand zu Hand. Frau Wertheim hatte sie besorgt. Die Anschaffung eines neuen Kopiergerätes im Ärztehaus war jetzt unumgänglich geworden. Das alte Gerät, das noch zu Frau Kaloweits Zeiten angeschafft worden war, fiel ständig aus. Zwar wurden die Reparaturen im Rahmen des Leasing-Vertrages gewährt, aber die Ausfallzeiten machten sich mitunter recht schmerzlich bemerkbar. Im Leitungsgremium plädierten Dr. Möwe und Dr. Wendler für den Kauf eines neues Kopierers, da von sämtlichen Firmen sehr hohe Leasing-Raten gefordert wurden. Obermayer neigte trotzdem eher dazu, wieder einen Leasingvertrag abzuschließen, um eventuelle Reparaturkosten im Rahmen des Leasing-Vertrages abzudecken.

„Mit dem jetzigen Gerät hatten wir zuletzt viel Pech. Das stimmt schon", versuchte Frau Wertheim einen Kompromiss zu finden. „Das muss mit dem neuen Kopierer aber nicht zwangsläufig auch so sein. Sie haben im Prospekt gesehen, was es neuerdings für tolle Geräte gibt."

„Mit dem Kopierer arbeiten viele Mitarbeiter aus mehreren Abteilungen. Manche sorgfältig, manche weniger sorgfältig. Da sind Störungen vorprogrammiert. Natürlich wäre es vorteilhafter, wenn keine Reparaturkosten anfielen", erwiderte Obermayer. Schließlich einigten sich alle drei auf den Neukauf eines Kopierers, ohne Leasing-Vertrag. Man wollte der Gesellschafterversammlung zwei Geräte vorschlagen, die Finanzierung wieder im Umlageverfahren vornehmen. Das konnte problematisch werden, da schon letztlich der Kopierer-Kauf abgelehnt worden war. Notfalls müsste die Minderheit der Gesellschafter, die an einem neuen Gerät interessiert war, dieses separat nutzen und eine sogenannte Apparategemeinschaft bilden. Allerdings würde es dann für die Nutzer teurer werden. Ein weiteres Problem musste auf die Tagesordnung der nächsten Versammlung gesetzt werden: Das Telefonnetz im Ärztehaus, das Teil der Telefonanlage des Klinikums war, genügte nicht mehr den Anforderungen. Schon bei Gründung des Ärztehauses hatte das Klinikum nur eine bestimmte Anzahl an Telefon-Anschlüssen dem Ärztehaus zur Verfügung gestellt. Alle Anträge auf zusätzliche Amts-Anschlüsse für die Praxen wurden von der Klinikverwaltung stets unter Verweis auf die begrenzte Kapazität der Telefonanlage abgelehnt. Im letzten Jahr hatte die Klinikleitung sogar darum gebeten, wenig genutzte Amts-Anschlüsse des Ärztehauses zurückzugeben, da diese im Klinikum dringender gebraucht würden. Da ohnehin zu wenig Leitungen im Ärztehaus vorhanden waren, erbrachte diese Aktion der Klinikleitung keinen Erfolg. Durch zunehmenden Gebrauch des Internets und Vernetzungen mit Labors, perspektivisch sogar mit anderen Praxen oder der Kassenärztlichen Vereinigung erhöhten sich Wertigkeit und Nutzung der vorhandenen Telefonverbindungen. Dr. Hähnichen hatte sich erst letztlich in der Gesellschafterversammlung darüber empört, dass im Ärztehaus der Internetzugang mit so vielen Hürden verbunden wäre. Das Internet sei das Medium der Zukunft. Wenn keine Telefonverbindungen geschaffen werden könnten, müsse nach anderen Möglichkeiten gesucht werden. Dem konnte sich die Geschäftsführung nicht verschließen. Obwohl man schon vor vielen Jahren die Einrichtung einer separaten Telefonanlage für das Ärztehaus geprüft, dann aber aus Kostengründen verworfen hatte, wurde Frau Wertheim der Auftrag erteilt, noch einmal die Möglichkeiten einer eigenen Anlage und eventuelle Angebote zu prüfen. Eine schlechte Nachricht hatte Frau Wertheim bis zum Schluss der Sitzung aufgeschoben: Die neue Augenärztin würde ab nächsten Monat in eine andere Praxis ihres Arbeitgebers, des MVZ in der Neustadt, beordert werden. Damit würde eintreten, was viele von Anfang an befürchtet hatten. Das MVZ hatte die Praxis nur gekauft, um an einen Augenarztsitz in der Stadt zu kommen. Ohnehin hatte man mit diesem MVZ ständig Ärger. Diese Einrichtung kam seit zwei Monaten ihren Umlageverpflichtungen gegenüber dem Ärztehaus, die durch die Augenarztpraxis entstanden, nicht mehr nach. Frau Wertheims telefonische und schriftliche Bemühungen blieben erfolglos. Auch sei – wie sie gehört habe – die Miete an das Krankenhaus nicht mehr gezahlt worden. Das Ärztehaus ohne Augenarztpraxis – das stellte schon eine erhebliche Einschränkung der Vielfalt und Attraktivität dar. Das zunächst vorgeschlagene juristische Vorgehen wurde bald verworfen. Man beschloss, das direkte Gespräch mit dem MVZ zu suchen und gleichzeitig bei der KV Einspruch gegen die Verlegung der Augenarztpraxis an einen anderen Ort zu erheben. Immerhin existierte im Klinikum eine Augenklinik, deren ambulantes Pendant damit beseitigt wurde. Außerdem sollte der Versuch unternommen werden, die Augenärztin zum Schritt in die eigene Niederlassung und damit perspektivisch zur Übernahme der Augenarztpraxis im Ärztehaus zu bewegen. Die Auslagerung der Augenarztpraxis durch das MVZ in der Neustadt sorgte in der

Ärzteversammlung für allgemeine Empörung. Die Augenärztin lächelte verlegen, als sie von mehreren Kollegen gleichzeitig angesprochen wurde, hierzubleiben und die Praxis selbst zu übernehmen. Obermayer, der bereits vor einigen Tagen mit ihr gesprochen hatte, wusste bereits, dass dies erfolglos sein würde. Die Anschaffung des neuen Kopiergerätes wurde in der Ärztekonferenz mit knapper Mehrheit abgelehnt. Eine Minderheit votierte für ein geleastes neues Gerät. Daraus resultierte aber für die Befürworter eines Kopierers eine deutliche Kostenerhöhung, da sich der Nutzerkreis stark verkleinerte. Als dann am Ende Frau Wertheim nebenbei mitteilte, dass sie in den kommenden Monaten nun doch aufhören wolle, da ihre neue Wohnung fertig sei, sank die Stimmung auf einen Tiefpunkt. Obermayer schien es daher unklug, in dieser Situation den Kollegen seinen geplanten Rückzug aus dem Leitungsgremium zu verkünden. Er verschob die Ankündigung auf später.

Der Eintritt in den Ruhestand stellt einen bedeutsamen Einschnitt im Leben eines Menschen dar. Das Bedürfnis, nicht mehr arbeiten zu gehen, ist bei jedem recht unterschiedlich ausgeprägt und hängt von zahlreichen Faktoren ab, wenn man von den Sonderfällen absieht, in denen die Betreffenden ein Leben ohne Arbeit nicht akzeptieren können. Den meisten Menschen ist deshalb die Fortsetzung ihrer Berufstätigkeit erlaubt, wenn sie das Bedürfnis haben, weiterzuarbeiten. Allerdings gibt es Berufe, in denen eine Altersgrenze das Weiterarbeiten im ausgeübten Beruf verbietet. Seit 1993 galt letzteres auch für die Kassenärzte in der Bundesrepublik Deutschland. Um einer „Ärzteschwemme" – wie recht salopp in der Presse formuliert wurde – zu begegnen, schuf die damalige Bundesregierung ein Gesetz, dass es einem niedergelassenen Kassenarzt verbietet, im Alter über 68 Jahren weiterhin Kassenpatienten zu behandeln. Für die Behandlung von Privatpatienten gab es im Gegensatz dazu keine Altersbegrenzung. Den Ärzten in den neuen Bundesländern, die ja frühestens erst seit 1990 Kassenarzt sein konnten, wurde fairerweise ein späteres Ruhestandsalter zugebilligt. Natürlich sahen viele Mediziner, die physisch und psychisch noch gut konditioniert waren, diese Reglementierung als eine Diskriminierung gegenüber anderen Berufsgruppen an, stellte es doch einen unerwarteten, erheblichen Eingriff des Gesetzgebers in die persönliche Lebensplanung jedes Einzelnen dar. Obwohl dagegen zahlreiche juristische Anläufe gestartet wurden, bestätigten letztendlich sowohl Bundessozialgericht als auch Bundesverfassungsgericht die Grundgesetz-Konformität dieses Gesetzes. Dabei wurde allerdings die demografische Bevölkerungsentwicklung in der Bundesrepublik außer Acht gelassen und schon nach einigen Jahren – wie oft bei solchen staatlichen Eingriffen – stellte sich in zunehmendem Maße ein Ärztemangel ein, vor allem im ländlichen Bereich. Nach 15 Jahren, erst 2008, wurde das Gesetz schließlich gekippt und den Ärzten wieder erlaubt, über die Dauer ihrer Berufstätigkeit selbst zu entscheiden, also auch über das 68. Lebensjahr hinaus.

Bei Obermayers wurde in letzter Zeit auch oft über das Thema Ruhestand gesprochen. Heute hatten beide im spätherbstlichen Garten notwendige Arbeiten verrichtet. Verblühte Stauden abgeschnitten, einzelne Sträucher noch umgepflanzt. Die Hauptarbeit im Herbst bestand jedoch bei Obermayers im Beseitigen von Laub. Die Straße, die vor ihrem Grundstück vorbeiführte, wurde von großen, alten Lindenbäumen gesäumt, die im Frühjahr durch ihr junges Grün einen Blickfang für die Augen darstellten, im Juni durch die duftenden Blüten und das Summen der Bienen sommerliche Gefühle hervorriefen, aber schon im Frühherbst die ersten Blätter fallenließen. Jetzt war der gesamte Fußweg mit buntem Lindenlaub bedeckt. Und der Wind verbreitete es auf die Straßen und Wege, in die Gärten und Höfe. Das immerwährende Herbstmotto hieß bei Obermayers und ihren Nachbarn: Laub beseitigen und nochmals Laub beseitigen. Wenn man Glück hatte, herrschte Windstille und das Laub konnte zusammengekehrt und in Säcke und Tonnen gefüllt werden. Ansonsten zog sich die Arbeit in die Länge, denn der Wind blies die zusammengekehrten Laubhäufchen leicht wieder auseinander oder blies neues Laub von nebenan heran. Am Ende sah es dann wieder überall gleich aus, ob man gekehrt hatte oder nicht. Gisela und Fred Obermayer hatten gerade eine solche Laub-Aktion beendet und saßen auf der Gartenbank, um eine kleine Pause zu machen.

„Ich hatte gedacht, mit 67 in den Ruhestand zu gehen. Das heißt, ich müsste mich demnächst nach einem Nachfolger umsehen. Du weißt, das geht nicht so schnell!"

Nach einer Pause fügte er noch hinzu: „Und du gehst natürlich mit in den Ruhestand."

Gisela, einige Jahre jünger, überlegte. „Vielleicht will ich aber noch ein paar Stunden bei deinem Nachfolger weiter arbeiten!"

„Das kannst du natürlich machen. Aber was wird aus mir in dieser Zeit? Wir wollten doch so vieles gemeinsam unternehmen, wenn wir einmal richtig Zeit haben: Reisen, Museumsbesuche, Konzerte, Garten, Bücher, Radfahren, Wandern!"

Sie schmunzelte schelmisch: „Da musst du mir aber eine saftige Abfindung geben, wenn ich vorzeitig aufhören soll!"

Säuerlich lächelnd antwortete er: „Wovon? Woher soll ich die nehmen?"

„Na, vom Erlös des Praxisverkaufes!"

„Das Geld bekomme ich doch erst, nachdem ich die Praxis verkauft habe. An dem Gewinn werde ich dich auf jeden Fall beteiligen!"

„Unter diesen Umständen überlege ich mir natürlich die ganze Sache noch einmal!"

Fred gab ihr einen Kuss auf die Wange.

„Jetzt muss ich aber erst einmal einen geeigneten Nachfolger finden. Gastroenterologische Praxen lassen sich glücklicherweise leichter verkaufen als hausärztlich-internistische."

Obermayer hatte die Rechnung aber ohne Kenntnis der Gesetzeslage und der Haltung der KV gemacht. Letztere ließ ihn auf Anfrage nämlich wissen, dass er frühestens fünf Jahre nach Erteilung der Sondergenehmigung für Gastroenterologie seine Praxis als gastroenterologische Niederlassung verkaufen könne. Ansonsten würde die Sondergenehmigung erlöschen und seine Praxis wäre wieder eine hausärztlich-internistische und könnte nur als solche verkauft werden. Einen Nachfolger für eine hausärztlich-internistischen Praxis zu finden, war – wie schon erwähnt – sehr schwierig. Der Fall Dr. Heinrich ließ grüßen! Das bedeutete, dass sich der Eintritt in den Ruhestand erst einmal verzögern würde. Ein Erlöschen der Sondergenehmigung musste unbedingt vermieden werden, denn dann würde die Praxis fast wertlos werden und schwer verkäuflich sein. Der Erlös des Praxisverkaufes gehörte aber zur eingeplanten Altersvorsorge der Familie Obermayer, auf die man angewiesen war. Also musste der Eintritt in den Ruhestand erst einmal verschoben werden.

Im Ärztehaus deuteten sich weitere Veränderungen in der personellen Zusammensetzung an. Zum Ende des Jahres beabsichtigten zwei der Zahnärzte ihren Kittel an den Nagel zu hängen und in den Ruhestand zu gehen. Auf die zuverlässige und stets loyale Fraktion der Zahnärzte hatte sich die Geschäftsleitung des Ärztehauses immer verlassen können. Bei den Gesellschafterversammlungen vertraten alle vier meist ähnliche Positionen. Dafür sorgte schon die rührige und verantwortungsbewusste Frau Dr. Möwe, die in ihrer sachlich-realistischen, aber auch verbindlichen Art gut überzeugen konnte. Den avisierten neuen Zahnarzt, der für die beiden Ausscheidenden kommen sollte, kannte man noch nicht. Der Geschäftsführerwechsel musste gleichfalls realisiert werden und auch Obermayer trug sich ja schon lange mit dem Gedanken, nicht mehr für die Geschäftsleitung zu kandidieren. Frau Rebentisch überraschte kürzlich ihre Kollegen mit der Bemerkung, ebenfalls einen Nachfolger zu suchen. Sie habe zwar keinen festen Termin ins Auge gefasst, aber im Laufe der nächsten ein bis zwei Jahre sollte es sein, da sie sich gesundheitlich nicht mehr sehr stabil fühle. Seitdem Dr. Tiefensee in die Gemeinschaftspraxis eingestiegen war, hatte sich die Chirurgin sehr zurückgezogen. Über die fachliche Zusammenarbeit mit ihr konnte keiner im Ärztehaus klagen. Da gab es eher mit ihrem Kollegen Probleme, der oft nur sehr unwillig für Konsultationen zur Verfügung stand oder diese unter Vorgabe von vielerlei Gründen ablehnte. In den Ärztezusammenkünften oder Gesellschafterversammlungen äußerte sich Frau Rebentisch selten. Meist saß sie nur still am Tisch und verfolgte die Diskussionen. Ihr Praxispartner hingegen kam oft zu spät oder fehlte ganz bei den Zusammenkünften. In der Leitungsrunde erfuhr man höchstens noch durch Frau Wertheim, die täglich durch alle Praxen ging, ab und zu etwas aus der chirurgischen Gemeinschaftspraxis. Schwester Anke hatte kürzlich gegenüber der Geschäftsführerin geäußert, dass die Frau Doktor gesundheitliche Probleme habe. Genaueres könne sie nicht sagen.

Um die freiwerdende Stelle des Geschäftsführers im Ärztehaus hatten sich zahlreiche Frauen und Männer beworben, von der Kauffrau über die Lehrerin bis zum promovierten Ingenieur. Das Inserat in der Zeitung war wahrscheinlich zu kurz und zu allgemein gehalten, so dass bei den Interessenten recht unterschiedliche Erwartungen von der ausgeschriebenen Stelle bestanden. Bewerber mit hohen Gehaltsvorstellungen und unzutreffenden inhaltlichen Vorstellungen von der Arbeit oder Überqualifizierte wurden gleich aussortiert. Am Ende blieb eigentlich nur noch eine Kauffrau übrig, die verkürzt arbeiten wollte und auch mit einer geringeren Bezahlung zufrieden war. Aber auch diese konnte im Vorstellunggespräch die Geschäftsführung nicht überzeugen. Damit war die Annoncen-Aktion gescheitert. Glücklicherweise hatte sich Frau Wertheim bereit erklärt, bis zur Einarbeitung der Nachfolgerin auf ihrem Posten auszuharren. Mund-zu-Mund-Propaganda bewirkte schließlich, dass sich eine weitläufige Verwandte einer Mitarbeiterin der urologischen Gemeinschaftspraxis meldete. Das Leitungsgremium nahm diese Bewerbung erfreut an und empfahl die Frau mittleren Alters der Gesellschafterversammlung als neue Geschäftsführerin. Letztendlich drängte die Zeit, so dass nicht alle an die künftige Geschäftsführerin gestellten Ansprüche erfüllt werden konnten. Dr. Hähnichen trug wieder seine altbekannte Meinung vor, man brauche im Ärztehaus keinen Geschäftsführer mehr. Unter dem Blickwinkel der ständig sinkenden Einnahmen der Kassenärzte, wäre doch jegliche zusätzliche Kostenbelastung kontraproduktiv. Nahezu alle Aufgaben der Geschäftsführerin könnten genauso gut von den einzelnen Praxen übernommen werden. Er interpretierte seine Argumente diesmal recht sachlich und so geschickt, dass am Ende in einer Abstimmung die Gegner einer hauptamtlichen Geschäftsführerin nur knapp unterlagen. Als Kompromiss wurde daher beschlossen, die Arbeitszeit der neuen Geschäftsführerin, sie hieß Frau Weigand, stark zu verkürzen, um ihr Gehalt niedriger einzustufen und damit die Umlagen zu senken. In der gleichen Konferenz wurde auch für drei Jahre ein neues Leitungsmitglied gewählt, nachdem Obermayer nicht wieder kandidieren wollte. Eine der beiden Allgemeinpraktikerinnen ergänzte an seiner Stelle fortan die Geschäftsleitung. Gemeinsam mit Frau Möwe, Herrn Wendler und der neuen Geschäftsführerin, Frau Weigand, würden sie zukünftig die Geschicke des Ärztehauses lenken.

In der Obermayerschen Praxis lief das morgendliche Endoskopie-Programm ganz nach Plan. Um eine universelle Einsetzbarkeit jedes Mitarbeiters innerhalb der Praxis zu ermöglichen, musste Inge, deren Arbeitsbereich bislang Patientenverwaltung und Anmeldung umfasste, in die Endoskopie eingearbeitet werden. Die Möglichkeit dazu hätte schon früher bestanden, die gelernte Krankenschwester hatte sich aber immer davor gescheut und diesen Zeitpunkt zu verhindern gewusst. Der lockere Umgang mit den komplizierten Geräten fiel ihr nicht leicht. Trotzdem konnte sie nach zwei Wochen schon im Endoskopie-Programm mitarbeiten. Obwohl gar nicht vorgesehen, hatte der neue Azubi Pauline diese Gelegenheit genutzt, von Schwester Inges Einführung in die Endoskopie zu profitieren, um ebenfalls Kenntnisse und Fertigkeiten in diesem Bereich zu erlangen. Inge ärgerte sich darüber, denn Pauline verfügte über eine viel schnellere und bessere Auffassungsgabe als sie. Natürlich besaß sie als Krankenschwester umfangreichere Grundkenntnisse und Erfahrungen in der Inneren Medizin, von denen Pauline noch gar nichts gehört hatte und auch nichts wissen konnte. Trotzdem war es auffallend, dass die 18-jährige Pauline sich manchen Handgriff oder manche Regel viel schneller einprägte als ihre Lehrmeisterin am Tresen. Fast hatte man den Eindruck, Pauline mache es Spaß, wenn sie Inge übertreffen konnte. Gisela Obermayer, die auch schon die Fünfzig überschritten hatte, fand diese Art Wettbewerb unfair. Auch ihr Mann hatte ähnliche Beobachtungen gemacht. Einerseits sollte die langjährige verdienstvolle Mitarbeiterin, die bei der Erfassung der Grundlagen und Abläufe in der Endoskopie mehr Zeit brauchte als die jugendliche, aufnahmefreudige Pauline, nicht frustriert und brüskiert werden, andererseits wollte man die bewundernswert schnelle Auffassungsgabe und praktische Geschicklichkeit des Azubi in der Endoskopie nicht behindern, um ihr Interesse und die Freude an dieser speziellen Tätigkeit zu erhalten. Schließlich konnte das für die Zukunft der Praxis von Nutzen sein. Obermayer und Bettina kamen überein, fortan Inge und Pauline nicht mehr gemeinsam in der Endoskopie zu beschäftigen. Eine von beiden hatte sich in dieser Zeit am Tresen zu betätigen.

Mit dem Jahreswechsel war die Gruppe der Zahnärzte im Ärztehaus kleiner geworden. In die Fußstapfen der beiden ausgeschiedenen Stomatologen trat eine junge Zahnärztin, Ende Zwanzig. Lange blonde Haare, zu einem Schwanz gebunden, hübsches solargebräuntes Gesicht, sportliche Figur. Die vierte Stelle der zahnärztlichen Gemeinschaftspraxis wurde nicht wieder besetzt. Frau Möwe stellte die neue Kollegin in der nächsten Gesellschafterversammlung vor. Die junge, gutaussende Frau zog natürlich die Blicke, besonders mancher männlicher Kollegen, auf sich.

„Ein richtiger Blickfang", flüsterte, jedoch noch gut hörbar, Dr. Tiefensee seinem Nachbarn zu, was ihm einen bösen Blick von Frau Heidenreich, der angestellten HNO-Ärztin einbrachte. Ebenfalls an diesem Tag wurde Frau Wertheim von Dr. Wendler mit einem großen Blumenstrauß verabschiedet und Frau Weigand mit einem kleineren als neue Geschäftsführerin begrüßt. Alle bedauerten, dass Ende vergangenen Jahres die neue Augenärztin durch ihren Arbeitgeber, das MVZ in der Neustadt, in eine andere Einrichtung beordert worden war. Alle Bemühungen der Geschäftsleitung, diese Praxis im Hause zu halten, waren erfolglos geblieben. Die KV hatte eine Beschwerde der Geschäftsleitung darüber als grundlos zurückgewiesen, da ein Praxisort jederzeit verlegt werden könne. Das Ärztehaus besaß nun keine Augenarztpraxis mehr. Auf die hausinterne Beratung eines Augenarztes, die häufig von den Chirurgen und HNO-Ärzten bei Unfällen mit Gesichtsverletzungen und von den Hausärzten bei Hochdruck und Stoffwechselkrankheiten benötigt wurde, musste zukünftig verzichtet werden. Nun galt es, so schnell wie möglich eine Nutzung der leer stehenden Augenarztpraxis anzustreben. Es war sonst damit zu rechnen, dass seitens der Krankenhausleitung Eigenbedarf angemeldet und diese Zimmer belegt würden. Von den bestehenden Praxen hatte keiner Bedarf an zusätzlichen Räumlichkeiten, denn für Dr. Hähnichen, der immer wieder über Platzmangel klagte, war die räumliche Entfernung zu seiner Praxis zu groß, so dass die Einverleibung der Räume als unzweckmäßig abgetan wurde. Erstrebenswert erschienen die Bemühungen um einen Arzt einer Fachrichtung, die im Haus nicht vertreten war, wie zum Beispiel Orthopädie. Allerdings galt dieser Fachbereich nach dem Bedarfsplan der KV für die Stadt als überbesetzt. Freie Arztsitze existierten nur noch für die Fachgebiete Neurologie, Psychiatrie, Psychologie und in großer Zahl für Hausärzte. Für letztere aber bestünde im Ärztehaus wenig Bedarf, wie die beiden Hausärzte einstimmig und nicht ganz uneigennützig versicherten. So blieb die Suche nach einem Neurologen, einem Psychiater oder einem Psychologen. Natürlich könnte man auch die Abwerbung eines Augenarztes anderenorts, wie dies vom Neustädter MVZ betrieben worden war, vornehmen. Das wurde aber von den meisten Ärztinnen und Ärzten abgelehnt.

Wieder einmal rief Frau Wenckebach an.

„Ich muss heute unbedingt noch zu ihrem Doktor", tönte es recht bestimmend aus dem Telefon. Inge überlegte kurz, zu welcher Zeit am besten die zeitaufwändige Patientin einzuschieben war. Eigentlich passte es den ganzen Tag nicht, aber – was man weg hat, hat man weg. Das Endoskopie-Programm lief heute ganz gut, so dass eine Mitarbeiterin des Krankenhauses, die eigentlich immer zu bevorzugen war, schon mal eingeschoben werden konnte.

„Am besten gleich", antwortete sie daher kurzentschlossen, womit Frau Wenckebach gar nicht gerechnet hatte. Es dauerte nicht lange und die Patientin stand vor dem Tresen.

„Vielen Dank, dass es so schnell geklappt hat. Ich habe heute die ganze Nacht nicht geschlafen. Ich weiß gar nicht, was mit mir los ist."

Inge hatte Frau Wenckebach lange nicht gesehen, da sich diese nicht mehr gemeldet hatte. Auffällig schienen ihr das eingefallene Gesicht der Patientin und deren zittrige Hände.

„Sie sind lange nicht mehr bei uns gewesen", stellte Inge mit einem Blick auf den Computer fest.

„Ja, ich weiß. Ich bin im letzten Jahr nur noch beim Kardiologen gewesen. Der Doktor hatte mich dorthin überwiesen. Ich sollte mich zwar wieder bei Ihnen melden, aber mir ging es doch ganz gut. Da dachte ich, es wäre nicht nötig. Die Herzmedikamente bekam ich weiterhin vom Kardiologen."

Frau Wenckebach musste nicht lange warten, da rief sie der Doktor auf.

Nach der klinischen Untersuchung bestand der Verdacht auf eine Schilddrüsenüberfunktion, der schon früher geäußert worden war und der aus nicht mehr nachvollziehbaren Gründen nicht weiter verfolgt worden war.

Nachdem die Verdachtsdiagnose benannt wurde, musste Frau Wenckebach ihr Kausalitätsbedürfnis befriedigen: „Wo das bloß herkommen mag? Die Arbeit im Krankenhaus mache ich inzwischen mit links und zu Hause hat sich alles gut geregelt. Tochter und Enkelkind wohnen bei uns. Alles hat sich gut eingespielt, so dass wir alle drei gemeinsam mit meinem Mann sogar drei Wochen an der Ostsee Urlaub machen konnten. Ich verstehe das nicht! Vielleicht ist es die Herzmedikation, die ich seit dem Vorjahr nehme?"

Obermayer beruhigte sie. Es könnten zahlreiche, unterschiedliche Ursachen infrage kommen. Durchaus lösten manchmal Herzmedikamente solche Störungen aus. Auch eine verstärkte Jodzufuhr käme als Ursache infrage. Vielleicht während des mehrwöchigen Ostseeaufenthaltes? Natürlich, das könnte es sein, bestätigte Frau Wenckebach. Sie habe besonders viel Seefisch gegessen, der dort überall frisch und lecker zubereitet würde und auch sehr gesund sein soll. An das Jod habe sie dabei nicht gedacht. Da sie einen Knoten in der Schilddrüse habe, müsse jetzt unbedingt eine nuklearmedizinische Untersuchung durchgeführt werden. Inge bekam den Auftrag, für Frau Wenckebach einen kurzfristigen Termin beim Nuklearmediziner zu organisieren und einen Wiederbestelltermin zu vereinbaren.

„Da müssen Sie aber unbedingt kommen, auch wenn es Ihnen gut geht!", betonte Inge mit Nachdruck.

„Selbstverständlich," gab die sonst sehr bestimmend auftretende Patientin fast unterwürfig zurück.

Eine neue Pharmareferentin hatte die Einladung zum nächsten Qualitätszirkel der Gastroenterologen mitgebracht. Um Fallvorstellungen werde gebeten. Seit der letzten Versammlung hatten sich Obermayer und Naumann nicht mehr gesehen. Beide kamen daher etwas eher zum Treffpunkt, um noch Zeit für einen kurzen Erfahrungsaustausch zu finden. Im Gegensatz zu den Zeiten der Auseinandersetzung mit KV, Kommissionen und Gerichten hatte man in den letzten Monaten kaum miteinander kommuniziert. Die täglichen Herausforderungen nahmen beide voll in Anspruch. In Naumanns Praxis waren nacheinander, binnen kürzester Zeit, zwei Mitarbeiterinnen schwanger geworden. Da neuerdings Schwangere in einer gastroenterologischen Praxis wegen der Infektionsgefahr nicht mehr einsetzbar waren, musste eine bezahlte Freistellung beantragt und befristeter Ersatz beschafft werden. Nicht jeder Pfleger oder jede Krankenschwester, die sich vorstellten, war für die Endoskopie geeignet. Außerdem mussten in den kleineren Praxen alle Mitarbeiter und Mitarbeiterinnen universell einsetzbar sein, um bei Ausfällen flexibel zu bleiben. Im Moment habe er wieder eine voll einsatzfähige Mitarbeiterin, erklärte Naumann. Dann wechselte er das Thema: „Haben Sie denn schon ihre Fortbildungspunkte zusammen?", fragte er Obermayer.

„Es ist doch noch Zeit, um die erforderliche Punktzahl zusammen zu bekommen", entgegnete Obermayer. „Ich empfinde diese Reglementierung ohnehin belastend. Dass wir uns fortbilden müssen, gehört schon immer zu unserem Beruf, denn unser Ziel ist die fachgerechte Versorgung der Patienten. Diese gesetzliche Regelung, sich einem solchen formalen Kontrollzwang zu unterwerfen, finde ich fast schon beschämend. Das Vorweisen der erforderlichen CME-Punkte ist doch lediglich der Beleg dafür, dass eine entsprechende Zeit in einer Fortbildungsveranstaltung abgesessen worden ist."

„Irgendwie muss es doch geregelt werden", warf Naumann ein.

„Muss denn alles geregelt werden? Einem fachlich unzulänglichen Arzt, ob er nun die Fortbildungspunkte hat oder nicht, werden die Patienten über kurz oder lang ihr Vertrauen entziehen und nicht mehr aufsuchen. Ein versierter und erfolgreicher Arzt kann nur der sein, der sich weiterbildet und entsprechend informiert, ob mit oder ohne Fortbildungspunkte. Dieser Arzt wird auch nie über Patientenmangel klagen. In der Zeitung liest man immer wieder, dass die Mediziner – im Gegensatz zu manchen Politikern – ein hohes Maß an Vertrauen bei der Bevölkerung genießen. Trotzdem wird von administrativer Seite gerade den Medizinern ständig kriminelle Energie unterstellt: Abrechnungsbetrug, Korruption, unterlassene Fortbildung und so weiter. Schwarze Schafe gibt es überall. Ich glaube nicht, dass sich diesbezüglich die Mediziner von anderen Berufsgruppen grundlegend unterscheiden."

„Sie erinnern mich fast schon an die Kollegin Gringlmeier. Die konnte sich auch über alle Reglementierungen aufregen."

Obermayer musste lachen. Frau Dr. Gringlmayer hatte manchmal durch ihre ausgefallenen Ansichten und provozierenden Äußerungen von sich reden gemacht. Trotzdem fand er die Kollegin, die nun nicht mehr zu den Gastroenterologen gehörte, ganz sympathisch. Sie mussten ihr Gespräch beenden, denn Kollege Weißhaupt bat um Ruhe. Er wolle mit der Veranstaltung beginnen.

Schon seit ihrem 65. Geburtstag trug sich Jolli mit dem Gedanken, ihr Arbeitsverhältnis zu beenden und endlich in den Ruhestand zu treten. Bis jetzt aber konnte sie sich zu diesem Schritt nicht entschließen, wenngleich sie ihre Arbeitszeit schon reduziert hatte. Eigentlich gefiel es ihr auf Arbeit und sie konnte sich gar nicht vorstellen, womit sie als Rentnerin den ganzen Tag verbringen sollte. Der Umgang mit den Patienten, der Austausch mit den Kolleginnen – all das würde ihr zu Hause sehr fehlen. Dort kannte sie nur ihre Nachbarn zur Linken, die beide schon über 80 Jahre alt und gehbehindert waren, und zur Rechten, ein junges kinderloses, berufstätiges Ehepaar. Das Beispiel Adelheid, die ihre letzten Monate in einem Pflegeheim vor sich hin gedämmert hatte, ehe sie starb, zeigte ihr, wie es einem als Alleinstehender im Ruhestand ergehen konnte. Vielleicht würde sie in der weiteren Umgebung jemand geeignetes finden, mit dem sie etwas unternehmen konnte. Vor zwei Jahren war sie schon einmal so weit gewesen, alles hinzuwerfen. Damals war die Zusammenarbeit mit Tiefensees Frau unerträglich geworden. Wenig kooperativ, launisch und arrogant – man konnte nur schwer mit ihr zusammenarbeiten. Schwester Manuela als leitende Arzthelferin war nicht in der Lage, sich durchzusetzen und ließ sich von dieser Person ständig an der Nase herumführen. Bei Auseinandersetzungen zwischen Frau Tiefensee und den Kolleginnen, die ständig an der Tagesordnung waren, versteckte sich diese stets hinter ihrem Mann. Der hatte dann die undankbare Aufgabe, seine Frau, die sich nicht einfügen wollte, und die betreffende Mitarbeiterin wieder zu versöhnen. Er versuchte meist auf humorvolle Art, den Frieden zwischen seiner Frau und der Betreffenden wieder herzustellen, was ihm auch häufig gelang. Nach Ankes Eintritt in die Praxis hatte sich die Situation allerdings verbessert. Anke wurde von allen respektiert, auch von Frau Tiefensee. Ordnung, Verlässlichkeit und ein achtungsvoller Umgang miteinander gehörten wieder zu den Gepflogenheiten in der Praxis. Nun hatte sich die Situation aber wieder geändert, denn Frau Tiefensee war schwanger geworden. Für die besorgten Eltern stand von vornherein fest, dass sie als Schwangere keinen Schritt mehr in die Praxis setzen dürfe. Der Doktor machte als zukünftiger Vater einen geradezu euphorischen Eindruck, scherzte mit Mitarbeiterinnen und Patienten und schwebte wie auf einer Wolke durch die Praxis. So richtig einordnen konnte Jolli sein Verhalten nicht. In der Zusammenarbeit mit werdenden Vätern hatte sie eben auch wenig Erfahrung. Die von Frau Tiefensee befreite Praxis wäre jetzt ein Grund, den absoluten Ruhestand noch etwas hinauszuschieben. Sie knipste den Fernseher an. Die „Tagesthemen" waren leider schon vorbei. Die laufende Tiersendung zeigte interessante und beeindruckende Bilder von den Mühen der Elternpaare bei der Aufzucht ihrer Jungen. Solche Sendungen sah sie immer gern. Da schlief sie nicht so schnell ein, wie das manchmal schon bei einem langweiligen Krimi passiert war.

Der Rückzug

Nicht nur Schwester Anke hatte den Eindruck, dass Frau Dr. Rebentisch einen sehr deprimierten Eindruck machte. Auch Jolli hatte dies schon längere Zeit beobachtet: „Ich finde, dass auch ihr Leistungsvermögen nachgelassen hat. Bestimmt ist sie krank."

„Mir ist aufgefallen", entgegnete Anke „dass sie in letzter Zeit immer weniger operative Eingriffe vornimmt. Und wenn sie dann mal operiert, dauert das furchtbar lange. Früher hat sie alles viel schneller und besser gemacht."

„Die hat sicherlich auch viele Probleme zu bewältigen. Die große Praxis, das Haus, das Kind. Sie hat zwar noch ihre Eltern, die sie unterstützen, aber die sind doch schon sehr betagt."

Ein Patient, der sich anmelden wollte, nahm Jollis Aufmerksamkeit in Anspruch und Anke wurde ins Sprechzimmer von Dr. Tiefensee gerufen, so dass man sich nicht weiter über dieses Thema austauschen konnte.

Die Beobachtungen und Sorgen einzelner Mitarbeiter der chirurgischen Praxis erwiesen sich als begründet. In einem längeren Gespräch informierte Frau Rebentisch eines Tages ihren Praxis-Partner darüber, dass sie längere Zeit ausfallen werde, da sie stationär im Universitätsklinikum aufgenommen werden müsse. Eine neuro-muskuläre Störung, die man noch nicht genau klassifizieren könne, schränke ihre muskuläre Belastbarkeit, besonders die der Hände und Beine, ein. Neuerdings gäbe es auch Sensibilitätsstörungen an den Zehen und einzelnen Fingern. Ob die Wirbelsäule die Ursache sei oder vielleicht gar eine systemische Erkrankung des Nervensystems dahinter stecke, wisse man noch nicht. Das alles schränke jedoch ihre Leistungsfähigkeit immer mehr ein, so dass sie nur unter großen Anstrengungen die täglichen Belastungen bewältigen könne. Sie habe daher zur weiteren Abklärung dieser Störungen einer Klinikaufnahme zugestimmt, in der Hoffnung, dass diese nicht so lange dauere. Sie glaube auch, dass er, Dr. Tiefensee, eine gewisse Zeit die Praxis allein bewältigen könne. Die Mitarbeiterinnen wurden informiert, dass die Chirurgin wegen einer vermutlichen Wirbelsäulenerkrankung für einige Zeit ins Krankenhaus müsse. Dr. Tiefensee werde alles in der Zwischenzeit regeln.

Allerdings machte sich die Abwesenheit von Dr. Rebentisch in der Chirurgie bald in zunehmendem Maß bemerkbar. Der Patientenandrang war einfach zu groß, um von Tiefensee allein bewältigt zu werden. Trotz eingeschränkter Leistungsfähigkeit hatte Dr. Rebentisch ohne viel Aufhebens immer noch ein enormes Pensum an Arbeit bewältigt, wie jetzt offensichtlich wurde. Dr. Tiefensees gute Laune war noch nicht verloren gegangen, aber die Mitarbeiterinnen merkten schon, dass es so nicht mehr lange weitergehen konnte. Jolli fühlte sich in ihrer Meinung bestärkt, dass Dr. Tiefensee zu umständlich sei und sich viel zu lange mit jedem einzelnen Patienten beschäftige. Damit könne er den Patientenansturm natürlich nicht bewältigen. Anke hingegen erklärte, das sei einfach zu viel für ihn. Eines Tages überraschte Dr. Tiefensee seine Mitarbeiterinnen mit der Information, dass Frau Dr. Rebentisch doch noch längere Zeit ausfallen werde. Er habe sich daher mit ihr geeinigt, zeitlich begrenzt eine Vertretung einzustellen. Durch Vermittlung der KV war es gelungen, einen jüngeren Chirurgen als Vertreter für Frau Rebentisch zu finden. Matthias Ziglinski hatte bislang als Facharzt im Universitätsklinikum gearbeitet. Dr. Tiefensee stellte ihn seinen Mitarbeiterinnen vor. Diese betrachteten interessiert den reichlich 30-Jährigen, schlaksigen, schwarzhaarigen Arzt, dem eine dunkelrandige Brille ein seriöses Aussehen gab. Er freue sich auf die neue Aufgabe und hoffe auf eine gute Zusammenarbeit, erklärte er mit sonorer Stimme.

Obwohl ihr der neue Doktor recht sympathisch war, wollte Jolli sich nicht noch einmal auf einen neuen Arzt einstellen. Da sie sich ohnehin in ihrem Alter zwischen den jüngeren Kolleginnen in der Praxis fast schon exotisch vorkam, entschloss sie sich, zum Monatsende ihre berufliche Tätigkeit zu beenden. Dr. Tiefensee war sofort einverstanden, so dass sich ihr der Eindruck aufdrängte, er habe schon lange darauf gewartet. Anke, Manuela und Frau Sperling bedauerten es allerdings sehr. Eine Praxis ohne Jolli konnten sie sich gar nicht vorstellen. Sie gehörte fast schon zum Praxisinventar.

Ein letztes Mal fuhren Frau Sperling und Jolli gemeinsam mit der Straßenbahn nach Hause.

„Der neue Doktor macht einen ganz sympathischen Eindruck", stellte Frau Sperling fest.

„Ja. Ich bin froh, dass für die Frau Doktor endlich eine Vertretung gekommen ist. Das ging doch so nicht weiter. Man hat erst in letzter Zeit richtig gemerkt, was sie alles geleistet hat. Das ist wie mit der Nachtigall, deren Gesang man erst vermisst, wenn sie nicht mehr singt."

„Jolli, auch du wirst uns fehlen!"

„Ach wo", wehrte sie verlegen ab. „Jeder ist ersetzbar."

Nachdenklich fragte Frau Sperling: „Denkst du denn, dass die Frau Doktor lange ausfallen wird?"

Jolli machte ein besorgtes Gesicht.

„Ich weiß nicht. Anke hat mit ihr kürzlich telefoniert. Sie liegt immer noch im Universitätsklinikum. Wir sollten nicht böse sein, aber sie wünsche in ihrem Zustand keinen Besuch von uns. Das gibt mir zu denken!"

Das Gespräch stockte und jeder hing seinen Gedanken nach.

„Der neue Doktor scheint einen Migrationshintergrund zu haben", fing Frau Sperling wieder an.

„Wie kommst du darauf? Meinst du wegen des Namens? Vielleicht stammen die Vorfahren aus Polen. Nach Dresden kamen schon vor über 200 Jahren viele Polen, als die Wettiner gleichzeitig polnische Könige waren und viele Polen hierher nach Dresden zogen. Ich vermute, der ist in Sachsen geboren, denn einen leicht sächsischen Einschlag hat seine Aussprache!"

Das Gespräch verstummte wieder und jeder schaute interessiert aus dem Fenster, als ob er die Gegend das erste Mal sähe. Diesmal fing Jolli wieder an: „Kennst du die neue Geschäftsführerin, Frau Weigand?"

„Gesehen habe ich sie schon, aber noch nicht gesprochen. Was ist mit ihr?"

„Ich glaube die trinkt. Ihr rotes Gesicht, die zittrigen Hände und diese Wolke von Pfefferminzgeruch um sie herum sind mir sehr verdächtig."

„Solange sie nicht im Dienst trinkt, ist das doch ihre private Sache."

„Da bin ich mir eben nicht so sicher!"

„Ich bin gleich da." Frau Sperling stand auf. „Jolly, wir sind heute das letzte Mal zusammen in der Straßenbahn gefahren!"

„Nächste Woche sehen wir uns noch einmal. Da gebe ich meinen Abschied in der Abteilung!"

Frau Sperling nickte und winkte mit der Hand beim Aussteigen.

In der Schilddrüsen-Szintigrafie stellte sich bei Frau Wenckebach ein sogenannter „heißer Knoten" heraus. Obermayer erläuterte der Patientin die vorliegenden Befunde und erklärte ihr, dass es sich dabei um eine gutartige Wucherung der Schilddrüse handele.

„Und was bedeutet das für mich?" Besorgt schaute sie zum Doktor.

Man müsse nicht unbedingt immer etwas dagegen tun, aber da sie bereits Zeichen einer Überfunktion der Schilddrüse aufweise, würde er eine nuklearmedizinische Behandlung empfehlen. Man könne auch operieren, aber das würde er bei ihrer Herzerkrankung nicht empfehlen.

„Auf jeden Fall bin ich gegen eine Operation. Unter einer nuklearmedizinischen Behandlung kann ich mir gar nichts Richtiges vorstellen. Eigentlich geht es mir mit dem Beruhigungsmittel, das sie mir letztlich verordnet hatten, schon wesentlich besser. Vielleicht genügt das schon ? Ich denke, bei mir ist alles bloß nervlich bedingt. Eine Gewichtsabnahme beobachte ich allerdings weiterhin, aber die begrüße ich eher, als dass ich sie beklage."

Unbeeindruckt von Frau Wenckebachs Überlegungen zu ihrer Krankheit erläuterte Obermayer die nuklearmedizinische Behandlungsmöglichkeit der Schilddrüse. Die bisherige symptomatische

Behandlung mit einem Beruhigungsmittel sei nur vorübergehend gewesen, beseitige also nicht die Ursache und würde auf die Dauer nicht ausreichend sein. Frau Wenckebach wollte allerdings die Sache erst noch mit ihrem Mann besprechen, ehe sie sich einer solchen Behandlung unterziehe. In den nächsten Tagen würde sie sich wieder melden. Obermayer war damit einverstanden. Mit ihrer Arbeit im Krankenhaus liefe es gut. Sie sei jetzt Leiterin einer größeren Abteilung geworden und habe einen eigenen Verantwortungsbereich mit vier Mitarbeiterinnen. Ihre Chefin habe wenig Ahnung von der Materie und verlasse sich ganz auf sie. Sie fühle sich hier anerkannt und geschätzt, etwas, was sie zu Hause nicht so erfahren habe. Heute vermied Obermayer die Frage nach der häuslichen Situation, da Frau Wenckebach ihn zweifellos umfangreich und ausschweifend darüber informiert hätte. Dazu fehlte jetzt einfach die Zeit. Das konnte er das nächste Mal nachholen.

Trotz aller Bemühungen der Geschäftsleitung und der Ärzte des Ärztehauses gelang es nicht, einen neuen Gesellschafter zu finden, der in die Räume der augenärztlichen Praxis einziehen würde. Die Fachrichtungen, die man gerne gehabt hätte, wie zum Beispiel Orthopädie, waren in der Stadt bereits ausreichend vorhanden und von den niedergelassenen Kollegen dieses Fachgebietes hatte keiner Interesse, seinen Praxisstandort ins Ärztehaus zu verlegen. Das galt auch für die Augenärzte in der Region. Andererseits gelang es auch nicht, einen Neurologen, Psychiater oder Psychologen zu ermitteln, für die nach der Bedarfsplanung der KV sogar die Neugründung einer Praxis zulässig gewesen wäre.

„Vielleicht hätten wir ebenso schlitzohrig wie das Neustädter MVZ vorgehen sollen und in einem anderen Ärztehaus eine geeignete Praxis pro forma übernehmen und später dann zu uns verlegen sollen."

Tiefensees Option, die er schon einmal vorgetragen hatte, erntete auch diesmal wenig Zustimmung

„Da müssten sie erst einmal Geld für die Praxisübernahme und den Umzug vorschießen, dann einen entsprechenden Kollegen finden, der diese Manipulationen mitmacht. Das ist illusorisch! Inzwischen hat das Klinikum längst die Räume belegt", präzisierte Frau Möwe die Ablehnung.

„Außerdem müsste die KV dem ganzen Deal zustimmen", ergänzte Haubold. „Ob uns das auch so wie dem Neustädter MVZ gelingen würde, ist nicht sicher!"

Auf Nachfrage von Frau Möwe berichtete Dr. Tiefensee über das Befinden seiner Kollegin Rebentisch. Sie liege immer noch im Krankenhaus. Man habe wohl nunmehr eine seltene neuromuskuläre Erkrankung diagnostiziert. Nach derzeitigen Kenntnissen habe diese Erkrankung eine schlechte Prognose. Es sei davon auszugehen, dass Frau Rebentisch ihre Arbeit nicht wieder aufnehmen könne. Er habe mit ihr schon darüber gesprochen. Wahrscheinlich werde sie ihren Praxisanteil verkaufen. Im Moment laufe die Praxis durch den Einsatz von Herrn Ziglinski ohne Einschränkungen.

Betretenes Schweigen herrschte in der Runde, dass schließlich durch die Mitteilung eines der beiden Urologen, zum Jahresende aufzuhören, unterbrochen wurde. Ein Nachfolger für den Ausscheidenden stehe schon in den Startlöchern. Dr. Haubold, der andere Urologe, nickte zustimmend. Eine der beiden Allgemeinpraktikerinnen wollte demnächst ihre Arbeitszeit reduzieren und dafür eine junge Kollegin in ihre Praxis aufnehmen, zunächst im Angestelltenverhältnis, aber mit der Option der späteren Praxisübernahme.

Obwohl das Klinikum in den letzten Jahren durch zwei umfangreiche Neubauten bereits vergrößert worden war, litt es immer noch unter einem permanenten Raummangel. Zum einen waren die Qualitätsanforderungen an Operationsräume, Laborbereiche, Patientenräume und technische Einrichtungen ständig gestiegen, so dass daraus ein höherer Raumbedarf resultierte. Zum anderen wurden auf Grund von weiteren Spezialisierungen in den einzelnen Kliniken neue Abteilungen gegründet, die ebenfalls bestimmte räumliche Voraussetzungen erforderten, ohne dass die Gesamtbettenzahl des Klinikums sich wesentlich verändern durfte. Es war also nur eine Frage der Zeit, wann das Klinikum die ehemaligen augenärztlichen Räume für sich beanspruchen würde. Kaum hatte das neue Jahr begonnen, erhielt die Geschäftsleitung – wie erwartet – vom Krankenhaus die kurze Mitteilung, dass ab sofort diese leer stehenden Räume vom Klinikum benötigt würden. Natürlich war man im Ärztehaus über diese Entwicklung nicht glücklich, konnte aber nichts dagegen unternehmen. Nun saß damit wieder ein „Stachel" des Krankenhauses im „Fleisch" des Ärztehauses. Neue Absprachen über die Sicherheit im Ärztehaus und die Reinigungsordnung wurden notwendig.

Gisela und Fred Obermayer hatten in den letzten Jahren den Sommerurlaub meist für Reisen ins Ausland genutzt, denn dort bestand für sie ein großer Nachholbedarf. Im letzten Sommer reisten sie erstmals wieder an die Ostsee, diesmal allein, ohne die Kinder. Vinzent wollte neuerdings nicht mehr mit den Eltern in Urlaub fahren und Karola hatte ohnehin – jetzt mit Töchterlein – ihre eigenen Pläne. Leider regnete es in den zehn Tagen an der Ostsee sehr oft und von sommerlichen Temperaturen konnte nicht die Rede sein. Die niedrigen Wassertemperaturen luden auch nicht zum Baden ein. Obermayers beschlossen daher, den versäumten Sommer nachzuholen und sich im Oktober noch einen Kurzurlaub in Südtirol zu genehmigen. Die Tage waren zwar dann schon etwas kürzer, aber mittags herrschten dort immer noch recht sommerliche Temperaturen. Im Oktober wurde die Praxis für eine Woche geschlossen. Dann ging es mit dem Auto gen Süden. Ausgangspunkt und Wohnsitz in Südtirol war ein kleiner Vorort von Meran, von dem aus herrliche Wanderungen in die nähere Umgebung unternommen werden konnten: über den Ochsentodweg zu den Schlössern Brunnenburg sowie dem Dorf Tirol oder entlang ausgedehnter Apfelplantagen nach Meran, um dort durch die gepflegten, südländisch anmutenden Kuranlagen der Stadt zu spazieren. Sehenswürdigkeiten gab es hier genug. Während zu Hause vielleicht schon die Herbststürme das Laub der Linden ins Grundstück wehten, konnten sie hier noch im Freien bei einer

Tasse Kaffee die wohltuende Nachmittagssonne genießen. Der Morgenspaziergang auf dem abwechslungsreichen Weg zum Schloss Trauttmansdorff, das mit seinen attraktiven Gartenanlagen immer noch spätsommerliche Höhepunkte aufwies, war etwas ganz Besonderes. Schade, dass man nur eine Woche Urlaub genommen hatte.

„Wir könnten doch noch ein paar Tage bleiben", regte Gisela beim Frühstück an. „Das Hotel ist nicht ausgebucht, bestimmt wäre das möglich."

„Was wird in dieser Zeit mit der Praxis?", fragte Obermayer. Was sollte sie da antworten!

„Du hast schon recht! Es geht nicht! Aber wenn wir im Ruhestand sein werden, wünsche ich mir, dass wir spontan mal Urlaub machen oder einfach mal einen Aufenthalt verlängern. Bei dir muss immer alles geplant und im abgesicherten Modus ablaufen!"

„Leider!", seufzte Obermayer, der über diese Eigenschaft auch nicht sehr glücklich war. „Apropos Ruhestand. In der letzten Woche sprach mich Herr Tiefensee an. Er hat einen ehemaligen Studienkollegen, der als Gastroenterologe irgendwo in Thüringen arbeitet, und gern nach Dresden ziehen möchte. Vielleicht wäre das ein potentieller Nachfolger für uns. Ab nächstem Jahr läuft meine Sondergenehmigung als Gastroenterologe aus. Dann gehöre ich dauerhaft zu den zugelassenen Gastroenterologen und kann unsere Praxis als eine fachärztlich-internistische verkaufen."

Gisela stand auf und ging nochmal zum Frühstücks-Buffet zurück, um sich frisches Obst zu holen. Mit zwei Apfelsinen kam sie zurück.

„Im Hotel wird für heute Abend eine Weinverkostung angeboten. Da könnten wir hingehen. Von den typischen Südtiroler Weinen kennen wir bis jetzt nur den schweren Lagrein, der mir gar nicht so zusagt, und den hiesigen Hauswein."

Ihr Mann hatte offensichtlich keine Lust.

„Ich würde lieber mal eine richtige Weinkelterei in dieser Gegend besichtigen. Da erfährt man auch viel mehr über die Weine, die hier angebaut werden und die Herstellung. Heute wandern

wir erst einmal auf dem Tappeiner Weg und genießen den herrlichen Blick auf das weite Tal."

Frau Rebentischs Krankheit verlief in Schüben. Seit der letzten
Attacke aber trat eine fortschreitende Atrophie der Beinmuskula-
tur auf. Stehen und Gehen fielen ihr schwer. Stets musste sie sich
dabei abstützen oder eine Gehhilfe benutzen. Für größere Weg-
strecken nutzte sie jetzt einen Rollstuhl, den meist ihr Sohn oder
ihr Lebensgefährte schoben. Mehrmals in der Woche wurde sie
von einer Physiotherapeutin besucht, um die noch vorhandenen
Muskelgruppen zu massieren und funktionstüchtig zu erhalten.
Da bei ihrer Erkrankung noch wenig über Ursache, Verlauf und
Behandlungsmöglichkeit bekannt war, hatte die Chirurgin die
Hoffnung auf eine Besserung nicht aufgegeben. Allerdings – sie
hatte sich ausführlich über die Krankheit belesen und im Internet recherchiert – sprachen bisherige Beobachtungen für einen
progredienten Verlauf, der nur durch Physiotherapie und symptomatische Medikation zu verzögern, bestenfalls aufzuhalten war.
Sohn Thomas, inzwischen 19 Jahre alt, hatte das Gymnasium beendet und die Absicht, Medizin zu studieren. Der ursprüngliche
Plan, dass der Sohn eines Tages die Praxis der Mutter übernehm-
men könnte, war inzwischen hinfällig geworden. Bis zum Ende
von Medizinstudium und Facharztausbildung würde zu viel Zeit
verstreichen. Diesem Problem wäre auch mit irgendeiner Interimslösung für die mütterliche Teilpraxis kaum zu begegnen,
ganz davon abgesehen, dass der Sohn wenig Neigung zu einem
operativen Fach spürte. Da er in diesem Jahr keine Zusage zum
Medizinstudium bekommen hatte, arbeitete er vorübergehend im
Uni-Klinikum als Hilfskraft. Das in den Kliniken erlernte Praktische und Theoretische konnte er gut bei der häuslichen Hilfe für
die Mutter gebrauchen. Nicht nur von dieser Seite erfuhr Frau
Rebentisch eine liebevolle und sachgerechte Betreuung, sondern
auch durch ihren Lebensgefährten, mit dem sie schon seit über
zehn Jahren zusammenlebte. Nach dem mysteriösen Verschwinden ihres Mannes hatte sie einige Zeit bei ihren Eltern gewohnt,

die sich vor allem um Thomas gekümmert hatten. Die damalige Praxisgründung hatte viel Zeit und Energie gefordert. Ihre Eltern waren es auch, die ihr bei der Bewältigung der zusätzlichen Belastungen, die durch Brigitte Neumanns Krankheit und Tod entstanden waren, tatkräftig beistanden. Ungefähr in dieser Zeit hatte sie ihren Lebensgefährten Hartmut kennengelernt. Zu dritt zogen sie in ein älteres Einfamilienhaus, obwohl das nicht den Vorstellungen ihrer Eltern entsprach. Arbeitsreiche, aber auch schöne und glückliche Jahre verlebte sie dort gemeinsam mit Sohn und Lebensgefährten.

Dann begann diese heimtückische Krankheit. Am Anfang merkte sie nur gelegentliche Einschränkungen der Leistungsfähigkeit, später traten passagere Gefühlsstörungen an den Zehen und gelegentliche Muskelschwäche in den Beinen und Füßen auf. Sie schob es auf degenerative Wirbelsäulenveränderungen, die auch tatsächlich auf den Röntgenaufnahmen der Wirbelsäule nachzuweisen waren. Vorübergehend schien es auch, als ob keine weiteren Beeinträchtigungen hinzukämen. Die beruflichen Verpflichtungen strengten sie sehr an, die häuslichen nahmen ihr Thomas und Hartmut ab. Schließlich hoffte sie immer, dass alles wieder besser würde. Dann schlug die Erkrankung wieder voll zu und sie musste in die Klinik, da sie nicht mehr gehen konnte. Nach wochenlanger Diagnostik, intensiven Nachforschungen und Konsilien glaubte man, bei ihr eine seltene neuro-muskuläre Erkrankung gefunden zu haben. Sie selbst zweifelte auch jetzt noch an der Richtigkeit der Diagnose. Individuell konnte jede Krankheit anders verlaufen als erwartet. In der Medizin war schließlich nichts unmöglich! Wieder zu Hause, musste sie sich erst an ihren eingeschränkten Aktionsradius gewöhnen. Ihre Männer betreuten sie vorbildlich und selbst ihre 85-jährige Mutter kam mehrmals in der Woche vorbei, um kleine Hilfeleistungen zu übernehmen. Die Chirurgin bemühte sich immer wieder, viele häusliche Handgriffe noch selbst zu bewältigen. Hartmut hatte einiges im Haus verändert: die Schwellen beseitigt und eine Tür verbreitert, damit sie sich mit dem Rollstuhl überall hin bewegen konnte. Die Treppe zur ersten Etage konnte sie dank eines neu installierten Treppenliftes ganz gut bewältigen. Sie kam jetzt auch mit dem Ein- und Aussteigen, was anfangs Probleme bereitete, zurecht. Seit diesem Monat arbeitete Hartmut verkürzt, um mehr Zeit für ihre Betreuung zur Verfügung zu haben. Sie selbst – so realistisch schätzte sie die Situation ein – würde wohl nie wieder arbeiten gehen können. Diese Überlegung hatte auch dazu geführt, dass sie ihren Praxisanteil an ihren Vertreter verkauft hatte. Diesen Dr. Ziglinski fand sie ganz nett. Offenbar kam er auch gut mit dem Kollegen Tiefensee aus, denn immerhin arbeiteten beide schon über ein Jahr reibungslos zusammen. Wenn es ihr gut gehen sollte, könnte sie vielleicht zu Hause Arbeiten am Schreibtisch erledigen, zum Beispiel Gutachten erstellen oder wissenschaftliche Zuarbeiten übernehmen. Im Moment fühlte sie dafür noch keinen Schaffensdrang. Sie war sich auch noch unschlüssig, ob sie den Besuchen einer Abordnung der chirurgischen Praxis oder der Ärzteschaft des Ärztehauses zustimmen sollte.

Mit dem Ausscheiden von Dr. Rebentisch und eines Urologen reduzierte sich die Zahl der Mitglieder des Ärztehauses, die durch Aufnahme von Dr. Ziglinski als neuem Gesellschafter nur unzureichend kompensiert wurde. Die Gründergeneration des Ärztehauses schmolz weiter, denn auch Obermayer und Wendler hatten erklärt, im nächsten Jahr ihre Tätigkeit zu beenden. In mehreren Praxen arbeiteten jetzt angestellte Ärztinnen und Ärzte, so dass die Gesamtzahl der Mediziner im Haus sogar etwas zugenommen hatte. Im Gegensatz dazu war die Zahl der Gesellschafter im Laufe der Jahre ständig zurückgegangen, angefangen bei den frühzeitig ausgeschiedenen Kinderärztinnen über die Verkleinerung der zahnärztlichen Gemeinschaftspraxis bis zum Weggang von Frau Heinrich und der verlustig gegangenen Augenarztpraxis. Die anfallenden Kosten, die sich kaum verändert hatten, verteilten sich auf immer weniger Gesellschafter. Beim Thema umlagefinanzierte Ausgaben im Ärztehaus setzte neulich wieder eine Gerechtigkeitsdebatte ein. Dr. Hähnichen leitete die Diskussion ein:

„Bei den Umlagen fühle ich mich als Inhaber einer Einzelpraxis gegenüber den Praxen mit angestellten Ärzten deutlich benachteiligt. Das Gehalt der Geschäftsführerin, die Reinigung von Gängen und Treppenhäusern, die Nebenkosten für Toiletten und so weiter sind alle umlagefinanziert. Diese Kosten werden zu gleichen Teilen auf die Gesellschafter umgelegt. Mehr Ärzte generieren mehr Patienten, die natürlich auch eine höhere Nutzung der Ressourcen des Ärztehauses nach sich ziehen. Das finde ich gegenüber den Einzelpraxen ungerecht, deren Inhaber genauso viel zahlen müssen wie Praxisinhaber mit ein oder zwei angestellten Ärzten. Ich bin ohnehin vom Vorteil des Ärztehauses nicht überzeugt. Diese Einrichtung nützt mir persönlich nichts, kostet mich aber sehr viel. Dazu kommt noch, dass ich seit Übernahme der Praxis von Frau Albrecht meine Räume modernisieren und baulich verändern möchte, was bisher stets an der Sturheit der Krankenhausleitung gescheitert ist. Ich möchte nicht jahrelang in einem Provisorium arbeiten, in dem ich nur unzulänglich qualitätsgerechte Gynäkologie betreiben kann und dessen bauliche Veränderungen von der Gnade der Verwaltungsdirektorin abhängig sind. Es ist mir und einigen daran interessierten Kollegen auch nicht gelungen, eine geeignete Immobilie in der Umgebung zu finden, in die das gesamte Ärztehaus hätte umziehen können, ganz davon abgesehen, dass dieser Plan bei vielen Kollegen ohnehin keine Unterstützung gefunden hat. Daher möchte ich sobald wie möglich aus dem Ärztehaus austreten."

Nach diesen Worten fühlten sich alle herausgefordert, etwas zu entgegnen. Frau Bartholomäus, die Allgemeinpraktikerin und Mitglied der Geschäftsleitung, bat mit lauter Stimme um Ruhe. Unter Hinweis auf die Ausführungen von Dr. Hähnichen erklärte Dr. Haubold, da könne man ja gleich das Ärztehaus auflösen.

„Das sag ich doch!", triumphierte Hähnichen laut.

Frau Weigand schob mit zittriger Hand eine Mappe mit Dokumenten von sich. Sie atmete schwer und Dr. Obermayer, der neben ihr saß, roch ihre pfefferminzgeschwängerte Atemluft. Die Geschäftsführerin hielt es nicht mehr aus und sprang auf: „Das Ärztehaus auflösen! Das geht überhaupt nicht! Was soll dann aus mir werden?"

Jeder wollte dazu etwas sagen. Dr. Tiefensee rief dazwischen: „Ich bin auch für die Auflösung des Ärztehauses."

Die Zahnärztin Dr. Möwe versuchte die Gemüter zu beruhigen.

„Wir sollten nichts überstürzen. Es ist bedauerlich, dass Herrn Hähnichens Pläne und Vorstellungen durch die Haltung der Krankenhausleitung verhindert werden. Aber nicht nur er, sondern wir alle fühlten uns immer schon von der Krankenhausleitung beeinträchtigt und gegängelt. Aber deswegen würde ich doch nicht das ganze Ärztehaus auflösen. Wir können natürlich auch die Umlageverfahren neu kalkulieren. Aber ich finde es kleinlich, wenn jetzt die Umlage-Kosten womöglich noch pro Patient berechnet werden. Schließlich gibt es Fachrichtungen, die behandeln pro Tag nur zwanzig oder dreißig Patienten und andere Fachrichtungen untersuchen sechzig bis achtzig pro Tag und Arzt. Deswegen hatte sich bisher noch keiner bei den Umlagen benachteiligt gefühlt!"

Dr. Wendler ergänzte: „Mit vielen Mühen haben wir die völlige Auflösung der Poliklinik gestoppt und gegen alle Angriffe verteidigt, um ein Ärztehaus zu gründen und dieses so zu gestalten, wie es damals möglich war. Da musste mancher Kompromiss eingegangen werden. Nur gemeinsam konnten wir den Eingriffen von Stadt und Krankenhausleitung widerstehen, zum Nutzen von Ärzten, Mitarbeitern und Patienten dieses Hauses. Diese Vorgeschichte und diese Überlegungen sollten wir nicht so schnell vergessen."

Dr. Hähnichen erwiderte: „Ihre Vorgeschichte respektiere ich, es ist aber nicht meine. Die wenigen Vorteile eines Ärztehauses, die sie anführen, die können auch in einer lockeren Praxisgemeinschaft erzielt werden. Ich sehe für mich in diesem Hause keine Perspektive, sowohl räumlich als auch von den Strukturen. Auf jeden Fall werde ich mir neue Praxisräume suchen und aus dem Ärztehaus austreten."

Zahnärztin Möwe erinnerte ihn an den Gesellschaftervertrag, den er unterschrieben habe. Die Auseinandersetzung ging noch lange. Man erhitzte sich, Argumente für und gegen das Ärztehaus wurden den jeweiligen Kontrahenten entgegen geschleudert. Eine gemeinsame Entscheidung über den Fortbestand des Ärztehauses kam nicht zustande. Lange würde der Zusammenhalt nicht mehr bestehen. Darin waren sich die Gründer und Verfechter des Ärztehauses einig.

Obermayer hatte der KV mitgeteilt, dass er die Absicht habe, im kommenden Jahr seine Praxis abzugeben. Dann gingen fünf Jahre Tätigkeit mit Sondergenehmigung zu Ende und die Praxis könne als fachärztlich-internistische Praxis verkauft werden. Auch die Mitarbeiter der Praxis wurden über den geplanten Eigentumswechsel in Kenntnis gesetzt. Bettina sah darin keine grundsätzliche Beeinträchtigung ihrer Tätigkeit, hingegen überlegte Inge, ob sie sich nach über zwanzig Jahren Zusammenarbeit mit Obermayer diesen Wechsel antun sollte. Bei ihren Überlegungen überwog dann doch die Bindung zum vertrauten Arbeitsplatz, zu den langjährigen Patienten und das Interesse an der Gastroenterologie. Wenn sie mit dem Nachfolger nicht gut zurecht kam, konnte sie immer noch in eine andere Praxis wechseln. Sie könnte es auch wie Gisela Obermayer machen und in den Vorruhestand gehen. Immerhin hatte sie nun das Alter dafür. Pauline war noch in Ausbildung und musste ohnehin an ihrem Ausbildungsplatz ausharren, zumindest noch bis Sommer. Gisela Obermayer hatte sich entschlossen, gemeinsam mit ihrem Mann die Berufstätigkeit an den Nagel zu hängen. Beide hatten sich so viel vorgenommen. Das würde sich nicht umsetzen lassen, wenn einer noch weiter arbeiten ginge.

Bei der KV meldeten sich zwei Interessenten, die am Erwerb einer gastroenterologischen Praxis in der Stadt interessiert waren. Außerdem hatte Dr. Tiefensee schon vor einiger Zeit einen ehemaligen Studienkollegen ins Gespräch gebracht, der ebenfalls an der Obermayerschen Praxis interessiert war. Von verschiedenen Seiten wurde immer wieder gemahnt, man könne bei einem Praxisverkauf viele Fehler machen, die sich möglicherweise später bitter rächen könnten. Daher besuchte Obermayer zwei Seminare zum

Thema „Nachfolgeregelung in einer Praxis", um über erforderliche Maßnahmen und zu vermeidende Fehler informiert zu sein. Um ganz sicher zu gehen, entschlossen sich die Obermayers schließlich, eine geeignete Firma, die Praxiskäufe und -verkäufe managte, in Anspruch zu nehmen. Beide waren froh, die Wertermittlung der Praxis – ein heikles Thema – nicht selbst vornehmen zu müssen, sondern durch Fachleute dieser Firma durchführen zu lassen.

„Wahrscheinlich würde ich einen viel zu niedrigen Preis für die Praxis ansetzen", erklärte Fred seiner Frau. „Bei einem hohen Preis käme ich mir zu geldgierig und unkollegial vor!"

„Ich hätte keine solche Skrupel. Aber es ist in jedem Fall besser, den Praxiswert durch einen objektiven Sachkundigen vornehmen zu lassen", antwortete diese.

So hofften beide, dass die erforderlichen vertraglichen Regelungen fach- und sachgerecht in die Wege geleitet würden. Schließlich waren das erfahrene Fachleute, die seit Jahren Praxisübergaben bewerkstelligten. Einen zusätzlichen Gastroenterologie-Interessenten brachte die Firma selbst noch ins Gespräch, so dass schließlich vier Bewerber Interesse an der Obermayerschen Praxis bekundeten.

„Jetzt bin ich heilfroh, dass wir trotz aller Schwierigkeiten in den letzten Jahren durchgehalten haben und wieder zum fachärztlich-internistischen Bereich gehören. Dieser Bereich gilt in der Stadt als überversorgt. Das erhöht den Wert einer abzugebenden Praxis, weil die Nachfrage größer als das Angebot ist. So haben wir sogar die Auswahl unter vier Bewerbern. Ich denke immer wieder an Frau Dr. Heinrich und manchen anderen hausärztlichen Internisten, die keinen Nachfolger gefunden haben. Anstelle eines Verkaufserlöses, der für unsere Altersvorsorge unbedingt notwendig ist, hatten diese Kollegen sogar zusätzliche Kosten zu tragen."

„Das ist wirklich bitter." Gisela, deren Rente als früher langjähriger Hausfrau ohnehin im Grenzbereich zum Existenzminimum liegen würde, wollte sich das für die eigenen Verhältnisse gar nicht vorstellen.

„Der fehlende Nachfolger ist sicher auch ein Grund, warum viele Hausärzte bis zum Umfallen in ihren Praxen weiterarbeiten." Wie sich die Ansichten doch geändert hatten! Noch vor ein paar Jahren gab es die Altersbegrenzung bei der Berufstätigkeit der Mediziner, um der angeblichen Ärzteschwemme Herr zu werden. Jetzt konnte jeder Kassenarzt weiterarbeiten, solange er wollte und konnte. Nun begann die Zeit der Praxisbesichtigungen und Gespräche mit den potentiellen Nachfolgern. Nach einem Rundgang durch die Praxis und Erläuterungen zu Geräten und Instrumenten besprach man sich in Obermayers Zimmer. Dort ging es um Personal, Patienten und Umsätze. Obwohl die Besprechungen unter vier Augen stattfanden, beriet sich Obermayer nach jedem Gespräch mit seiner Frau. Diese hatte einen anderen Blick auf die Dinge, der nicht unberücksichtigt bleiben durfte. Inge und Bettina betrachteten neugierig und mit einer gewissen Distanz die meist in den Abendstunden vorsprechenden Interessenten. Schließlich könnte einer ihr zukünftiger Chef werden.

Als Strohmann für ein MVZ, das sich gern eine gastroenterologische Praxis einverleiben wollte, entpuppte sich einer der vier Interessenten und schied damit aus. Dem zweiten Bewerber war der geforderte Kaufpreis zu hoch. Beim dritten hatten sich die Familienverhältnisse geändert, so dass ein Umzug nach Dresden nicht mehr in den Plan passte. Als potentieller Käufer blieb ein großer, schlanker Kollege mit schütterem Haar, Herr Strauss, der zur Zeit noch in einer Dresdner Klinik beschäftigt war und plante, in eine eigene Niederlassung zu gehen. Dieser machte einen recht kompetenten und verlässlichen Eindruck. Beide Obermayers waren sich einig: Das könnte der zukünftige Praxisinhaber sein. Der Kaufvertrag lag zwar bereits unterschriftsreif vor, konnte aber erst nach Zustimmung des Zulassungsausschusses der KV abgeschlossen werden. Mit diesem Gremium der KV verbanden sich bei Obermayers keine guten Erinnerungen. Wider Erwarten gab es diesmal keine Probleme mit dem Ausschuss, wohl aber mit einem der Mitbewerber. Dieser hatte gegen die Entscheidung des Ausschusses Einspruch erhoben. Dieser Widerspruch wurde zwar innerhalb der vorgegebenen Frist wieder zurückgezogen, trotzdem waren Obermayers zunächst erschrocken, als sich eine neue Hürde aufzubauen schien. Mit entsprechender Verzögerung konnte am Ende alles so geregelt werden, wie sich die Vertragspartner das vorgestellt hatten. Die Nachfolge für die Praxis war damit besiegelt.

Die Praxisübergabe sollte im zweiten Quartal des nächsten Jahres stattfinden. In 17 Jahren Praxis hatte sich vieles angesammelt, was überflüssig geworden war und vom Nachfolger nicht mehr benötigt oder als störend empfunden wurde. Von Büchern über Abrechnungsunterlagen bis zu Zimmerpflanzen, Dienstkleidung und Schreibutensilien musste alles in Kisten verpackt und nach Hause transportiert oder gleich an Ort und Stelle entsorgt werden. Da es vorgeschrieben war, die alten Patientenunterlagen mindestens zehn Jahre aufzubewahren, wurden diese in einem Nebenraum der Praxis archiviert. Die Vorschriften besagten, dass diese Unterlagen verschlossen aufzubewahren seien und nur mit Zustimmung des betreffenden Patienten genutzt werden durften. Eigentlich wirkte diese Regelung schon etwas anachronistisch, da viele neue Patientendaten bereits im Computer abrufbar waren. Nur die alten Befunde waren noch nicht digitalisiert und wurden noch bei den Patientenunterlagen aufbewahrt.

Von seinen Kolleginnen und Kollegen verabschiedete sich Obermayer nach einer Konferenz mit einem kalten Buffet. Viele nette Statements und Dankesreden wurden gehalten, so dass am Ende fast eine leicht wehmütige Stimmung aufkam. Und auch die spätere, heitere und gelöste Atmosphäre, in der man sich Häppchen, Früchte und süße Leckereien bei Wasser, Bier und Wein einverleibte, konnte nicht darüber hinwegtäuschen: Das alte Ärztehaus, das aus einer Poliklinik hervorgegangen war, bewegte sich auf sein Ende zu. Eine neue Generation praktizierte jetzt in den alten Gemäuern. Moderne Medizintechnik, computergestütztes Praxismanagement, IT-Systeme aller Art und sogar schon Telemedizin wurden gefordert oder hatten schon Einzug gehalten. Es herrschten jetzt andere Prioritäten. Der Dienstleistungsgedanke gewann mehr Raum im Arzt-Patienten-Verhältnis. Aber das war kein spezifisches Problem des Ärztehauses, sondern ein generelles im ambulanten Gesundheitswesen. Hier am Ort einer ehemaligen Poliklinik arbeitete man zwar noch nebeneinander, dem verbindenden Miteinander gingen aber allmählich die Grundlagen verloren. So war es nur eine Frage der Zeit, dass sich das Ärztehaus als Gesellschaft bürgerlichen Rechtes auflöste.

Kurz nach Obermayers Ausscheiden, beendete auch Dr. Wendler seine berufliche Tätigkeit. Dr. Hähnichen machte seine Ankündigungen wahr und bezog größere und erweiterungsfähige Räumlichkeiten in einem neu errichteten Mehrzweckgebäude in der Nähe des Krankenhauses. Um das Diagnostik- und Behandlungsangebot zu erhöhen, stattete er seine Praxis mit neuester Medizintechnik aus und stellte zwei weitere Ärzte ein. Auch eine der beiden Allgemeinpraktikerinnen verlegte ihre Praxis dorthin. Die frei werdenden Räume erhielten die im Haus verbliebenen Praxen, denn der Raumbedarf des Krankenhauses war durch weitere Neubauten inzwischen gedeckt worden.

Die beiden Chirurgen blieben im Hause, gingen jedoch eine Kooperation mit einer anderen chirurgischen Gemeinschaftspraxis der Stadt ein.

Die langjährige, unnahbare und wenig kooperative Verwaltungsdirektorin des Klinikums wurde von ihren Gegnern zu Fall gebracht. Die Berufung eines neuen Verwaltungschefs, eines Verwaltungsjuristen aus den alten Bundesländern, erfolgte innerhalb kürzester Zeit. Seine Einführungsrede vor den Klinikchefs hatte viel Zustimmung gefunden. Für die Zukunft plane er umfangreiche und bedeutsame Vorhaben im Klinikum. Aber auch eine so wichtige Person kann durch ein winziges Körnchen, einem Fremdkörper im Auge, in Bedrängnis geraten. So musste sich eines Tages der neue Verwaltungsdirektor, durch ein solches Ereignis arg beeinträchtigt, umgehend dem Professor der Augenklinik vorstellen, der ihn innerhalb einer Minute aus seiner Not befreite.

Als der Direktor erleichtert dem Professor gegenüber saß, fragte er beiläufig: „Was meinen Sie, lieber Professor, wäre es nicht sinnvoll, ein ambulantes Medizinisches Versorgungszentrum hier am Klinikum zu eröffnen? Einzelne Fach-Praxen gibt es doch schon im Haus! Zusätzliche Räume könnten wir zur Verfügung stellen. Das wäre doch für das Klinikum von großem Vorteil, sowohl ideell als auch kommerziell! Und auch die Patienten würden davon profitieren! Wie ich hörte, soll es hier früher schon eine Poliklinik gegeben haben."

Epilog

Auch wenn man alles Mögliche unternimmt, um dem Alterungsprozess zu begegnen, die Zeit fordert trotzdem ihren Tribut. Auch Obermayers erging es nicht anders. Sie befanden sich schon einige Jahre im Ruhestand. Die Praxis mit ihren Auswirkungen hatte während der Berufstätigkeit das tägliche Leben dominiert. Familie und eigene Gesundheit mussten damit in Übereinstimmung gebracht werden. Für viele Interessensgebiete und Neigungen, die man gern gepflegt hätte, fehlte in jenen Jahren einfach die Zeit. Dies hatte sich seit Renteneintritt geändert. Jetzt konnten andere Prioritäten gesetzt werden. Mit den Kindern, die inzwischen beide nicht mehr zu Hause wohnten, konnte der Kontakt intensiviert werden. Karola, die sich in ihrem Beruf als Lehrerin sehr engagierte, hatte sich von ihrem Partner getrennt und wohnte seit einiger Zeit mit ihrer Tochter Marie im Zentrum der Stadt. Neben Marie hatten Obermayers inzwischen zwei weitere Enkeltöchter bekommen. Vincent, der seine langjährige Freundin geheiratet hatte, war nämlich stolzer Vater zweier Mädchen geworden. Während Marie bereits das Gymnasium besuchte, gingen die beiden kleinen Enkeltöchter noch in den Kindergarten. Alle Kinder und Enkelkinder waren gern gesehene Gäste bei Obermayers. Meist wurden die Kleinen sogar einmal in der Woche von den Großeltern aus dem Kindergarten geholt, während Marie stets in den Schulferien einige Tage bei Großmutter und Großvater verbrachte. Manchmal trafen sich Obermayers auch mit ehemaligen Kollegen und mit früheren Freunden. Dabei blieb immer noch ausreichend Zeit, um bislang zu kurz gekommene andere Aktivitäten nachzuholen. So konnte der früher durch die Umstände limitierten Gartenarbeit viel mehr Zeit eingeräumt werden und in den wärmeren Monaten unternahmen die beiden Obermayers Radtouren, meist entlang der Elbe, während man zu Fuß auch im Winter unterwegs war. Radtouren und Wanderungen beschränkten sich auf die nähere Umgebung. Einmal im Jahr ging es jedoch in die Ferne. Da wurden Reisen in andere Länder, sowohl in Europa, als auch in Asien, Afrika und Amerika gestartet.

„Eigentlich können wir doch ganz zufrieden sein, wenn auch die körperliche Kondition manchmal schon etwas nachlässt", ließ sich Fred vernehmen, als er mit Gisela wieder einmal auf der Steinbank zwischen den Rhododendron-Sträuchern ihres Gartens saß. Es war wieder Herbst, das Gartenjahr ging bald zu Ende. Die milden Temperaturen erlaubten, dass man sich ein paar Minuten auf die Bank setzen konnte, um zu verschnaufen. Beide hatten soeben das wieder anfallende Lindenlaub zusammengerecht und entsorgt.

„Natürlich bin ich zufrieden, was unsere Familie anbetrifft. Da bin ich sogar sehr glücklich darüber. Aber ich würde mir mehr Reisen wünschen. Ferne Länder und Menschen kennenlernen. Nicht umsonst sagt man, Reisen bildet. Wir sitzen meist zu Hause und schmoren im eigenen Saft."

„Das stimmt doch gar nicht. Fast jedes Jahr starten wir eine Reise ins Ausland. Für mehr und größere Auslandstouren fehlt uns einfach die finanzielle Grundlage."

Gisela schwieg verstimmt. Diesen Disput hatte es in den letzten Jahren mehrfach gegeben.

Fred fasste nach Giselas Hand. „Ich kann verstehen, dass du nicht zufrieden bist. Es ist aber nun mal so, dass wir allein von unserer Rente nicht leben könnten. Unsere finanziellen Rücklagen, die wir durch den Praxisverkauf bilden konnten, wurden in erster Linie zum Schuldenabbau von Haus und Praxis benötigt. Vom Rest bestreiten wir einen monatlichen Zuschuss, um gut leben zu können und die Kosten für eine jährliche, größere Reise aufzubringen. Und diese Reserven sind nicht unerschöpflich."

„Vielleicht haben wir unsere Berufstätigkeit doch zu früh beendet", bemerkte Gisela unsicher.

„Diese Überlegung bringt doch nichts! Wir haben uns beide damals dazu entschlossen, die Praxis zu verkaufen und gemeinsam in den Ruhestand zu gehen. Das lässt sich jetzt nicht mehr rückgängig machen. Ich habe auch keine Sehnsucht mehr nach einer Tätigkeit, die ständig von Reglementierungen, Bürokratismus und finanzieller Unsicherheit geprägt wird. Diesbezüglich bin ich sehr froh, mit der Arbeit aufgehört zu haben, um mich gemeinsam mit dir anderen Seiten des Lebens zuzuwenden. Meine Patienten und die rein ärztliche Tätigkeit fehlen mir schon, denn das waren wesentliche Teile meines Lebens, die ich nicht missen möchte."

Nachdenklich schaute Obermayer in den Garten. Vor 50 Jahren – als Berufsanfänger – hatte er geglaubt, die für den Arztberuf benötigte innere Einstellung und die dazu erforderlichen Tugenden wie zum Beispiel Wissen, Hilfsbereitschaft, Mitleid, Geduld, Ehrlichkeit, Demut und Fleiß zu besitzen. Diese hatten ihm, so würde er das heute sehen, bei der Berufsausübung stets die nötige Sicherheit gegeben. Unerwünschte Beeinträchtigungen seiner Tätigkeit und Nötigungen von außen gab es im Laufe des Lebens genügend. Meist lag es an den gesellschaftlichen Verhältnissen. Während er als junger Assistenzarzt und später als Facharzt zu DDR-Zeiten vor allem Beeinträchtigungen durch Mangel, Negierung kritikwürdiger Umstände und ideologische Einflussnahme erfahren hatte, entwickelte sich später in den Jahren als niedergelassener Arzt vor allem eine befremdende, komplette Durchdringung des Berufes durch Kommerz, Bürokratie und Reglementierungen. Viel zusätzliche Energie hatten auch die anstrengenden Zeiten der Entscheidungen über die Zukunft der Poliklinik und eine weitere geeignete Zusammenarbeit mit Kollegen und Mitarbeitern gekostet. Der Existenzkampf und die juristischen Auseinandersetzungen um die künstlich geschaffene Aufspaltung der Inneren Medizin in einen fachärztlichen und einen hausärztlichen Bereich blieben ein dunkles Kapitel seiner beruflichen Tätigkeit. Doch das war nun Geschichte.

Gisela stand auf.

„Es wird langsam kalt auf dieser Steinbank. Wir sollten unsere Gartenarbeit für heute beenden. Ich muss noch einiges im Hause vorbereiten, denn morgen kommen unsere Enkel!"

Fred nickte und folgte ihr ins Haus.

Peter Kästner

1941 in Dresden geboren, hier Kindheit und gesamte Schulzeit bis zum Abitur, danach Medizin-Studium in Leipzig und Dresden, Promotion nach dem Staatsexamen, anschließend Facharztausbildung zum Internisten, in den folgenden Jahren Tätigkeit als Facharzt für Innere Medizin in einer Poliklinik, seit 1990 dort Chefarzt. Niedergelassener Internist und Gastroenterologe in eigener Praxis von 1992 bis 2009. Als Ruheständler mehrere Reisen mit Ehefrau innerhalb Europas, aber 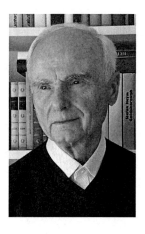 auch nach Amerika, Afrika und Asien, worüber Reiseberichte verfasst wurden (Von Tango, Einwanderern und berühmten Seefahrern, 2010 veröffentlicht).

Der Autor lebt mit seiner Frau in Dresden und hat zwei erwachsene Kinder.